药 理 学

主　　编　　王高峰　　姜成丽　　赵福香
副 主 编　　文　检　　周　敏　　勾科文
　　　　　　谢晓峰　　沈小燕　　陈　娟
　　　　　　李　南　　余　玲
参　　编　　何　晨　　杨志民　　张　微

U0380114

东南大学出版社
·南京·

内 容 简 介

全书共八篇四十一章。总论部分主要阐述了药理学的基本轮廓、药物作用的基本规律和药理学的重要基本概念;各论主要针对国家基本药物进行阐述,适当引用已上市且临床评价相对成熟的新药。在各系统药物的编写中,我们注意了与相关基础医学和临床医学的结合,对代表药物进行全面介绍,对临床常用同时安全范围小的药物着重描述了药物的不良反应和用药注意事项。为增加本课程的趣味性并保证知识结构的完整性,本书在各章节相关药物处适当穿插了药物使用的历史沿革与用药监护等知识链接。

本书适合于医药院校医学类、药学类、护理等专业的学生使用,也可作为临床医学类专业或临床医学相关专业的学生学习参考之用。

图书在版编目(CIP)数据

药理学 / 王高峰,姜成丽,赵福香主编. — 南京:
东南大学出版社,2022.8
ISBN 978-7-5766-0183-1

Ⅰ. ①药… Ⅱ. ①王… ②姜… ③赵… Ⅲ. ①药理学
Ⅳ. ①R96

中国版本图书馆 CIP 数据核字(2022)第 137237 号

责任编辑:戴坚敏　陈潇潇　责任校对:张万莹　封面设计:顾晓阳　责任印制:周荣虎

药理学

Yaoli Xue

出版发行:东南大学出版社
社　　　址:南京市四牌楼 2 号　邮编:210096　电话:025-83793330
网　　　址:http://www.seupress.com
电子邮箱:press@seupress.com
经　　　销:全国各地新华书店
印　　　刷:南京京新印刷有限公司
开　　　本:787mm×1092mm　1/16
印　　　张:22.25
字　　　数:572 千字
版　　　次:2022 年 8 月第 1 版
印　　　次:2022 年 8 月第 1 次印刷
书　　　号:ISBN 978-7-5766-0183-1
印　　　数:1—3 000 册
定　　　价:65.00 元

本社图书若有印装质量问题,请直接与营销部调换。电话(传真):025-83791830

前　言

　　本书为全国高等卫生职业教育高素质技能型人才培养"十四五"规划教材。我们本着贯彻高职高专教学改革精神，顺应职业教育课程改革"校企合作，工学结合，任务驱动，项目导向"的人才培养新模式，编写了本教材。

　　为充分体现药理学作为医学教育桥梁课程的特点和尽量满足医学类执业资格考试的需要，以及坚持面向基层、服务临床的观念，充分考虑了学生的实际情况及高职高专学生的认知特点，在尽量简化纯理论的同时，力求文字简明、具体，重点突出，避免冗长的论述，以"需用为准、够用为度、实用为先"的原则，避免出现"遗漏"或者"过多、过深、过难"等现象，同时，编写过程中我们亦参考国家医学类执业资格考试的考纲与教材，力争做到基础性和前沿性与实用性相结合。

　　全书共八篇四十一章。总论部分主要阐述了药理学的基本轮廓、药物作用的基本规律和药理学的重要基本概念；各论主要针对国家基本药物进行阐述，适当引用已上市且临床评价相对成熟的新药。在各系统药物编写中，我们注意了与相关基础医学和临床医学的结合，对代表药物进行了全面介绍，对临床常用同时安全范围小的药物着重描述了药物的不良反应和用药注意事项。为增加本课程的趣味性与保证知识结构的完整性，本书在各章节相关药物处适当穿插了药物使用历史沿革与用药监护等知识链接。

　　药理学是医学教育重要的基础课和桥梁课，同时也是指导临床合理用药的重要工具。为编写好本书，编写组成员在充分理解医学类高职高专层次教育特点的基础上，本着科学、严谨、负责的态度和精神，精心组织素材，合理安排层次，在充分理解教学内容的基础上，力求做到体现"三基"（基本理论、基本知识、基本技能）、"五性"（思想性、科学性、先进性、启发性、适用性）、"三特定"（特定的对象、特定的要求、特定的限制）的原则，使本书不仅适用于药学、医学检验技术等专业，也适用于其他相关医学类专业和基层医学专业技术人员学习、参考。

　　本书在编写过程中，得到了各参编单位领导的大力支持和关心，东南大学出版社的各位编辑也给予了鼎力支持，在此对所有支持、关心本书的有关单位和各位同仁表示感谢！由于时间仓促，编写水平有限，书中难免有不当与疏漏之处，衷心希望各位专家尤其是使用本书的老师、同学批评指正，以帮助我们在今后的工作中改正。

编　者

2022 年 6 月

目　录

第三篇　中枢神经系统药物

第四篇　心血管系统药物

第一篇 总论

第一章 绪 论

1. 掌握：药物和药理学的概念，药理学的研究内容。
2. 熟悉：药理学的研究方法。
3. 了解：药理学发展简史。

第一节 药理学的概念、内容和任务

药物（drug）是能对机体原有生理功能或生化过程产生影响，可用于预防、诊断、治疗疾病和调节人的生理功能的化学物质。药物经加工后制成符合临床应用的成品，称为药品（medicine）或药物制剂（medicinal preparation）。古代药物主要来源于天然物质，多数是植物，也有动物、矿物或加工品。在对天然药物的应用过程中，人类逐渐学会了从中提取和分离有效成分，使药物作用更加明确。现代药物除源于天然物质外，还来源于化学合成和生物技术，使人类得到人工合成药物和生物制品（如疫苗、抗体等）。药物、食物与毒物之间并无绝对的界限，如食盐、葡萄糖及维生素等均为食物成分。在人体缺乏上述物质时，生理盐水、葡萄糖注射液和维生素等就成了药物。所有的药物用量过多都会引起毒性反应，如充血性心力衰竭或高血压患者，摄入过多的食盐或补给生理盐水过量，反而会使原有的疾病加重。因此，药物与毒物之间仅存在着剂量的差别。

药理学（pharmacology）是研究药物与机体（包括病原体）间相互作用及其机制和规律的科学，是为临床合理用药、防治疾病提供基本理论的医学基础学科。药理学的主要研究内容为药物效应动力学（pharmacodynamics，简称药效学）和药物代谢动力学（pharmacokinetics，简称药动学）（图1-1）。药效学研究药物对机体的作用及机制，包括药物的药理作用、作用机制、临床应用和不良反应等；药动学研究机体对药物的作用及规律，包括药物的体内过程及药物在体内随时间而变化的动态规律。药效学和药动学这两个过程在体内是同时进行的，并且有着相互的联系。药理学研究药效学和药动学的目的：充分发挥药物的治疗效果，提高临床用药的安全性和合理用药的科学性，尽可能减少不良反应的发生，为临床合理用药提供科学依据；为开发研究新药或新剂型提供实验资料；也有助于阐明药物的作用机制，进一步了解机体功能生理生化过程的本质。

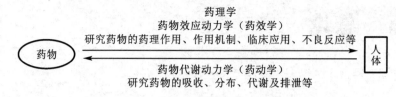

图 1-1　药效学与药动学示意图

药理学是生命科学的一门重要专业课程,也是基础医学与临床医学之间的桥梁学科,更是药学与医学之间的"纽带"学科。药理学是一门综合学科,它也是转化医学的经典应用。药理学的学科任务主要有四个方面:①借助于生理学、生物化学等医学基础理论和技术,阐明药物与机体间的作用规律及作用机制,进一步了解机体功能的生理生化过程的本质;②指导临床合理用药,保证药物在安全范围内充分发挥最佳的治疗效果,尽可能减少不良反应的发生,提高临床用药的安全性;③开发新药,发现老药新用途,为寻找新药提供线索;④为其他学科的研究提供研究方法和科学依据,是推动生命科学发展的重要学科之一。

第二节　药理学发展简史

药理学是在药物学的基础上发展起来的。药物的历史可追溯到远古时代,古人在寻找食物的过程中,发现某些食物可引起中毒;在生产、争斗等过程中,出现受伤;为了生存,在与疾病做斗争的过程中,逐渐发现某些天然物质能治疗疾病与伤痛,并积累了丰富的医药知识。药理学的建立和发展大致可分为以下三个阶段:

一、古代药理学发展简史

古代药理学发展,源自有史籍记载,直至 18 世纪和 19 世纪交接的时代,有数千年之久。古代的药物学著作称为本草学,是因为草木类药物占绝大部分,而实际上还包括金石禽兽等药物。我国最早的药物学著作是《神农本草经》,著书于公元 1 世纪前后,共收载药物 369 种,并按其作用和毒性进行了分类,这也是世界上最早的药物学著作之一。唐代本草学很发达,专门标明本草的著作有 20 余种,其中最著名的是《新修本草》,记载药物 884 种,是我国乃至世界上第一部由政府颁发的药物法典性书籍,即药典。宋代《开宝本草》《大观本草》《政和本草》等都很有名,但直到明代李时珍的《本草纲目》出现,本草学才达到辉煌阶段。《本草纲目》全书 52 卷,约 190 万字,收载药物 1 892 种,其中植物类药 1 195 种,动物类药 340 种,矿石类药 357 种,插图 1 160 帧,药方 11 000 余条。这部 16 世纪的科学巨著已被译成日、法、韩、德、英、俄、拉丁语等文本,成为世界性经典药物学文献。

二、近代药理学发展简史

18 世纪,化学及生理学的迅速发展为药理学发展奠定了科学基础。19 世纪初期,实验药理学的建立标志着近代药理学阶段的开始。例如,德国药师 Serturner 首先用化学方法从植物药材罂粟中分离、提纯吗啡,此后士的宁、咖啡因、阿托品等生物碱相继问世。19 世纪初期实验生理学开始建立,科学家用实验方法观察植物药和合成药对动物生理功能的影响,发现了阿托品的散瞳作用、吗啡的镇痛作用、士的宁的致惊厥作用等,创立了实验药理学。此后,催眠药、解热镇痛抗炎药、局部麻醉药等被应用于临床。德国人布赫海姆(R. Buchheim)(1820—1879 年)建立了世界上第一个药理实验室,写出了第一本药理教科书,使药理学真正成为一门独立的学科,他本人成为世界上第一位药理学教授。其后,他的学生施米德贝格(Schmiedeberg)(1838—1921 年)继续发展了实验药理学,研究药物对机体的作用并开始分析药物的作用部位,新的研究理论被称为器官药理学。1878 年,英国生理学家Langley(1852—1925 年)提出受体的概念,为药物作用的受体理论奠定了基础。以上这些工作对现代药理学的建立及发展都做出了伟大贡献。

三、现代药理学发展简史

现代药理学阶段大约从 20 世纪初开始,利用人工合成的化合物及改造天然有效成分的分子结构作为新的药物来源,发展新的、更有效的药物,这成为这个时期药物研究的突出特点。

1909 年,德国人保罗·埃尔利希(P. Ehrlich)发现的砷凡纳明可以治疗梅毒,开创了应用化学药物治疗传染病的新纪元;1940 年,英国人霍华德·沃尔特·弗洛里(H. W. Florey)在弗莱明(A. Fleming)的研究基础上提取出了青霉素,使化学治疗进入抗生素时代,促进了药理学对药物构效关系、作用机制和体内代谢过程的研究。20 世纪中叶,自然科学技术的蓬勃发展为新药研究与开发提供了理论、技术和方法,使药理学的研究从原来的系统、器官水平深入到细胞、亚细胞及分子水平,对药物作用机制的研究也逐步深入。近几十年来,随着其他学科的发展,尤其是分子生物学技术的应用,药理学的发展更加迅速,现已形成许多各具特色的分支学科,以及与其他学科相互渗透而形成的边缘交叉学科,如分子药理学、临床药理学、行为药理学、精神药理学、化学治疗学、免疫药理学、遗传药理学、生化药理学、细胞药理学、量子药理学等。药理学已由过去的经典药理学,逐步发展成为与基础医学和临床医学等诸多学科密切相关的综合学科。

分子药理学(molecular pharmacology)是从分子水平研究药物分子与生物大分子的相互作用及其机制和规律的科学。Langley 和 Ehrlich 所倡导以及被 Clark 奠定基础并加以推广的受体学说,是现代分子药理学的核心理论,并分支为新的学科——受体药理学。分子药理学的产生,不仅更深入地阐明了许多药物的作用机制,更准确地指导药物合成及基因工程药物的研制,而且更进一步地促进了遗传药理学、生殖药理学、时辰药理学、老年药理学等学科的发展。

临床药理学(clinical pharmacology)是以人体为对象,研究药物与人体之间相互作用及其作用机制和规律的科学;是以药理学与临床医学为基础,将两者紧密结合并吸收利用其他邻近学科的进展,使基础的理论与方法直接应用于临床的学科。现已证实,由于动物种属的不同,药物对机体的影响及机体对药物的处置有较大的差异,用动物实验结果推测人体对药物的反应,有一定的局限性和危险性,动物药理已不能作为评价药物安全有效性的最终标准。因此,研究药物在人体内的药动学过程来指导临床药物治疗,以及从疗效和不良反应两方面对新药进行安全有效性评价、推动药物治疗学发展的临床药理学,逐步发展形成现在的规模。

第三节　药理学的研究方法

药理学是一门实验性科学,其研究可在整体、器官、组织、细胞、亚细胞和分子水平进行。随着各学科之间的相互渗透,形态学、电生理学、生物化学、生物物理学、分子生物学、数学和计算机应用等多学科的研究方法越来越多地应用于药理学研究。所以,药理学的实验方法种类繁多并各具特色。根据实验对象的性质,大致可归纳为三个方面,即实验药理学方法、实验治疗学方法及临床药理学方法,其中实验药理学和实验治疗学方法又可归为基础药理学方法。

一、基础药理学方法

基础药理学方法主要包括实验药理学方法和实验治疗学方法。

1. 实验药理学方法　以动物为研究对象,研究药物与动物之间相互作用的规律,包括以下三种。

(1)以健康、清醒、不麻醉动物为研究对象,进行整体实验,研究药物的药效学和药动学,如观察催眠药的中枢抑制作用。

(2)以麻醉动物为研究对象,进行活体解剖,研究药物对于某些器官或系统的影响,如观察药物对颈动脉血压的影响。

(3)进行离体实验或试管实验,研究药物对离体动物器官、组织、细胞、亚细胞和受体分子的影响。

2. 实验治疗学方法　预先采用实验病理学方法将动物造成疾病病理模型,以观察药物的治疗作用。实验治疗学的方法既可在整体进行,也可用培养细菌、肿瘤细胞等方法在体外进行。许多药物(如抗感染药、抗高血压药及抗肿瘤药等)都可以利用病理模型进行研究。

二、临床药理学方法

许多药物的动物实验研究资料必须采用临床药理学方法在人体上进行观察,阐明药物的临床疗效、不良反应、体内过程等,才能对药物做出最后的临床评价。除了整体实验研究以外,还可以采用正常人和患者的血液、骨髓等样本,以及手术切除的人体组织或器官,进行体外实验研究。

知识链接

新药的开发与研究

新药(new drug)是指未曾在中国境内上市销售的药品;对已上市的药品改变剂型、改变给药途径、增加新适应证、制成复方制剂,亦按新药进行管理。新药开发是一个非常严格而复杂的过程,使药理研究成为不可缺少的关键步骤。新药研究大致可分为以下三个过程:

1. 临床前研究 临床前研究包括药物研究和药理研究。

(1) 药物研究 包括药物制备的工艺路线、理化性质、质量控制标准和稳定性等。

(2) 药理研究 包括毒理学观察和系统药理研究,具体如下:①毒性试验:包括全身给药毒性试验、局部用药毒性试验、特殊毒性试验及药物依赖性测定等。②药效学试验:包括药理作用和一般药理学试验。新药主要药效应针对临床主要适应证,运用体内、体外两种以上试验方法来证明药物的作用。一般药理学试验观察的指标至少包括呼吸系统、心血管系统等,应尽可能广泛。③药动学试验:包括给药方法及药物体内过程的研究。

2. 临床研究 经药物管理部门初步审批后的药物方可进行临床试验,以保证用药安全。此步骤是确定药物在人体是否安全、有效的关键环节,一般分为四个研究阶段:①安全性预测:试验对象主要是健康志愿者,一般为20~30人,观察新药在体内的动态、安全性,找出安全剂量,确定合理给药方案。②有效性试验:试验对象为适应证患者,不少于100人,采用随机双盲法观察,进行血药浓度监测,计算出药动学数据,初步评价新药的有效性和安全性,并推荐临床给药剂量。③较大范围的临床试验:目的是在较大范围内评价新药的有效性、安全性及药物的相互作用,案例数一般不少于300例。先在一个医院研究,之后可扩大至多家医院进行多中心合作研究。④广泛安全性、有效性考察:为上市后的临床试验,在新药投产后进行。重点了解已在临床上广泛应用的新药长期使用后出现的不良反应和远期疗效。

3. 上市后药物监测 上市后药物监测是指对上市后的药物在临床应用过程中所出现的不良反应资料进行搜集、分析和监督控制。

目标检测

1. 用于预防、诊断、治疗疾病或计划生育的化学物质称为( )。
  A. 药物
  B. 药物学
  C. 生物制剂
  D. 合成药物
  E. 药品

2. 研究药物对机体作用的学科称为( )。
  A. 药物学
  B. 药理学
  C. 药动学
  D. 药效学
  E. 病理学

3. 研究药物与机体之间相互作用的学科称为( )。
  A. 药物学
  B. 药理学
  C. 药效学
  D. 药动学
  E. 药物化学

4. 药理学学习应着重放在( )。
  A. 药物来源
  B. 药物的不良反应及防治
  C. 药物制剂
  D. 药物性质
  E. 药物结构

5. 药物可用于( )。
  A. 治疗疾病
  B. 预防疾病
  C. 诊断疾病
  D. 计划生育
  E. 以上答案都正确

6. 德国布赫海姆(R. Buchheim)(1820—1879年)建立了第一个药理实验室,并写出第一本药理学教科书,开创了实验药理学,这属于药理学发展史中的( )阶段。
  A. 当代药理学
  B. 后现代药理学
  C. 现代药理学

D. 近代药理学　　　　　　E. 传统本草学

7. 明代李时珍通过长期医药实践,著成举世闻名的药物学巨著《本草纲目》,这属于药理学发展史中的(　　)阶段。

A. 当代药理学　　　　B. 后现代药理学　　　　C. 现代药理学

D. 近代药理学　　　　E. 传统本草学

8. 以下关于"三查七对一注意"的原则说法不正确的是(　　)。

A. 医护人员在摆药、发药以及用药过程中,应该严格遵守"三查七对一注意"的原则

B. "一注意"即注意观察用药后的疗效和不良反应

C. "七对"即对姓名、对药名、对床号、对规格、对剂量、对用法、对用药时间,应注意药名相近、同名同音的药品

D. "三查"即操作前检查、操作中检查、操作后检查

E. "三查七对一注意"主要是药师的职责,护理人员不需要遵守此原则

9. 药物与毒物的最大区别是(　　)。

A. 应用目的不同　　　　B. 有本质的区别　　　　C. 安全范围大小不同

D. 均可用于治疗疾病　　E. 毒性大小不同

10. 药学研究的内容不包括(　　)。

A. 血药浓度随时间变化的规律　　　　B. 药物的体内过程

C. 药物的药理作用　　　　　　　　　D. 药物的剂型与合成方法

E. 药物的不良反应

第二章 药物效应动力学

1. **掌握**：药物的防治作用、不良反应以及受体激动药、受体阻断药的概念。
2. **熟悉**：常用药物效应动力学参数的概念及意义。

药物效应动力学（pharmacodynamics，PD）简称药效学，是研究药物对机体（包括病原体）的作用及作用机制的科学。研究药效学可为临床合理用药、新药研究提供理论依据。

第一节 药物作用

一、药物作用与药理效应

药物作用（drug action）指药物与其作用靶点的初始作用，是动因，是分子反应机制。药理效应（pharmacological effect）指药物与机体相互作用引起的生理、生化功能或形态的变化，是药物作用的结果，是机体反应的表现。

（一）药物的基本作用

药物是通过影响机体的生理、生化功能，使其恢复正常平衡而发挥治疗作用的。药物的基本作用包括兴奋（excitation）和抑制（inhibition）。兴奋作用是指能使机体器官功能活动增强的作用，如心率加快、平滑肌收缩、腺体分泌增加等；抑制作用是指能使机体器官功能活动减弱的作用，如心率减慢、平滑肌松弛、腺体分泌减少等。两种基本作用在一定条件下可以相互转化，如中枢神经系统过度兴奋可转化为惊厥，持续惊厥又可致衰竭性抑制，甚至死亡。

（二）直接作用和间接作用

药物与靶位接触后使作用部位的生理、生化功能发生变化，称为直接作用，如去甲肾上腺素通过激动血管平滑肌上的 α 受体产生血管收缩、血压升高等直接作用。但药物发挥直接作用时也可能使其他组织或器官功能发生变化，称为间接作用，如去甲肾上腺素由于升压作用而引起减压反射，导致心率减慢则属于间接作用。

（三）局部作用和吸收作用

药物未进入血液循环，仅在用药部位产生的作用，称为局部作用（local action），如乙醇对皮肤的消毒作用、口服硫酸镁在肠道产生的导泻作用等。药物吸收进入血液循环后分布到各组织或器官所产生的作用，称为吸收作用（absorptive action），如口服对乙酰氨基酚的解热镇痛作用、舌下含化硝酸甘油的抗心绞痛作用等。需要注意的是，药物使用不当时,局部作用也可引起吸收作用,如局麻药用于浸润麻醉时,可因药物的吸收而引起心血管反应。

二、药物作用的选择性

药物吸收进入血液循环后分布于全身,但并不是对各组织器官都产生相同的作用。多数药物在治疗剂量下只对某个或某些组织器官产生明显作用,对其他组织或器官作用较小或无作用,称为药物作用的选择性(selective action)。药物作用的选择性与药物在体内分布的不均匀性及机体组织细胞的结构、功能的差异性等有关。如地高辛对心肌的选择性较高,而对骨骼肌则无作用;阿托品对腺体、平滑肌、心血管等均有作用,因此作用的选择性较低。

药物作用的选择性常作为临床上选药的依据。一般而言,选择性高的药物,作用专一,不良反应较少,用药的针对性较强;选择性低的药物,作用广泛,不良反应较多,用药的针对性不强。药物作用的选择性是相对的,与用药剂量有关,如咖啡因小剂量时可兴奋大脑皮层,较大剂量时,可兴奋延脑呼吸中枢,剂量更大时,可兴奋脊髓。绝大多数药物在剂量或浓度增加时,都可能作用于其他组织或器官,药物作用的选择性降低,不良反应增多。因此临床用药过程中,应严格掌握药物的剂量。

三、药物作用的两重性

药物作用具有两重性,即防治作用和不良反应。临床用药时,应充分发挥药物的治疗作用,尽量减少或规避药物不良反应的发生。

(一)防治作用

符合用药目的,对防治疾病有积极意义的作用。

1. 预防作用(preventive action)　凡能阻止或抵抗病原体的侵入或促使机体产生相应的抗体以预防疾病的发生称为预防作用,如接种卡介苗可预防结核病。

2. 治疗作用(therapeutic action)　用药目的在于消除原发致病因子,彻底治愈疾病,称为对因治疗(etiological treatment),如抗生素杀灭体内的病原微生物;用药目的在于改善疾病症状,不能消除病因,则称为对症治疗(symptomatic treatment),如用解热镇痛抗炎药来退热;用药目的是补充机体营养物质或代谢物质的不足,称替代疗法(replacement therapy),如小剂量糖皮质激素治疗肾上腺皮质功能不全。

(二)不良反应

不良反应(adverse reaction,ADR)是指药物在正常的用法用量时产生的不符合用药目的且给患者造成不适甚至有害的反应。多数不良反应是药物固有效应的延伸,在一般情况下是可以预知的,但不一定是可以避免的。少数较严重的不良反应是较难恢复的,称为药源性疾病(drug induced disease),例如庆大霉素引起神经性耳聋,肼屈嗪引起红斑性狼疮等。药物不良反应包括以下几种类型:

1. 副作用(side reaction)　药物在治疗量时出现的与用药目的无关的作用称为副作用,也称副反应。副作用是药物的固有作用,多数较轻微并可以预知,不能够避免,但可设法纠正。药物作用的选择性低是产生副作用的原因,药物作用于多个组织或器官时,当某一效应发挥防治作用时,其他效应就成了副作用。副作用和防治作用可随用药目的不同而互相转化,如:阿托品抑制腺体分泌作用用于治疗盗汗时,其松弛平滑肌引起的腹胀气则为副作用;松弛平滑肌作用用于解除胃肠痉挛时,其抑制腺体分泌作用引起的口干则为副作用。

2. 毒性反应(toxic reaction) 用药剂量过大、用药时间过长或机体对药物敏感度过高时,药物对机体产生的危害性反应称为毒性反应,也称毒性作用。毒性反应一般是可以预知的,可以避免其发生。短期大剂量用药时,血药浓度会很快达到中毒水平引起毒性,称为急性毒性反应,可造成呼吸系统、循环系统、神经系统的损害;长期反复用药,药物在体内蓄积而缓慢达到中毒水平引起毒性反应,称为慢性毒性反应,多损害肝、肾、内分泌系统等。因为药物的毒性反应与用药剂量呈正相关关系,且一般是可以预知的,所以在临床用药时,应注意掌握药物的剂量和间隔时间,并密切观察,尽量避免毒性反应的发生或及早发现,以便采取补救措施。药物的特殊毒性作用,即致突变(mutagenesis)、致畸(teratogenesis)和致癌(carcinogenesis)作用,称为"三致反应",也属于慢性毒性反应。

3. 变态反应(allergic reaction) 药物作为抗原或半抗原对机体所产生的病理性免疫反应称为变态反应,也称过敏反应、超敏反应。变态反应可由药物自身引起,也可由其代谢物或杂质引起。变态反应与给药剂量、给药途径及疗程无关,且不易预知。常见的变态反应有皮疹、药物热、血管神经性水肿、血清病样反应等,严重的可发生过敏性休克。对于过敏体质的患者或易致过敏的药物,用药前应询问用药史、过敏史,凡有过敏史或过敏试验阳性反应患者,均应禁用该药。

4. 特异质反应(idiosyncratic reaction) 少数患者因受遗传因素影响而对某些药物产生的特定不良反应称为特异质反应,如先天性葡萄糖-6-磷酸脱氢酶(G-6-PD)缺乏的患者服用抗疟药伯氨喹、磺胺类药物后可发生溶血性贫血。

5. 后遗效应(residual effect) 停药后血药浓度低于阈浓度(最小有效浓度)时残存的药理效应,称为后遗效应。如服用长效巴比妥类药物催眠后,次晨仍有困倦、乏力、嗜睡等现象。

6. 停药反应(withdrawal reaction) 长期使用某种药物治疗疾病,突然停药后导致原有疾病迅速重现或加剧的现象,称为停药反应,又称反跳现象。如长期服用普萘洛尔降血压,突然停药,可出现血压骤升。

7. 继发反应(secondary reaction) 继发于药物治疗作用之后的不良反应称为继发反应,也称治疗矛盾。如广谱抗菌药杀灭敏感菌后可致不敏感菌(如念珠菌等)大量繁殖引起二重感染。

8. 依赖性(dependence) 长期应用某些药物后,患者对药物产生主观上和客观上连续用药的现象,称为依赖性,包括精神依赖性和生理依赖性两种类型。若停药后仅表现为主观上的不适,没有客观上的体征,称为习惯性或精神依赖性;若用药时产生欣快感,而停药后不仅会出现主观上的不适,还会发生严重生理功能紊乱的戒断症状,称为成瘾性或生理依赖性。

第二节 药物的量效关系

一、剂量-效应关系

剂量指用药量。剂量的大小决定血药浓度的高低,血药浓度又决定药理效应的强弱。因此,药物剂量决定药理效应的强弱,在一定剂量范围内,剂量越大,效应也随之增强。药理效应与剂量在一定范围内成正比,这就是剂量-效应关系(dose-effect relationship),简称量效关系。量效曲线可分为量反应型量效曲线和质反应型量效曲线。

(一) 量反应型量效曲线

药物的药理效应强度随剂量的变化而呈现连续的变化,可用测定的数据来衡量,如心率、血压、血糖、尿量等,称量反应。对量反应型药理效应与剂量所作的量效曲线,称量反应型量效曲线(图 2-1)。若横坐标取对数剂量,则量反应型量效曲线呈对称的 S 形曲线。通过对量反应型量效曲线进行分析,可得到效能、效价强度等药效学参数。

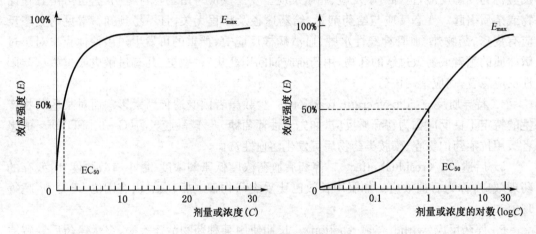

图 2-1 量反应型量效曲线

在一定剂量范围内,药物的药理效应随剂量的增加而增强。达到一定程度时,即使剂量再增加,效应也不再增强,此时药物所能产生的最大药理效应称为效能(efficacy)。

效价强度(potency)简称效价,指药物达到一定药理效应时需要的剂量,其值越小则效应强度越大。药物的效能与效价强度含义完全不同,引起同等药理效应的药物,其效价不一定相同,效能高的药物也不一定效价高。例如,利尿药以每日排钠量为效应指标,呋塞米的效能大于氢氯噻嗪,若均以排 100 mmol 的钠为指标,则后者的效价强度大于前者(图 2-2)。

(二) 质反应型量效曲线

有些药理效应只能用全或无、阳性或阴性表示,称为质反应(all-or-none response 或 quantal response),如死亡与生存、抽搐与不抽搐等,必须用多个动物或多个实验标本以阳性率表示。质反应型量效曲线呈近似正态分布,若横坐标取对数值,纵坐标取反应率,则呈对称 S 形曲线(图 2-3)。

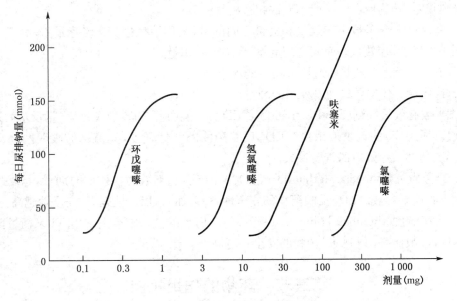

图 2-2 4 种利尿药效能、效价比较

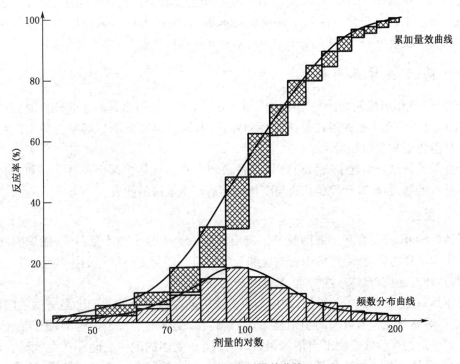

图 2-3 质反应型量效曲线

二、量效关系中重要的药效学参数

1. **无效量** 药物未达到有效血药浓度,尚不能产生药理效应的剂量。

2. **最小有效量** 药物产生药理效应对应的最小剂量,也称阈剂量。

3. **极量** 药物产生最大治疗效应尚未引起毒性反应时对应的剂量,也称最大治疗量。

我国药典规定,药物使用时一般不允许超过极量。

4. 有效量 介于最小有效量和极量之间的量,又称治疗量。在治疗量中,大于最小有效量而小于极量、疗效显著而安全的剂量,为临床常用量。

5. 最小中毒量 药物引起中毒反应的最小剂量。

6. 致死量 药物导致动物死亡的剂量。

7. 半数有效量(median effective dose,ED_{50}) 能引起 50% 最大效应(量反应)或 50% 阳性反应(质反应)的剂量或浓度。ED_{50} 反映药物的活性强度,其值越低表明药物活性越高,是反映药物治疗效应的重要参数。

8. 半数致死量(median lethal dose,LD_{50}) 能引起半数动物死亡的剂量,是反映药物毒性大小的重要参数。LD_{50} 反映药物的安全性,一般而言,LD_{50} 值越大,安全性越高。

9. 治疗指数(therapeutic index,TI) LD_{50}/ED_{50} 的值。临床上常用 TI 来衡量药物的安全程度,一般而言,TI 越大,药物的安全性越高。

第三节 药物的作用机制

药物作用机制(mechanism of drug action)研究药物如何对机体发挥作用。学习药物的作用机制有助于理解药物作用和不良反应的本质,为医护人员临床合理用药提供理论依据。药物作用机制可分为药物-受体作用机制和其他作用机制。

一、药物-受体作用机制

药物-受体作用机制在药理学中占有重要地位,大多数药物是通过受体机制而产生作用的,如吗啡可激动中枢的阿片受体发挥镇痛作用,阿托品可阻断胃肠平滑肌上的胆碱受体发挥松弛胃肠平滑肌作用。

药物与受体结合引起生物效应必须具备亲和力和内在活性两个条件。亲和力是药物与受体结合的能力;内在活性是药物与受体结合后产生效应的能力。

(一)受体

受体(receptor)是存在于细胞膜或细胞质内的一类大分子功能蛋白质,能识别和结合相应的生物活性物质,产生特定生理效应和药理效应。能与受体结合的生物活性物质称为配体,包括神经递质、自体活性物质、激素和药物等。

受体具有五大特征:①灵敏性,受体与较低浓度的配体结合就能产生显著的效应;②特异性,受体对特异配体有极高的识别能力;③饱和性,受体的数量是一定的,因此配体与受体结合到一定程度后效应便不再增加,且作用于同一受体的配体之间存在竞争结合现象;④可逆性,受体与配体的结合是可逆的,既能结合,结合的复合物亦可以解离,解离后可得到原来的配体,而非代谢物;⑤多样性,同一受体可广泛分布于不同的细胞而产生不同效应,受体多样性是受体亚型分类的基础。

(二)药物与受体

根据药物与受体结合后呈现作用的不同,可将作用于受体的药物分为两类。

1. 激动药(agonist) 有很强的亲和力和内在活性,能有效激动受体产生生物效应的药物称为激动药,又称兴奋药。如毛果芸香碱为胆碱受体的激动药。有些药物虽能与受体结合,但内在活性低,产生的生物效应较弱,称为部分激动药。如喷他佐辛为阿片受体的部分激动药。

2. 拮抗药(antagonist) 虽与受体有亲和力,但无内在活性,与受体结合后可阻碍激动药或内源性配体与受体结合的药物,称为拮抗药,也称阻断药。如阿托品为胆碱受体的拮抗药。

(三)受体类型

根据受体的结构、位置及作用特点等,受体可分为五种类型。

1. 配体门控离子通道受体 此类受体组成贯通细胞膜内外的离子通道。当受体激动时,离子通道开放,促进细胞内、外离子跨膜转运,使细胞膜去极化或超极化,引起兴奋或抑制效应。如 N 胆碱受体、GABA 受体等。

2. G 蛋白偶联受体 G 蛋白是鸟苷酸结合调节蛋白的简称,存在于细胞膜内侧。G 蛋白偶联受体是通过 G 蛋白连接细胞内效应系统的膜受体。其主要特点是受体与激动剂结合后,经过 G 蛋白的转导而将信号传递至效应器引起药理效应。此类受体最多。如肾上腺素受体、多巴胺受体、前列腺素受体等。

3. 酪氨酸激酶受体 此类受体镶嵌于细胞膜上,由三个部分组成,细胞外段为配体结合区,中段穿透细胞膜,细胞内段具酪氨酸激酶活性,能激活细胞内蛋白激酶,增加 DNA 和 RNA 合成,加速蛋白质合成,从而产生细胞生长、分化等效应。如胰岛素受体、表皮生长因子受体等。

4. 调节基因表达的受体 此类受体也称细胞内受体,位于细胞内,其配体较易通过细胞膜的脂质双分子层结构,与细胞内的受体结合并发生反应,产生诱导蛋白质的效应。如肾上腺皮质激素受体、甲状腺激素受体等。

5. 其他酶类受体 鸟苷酸环化酶也是一类具有酶活性的受体,有两种类型,一类为膜结合酶,另一类存在于细胞质中。心钠肽可兴奋鸟苷酸环化酶,使 GTP 转化为 cGMP 而产生生物效应。

(四)受体的调节

受体虽是遗传获得的固有蛋白,但并不是固定不变的,而经常代谢转换处于动态平衡状态,其数量、亲和力和内在活性受各种生理、生化、病理及药理因素的影响而发生变化,称为受体调节(receptor regulation)。受体调节是维持机体内环境稳定的一个重要因素,其调节方式有受体增敏和受体脱敏两种类型。

受体增敏也称向上调节,指受体长期反复与拮抗药接触产生的受体数目增加、亲和力和效应增强的现象。如长期应用普萘洛尔突然停药出现的反跳现象。

受体脱敏也称向下调节,指长期使用一种激动药产生的受体数目减少、亲和力和内在活性减弱的现象。如长期使用 β 受体激动药治疗哮喘,易出现耐受性。

知识链接

受体研究的起源

受体的概念起源于 20 世纪初。Langley 分别于 1878 年和 1903 年在研究阿托品和匹罗卡品对猫唾液腺,以及箭毒对骨骼肌的作用中发现,这些药物不是通过作用于神经、腺体或肌肉,而是通过作用于生物体内的某些"接受物质"(以后又有人称之为"作用点")而起效的,并且认为药物必须先与之结合才能产生作用。

1908 年,Ehrlich 根据实验结果提出"受体"一词,认为受体能与药物结合,并用"锁和钥匙"的假说来解释药物的作用。1933 年,Clark 研究药物对蛙心的剂量作用关系,说明具有结构特异性的药物,在很小的剂量即可产生生物效应,而从剂量效应关系上定量地阐明药物与受体的相互作用,为受体系统研究奠定了基础。到 20 世纪 90 年代,不但确证 N 胆碱受体的存在,而且分离、提纯得到 N 胆碱受体蛋白。随着现代科学的发展,对受体的理化特性、立体构象、离子通道、亚型、分布和功能等方面,均有了更深的了解。

二、其他作用机制

(一)改变理化环境

有些药物通过改变机体内周围环境的理化性质而发挥作用,如:口服碳酸氢钠中和胃酸,治疗胃酸过多;静滴甘露醇提高血浆渗透压,治疗脑水肿等。

(二)影响酶的活性

参与调节机体生理功能的前列腺素、神经递质、激素等自身活性物质大多在酶的参与下合成。如:阿司匹林通过抑制环氧化酶-2 抑制前列腺素的合成产生解热镇痛作用;大剂量碘可抑制蛋白水解酶,抑制甲状腺素的释放而发挥抗甲状腺作用。

(三)参与或干扰代谢

铁制剂中 Fe^{2+} 可参与血红蛋白合成,用于纠正缺铁性贫血;喹诺酮类抗菌药可抑制细菌 DNA 回旋酶而发挥杀菌作用;利福平可抑制病原菌 RNA 多聚酶,干扰 mRNA 合成而发挥抗结核作用。

(四)影响离子通道

局部麻醉药可阻滞 Na^+ 通道,抑制 Na^+ 内流而发挥局部麻醉作用;硝苯地平可阻滞 Ca^{2+} 通道,减少血管平滑肌细胞 Ca^{2+} 内流,使血管平滑肌松弛而降血压;巴比妥类药物可通过增加 Cl^- 通道的开放时间而产生中枢抑制作用。

(五)影响递质释放

麻黄碱可促进去甲肾上腺素能神经末梢释放去甲肾上腺素,间接地产生拟肾上腺素的作用。

(六)影响载体转运

许多无机离子、代谢物、激素和神经递质在体内的转运需要载体参与,应用药物干扰此环节,即可产生相应的药理作用。如氢氯噻嗪抑制肾小管 NaCl 的重吸收而发挥利尿作用。

(七)影响免疫机制

如免疫抑制剂环胞素能选择性抑制 T 细胞的增殖与分化,抑制移植器官移植后的排异反应。

目标检测➤➤➤

1. 能消除原发致病因子,彻底治疗疾病的作用,称为（　　）。

A. 药物作用 　　　　B. 防治作用 　　　　C. 对因治疗

D. 对症治疗 　　　　E. 吸收作用

2. 表示药物安全性的最佳参数是（　　）。

A. 最小有效量 　　　B. 半数有效量 　　　C. 极量

D. 治疗指数 　　　　E. 治疗量

3. 一成年患者因饮食不当出现腹痛腹泻而就诊,医生给予治疗量的解痉药阿托品后,原有症状有所缓解,但出现口干、心跳加快、视物模糊等症状,患者出现上述不良反应的症状属于（　　）。

A. 毒性反应 　　　　B. 停药反应 　　　　C. 特异质反应

D. 变态反应 　　　　E. 副作用

4. 药物与特异性受体结合后,可能激动受体,也可能阻断受体,这取决于（　　）。

A. 药物是否具有内在活性 　　　B. 药物是否具有亲和力

C. 药物的作用强度 　　　　　　D. 药物的剂量大小

E. 药物的脂溶性

5. 下列属于局部作用的是（　　）。

A. 普鲁卡因的浸润麻醉作用 　　　B. 利多卡因的抗心律失常作用

C. 洋地黄的强心作用 　　　　　　D. 苯巴比妥的镇静催眠作用

E. 硫喷妥钠的麻醉作用

6. 选择性低的药物,在临床治疗时往往（　　）。

A. 毒性较大 　　　　B. 副作用较多 　　　　C. 过敏反应较剧烈

D. 成瘾性较大 　　　E. 药理作用较弱

7. 机体对药物产生某种依赖性,一旦停药会产生戒断症状,称为（　　）。

A. 习惯性 　　　　　B. 耐受性 　　　　　C. 过敏性

D. 成瘾性 　　　　　E. 停药反应

8. 下列关于药物作用机制的描述,不正确的是（　　）。

A. 改变细胞周围环境的理化性质

B. 干扰细胞物质代谢过程

C. 对某些酶有抑制或促进作用

D. 影响细胞膜的通透性或促进、抑制递质的释放

E. 改变药物的生物利用度

第三章 药物代谢动力学

1. 掌握:药物消除动力学概念及其特点。
2. 熟悉:药物的吸收、分布、代谢、排泄及其影响因素。
3. 了解:药物的跨膜转运。

药物代谢动力学(pharmacokinetics),简称药动学,是研究药物及其代谢物在体内的动态变化规律的科学,即应用数理方法分析药物的吸收、分布、代谢、排泄过程,并揭示体内血药浓度随时间的变化规律。

第一节 药物的体内过程

机体对药物的处置,即药物的体内过程,指药物在体内的吸收、分布、代谢(又称生物转化)和排泄过程的规律。

一、药物的跨膜转运

药物的跨膜转运是指药物在体内跨越各种生物膜的过程。药物的跨膜转运主要有被动转运和主动转运两种方式。

(一)被动转运

被动转运(passive transport)是指药物顺浓度梯度由浓度高的一侧向浓度低的一侧的跨膜转运,又称顺梯度转运,包括简单扩散、滤过扩散和易化扩散。被动转运不消耗能量,无饱和性,转运速度主要取决于膜两侧药物浓度差,当膜两侧药物浓度达到平衡时,转运相对停止。

1. 简单扩散 简单扩散指脂溶性药物溶于细胞膜的脂质双分子层后由浓度高的一侧扩散到浓度低的一侧的转运方式,大多数药物的转运方式属于简单扩散。

药物的扩散速度与生物膜的性质、膜两侧的浓度梯度有关,扩散过程还受药物的理化性质影响。一般而言,相对分子质量小、脂溶性高、极性小、解离度小的药物,如激素、脂溶性维生素、巴比妥类等,较易通过细胞膜转运。药物属弱碱性化合物或弱酸性化合物,在溶液中可部分转化为离子,不利于扩散;非解离型药物脂溶性高,易于扩散。解离度与体液的 pH 有关,因此体液的 pH 也会影响药物的被动转运。

2. 滤过扩散 在流体静压或渗透压的作用下,小分子、水溶性的药物通过亲水孔道由高压侧转运至低压侧的过程,称为滤过扩散,如水、乙醇等,大分子、脂溶性的药物通常不能通过。

3. 易化扩散 少数药物如葡萄糖、氨基酸等,利用膜内载体扩散的转运方式,称为易化扩散。其特点是不耗能、需要载体、有竞争性和饱和现象。

(二)主动转运

药物逆浓度梯度或电位梯度由浓度低的一侧向浓度高的一侧的转运方式,称为主动转运。主动转运需要载体,且消耗能量,有竞争性和饱和现象,主要存在于神经元、肾小管和肝细胞内,如去甲肾上腺素能神经末梢对去甲肾上腺素的再摄取过程。

二、药物的体内过程

药物在体内所经历的吸收、分布、代谢、排泄四个过程,称为药物的体内过程,见图 3-1。其中代谢与排泄过程合称为消除。

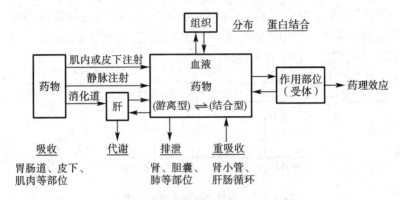

图 3-1 药物体内过程示意图

(一)吸收

吸收(absorption)是指药物从给药部位进入血液循环的过程。药物吸收的速度和程度常与药物的理化性质、药物剂型、给药途径及吸收环境等因素有关。

1. 药物的理化性质 一般而言,相对分子质量越小、脂溶性越高、极性越小的药物越易吸收;反之,则不易吸收。不溶于水又不溶于脂的药物(如活性炭)不易被吸收,口服后仅能在肠道中发挥局部作用。

2. 药物剂型 药物可制成多种剂型,如片剂、注射剂、胶囊剂、糖浆剂、颗粒剂、溶液剂、气雾剂、栓剂等。剂型不同,药物的吸收速度也不同,如片剂的崩解、胶囊剂的溶解等均可影响口服给药的吸收速度;油剂和混悬剂注射液可在给药局部滞留,使药物吸收缓慢,作用持久;缓释制剂和控释制剂可使药物缓慢或近恒速吸收,既可保证作用的持久性,又可提高使用的方便性。

3. 给药途径 除静脉注射和静脉滴注时药物直接进入血液循环外,其他给药途径均有吸收过程。常见的给药途径的吸收速度为吸入>肌内注射>皮下注射>舌下、直肠给药>口服给药>皮肤给药。吸收程度以吸入,肌内注射,皮下注射,舌下,直肠给药较完全,口服给药次之。少数脂溶性高的药物可通过皮肤吸收。

知识链接

　　肺泡表面积大,血流量丰富,气体、挥发性药物可随吸入经肺迅速吸收,产生全身作用。目前一些液体或固体状药物虽然经过充分雾化或制成极细的颗粒后,可以通过雾化吸入或喷雾吸入的方式给药,但只有当雾化颗粒直径小于 $2\ \mu m$ 时才能直接进入肺泡,经肺泡表面充分吸收产生全身作用。

　　目前的制剂工艺很难达到此水平,故现在一般意义上的雾化吸入或喷雾给药,都只是鼻咽部或较大气管的局部治疗,不是真正意义上的吸入给药。

　　口服给药主要经小肠黏膜吸收,少数弱酸性药物可在胃中部分吸收。某些经胃肠吸收的药物,在进入血液循环前,会在胃肠黏膜或肝代谢灭活,使进入血液循环的有效药量减少,药效减弱,这种现象称为首关消除(first pass elimination),也称首过消除或首过效应(图 3-2)。首关消除高的药物如硝酸甘油,不宜口服给药,否则将不能达到预期的疗效。舌下和直肠给药可不同程度地避免首关消除。

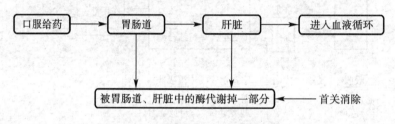

图 3-2　口服给药时首关消除示意图

　　4. **吸收环境**　药物局部吸收面积、血流量、pH、胃肠蠕动和排空速度等均可影响药物的吸收,空腹服药吸收快,餐后服药吸收较慢。静脉注射和静脉滴注时,药物直接进入体循环,起效迅速。皮下注射或肌内注射时,药物通过毛细血管壁吸收进入血液循环,吸收迅速而完全。肌肉组织内血流量较皮下丰富,故肌内注射比皮下注射吸收快。

(二) 分布

　　分布(distribution)指药物被吸收后随血液循环到达各组织器官的过程。药物在体内的分布过程是不均匀的、动态的,其影响因素主要有以下几种:

　　1. **药物与血浆蛋白结合**　多数药物不同程度地与血浆蛋白可逆性结合形成结合型药物,未结合的药物为游离型药物。结合型药物占血液中药物总量的百分比称为血浆蛋白结合率。药物与血浆蛋白结合后呈现以下特点:不同药物与血浆蛋白的结合具有差异性;结合是可逆的;暂时失去药理活性;不易透出血管壁;存在竞争性和饱和性现象。临床上联合应用几种血浆蛋白结合率较高的药物时,应警惕可能会发生因竞争置换而造成的药效增强,甚至中毒。如华法林与保泰松的血浆蛋白结合率分别为99%和98%,若两药同时应用,会使血浆蛋白中游离型华法林明显增多,导致抗凝血作用增强,甚至引起自发性出血。

　　2. **药物与组织的亲和力**　有些药物对某些组织有特殊的亲和力,因而在该组织的浓度较高,如抗疟药氯喹在肝脏中的浓度比血浆中约高 700 倍;正常情况下,碘在甲状腺中的浓度是血浆中浓度的 25 倍,甲状腺功能亢进(简称甲亢)时可达 250 倍。

　　3. **体液的 pH**　生理条件下,细胞内液 pH 约为 7.0,细胞外液 pH 约为 7.4。弱酸性药物在细胞外液解离多,不易进入细胞内,弱碱性药物则相反。改变体液 pH,药物的分布也随之发生改变,如提高血液 pH,可使弱酸性药物向细胞外转运;降低血液 pH 值,则弱酸性药物向细胞内转运。例如,巴比妥类弱酸性药物中毒时,可应用碳酸氢钠碱化血液、尿液,促进药物由脑组织向血液转运,加速其从尿液中排出。因此,调节血液或尿液 pH 对临床合理用药及药物中毒的解救具有重要意义。

4. **器官的血流量** 药物分布的快慢与组织器官血流量有关,心、肝、肺、肾和脑组织的灌注量高,药物分布快,药量多;肌肉、皮肤、脂肪等组织的灌注量低,药物分布慢,药量少。药物在体内还可再分布,如静脉注射硫喷妥钠,首先分布到血流量最大的脑组织,立即产生麻醉作用;因其脂溶性高,又可向血流量小的脂肪组织转移,因而患者可迅速苏醒。

5. **体内特殊屏障**

(1)血脑屏障:血液与脑组织、血液与脑脊液及脑细胞与脑脊液之间的生物膜的总称。多数大分子、水溶性和解离型药物不易通过血脑屏障。因此,血脑屏障有利于中枢神经系统内环境的稳定。当血脑屏障处于病理状态时通透性增大,如脑膜炎时其对青霉素的通透性增大,大量肌内注射可在脑脊液中达到有效抗菌浓度。

(2)胎盘屏障:胎盘绒毛与子宫血窦间的屏障,为保障胎儿的血氧和营养物质供应,其通透性与生物膜相似,几乎所有药物都能穿透胎盘屏障进入胚胎循环,故妊娠期间应禁用对胎儿发育有影响的药物,避免影响胎儿发育或致畸。

(3)其他屏障:血眼屏障、血关节囊液屏障等,临床常采用局部给药以使药物在眼和关节囊中达到有效浓度。

(三)代谢

药物在体内发生化学结构变化的过程称为代谢(metabolism),又称生物转化(biotransformation)。肝脏是药物代谢的主要器官,其次是肠、肾、肺等,还有少数药物在靶位被代谢。多数药物经代谢后药理活性或毒性减弱或消失,称为灭活;少数药物经代谢才有药理活性或经代谢后其活性或毒性增强,称为活化;还有部分药物在体内不被代谢而以原形经肾排出。药物代谢的最终目的是促进药物及其代谢物排出体外。

1. **代谢方式** 药物在体内的代谢方式包括氧化、还原、水解、结合,分两个时相进行。

(1)Ⅰ相反应包括氧化、还原及水解反应,经过Ⅰ相反应,大部分药物失去药理活性,少数药物被活化后作用增强,甚至产生毒性。

(2)Ⅱ相反应即结合反应,原形药物及其Ⅰ相反应代谢物可与内源性物质如葡萄糖醛酸、乙酰基、硫酸、氨基酸等结合,结合后形成活性低或无活性、极性大的代谢物,易经肾排出。

2. **代谢酶** 药物代谢时多依赖体内酶的催化,代谢酶可分为专一性酶和非专一性酶。

(1)专一性酶:针对特定的化学结构、基团进行代谢的特异性酶,可催化特定的底物,如胆碱酯酶、单胺氧化酶可分别转化乙酰胆碱和单胺类药物。

(2)非专一性酶:一般指存在于肝细胞微粒体的混合功能氧化酶系统,简称肝药酶。肝药酶是非专一性酶,其主要的氧化酶为细胞色素 P45。酶系,是肝内促进药物代谢的主要酶系统。此酶可转化数百种化合物,其主要特性如下:选择性低,能同时转化多种药物;个体差异较大,酶的活性和数量可受遗传、年龄、营养、疾病等因素的影响而明显不同;酶活性和数量有限;药物对肝药酶活性可产生影响,使其活性增强或减弱。

3. 药酶诱导剂和药酶抑制剂　能增强肝药酶活性或加强肝药酶生成的药物称为药酶诱导剂,如苯巴比妥、利福平等。当药物与药酶诱导剂合用时,药物代谢加快,药效降低。能抑制肝药酶活性或使肝药酶生成减少的药物称为药酶抑制剂,如氯霉素、西咪替丁等。当药物与药酶抑制剂合用时,代谢减慢,药效增强。药酶诱导剂和药酶抑制剂还可增强或减弱自身的代谢导致效应强弱发生改变。

临床用药时,应密切注意患者的肝脏状态。在联合用药时,要充分考虑药物对肝药酶活性的影响,以确保用药安全有效。

(四) 排泄

药物以原形或代谢物自体内排至体外的过程称为排泄(excretion),排泄的主要器官是肾脏,其次是肠道、胆道、汗腺、乳腺、唾液腺及肺等。

1. 肾脏排泄　大多数游离型药物及其代谢物主要经肾小球滤过进入肾小管,部分又可自肾小管重吸收,其重吸收的程度取决于药物的理化性质和尿液的 pH。弱碱性药物在酸性尿液中解离度大,脂溶性小,重吸收少,排泄增加。如临床上苯巴比妥中毒时静脉滴注碳酸氢钠碱化尿液,促进药物排出。少数弱酸性或弱碱性药物可分别通过各自的载体从近曲小管分泌到管腔中。若两种药物由同一载体转运时,两者之间可发生竞争性抑制,从而影响药物的排泄,如丙磺舒可抑制青霉素的主动分泌,使青霉素的排泄减慢,延长作用时间并增强药效。

2. 胆汁排泄　有些药物及其代谢物可经胆汁分泌进入肠道,然后随粪便排出。经胆汁排泄的药物如红霉素、四环素、利福平等在胆道内浓度较高,可用于治疗胆道疾病。有些药物经胆汁排入肠道后,在肠道内被小肠上皮细胞重吸收,经门静脉返回肝脏,这种肝、胆、肠道间的循环称为肝肠循环。洋地黄毒苷等药物因有肝肠循环作用可使其血药浓度维持时间延长。肝肠循环使药物作用明显延长,如多次给药,易引起蓄积中毒。

3. 肠道排泄　某些药物可经胃肠道壁脂质膜自血浆以被动转运的方式排入胃肠腔内,经肠道排泄。如地高辛、毒毛花苷、洋地黄毒苷、红霉素、奎宁、苯妥英钠等重要的排泄途径均是肠道排泄。药物自肠道排泄可降低药物的吸收程度,在药物解毒中有一定的临床意义。

经肠道排泄的药物主要有以下几种:未被吸收的口服药物;随胆汁排泄到肠道的药物;由肠黏膜主动分泌排泄到肠道的药物。

4. 乳汁排泄　脂溶性高或弱碱性药物易由乳汁排泄,如吗啡、氯霉素等,因此哺乳期妇女应谨慎用药,避免对婴儿造成不良影响。

其他途径排泄某些药物可经唾液腺排出,且排出量与血药浓度有相关性,临床上常根据唾液中药物浓度进行药物监测。某些药物如利福平可通过汗腺排泄而使汗液呈红色。有些药物可经肺排泄,如检测呼气中的酒精含量,以判定其饮酒量等。

第二节　药物的速率过程

药物在体内的转运及转化形成了药物的体内过程,从而产生了药物在不同器官、组织、体液间的浓度随时间变化的动态过程,称为速率过程,或称动力学过程。将这种动态变化描记成曲线,建立数学方程,计算药动学参数,可定量反映药物在体内动态变化的过程,为临床制订和调整给药方案提供理论依据。

一、时量关系曲线

给药后药物浓度随时间发生变化，这种变化以药物浓度（或对数浓度）为纵坐标、以时间为横坐标绘制曲线，称为药物浓度-时间曲线，简称浓度-时间曲线、药-时曲线或时-量曲线。血液是药物及其代谢物在体内吸收、分布、代谢和排泄的媒介，各种体液和组织中的药物浓度与血液中的药物浓度保持一定的比例关系，而有些体液采集较困难，所以血药浓度变化最具有代表性，血液是最常用的样本，其次是尿液和唾液。图 3-3 以血中药物时-量曲线为例说明其变化规律。

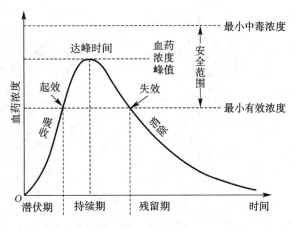

图 3-3 单次非静脉给药的时-量曲线

时-量曲线一般可分为三期：潜伏期、持续期和残留期。

1. **潜伏期** 用药后到开始出现作用（起效）的一段时间称为潜伏期，潜伏期反映药物的吸收和分布过程。静脉注射一般无此期。

2. **持续期** 药物维持有效浓度的时间称为持续期，其长短取决于药物的吸收和消除速度，与药物剂量呈正相关。

3. **达峰时间** 用药后达到峰浓度的时间称为达峰时间，此时药物的吸收速度与消除速度相等。

4. **残留期** 体内药物浓度已降至最小有效浓度（失效）以下，但尚未从体内完全消除的一段时间称为残留期，其长短与消除速度有关，残留期长，则药物消除速度慢，反复应用易引起蓄积中毒。

从图中还可得出药物的最小有效浓度和最小中毒浓度，以此确定安全范围。由横坐标和曲线围成的面积称为曲线下面积，表示一段时间内药物吸收入血的相对累积量，常被用于计算药物的生物利用度。

二、药物的消除与蓄积

（一）药物消除动力学

药物消除动力学过程是指药物经分布、代谢和排泄等过程使血药浓度不断降低的动态变化过程，主要有恒比消除和恒量消除两种方式。

1. **恒比消除** 单位时间内药物按恒定比例进行的消除，称为恒比消除，又称一级动力学消除。血药浓度高，单位时间内消除的药量多；血药浓度低，单位时间内消除的药量少。大多数药物的消除属于恒比消除（图 3-4）。

2. **恒量消除** 单位时间内药物按恒定数量进行消除，称为恒量消除，又称零级动力学消除。药物消除速度与血药浓度无关。当机体消除功能下降或药量超过最大消除能力时，机体只能按恒量消除方式消除，待血药浓度下降到一定浓度时则按恒比消除方式消除（图 3-4）。

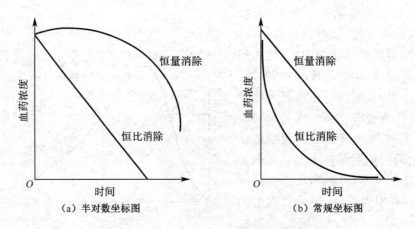

图 3-4　恒比消除和恒量消除的时-量曲线

（二）药物的蓄积

经反复多次给药后，药物进入体内的速度大于消除速度，血药浓度不断升高的现象，称为药物的蓄积。临床用药时应有计划地使药物在体内适当蓄积，以达到和维持有效浓度。但药物蓄积过多又会引起蓄积中毒，所以应注意药物的剂量、给药速度、给药间隔时间和疗程长短，以及肝、肾功能等情况。

三、药动学的基本参数及其临床意义

（一）半衰期

半衰期（half-life, $t_{1/2}$）通常指药物的血浆半衰期，即血浆药物浓度下降一半时所需要的时间。半衰期可反映药物在体内的消除速度，消除快的药物半衰期短，消除慢的药物半衰期长。对恒比消除的药物来说，其半衰期是一个常数，不随血药浓度的高低和给药途径的改变而改变。

临床用药中，半衰期具有重要意义：①作为药物分类的依据，根据药物半衰期的长短，药物可分为长、中、短效类药物。②确定临床给药间隔时间，半衰期长的药物，给药间隔时间长；半衰期短的药物，给药间隔时间短。通常给药间隔时间约为一个半衰期。③可预测药物基本消除的时间，一次给药 4～5 个半衰期后即可认为药物基本消除。④可预测药物到达稳态血药浓度的时间，以恒定的剂量和给药间隔连续给药，经 5 个半衰期达到的血药浓度接近稳态浓度的 97%。

（二）稳态血药浓度

以半衰期为给药间隔时间，连续恒量给药 4～6 次后，血药浓度维持在相对稳定的水平，称为稳态血药浓度（steady state concentration, C_{ss}），也称坪浓度或坪值。

坪浓度是多次用药的常用指标之一，对指导临床用药有实际意义。

1. 坪浓度的高低与一日的给药总量成正比　一日给药剂量越大，坪浓度越高，剂量加倍,坪浓度也提高 1 倍,因此调整一日用药总量可改变坪浓度的高低。若一日用药总量不变,增加或减少给药次数,坪浓度不变[图 3-5(a)]。因此,临床上小儿用药常规定一日总量,分几次给药可酌情而定。

2. 坪浓度峰谷的波动范围与每次用药量及用药间隔成正比　一日给药总量不变,服药次数越多,每次用药量越小,血药浓度的波动也越小。对于安全范围较小的药物,宜采用少量多次分服的给药方案。

3. 可预测药物达坪时间和基本消除时间　达坪时间为 4~5 个半衰期;单次给药或停药 4~5 个半衰期,体内药物可基本消除。

4. 口服给药　首次剂量加倍(负荷剂量)的给药方法可迅速达到坪浓度首次剂量给予负荷剂量,然后再给予维持剂量,按半衰期给药,经给药 1 次即可达坪浓度[图 3-5(b)]。持续静脉滴注时,负荷量可采用第一个半衰期的 1.44 倍静脉滴注量静脉推注,临床上对于危重患者可采取此种给药方式。

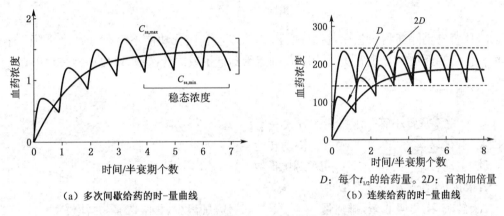

（a）多次间歇给药的时-量曲线

D：每个 $t_{1/2}$ 的给药量。$2D$：首剂加倍量

（b）连续给药的时-量曲线

图 3-5　多次间歇给药、连续给药的时-量曲线

（三）生物利用度

生物利用度(bioavailability,F)指血管外途径给药时,实际吸收进入血液循环的药量占总给药量的百分比,用"F"表示：

$$F = A/D \times 100\%$$

式中,"A"为进入血液循环的药量,"D"为实际给药总量。

生物利用度是评价药物制剂质量和药物生物等效的重要指标,也是选择给药途径的重要依据。影响生物利用度的因素包括机体的生物因素和药物的制剂因素。同一药物的制剂由于各药厂的制造工艺不同,甚至同一药厂生产批号不同的制剂,其生物利用度也可有较大的差异。因此在临床用药时,不应随便更换药物剂型,应采用同一药厂、同一批号的药品,以保持所用药物生物利用度的一致性。

（四）表观分布容积

表观分布容积(apparent volume of distribution,V_{d})指药物在体内分布达到动态平衡时,体内药量与血药浓度的比值。计算公式如下：

$$V_d = A/C$$

式中,A 为体内药物总量,C 为血药浓度。

表观分布容积并不代表真正的生理体积,只是一个理论容积,是便于进行体内药量与血药浓度互换运算的一个比值,但其可反映药物在体内分布的广泛程度以及组织结合程度。K 值小,可推知药物大部分分布于血浆中,组织内药少;V_d 值大,表明血药浓度低,药物分布广泛或组织摄取多。此外,利用 V_d 可推算体内的药物总量或计算达到某血药浓度时的药物剂量。V_d 越小的药物排泄越快,K 越大的药物排泄越慢。

(五) 清除率

清除率(clearance,CL)指单位时间内从体内清除药物的表观分布容积数,即单位时间内有多少毫升血浆中的药物被清除。CL 是反映药物自体内消除的一个重要指标,其与消除速度常数(K)及表观分布容积成正比:

$$CL = K - V_d$$

CL 是肝、肾等消除药物的总和,可反映肝、肾功能,当肝、肾功能不良时,CL 会下降。临床上可根据已知药物的有效浓度,利用 CL 确定给药剂量或给药次数,以免药物蓄积中毒。

目标检测 ➤➤➤

1. 青霉素从肾小管分泌排泄的方式是(　　)。

A. 载体转运　　　　　　B. 被动转运　　　　　　C. 胞饮转运

D. 主动转运　　　　　　E. 易化扩散

2. 弱碱性药物在碱性尿液中(　　)。

A. 解离多,再吸收多,排泄慢　　　　　　B. 解离少,再吸收多,排泄慢

C. 解离多,再吸收少,排泄快　　　　　　D. 解离少,再吸收少,排泄慢

E. 解离少,再吸收少,排泄快

3. 药物的生物利用度相同,代表其(　　)。

A. 药理作用相同　　　　B. 毒性作用相同　　　　C. 吸收程度相同

D. 生物转化相同　　　　E. 与血浆蛋白结合率相同

4. 下列属于首关消除的是(　　)。

A. 普萘洛尔口服后经肝代谢,使进入血液循环的药量减少

B. 青霉素口服后被胃酸破坏,使进入血液循环的药量减少

C. 苯巴比妥钠肌内注射后被肝药酶代谢,使血中浓度降低

D. 硝酸甘油舌下给药,自口腔黏膜吸收,经肝代谢后药效降低

E. 洋地黄毒苷体内半衰期超长

5. 不影响药物分布的因素有(　　)。

A. 肝肠循环　　　　　　B. 血浆蛋白结合率　　　　C. 膜通透性

D. 体液 pH　　　　　　E. 特殊生理屏障

6. 某药的半衰期是 7 h,如果按每次 0.3 g,一天三次给药,则达到稳态血药浓度所需时间是(　　)。

A. 5～10 h   B. 10～16 h   C. 17～23 h

D. 24～28 h   E. 28～36 h

7. 药物与血浆蛋白的结合(　　)。

A. 是不可逆的   B. 加速药物在体内的分布

C. 是可逆的   D. 对药物主动转运有影响

E. 促进药物的排泄

8. 药物肝肠循环影响药物在体内的(　　)。

A. 起效快慢   B. 代谢快慢   C. 分布程度

D. 作用持续时间   E. 血浆蛋白结合率

第四章　影响药物作用的因素

1. 掌握:年龄、性别、遗传、精神、病理和昼夜因素对药物作用的影响。
2. 熟悉:药物质量、剂量、剂型、给药途径、给药时间与次数、药物相互作用等药物因素对药物效应的影响。

第一节　药物因素

一、药物的化学结构

药物的化学结构是确定其性质和药理作用的依据。药物的化学结构与药物的效应之间的关系称为构效关系。构效关系有四个特点:①化学结构相似的药物,其作用相似,如苯二氮䓬类药物均具有镇静、催眠作用;②化学结构相似的药物,其作用相反,如维生素 K 与华法林化学结构相似,却分别具有促凝血和抗凝血作用;③药物的旋光性不同,其作用也不同,如左旋体奎宁为抗疟疾药,其右旋体奎尼丁则为抗心律失常药;④结构中含有卤族元素时,其作用、毒性都增加,如氟氢可的松的抗炎作用及对糖代谢的影响比氢化可的松强。

二、药物剂量

药物剂量是指用药的分量,即用药量的多少。剂量的大小,是决定药物在体内浓度高低和作用强弱的主要因素之一。在一定范围内,剂量的大小与药物作用的强弱成正比,若超过一定的剂量,则由量变导致向质变的方向发展,可发生中毒,甚至死亡。例如,巴比妥类药物,随着剂量的增加其药理作用逐渐增强,依次为:镇静、催眠、抗惊厥、抗癫痫、麻醉、呼吸麻痹直至死亡。因此,临床用药时要注意由量变到质变的关系,严格掌握药物的剂量。依据量-效关系,剂量可以分为如下几种类型:

1. 无效量　是指药物剂量过小,达不到有效血药浓度,不能引起明显的药理作用。

2. 最小有效量　是指随着剂量增大至开始出现治疗作用时的剂量。

3. 有效量　即介于最小有效量和极量之间,可使机体产生疗效而不引起毒性反应的剂量,又称治疗量。在治疗量中,大于最小有效量而小于极量、疗效显著而安全的剂量,为临床常用量。

4. 极量　即能引起最大效应而不至于中毒的剂量,又称最大治疗量。极量是国家药典明确规定允许使用的最大剂量,即安全剂量的极限,超过极量有中毒的危险。除非特殊需要时,一般不采用极量。

5. **最小中毒量** 是指超过极量恰能引起中毒反应的剂量。

6. **中毒量与致死量** 若剂量加大到发生中毒或死亡,分别称为中毒量或致死量。

7. **安全范围** 又称治疗作用宽度,通常是指最小有效量和最小中毒量之间的范围。这个范围越大则用药越安全,否则容易发生中毒。

8. **治疗指数** 中毒量与致死量,在临床治疗上没有实用意义,但在药物研究中,用实验动物来测定药物的毒性、有效性、安全性均有意义。半数致死量(LD_{50})是指在药物毒理学实验中,测定引起实验动物半数死亡的剂量,作为衡量药物毒性大小的指标。LD_{50}越小,表示药物毒性越大;反之,毒性越小。半数有效量(ED_{50})是指在药物学实验中,测定引起半数(50%)实验动物产生效应的剂量。ED_{50}越小,表示药物效价高,作用强;反之,效价低,作用弱。治疗指数(TI)是指LD_{50}与ED_{50}的比值,即$TI = LD_{50}/ED_{50}$。因此,治疗指数表示药物的安全性,其比值越大,药物越安全。治疗指数愈大,表明LD_{50}与ED_{50}相距愈远,用来衡量临床应用时愈安全;相反,其比值小,治疗指数小,表明LD_{50}与ED_{50}相距很近,很不安全。

三、药物剂型

药物剂型可影响药物的吸收和消除,进而影响药效。剂量相同的同一药物因剂型不同,药物吸收的速度和程度都会表现出明显的差异,进而影响药物效应。

制剂的类型、溶剂的性质、颗粒大小、片剂的崩解度等均可影响吸收。不同制剂吸收快慢依次排序:水溶液制剂>油溶液制剂>胶状制剂或混悬液制剂>半固体制剂>固体制剂。例如,口服液体制剂较片剂或胶囊剂等固体制剂吸收快;皮下或肌内注射,水溶液吸收快,混悬液和油溶液在注射部位吸收较慢,显效较慢,作用时间较久,例如长效普鲁卡因青霉素等。口服给药的片剂、胶囊剂、冲剂(颗粒剂)在体内崩解速度不同,故药物吸收的速度和程度不同。控释剂控制药物在体内按零级动力学释放,保持血药浓度的稳定。临床应用时应根据疾病类型、病情轻重、治疗方案和用药目的选择适当的剂型。

第二节 机体因素

一、个体差异

大多数人对药物的反应是相似的,但少部分人在年龄、性别、体重相同的情况下,使用相同剂量的同一种药物,在两个以上的个体中所产生的不同反应,称为个体差异。个体差异既有量的差异也有质的差异,前者如高敏性和耐受性,后者如变态反应和特异质反应。有量的差异的人通过调整剂量可以继续使用该药物,但有质的差异的人不能再使用该药物。个体差异产生的原因,除后天耐受性外,多与遗传因素有关。

1. **量的差异表现为高敏性和耐受性**

(1)高敏性:某些患者对药物特别敏感,即使是用很小剂量的药物也能产生较强的效应,甚至毒性反应。

(2)耐受性:某些患者对药物的反应性特别低,须使用较大剂量才出现药物原有的效应。若病原体对药物产生耐受性便成为抗药性(或称耐药性),例如,在抗生素的使用中,产生耐药性这种现象较为普遍,甚至是全球性的问题。

2. 质的差异表现为变态反应与特异质反应

(1) 变态反应:在药效学中已讲述。

(2) 特异质反应:又称为基因缺陷病,例如,先天性葡萄糖-6-磷酸脱氢酶缺陷的患者,应用某些药物如磺胺类、阿司匹林、氯喹、伯氨喹、奎尼丁等药物或食用蚕豆等,可引起急性溶血性贫血反应。

二、年龄差异

一般所说的剂量是指 18～60 岁成年人用药的平均剂量。儿童和老年人因特殊的生理状况,用药剂量同成人剂量相比应相应的减少。

1. 儿童　①儿童的肝、肾功能发育不完善,对药物代谢及排泄能力差,故易发生药物中毒或肝、肾损害;②儿童的血脑屏障发育不完全,中枢神经系统发育不成熟,对药物反应一般比较敏感,药物易透过血脑屏障引起严重的不良反应,甚至导致后遗症;③儿童的骨骼、牙齿等组织器官处于发育阶段,易受药物影响,如四环素类药物易沉积在骨骼和牙齿中,影响儿童骨骼及牙齿的发育,导致牙齿黄染、牙釉质发育不全,应禁用。

因此,小儿用药剂量应减少,通常根据年龄与体重的换算结果来确定小儿用药剂量。

2. 老年人　老年人器官组织及其生理功能逐渐衰退,肝、肾功能减退,故药物在体内清除速率也会减慢,容易在体内蓄积,应谨慎用药,用药剂量常为成人的 1/2～3/4。对于老年人,各种药物的 $t_{1/2}$ 也会有不同程度的延长,用药时应加以注意。另外,很多老年人患有多种老年性疾病,需同时服用多种药物,发生药物相互作用的概率会相应增加。老年人对药物的敏感性也会有增高的现象,应当留意。

三、性别差异

性别不同,对药物的效应一般不会产生明显的影响,但有些药物的效应会因男女性别不同而产生明显差异。如对性激素的反应,男女差别较大。但是,在女性的特殊生理期时有明显不同,若应用药物不当,会导致严重的不良反应,应当慎重。如月经期和妊娠期慎用效应剧烈的泻药、抗凝血药等,以免发生月经量过多、流产或早产等危险。哺乳期使用甲硝唑、异烟肼、中效利尿药、口服降糖药及苯巴比妥钠等,均能大量从乳汁排出,对婴儿不安全,应当禁用。妊娠期妇女用药还应考虑到某些药物可能导致畸胎的发生。

四、遗传因素

在影响药物作用的诸多因素中,遗传因素是极为重要的一个因素,它的差异性导致机体内酶及蛋白质的含量、性质及活性存在差异,最终对药动学或药效学产生某种影响。

遗传因素可影响药效,至少已有数十种与药物效应有关的遗传异常基因被发现。如 6-磷酸葡萄糖脱氢酶缺乏者红细胞易于破裂,在使用磺胺类、砜类药物时可诱发溶血;肝脏过氧化物还原酶变异者对抗凝血药香豆素类耐受等。

在药动学方面目前研究较多的是遗传因素对肝药酶的影响。如肝脏中 N-乙酰转移酶是参与 Ⅱ 相乙酰化反应的代谢酶,它的活性在人群中呈多态分布,可分为快代谢型(快乙酰型)和慢代谢型(慢乙酰型),两种类型代谢速率相差数倍。异烟肼在快代谢型人群中,$t_{1/2}$ 平均为 40 min;而在慢代谢型人群中,$t_{1/2}$ 约为 3 h。需经乙酰化代谢的药物还有普鲁卡因胺、甲硫氧嘧啶、磺胺类等药物,临床上应根据代谢型的不同调整具体给药方案,以充分发挥疗效并避免不良反应的发生。

五、精神因素

患者精神状态和思想情绪诸方面的心理因素,对药物的疗效影响非常大。因此,应用药物时既要重视患者的生理与病理因素,又要重视患者的心理因素。相信某药物的作用,则疗效极佳,甚至无药理活性的安慰剂也有一定的药物效应;否则,即使药物有重要的药理作用疗效也不佳。如医生的暗示或安慰剂常可使有些患者的病情减轻。安慰剂是指无药理作用的制剂,如用乳糖或淀粉制成的片剂或仅含盐水的注射剂。由于安慰剂作用的存在,在对新药进行临床评价时,常采用空白对照(安慰剂)排除心理因素方面的干扰,但安慰剂对照不可用于急危重症患者。安慰剂疗效主要发生在慢性、功能性疾病及较轻的疾病中,如对头痛、高血压、神经症等能获得 30%～50% 的疗效,其影响的程度取决于患者对医生及药物的信赖程度、患者对疾病认识的程度及配合治疗的依从程度。

六、病理状态

病理状态影响药物的体内过程及机体对药物的反应性。例如,低蛋白血症使游离型药物增多,结合型药物减少,药效增强,易发生毒性反应;肝、肾功能不全时,可分别影响药物的代谢和排泄,需减少药物用量以防蓄积中毒,严重肝病患者需慎用经肝脏消除的药物(如可的松),肾功能不全的患者需慎用主要通过肾脏排泄的药物(如链霉素、庆大霉素等);神经系统异常也会影响药效,如巴比妥类药物中毒时,患者能耐受较大剂量的中枢兴奋药而不致惊厥,而惊厥发生时,也能耐受较大剂量的中枢抑制药;甲状腺功能亢进症患者对肾上腺素的敏感性增强;哮喘的患者对组胺和乙酰胆碱的反应特别敏感。有些药物只对病理状态的机体产生作用,如解热镇痛抗炎药只降低发热者体温,但对正常人体温无明显影响。

七、昼夜节律

人体的生理功能活动表现为昼夜节律性变化,机体在昼夜 24 h 内的不同时间,对某些药物的敏感性不同。按照生物周期节律性变化,设计临床给药方案以顺应人体生物节律变化,能更好地发挥药物疗效,减少不良反应。例如,糖皮质激素的分泌高峰在上午 8 时左右,然后逐渐降低,晚上零时达低谷。临床上需长期应用糖皮质激素治疗时,可依据此节律在上午 8 时一次顿服,既能达到治疗效果,又可减轻对肾上腺皮质的负反馈抑制作用。

第三节　给药方法方面的因素

一、给药途径

给药途径不同,药物出现作用的快慢和强弱不同,有时甚至作用性质也不同。例如,硫酸镁口服呈现导泻和利胆作用,肌内注射则呈现抗惊厥、降血压作用,外用则可消肿止痛。不同给药途径出现作用的快慢顺序依次为:静脉注射＞吸入给药＞舌下给药＞肌内注射＞

皮下注射＞直肠给药＞口服给药＞皮肤和黏膜给药。掌握各种给药途径对药物作用的影响，以便根据病情需要正确选择。常用的给药途径如下：①口服给药：为最常用的给药途径，简便安全，适用于大多数药物和患者。口服给药的缺点为药物吸收较慢且不规则，易受胃肠功能、消化酶和胃肠内容物的影响，不适用于急救、昏迷和呕吐等患者。②注射给药：此法用量准确，显效较快，适用于危急的患者和不能口服的药物，但技术性操作要求较高。常用的注射方法有皮下注射、肌内注射（肌注）、静脉注射（静注）、静脉滴注（静滴），此外还有皮内注射、穴位注射、动脉注射、胸膜腔注射和鞘内注射等。注射用的药物制剂质量要求较高，且必须严格灭菌，用药前须仔细进行外观检查等。由于药物作用或制剂等原因，有的药物如链霉素等，只能肌注而不能静注或静滴。相反，有的药物如去甲肾上腺素等，只能静注或静滴而不能肌注，临床注射给药时应予注意。③吸入给药：气体或易挥发的药物可经呼吸道吸入，药物吸入后迅速产生作用。不易挥发的药物可制成气雾剂吸入或制成细粉吸入。④舌下给药：脂溶性较高、用量较小的药物，可用舌下给药的方法由口腔黏膜吸收，此法具有吸收迅速和可避开首过效应的特点，但吸收面积小。⑤直肠给药：药物经肛门灌肠或使用栓剂进入直肠或结肠，虽然吸收面积不大，吸收量较口服给药少，但可避开首过效应。⑥皮肤和黏膜给药：外用药物时由于皮肤角质层仅可使脂溶性高的药物通过，皮脂腺的分泌物覆盖在皮肤表面，可阻止水溶性药物通过，所以完整皮肤对水溶性药物的吸收能力很差，但脂溶性很高的药物可经皮肤吸收，如硝酸甘油。黏膜吸收能力虽比皮肤强，但除口腔黏膜外，经其他部位的黏膜给药其吸收作用的治疗意义不大。

二、给药时间

给药时间与次数常需要根据病情的需要和药物的特点等情况而定。不同的药物有不同的用药时间规定，一般情况下，饭前给药吸收较好，发挥作用较快；饭后给药吸收较差，显效也较慢。容易受胃酸影响的药物可饭前服用，对胃有刺激性的药物宜饭后服用。针对不同的治疗目的，选择适宜的给药时间。例如，驱虫药宜空腹或半空腹服用、健胃药饭前服用、助消化药饭时服用、催眠药睡前服用、胰岛素餐前注射等（表4-1）。

表4-1 一般药物适宜的服用时间

服药时间	类别与药物	注 释
清晨	肾上腺皮质激素：泼尼松、地塞米松	减少反馈抑制，避免肾上腺皮质功能低下
	抗高血压药：氨氯地平、依那普利	有效控制高血压
	抗抑郁药：氟西汀、帕洛西汀	抑郁、焦虑、猜疑等常表现为晨重晚轻
	利尿药：呋塞米、螺内酯	避免夜间排尿次数过多
	驱虫药：阿苯达唑、哌嗪、噻嘧啶	减少对药物的吸收，增加药物与虫体的接触
	泻药：硫酸镁、硫酸钠	可迅速在肠道发挥作用
餐前	胃黏膜保护药	充分附着于胃壁，形成一层保护膜
	收敛药：鞣酸蛋白	迅速经胃进入小肠，遇碱性肠液分解出鞣酸
	促胃动力药：甲氧氯普胺、多潘立酮	促进胃蠕动和食物排空，帮助消化
	降糖药：甲苯磺丁脲、格列喹酮	餐前服用疗效好，血浆达峰时间短
	抗生素：头孢拉定、氨苄西林、克拉霉素	进食可延缓药物吸收
	广谱抗线虫药：伊维菌素	餐前1h服用可增强疗效

续表 4-1

服药时间	类别与药物	注　释
餐中	降糖药:二甲双胍、阿卡波糖、格列美脲	减少对胃肠的刺激和不良反应
	抗真菌药:灰黄霉素	与脂肪餐同服可促吸收,提高血药浓度
	助消化药:酵母、胰酶、淀粉酶	发挥助消化作用并避免被胃液破坏
	抗血小板药:噻氯匹定	餐中用可提高吸收率并减轻胃肠道反应
	减肥药:奥利司他	餐时可减少脂肪的吸收率
	抗结核药:乙胺丁醇、对氨基水杨酸钠	餐时可减少对消化道的刺激
餐后	非抗炎药:阿司匹林、贝诺酯、布洛芬	减少对胃肠的刺激并延缓其吸收
	维生素:维生素 B_1、维生素 B_2	随食物缓慢入小肠以利于吸收
	抗 H_2 受体药:西咪替丁、雷尼替丁	餐后用较餐前用效果佳,因胃排空延迟
	利尿药:氢氯噻嗪	与食物裹在一起可增加生物利用度
睡前	催眠药:水合氯醛、地西泮、苯巴比妥	服后安然入睡
	平喘药:沙丁胺醇、二羟丙茶碱	睡前用药效更好,因哮喘多在凌晨发作
	血脂调节药:洛伐他汀、氟伐他汀	睡前用药可增效,胆固醇合成峰期在夜间
	抗过敏药:苯海拉明、异丙嗪、赛庚啶	睡前用药安全并利于睡眠,因服后易嗜睡
	缓泻药:比沙可啶、液体石蜡	服后约 12 h 排便,于次日晨起泻下

三、给药次数

每日用药的次数,除根据病情需要外,药物半衰期是给药间隔的基本参考依据。大多数口服药物为每天服用 3~4 次;半衰期短、消除快的药物,给药次数应相应增加,否则应延长间隔给药时间。对毒性大或消除慢的药物,应规定一日用药量与疗程。对肝功能不全的患者,须适当调整给药次数和间隔时间。例如,青霉素治疗急性感染性疾病,肌内注射每日 2~3 次;静滴应大剂量,每日用药 1 次。若有风湿性疾病,用长效青霉素预防,每三周或一个月用 1 次。

四、联合用药

在临床上,有时一位患者常同时或先后使用两种或两种以上药物,这种情况称为联合用药。联合用药时,药物在体内或体外会发生相互影响,其结果可能使药效增强(称为协同作用),也可能使药效减弱(称为拮抗作用)。药物相互作用发生的比例见图 4-1。

联合用药时,药物的相互作用可能会影响到药动学过程,如互相干扰吸收、竞争血浆结合蛋白、干扰肝药酶活性及影响肾清除率等

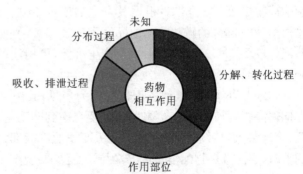

图 4-1　药物相互作用发生的比例

(图 4-1);也可能发生在药效学方面,如拮抗、协同及敏化等。

（一）影响药动学的相互作用

1. 吸收　如四环素与金属离子（如 Ca^{2+}、Mg^{2+}、Al^{3+}、Fe^{3+} 等）同时服用，可发生螯合，影响各自的吸收，应避免合用；维生素 C 有助于食物和铁制剂中 Fe^{2+} 的吸收。

2. 分布　两种或两种以上药物同时应用时，当药物进入血液循环后，可因与血浆蛋白发生竞争性结合，影响药物的分布。与血浆蛋白结合力强的药物可将结合力较弱的药物从血浆蛋白结合位点竞争中置换出来，使后者游离型药物浓度升高，从而使药物效应及不良反应增强。如抗凝血药华法林和降糖药磺酰脲类同时口服应用时，应注意减少剂量，否则会引起出血或低血糖。当血液中血浆蛋白过少（如慢性肾炎或肝硬化）、变质（如尿毒症）时，因能与药物结合的血浆蛋白减少，易出现药物作用增强甚至出现毒性反应。

3. 转化　多种药物合用时，应注意肝药酶诱导剂和肝药酶抑制剂对药效的影响，及时调整药物剂量，以获得最佳疗效。

4. 排泄　肾脏是药物排泄的主要器官。尿液 pH 的改变会影响药物的排泄速度，如巴比妥类弱酸性药物中毒时，应用碳酸氢钠碱化尿液，可使解离型药物增加、药物的重吸收减少，从而迅速随尿液排出以达到解毒的目的。

（二）影响药效学的相互作用

影响药效学的相互作用主要表现为协同作用或拮抗作用。根据作用机制不同，又可分为以下几种：

1. 生理性协同与拮抗作用　如抗凝血药和抗血小板聚集药合用可导致出血倾向；咖啡与镇静催眠药合用可减轻镇静催眠药的中枢抑制作用；抗菌药磺胺甲唑和甲氧苄啶的配伍使用，使药效增强。

2. 受体水平的协同与拮抗作用　如 α 受体阻断药酚妥拉明与肾上腺素合用，可导致肾上腺素升压作用的翻转；若组胺与抗组胺药物合用，能降低组胺的反应等。

3. 干扰神经递质转运　如三环类抗抑郁药通过抑制去甲肾上腺素的再摄取发挥抗抑郁作用，但也因增强拟肾上腺素类药物的作用，引起血压升高等不良反应。

（三）配伍禁忌

配伍禁忌是指两种或两种以上的药物在体外混合时，发生物理或化学性的变化，从而影响药物疗效和安全性。根据其发生的原因不同，分为理化性配伍禁忌和药理性配伍禁忌。前者如 20% 的磺胺嘧啶钠（pH 为 8.5～10.5）静脉给药时，不能用 5% 或 10% 的葡萄糖溶液（pH 为 3.5～6.5）稀释，因易产生沉淀，可用注射用水稀释；后者如应用强心苷期间静脉注射钙剂，易引起心脏严重毒性反应等。

临床上以注射剂之间的配伍变化为多见，其中又以静滴的配伍禁忌更为多见。因此，在向输液瓶内加入其他药物时，首先要考虑到药物是否必须从静脉给药。因为静滴成分复杂，溶液量大，持续时间久，发生配伍变化的可能性大，应尽可能避免。在配制成分复杂的药液时，要注意药物配伍变化等，配制后至少要观察 15 min，有时药液外观要 3 h 后才出现变化。因此，在静滴时尤其应该注意配伍禁忌。

知识链接

合理用药的原则

合理用药的原则是指在充分发挥药效和尽量避免发生不良反应的原则下指导用药。合理用药的原则如下。①明确诊断：在明确诊断疾病的基础上选择用药，即根据适应证选药，要注意药物的不良反应与禁忌证。②根据药理学知识选择药物：选择药物时，应首先考虑选用"国家基本药物"，不要采用不必要的多药联合用药。③个体化用药：应根据患者具体情况进行选药。④对因治疗与对症治疗并重：对因治疗时，应同时采用必要的对症治疗。⑤及时调整用药方案：根据患者病情的变化，随时并及时调整用药的剂量或更换药物。

目标检测 ➤➤➤

1. 儿童应用氯霉素可能诱发(　　)。

A. 呼吸抑制　　　　　　　B. 中枢兴奋　　　　　　C. 灰婴综合征

D. 牙齿发黄　　　　　　　E. 耳毒性

2. 下列说法错误的是(　　)。

A. 解离多，再吸收多，排泄慢

B. 50岁以上为老人剂量

C. 月经期妇女应慎用引起子宫收缩的药物

D. 个体差异主要与用药者体质相关，而体质主要由遗传因素决定

E. 一般来说，耐受性可在停药后逐渐消失

3. 安慰剂是一种(　　)。

A. 阳性对照药　　　　　B. 口服制剂　　　　　C. 不具有疗效的口服制剂

D. 不具有药理活性的制剂　E. 使患者在精神上得到鼓励和安慰的药物

4. 连续用药时，机体对药物反应性降低的现象是(　　)。

A. 成瘾性　　　　　　　B. 反跳现象　　　　　C. 高敏性

D. 耐药性　　　　　　　E. 耐受性

5. 病原微生物对抗菌药的耐受性降低的现象称为(　　)。

A. 耐受性　　　　　　　B. 耐药性　　　　　　C. 成瘾性

D. 习惯性　　　　　　　E. 快速耐受性

第二篇　传出神经系统药物

第五章　传出神经系统药理学概论

1. 掌握：传出神经系统的递质和受体的类型、分布及兴奋时的效应。
2. 熟悉：传出神经系统药物的作用方式及分类。
3. 了解：传出神经系统的递质的合成、储存、释放和消除。

传出神经是指将中枢神经系统的冲动传至效应器，以支配效应器活动的一类外周神经。传出神经系统药物是指通过直接作用于受体或间接影响传出神经递质代谢过程，从而改变效应器功能活动的药物。这类药物的效应与相应的传出神经功能相似或相反，因此充分了解传出神经的解剖学和生理学知识，对学习和掌握传出神经系统药物的作用是非常必要的。神经系统及作用于神经系统药物的分类见图 5-1。

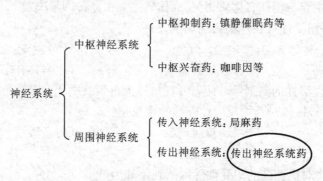

图 5-1　神经系统及作用于神经系统药物的分类

第一节　传出神经系统的分类

一、传出神经按解剖学分类

传出神经系统包括自主神经系统（autonomic nervous system，ANS）和运动神经系统（somaticmotor nervous system，SMNS）。自主神经系统包括交感神经和副交感神经，主要支配心肌、平滑肌、腺体等效应器官，调节其生理活动。体内大多数器官受交感神经和副交感神经的双重支配，运动神经支配骨骼肌运动。

二、传出神经按递质分类

传出神经系统按神经末梢释放的神经递质不同,可分为胆碱能神经(cholinergic nerve)和去甲肾上腺素能神经(noradrenergic nerve)。

(一)传出神经系统的递质

由化学物质传递神经信息的过程称为化学传递。能传递信息的化学物质为递质。化学传递首先是由德国科学家奥托·勒维(Loewi)于1921年通过双蛙心灌流实验观察到的。神经系统的功能活动是由多个神经元共同完成的。神经元之间的接触处或神经元与效应器细胞之间的接触处称为突触。突触包括突触前膜、突触间隙、突触后膜三个部分。在正常情况下,当神经冲动到达神经末梢时,突触前膜可释放出递质,递质通过激动突触后膜上相应的受体而影响次一级神经元或效应器的活动,递质也可通过激动突触前膜上相应的受体调节递质的释放。传出神经系统的递质主要有乙酰胆碱(acetyl choline,ACh)和去甲肾上腺素(noradrenaline,NA)。

(二)传出神经系统按递质分类

传出神经系统根据其所释放递质的不同可分为如下两类(图5-2)。

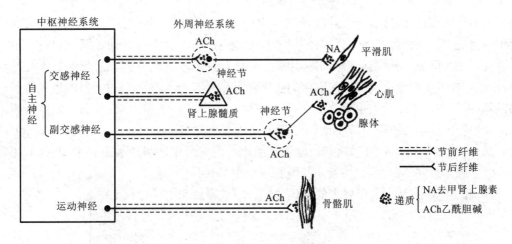

图5-2　传出神经分类模式图

1. 胆碱能神经　其神经末梢释放乙酰胆碱,包括:①运动神经;②副交感神经的节前纤维和节后纤维;③交感神经的节前纤维;④极少数交感神经节后纤维,如支配汗腺和骨骼肌血管的神经纤维。

2. 去甲肾上腺素能神经　其神经末梢释放去甲肾上腺素,绝大部分交感神经的节后纤维属于此类。

在某些效应器中还存在多巴胺(DA)能神经(主要分布在肾及肠系膜血管)。

三、传出神经递质的体内过程

1. 乙酰胆碱(ACh)　乙酰胆碱的合成部位主要是在胆碱能神经末梢,合成的原料是胆碱(choline)和乙酰辅酶 A(acetyl-CoA),二者在胆碱乙酰化酶(choline acetylase)的催化下合成乙酰胆碱。乙酰胆碱合成后转移到囊泡中储存。当神经冲动到达神经末梢时,可激发细胞外的 Ca^{2+} 内流,进入神经末梢,促使囊泡膜与突触前膜融合而形成裂孔,囊泡内的 ACh 通过裂孔释放到突触间隙,此种释放方式称为"胞裂外排"。释放到突触间隙的乙酰胆碱,可与突触后膜上的胆碱受体结合,产生相应的生理效应。随后,乙酰胆碱迅速被突触间隙中的乙酰胆碱酯酶(acetylcholinesterase,AChE)水解成胆碱和乙酸而失活,胆碱可被神经末梢再摄取,作为合成乙酰胆碱的原料。ACh 的合成、储存、释放和消除过程见图 5-3。

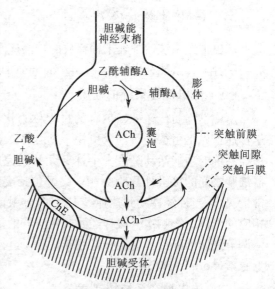

图 5-3 乙酰胆碱的合成、储存、释放和消除过程

2. 去甲肾上腺素 去甲肾上腺素合成的主要部位在去甲肾上腺素能神经末梢。酪氨酸由血液进入神经末梢后,在酪氨酸羟化酶催化下生成多巴(dopa),多巴在多巴脱羧酶的作用下生成多巴胺,然后进入囊泡,经多巴胺 β-羟化酶催化,生成去甲肾上腺素并直接储存于囊泡之中。当神经冲动到达神经末梢时,囊泡内的去甲肾上腺素通过"胞裂外排"的方式释放到突触间隙。释放到突触间隙中的去甲肾上腺素与突触后膜上的肾上腺素受体结合,产生相应的生理效应。突触间隙中的去甲肾上腺素有 75%~90% 被再摄取进入神经末梢,摄取进入神经末梢的去甲肾上腺素可进一步被转运进入囊泡中储存,部分未进入囊泡中的去甲肾上腺素可被胞质液中线粒体膜上的单胺氧化酶(monoamine oxidase,MAO)破坏。此外,许多非神经组织,如心肌、血管和肠道平滑肌等也能摄取去甲肾上腺素,其摄取去甲肾上腺素后并不储存,很快被儿茶酚胺氧位甲基转移酶(catechol-o-methyltransferase,COMT)和 MAO 灭活。去甲肾上腺素的合成、储存、释放和消除过程见图 5-4。

去甲肾上腺素(NA)

合成场所:神经末梢胞体和轴突中

$$酪氨酸 \xrightarrow{\text{酪氨酸羟化酶}} 多巴 \xrightarrow{\text{多巴脱羧酶}} 多巴胺 \xrightarrow{\text{多巴胺β-羟化酶}} NA$$

储存场所:囊泡

代谢:75%~90% 由突触前膜主动摄取入囊泡,少部分由 MAO 和 COMT 灭活

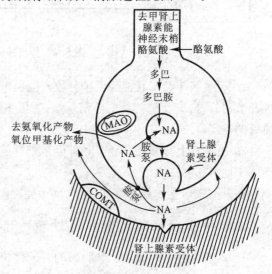

图 5-4 去甲肾上腺素的合成、储存、释放和消除过程

第二节 传出神经系统的受体与作用

一、受体的分型

传出神经系统的受体是根据能与之选择性相结合的递质或药物而命名的，并根据其对特异性激动剂、拮抗剂及其亲和力和内在活性来分类及分型。

（一）胆碱受体

胆碱受体能选择性地与乙酰胆碱结合。根据胆碱受体与某些物质结合的选择性不同，又可分为以下两类：

1. 毒蕈碱型胆碱受体（M胆碱受体或M受体）　由于在早期的研究中，发现位于副交感神经节后纤维所支配的效应器细胞膜的胆碱受体对以毒蕈碱为代表的拟胆碱药较为敏感，故将这部分受体称为毒蕈碱型胆碱受体（M受体）。近年来发现M受体也有M_1受体、M_2受体和M_3受体之分，M受体属于G-蛋白偶联受体。

2. 烟碱型胆碱受体（N胆碱受体或N受体）　位于神经节细胞膜、肾上腺髓质和骨骼肌细胞膜的胆碱受体对烟碱比较敏感，故将这些部位的受体称为烟碱型胆碱受体。其中，位于神经节细胞膜、肾上腺髓质的称为N_1受体，位于骨骼肌的称为N_2受体。N受体属于含离子通道的受体。

（二）肾上腺素受体

能选择性地与肾上腺素或去甲肾上腺素结合的受体称为肾上腺素受体，属于G-蛋白偶联受体。根据这些受体对某些激动剂和拮抗剂的反应不同，又将肾上腺素受体分为以下两类：

1. α肾上腺素受体（α受体）　该类受体分为两个亚型：α_1受体和α_2受体。

2. β肾上腺素受体（β受体）　该类受体分为两个亚型：β_1受体和β_2受体。

（三）多巴胺受体

能选择性地与多巴胺结合的受体称为多巴胺受体。多巴胺受体主要分为D_1和D_2两种类型。

二、受体的分布

（一）胆碱受体

1. M受体　M受体主要分布于副交感神经节后纤维所支配的效应器或组织，如心肌、血管、胃肠平滑肌、支气管平滑肌、腺体、瞳孔括约肌、睫状肌等处。

2. N受体　N_1受体主要分布于自主神经节和肾上腺髓质；N_2受体主要分布于骨骼肌。

（二）肾上腺素受体

1. α受体　α_1受体主要分布于皮肤、黏膜、内脏的血管、瞳孔开大肌、腺体等处，α_2受体位于突触前膜，兴奋时可使去甲肾上腺素释放减少，这是一种负反馈的调节作用。

2. β受体　β₁受体主要分布于心脏、脂肪组织、肾小球旁细胞等处；β₂受体主要分布于支气管平滑肌、骨骼肌血管、冠状动脉、肝细胞、肌细胞及突触前膜等处。突触前膜的β₂受体兴奋时可使去甲肾上腺素释放增加，起到正反馈的调节作用。

（三）多巴胺受体

D₁受体主要分布在肾、肠系膜、冠状动脉的血管平滑肌，其激动时，表现为肾、肠系膜和冠状动脉的血管舒张。D₂受体主要分布于中枢神经系统，其激动时，可引起呕吐、精神失常、震颤麻痹和内分泌失调等。

三、受体的效应

1. M样作用　M受体兴奋时产生，表现为心脏功能抑制、血管扩张、胃肠及支气管平滑肌收缩、腺体分泌、瞳孔缩小、近视等。

2. N样作用　N受体兴奋时产生，表现为自主神经节兴奋、肾上腺髓质分泌、骨骼肌收缩。

3. α样作用　α受体兴奋时产生，表现为皮肤、黏膜、内脏的血管收缩，瞳孔散大，手、脚心腺体分泌，去甲肾上腺素释放减少等。

4. β样作用　β受体兴奋时表现为心脏兴奋，支气管平滑肌松弛，骨骼肌血管及冠状动脉扩张，肝糖原、肌糖原分解，去甲肾上腺素释放增加等。传出神经系统的受体分布及效应见表5-1。

表 5-1　传出神经系统的受体分布及效应

受体类型	分　布	受体激动后效应
胆碱受体 M 受体		
M₁受体	中枢	兴奋
M₂受体	胃壁细胞	胃酸分泌增加
	心肌	心率和传导减慢，心肌收缩力减弱
M₃受体	血管	扩张
	胃肠平滑肌	收缩
	外分泌腺	分泌增加
	瞳孔括约肌	收缩
	睫状肌	收缩
N 受体		
N₁受体	自主神经节	兴奋
	肾上腺髓质	肾上腺素分泌
N₂受体	骨骼肌神经肌肉接头（运动终板）	骨骼肌收缩
肾上腺素受体		
α受体		

续表 5-1

受体类型	分布	受体激动后效应
α_1受体	血管平滑肌(皮肤、黏膜和内脏)	收缩
	瞳孔开大肌	收缩
α_2受体	去甲肾上腺素能神经突触前膜	抑制去甲肾上腺素释放
β受体		
β_1受体	心脏	心率和心脏传导加快、心肌收缩力增强
	脂肪组织	脂肪分解
β_2受体	支气管平滑肌	松弛
	冠状动脉和骨骼肌血管	扩张
	去甲肾上腺素能神经突触前膜	促进去甲肾上腺素释放
	肝细胞	促进肝糖原分解、血糖升高
多巴胺受体		
D_1受体	肾、肠系膜、冠状动脉的血管平滑肌	舒张

四、两类神经递质与受体对立统一的关系

大多数器官都接受胆碱能神经和去甲肾上腺素能神经的双重支配。在同一器官上,胆碱能神经和去甲肾上腺素能神经的作用大多是相互拮抗的,但在中枢神经系统的调节下,它们的功能既是对立的,又是统一的,这种对立统一的关系保证了内脏器官活动的协调性。一般来说,心血管系统以去甲肾上腺素能神经支配为主(占优势);胃肠道平滑肌、膀胱逼尿肌、腺体等以胆碱能神经支配为主(占优势)。当两类神经同时兴奋或抑制时,一般表现为优势支配增强或减弱效应。近年来,在受体水平的研究中,也发现胆碱能神经和去甲肾上腺素能神经的功能并非截然分割,而是互相调节和互相制约的。例如,有些去甲肾上腺素能神经和胆碱能神经突触前膜可能兼具抑制性的 a 受体和 M 受体,既受其本身所释放递质的反馈性调节,也受其生理拮抗性神经元所释放的递质的控制。

第三节 传出神经系统药物作用方式和分类

一、药物的作用方式

(一)直接作用于受体

许多传出神经系统药物能直接与受体结合而产生效应。药物与受体结合后,产生与递质相似的作用,称为该受体的激动药;若药物与受体结合后,不激动受体,并妨碍递质或受体激动药与受体的结合,则称为该受体的阻断药。药物作用包括以下类型:

1. 拟胆碱样作用 拟似乙酰胆碱的作用,分为 M 样作用与 N 样作用,其效应与递质的 M 样或 N 样作用一致或相似。

2. 抗胆碱作用　对抗乙酰胆碱的作用,可引起与 M 样或 N 样作用相反的效应。

3. 拟肾上腺素作用　拟似肾上腺素或去甲肾上腺素的作用,分为 α 样及 β 样作用,其效应与递质的 α 样及 β 样作用一致或相似。

4. 抗肾上腺素作用　对抗肾上腺素或去甲肾上腺素的作用,可引起与 α 样及 β 样作用相反的效应。

(二)影响递质

1. 影响递质的释放　如麻黄碱促进去甲肾上腺素的释放而发挥拟肾上腺素作用。

2. 影响递质的储存和转运　如利血平抑制神经末梢囊泡的摄取,使囊泡内的去甲肾上腺素逐渐减少以致耗竭,而发挥拮抗去甲肾上腺素能神经作用。

3. 影响递质的消除　如胆碱酯酶抑制药通过抑制胆碱酯酶活性,妨碍 ACh 的水解,使 ACh 堆积而发挥拟胆碱作用。

二、药物的分类

根据传出神经系统药物作用性质及作用受体的不同,可将药物分为如表 5-2 所示的种类。

表 5-2　传出神经系统药物分类

拟似药	拮抗药
拟胆碱药	抗胆碱药
1. 胆碱受体激动药	1. 胆碱受体阻断药
M、N 受体激动药(卡巴胆碱)	非选择性 M 受体阻断药(阿托品)
M 受体激动药(毛果芸香碱)	M_1 受体阻断药(哌仑西平) 　M_2 受体阻断药(戈拉碘铵)
N 受体激动药(烟碱)	N_1 受体阻断药(美加明) 　N_2 受体阻断药(筒箭毒碱)
2. 抗胆碱酯酶药(新斯的明)	2. 胆碱酯酶复活药(解磷定)
拟肾上腺素药	抗肾上腺素药
1. α 受体激动药	1. α 受体阻断药
$α_1$、$α_2$ 受体激动药(去甲肾上腺素)	$α_1$、$α_2$ 受体阻断药(酚妥拉明)
$α_1$ 受体激动药(去氧肾上腺素)	$α_1$ 受体阻断药(哌唑嗪)
$α_2$ 受体激动药(可乐定)	$α_2$ 受体阻断药(育亨宾)
2. α、β 受体激动药(肾上腺素)	2. $α_1$、$β_1$、$β_2$ 受体阻断药(拉贝洛尔)
3. β 受体激动药	3. β 受体阻断药
$β_1$、$β_2$ 受体激动药(异丙肾上腺素)	$β_1$、$β_2$ 受体阻断药(普萘洛尔)
$β_1$ 受体激动药(多巴酚丁胺) 　$β_2$ 受体激动药(沙丁胺醇)	$β_1$ 受体阻断药(美托洛尔) 　$β_2$ 受体阻断药(布他沙明)
4. a、β、DA 受体激动药(多巴胺)	4. 抗肾上腺素能神经末梢药(利血平)
5. 促 NA 释放药(麻黄碱)	

传出神经系统按解剖学分为自主神经系统和运动神经系统。自主神经系统又分为交感神经系统和副交感神经系统。传出神经的主要递质是乙酰胆碱、去甲肾上腺素等，传出神经按照释放的递质不同分为胆碱能神经和去甲肾上腺素能神经等。传出神经的受体主要有胆碱受体和肾上腺素受体。胆碱受体又分为 M 受体和 N 受体，肾上腺素受体又分为 α 肾上腺素受体和 β 肾上腺素受体。传出神经系统的药物通过作用于受体或影响递质的体内过程而发挥作用。按照传出神经系统药物的作用方式和对受体选择性的不同，将其分为四大类：拟胆碱药、抗胆碱药、拟肾上腺素药、抗肾上腺素药。

目标检测 ➤➤➤

1. 突触间隙 ACh 消除的主要方式是（　　）。

A. 被 MAO 氧化　　　　B. 被 COMT 灭活　　　　C. 被 AChE 水解

D. 被磷酸二酯酶灭活　　E. 被神经末梢重摄取

2. 胆碱能神经不包括（　　）。

A. 交感神经节前纤维　　B. 副交感神经节前纤维　　C. 运动神经

D. 副交感神经节后纤维　　E. 大部分交感神经节后纤维

3. α 受体激动时可引起（　　）。

A. 心脏兴奋　　　　　　　　　　B. 胃肠平滑肌收缩

C. 骨骼肌收缩　　　　　　　　　D. 皮肤、黏膜、内脏血管收缩

E. 腺体分泌增多

4. M 受体激动时引起（　　）。

A. 支气管舒张　　　　B. 心率加快，传导加速　　C. 瞳孔扩大

D. 骨骼肌收缩　　　　E. 胃肠道平滑肌收缩

5. 下列可用于治疗支气管哮喘的药物是（　　）。

A. α 受体激动药　　　B. α 受体阻断药　　　　C. β 受体激动药

D. β 受体阻断药　　　E. 以上都不是

6. 下列不是 α 受体激动时的效应的是（　　）。

A. 血管收缩　　　　　B. 支气管松弛　　　　C. 瞳孔散大

D. 血压升高　　　　　E. 括约肌收缩

7. β 受体兴奋时不会引起（　　）。

A. 心脏兴奋　　　　　B. 血管收缩　　　　　C. 平滑肌松弛

D. 脂肪分解　　　　　E. 视近物不清

8. M 样作用不包括（　　）。

A. 瞳孔缩小　　　　　B. 腺体分泌增加　　　　C. 骨骼肌收缩

D. 心率减慢　　　　　E. 平滑肌收缩

9. β_2 受体主要分布于（　　）。

A. 皮肤、黏膜血管　　　　　　　B. 支气管平滑肌和冠状动脉血管平滑肌

C. 心脏　　　　　　　　　　　　D. 瞳孔括约肌

E. 唾液腺

第六章　胆碱受体激动药

1. 熟悉：毒扁豆碱的药理作用及临床应用。
2. 了解：卡巴胆碱、醋甲胆碱与其他抗胆碱酯酶药药理作用、临床应用及禁忌证。

胆碱受体激动药能与胆碱受体结合，激动胆碱受体，产生与乙酰胆碱相似的作用，可分为直接作用于胆碱受体的拟胆碱药——M、N 胆碱受体激动药，M 胆碱受体激动药和 N 胆碱受体激动药（本章不作介绍），以及抗胆碱酯酶药。

第一节　拟胆碱药

一、M、N 胆碱受体激动药

乙酰胆碱（acetylcholine，ACh）

乙酰胆碱是胆碱能神经递质，现已人工合成，可直接激动 M 受体和 N 受体，呈现 M 样作用和 N 样作用，由于其性质不稳定，易被体内胆碱酯酶水解，作用维持时间短，且选择性差，作用广泛，不良反应多，目前主要作为药理实验研究的工具用药。

卡巴胆碱（carbachol）

卡巴胆碱对 M、N 受体都有直接的激动作用，也可促进胆碱能神经末梢释放乙酰胆碱而发挥间接作用。卡巴胆碱的化学性质稳定，耐胆碱酯酶，作用时间较长，范围广泛，副作用较多，且阿托品对其解毒效果不佳，故目前临床上主要用于治疗开角型青光眼。本药禁用于支气管哮喘、甲状腺功能亢进症、冠状动脉缺血和溃疡病患者。

醋甲胆碱（methacholine）

醋甲胆碱可相对选择性地作用于 M 受体，主要呈现 M 样作用。其对心血管系统作用较强，对胃肠道和膀胱平滑肌作用较弱，可引起支气管平滑肌收缩、支气管腺体分泌增加。目前，临床上主要用于口腔黏膜干燥症的治疗。本药禁忌证同卡巴胆碱。

二、M 胆碱受体激动药

毛果芸香碱（pilocarpine）

毛果芸香碱又称匹鲁卡品，是从芸香科毛果芸香属植物中提取的生物碱，现已人工合成。常用其硝酸盐,为无色结晶或白色结晶性粉末,易溶于水,水溶液性质稳定。临床上常用其1%～2%溶液作为滴眼剂。

【药理作用及机制】　毛果芸香碱可选择性激动M受体,产生M样作用,尤其对眼和腺体的作用最明显。

1. 对眼的作用　可引起缩瞳、降低眼内压和调节痉挛。

(1) 缩瞳:虹膜内有两种平滑肌:一种是瞳孔开大肌,受去甲肾上腺素能神经支配,激动瞳孔开大肌上的α受体,瞳孔扩大;另一种是瞳孔括约肌,受胆碱能神经(动眼神经)支配,激动瞳孔括约肌上的M受体,瞳孔缩小。毛果芸香碱可激动瞳孔括约肌上的M受体,使瞳孔括约肌收缩,瞳孔缩小。

(2) 降低眼内压:眼内压是指眼球内容物作用于眼球壁的压力。房水是由睫状体上皮细胞分泌的,经瞳孔进入前房,通过前房角间隙,经滤帘流入巩膜静脉窦,然后进入血液循环。若房水回流障碍可导致眼内压升高。毛果芸香碱可使瞳孔缩小,此时虹膜向中心拉紧,虹膜根部变薄,前房角间隙扩大,房水易于通过滤帘进入巩膜静脉窦,使眼内压降低。临床上可用于治疗青光眼。

(3) 调节痉挛(导致近视):正常眼睛通过调节晶状体曲度,使晶状体的聚焦能适应看近、远物的需要。毛果芸香碱激动睫状肌上M受体,使睫状肌收缩,造成悬韧带放松,晶状体变凸,屈光度增加,使远物发出的平行光线聚焦于视网膜前,而在视网膜上形成模糊的图像,称为调节痉挛(图6-1)。

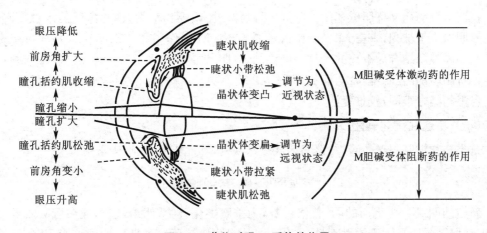

图6-1　药物对眼M受体的作用

2. 对腺体的作用　可使腺体分泌增加,尤其对汗腺、唾液腺作用最为明显。

3. 兴奋内脏平滑肌　能增加肠道、支气管、尿道、膀胱和胆管的肌张力。

4. 对心血管的作用　对心血管作用较弱,可使心率减慢。

【临床应用】

1. 青光眼　青光眼以进行性视神经乳头凹陷及视力减退为主要特征,并有眼内压增高等症状,严重时可致失明。毛果芸香碱可缩小瞳孔,使前房角间隙增大,有利于房水回流,使眼内压下降,故对闭角型青光眼疗效较好。本药对开角型青光眼也有一定疗效。

2. 虹膜炎　本药与扩瞳药(如阿托品)交替使用,可防止虹膜炎时虹膜与晶状体的粘连。

3. 解救 M 受体阻断药中毒 如阿托品中毒。

【不良反应及用药注意事项】 滴眼时要用手指按压内眦部位,以防药液流入鼻腔吸收入血,引起全身不良反应。药物大量吸收后可呈现出 M 样效应,如流涎、流泪、流涕、出汗、恶心、呕吐、腹痛、腹泻、支气管痉挛和肺水肿等,可用阿托品解救。

知识链接

青光眼分型

原发性青光眼可分为闭角型青光眼和开角型青光眼。闭角型青光眼是由于虹膜向前膨隆,前房角狭窄,因此房水出路被阻断导致眼内压升高。开角型青光眼是由于小梁网和巩膜静脉窦变性或硬化而使房水不能正常回流,导致眼内压升高。目前,青光眼治疗方法主要有药物控制、激光治疗、手术治疗等。

第二节 抗胆碱酯酶药和胆碱酯酶复活药

一、抗胆碱酯酶药

抗胆碱酯酶药又称胆碱酯酶抑制药,可以抑制胆碱酯酶活性,使乙酰胆碱水解障碍,导致乙酰胆碱大量堆积,兴奋 M 受体和 N 受体,产生 M 样作用和 N 样作用。按照抗胆碱酯酶药与胆碱酯酶结合后解离的难易程度不同,抗胆碱酯酶药可分为易逆性抗胆碱酯酶药和难逆性抗胆碱酯酶药。前者与胆碱酯酶结合较不稳定,被抑制的胆碱酯酶易于复活;后者与胆碱酯酶结合牢固,较难复活。

(一)易逆性抗胆碱酯酶药

这类药物抑制胆碱酯酶后,该酶活性较易恢复,毒性较低,故临床常用。

新斯的明(neostigmine)

新斯的明又名普洛斯的明、普洛色林,为季胺类化合物,脂溶性低,故口服吸收少而不规则,口服剂量明显大于注射剂量,本药不易通过血脑屏障。新斯的明溶液滴眼时,不易透过角膜进入前房,对眼的作用弱。

【药理作用及机制】 本药抑制胆碱酯酶活性,使乙酰胆碱水解减少而大量堆积,产生拟胆碱作用。

1. M 样作用 ①兴奋平滑肌:对胃肠平滑肌和膀胱平滑肌兴奋作用较强;对眼、心、腺体、支气管平滑肌等作用较弱。②减慢心率。

2. N 样作用 对骨骼肌的兴奋作用最强,其机制:①抑制 AChE 活性,使 ACh 浓度升高,兴奋 N_2 受体。②直接兴奋 N_2 受体。③促进运动神经释放 ACh。故兴奋骨骼肌作用强大。

【临床应用】

1. 重症肌无力 重症肌无力是一种神经肌肉接头处信息传递障碍的自身免疫性疾病，病变主要累及神经肌肉接头突触后膜上的 N_2 受体。临床表现为进行性肌无力症状，如眼睑下垂、咀嚼和吞咽困难、四肢无力，严重时可出现呼吸困难。新斯的明兴奋骨骼肌的作用较强，能明显改善肌无力的症状。临床上常采用口服给药，严重者可皮下或肌内注射。

2. 术后腹气胀和尿潴留 新斯的明可兴奋胃肠平滑肌及膀胱逼尿肌，加强胃肠蠕动和平滑肌张力，促进排气和排尿。

3. 阵发性室上性心动过速 新斯的明可通过拟胆碱作用，使心率减慢。

4. 肌肉松弛药(肌松药)中毒的解救 适用于非去极化型肌肉松弛药(如筒箭毒碱)过量中毒的解救。

【不良反应及用药注意事项】 治疗量不良反应较少，过量时可引起 M 样及 N 样症状。

1. M 样症状 M 样作用引起的症状，表现为恶心、呕吐、腹痛、流泪、流涎、心动过缓、呼吸困难等。

2. N 样症状 常见肌肉震颤，严重时引起肌无力，这是因为乙酰胆碱过度蓄积使骨骼肌终板发生持久去极化。在用药治疗重症肌无力过程中，应注意鉴别用药不足与用药过量所致的肌无力。

3. 胆碱能危象 严重中毒时可致胆碱能危象，甚至呼吸肌麻痹。此时应停用新斯的明，改用 M 受体阻断药阿托品对抗 M 样症状，而 N 样症状则需用小剂量非去极化型肌肉松弛药对抗。必要时安装辅助呼吸装置改善患者的呼吸状况。

禁用于机械性肠梗阻、尿路梗阻、支气管哮喘及去极化型肌肉松弛药中毒的解救。

毒扁豆碱(physostigmine)

【药理作用及机制】 本药为叔胺类化合物，脂溶性较高，易透过血脑屏障。对眼的作用类似于毛果芸香碱，作用强而持久。缩瞳作用和降低眼内压作用可维持 1～2 天。滴眼时应压迫内眦部位，避免药液经鼻泪管流入鼻腔而吸收中毒。吸收后的外周作用与新斯的明相似，中枢作用表现为先兴奋后抑制。

【临床应用】 本药主要用于治疗青光眼，但疗效不如毛果芸香碱；还可用于阿托品等胆碱受体阻断药中毒以及三环类抗抑郁药、抗组胺药、吩噻嗪类抗精神失常药的中毒解救。

【不良反应及用药注意事项】 本药滴眼液应置于棕色瓶内避光保存，滴眼后可致睫状肌收缩而引起调节痉挛，导致视物模糊，并可引起头痛、眼痛等。因选择性低、毒性大，很少全身用药。

吡斯的明(pyridostigmine)

吡斯的明口服吸收好，作用与新斯的明相似，起效慢、作用弱、维持时间长。本药主要用于重症肌无力，也可用于手术后腹气胀、尿潴留。其不良反应与新斯的明相似，但发生率较低，禁忌证同新斯的明。

加兰他敏(galantamine)

加兰他敏口服吸收良好，属竞争性可逆性抗胆碱酯酶药，还可直接激动 N 受体，并调节中枢与有关区域的 N 受体构象,增加该区域 N 受体数目,增强 ACh 的作用。由于阿尔茨海默病患者中枢的 N 受体变构导致 ACh 的作用减弱,故本药主要用于轻、中度阿尔茨海默病的治疗。

安贝氯铵(ambestigmin)

安贝氯铵作用与新斯的明相似,维持时间较长。临床上主要用于不能耐受新斯的明或吡斯的明的重症肌无力患者。本药使用过量可引起胆碱能危象。

地美溴铵(demecarium bromide)

地美溴铵属易逆性抗 AChE 药,滴眼 15~60 min 后瞳孔缩小,作用时间较长,适用于治疗青光眼。

(二)难逆性抗胆碱酯酶药

这类化合物抑制胆碱酯酶后,该酶活性难以恢复,毒性较大,主要用作农业杀虫剂与战争用神经性毒剂。

有机磷酸酯类化合物(organophosphates)

有机磷酸酯类与胆碱酯酶结合后,时间稍久,胆碱酯酶即难以恢复活性,故又称难复性抗胆碱酯酶药,其毒性很强。有机磷酸酯类主要用作农业杀虫剂,如敌百虫(dipterex)、乐果(rogor)、马拉硫磷(malathion)、敌敌畏(DDVP)、内吸磷(demeton)和对硫磷(parathion)等;有些用作战争毒剂,如沙林(sarin)、梭曼(soman)、塔崩(tabun)等。

知识链接

神经性毒剂(nerve agent)

2013 年 8 月 21 日凌晨,在叙利亚大马士革东部郊区姑塔东区发生了使用含有沙林毒气的火箭弹对平民进行化学武器袭击事件,美国政府认定包括 426 名儿童在内的 1 429 名叙利亚平民遇害。沙林属于有机磷或有机磷酸酯类化合物神经性毒剂的一种,能破坏神经系统正常传导功能,是一类剧毒、高效、连杀性致死剂,无刺激性,仅有微弱臭味。其可装填于多种弹药和导弹战斗部中使用,经呼吸道、皮肤等多种途径令人中毒,抑制体内生物活性物质——胆碱酯酶,破坏乙酰胆碱对神经冲动的传导。最具代表性的四个神经性毒剂是塔崩、沙林、梭曼和维埃克斯。20 世纪 30 年代至 40 年代,德国研究成功了塔崩、沙林和梭曼,美军称其为 G 类神经性毒剂;50 年代,美军筛选出 V 类神经性毒剂维埃克斯作为致死性毒剂。人体接触该类化合物后的主要中毒症状有瞳孔缩小、流涎、恶心、呕吐、肌颤、痉挛和神经麻痹、大小便失禁及死亡。防毒面具和皮肤防护器材能有效防护,通常用阿托品和吡啶醛肟类药物作为解毒药,急症时肌内注射解磷定针剂解毒。

【毒性作用机制】 有机磷酸酯类的作用机制与易逆性胆碱酯酶抑制药相似,只是与胆碱酯酶的结合更为牢固,生成难以水解的磷酰化胆碱酯酶,结果使胆碱酯酶失去水解乙酰胆碱的能力,造成乙酰胆碱在体内大量积聚,引起一系列中毒症状。若不及时抢救,酶在几分钟或几小时内就"老化"。"老化"过程可能是使磷酰化胆碱酯酶的磷酰化基团上的一个烷氧基断裂,生成更稳定的单烷氧基磷酰化胆碱酯酶。此时即使应用胆碱酯酶复活药也不能恢复酶的活性,必须等待新生的胆碱酯酶出现,才有水解乙酰胆碱的能力,此过程需15~30天,因此一旦中毒,必须迅速抢救。

【体内过程及中毒途径】　有机磷酸酯类在胃肠道、呼吸道、皮肤和黏膜都可被吸收。经胃肠道吸收中毒的多由误食农药而引起。许多有机磷酸酯类容易挥发,因此也易吸入中毒。皮肤沾染了一定量的有机磷酸酯类时,也可引起全身性中毒。有机磷酸酯类吸收后可分布于全身,以肝中的浓度最高,大部分经肾排泄,一般不易蓄积。

【中毒表现】

1. **急性毒性**　本类药物以急性中毒者居多,可使乙酰胆碱蓄积,而乙酰胆碱的作用又极其广泛,故有机磷酸酯类的中毒症状表现为多样化。轻者以 M 样症状为主;中度者可同时有 M 样症状和 N 样症状;严重中毒者除外周 M 样症状和 N 样症状外,还出现中枢神经系统症状(表 6-1)。

表 6-1　有机磷酸酯类急性中毒症状

作　　用	症　　状
M 样作用	
兴奋虹膜括约肌及睫状肌	瞳孔缩小、视物模糊、眼痛
增加腺体分泌	流涎、出汗、支气管腺体分泌增加
兴奋支气管平滑肌	支气管痉挛、呼吸困难,严重者肺水肿
兴奋胃肠平滑肌	恶心、腹痛、腹泻、大便失禁
兴奋膀胱平滑肌	小便失禁
扩张血管	血压下降
抑制心脏	心动过缓
N 样作用	
兴奋神经节 N_1 受体	心动过速、血压升高
兴奋骨骼肌 N_2 受体	肌肉震颤、抽搐、肌无力
中枢神经系统反应	
先兴奋后抑制	不安、失眠、谵妄、呼吸抑制、循环衰竭

2. **慢性毒性**　慢性毒性多发生在生产农药的工人或长期接触农药的人员中。其突出表现为血中胆碱酯酶活性显著而持久地下降,但与临床症状并不平行。其主要症状有神经衰弱症候群和腹胀、多汗,偶有肌束颤动及瞳孔缩小。在慢性中毒的基础上,一次稍大剂量的吸收,也可能引起急性毒性发作。

【中毒防治】

1. **消除毒物**　对于毒物由皮肤吸收者,应用温水和肥皂水清洗皮肤。经口中毒者,应首先洗胃,并用微温的 2% 碳酸氢钠溶液(若为敌百虫口服中毒时不能用碱性溶液洗胃,以免转变为敌敌畏而使毒性增加)或 1% 盐水反复洗胃直至洗出液无农药味,然后给予硫酸镁导泻。眼部染毒,可用2‰碳酸氢钠溶液或生理盐水反复冲洗数分钟。

2. 对症治疗　采取吸氧、人工呼吸、补液等处理。

3. 解毒药物

(1) 阿托品:阿托品是通过阻断 M 受体,治疗急性有机磷酸酯类中毒特异性的、高效的解毒药物。早期、足量、反复地注射阿托品能迅速解除有机磷酸酯类中毒时的 M 样症状,用药后表现为松弛多种平滑肌、抑制多种腺体分泌、加快心率和扩大瞳孔等,从而有效地减轻或消除有机磷酸酯类中毒所引起的恶心、呕吐、腹痛、大小便失禁、流涎、支气管分泌增多、呼吸困难、出汗、瞳孔缩小、心率减慢和血压下降等症状。由于阿托品不能阻断 N 受体,所以对中、重度中毒的 N 样症状无效,且对相应的中枢症状效果较差。开始时可用阿托品 2～4 mg 静脉注射(亦可肌内注射),如无效,可每隔 5～10 min 肌内注射 2 mg 本品,直至 M 受体兴奋症状消失或出现阿托品轻度中毒症状(阿托品化)。阿托品第一天用量常超过200 mg,即达到阿托品化,并维持 48 h。对中度或重度中毒患者,必须阿托品与 AChE 复活药合并应用。

(2) 胆碱酯酶复活药:应及时、足量使用胆碱酯酶复活药以恢复 AChE 的活性。

二、胆碱酯酶复活药

氯解磷定(pralidoxime chloride)

氯解磷定水溶液稳定,肌内注射易吸收,迅速分布至全身。在肝脏代谢及肾排泄较快,体内无积蓄作用。本药 $t_{1/2}<1$ h,临床上需多次重复给药。本药是胆碱酯酶复活药物中的首选药。

【药理作用及机制】

1. 恢复 AChE 的活性　本药与磷酰化乙酰胆碱酯酶结合成复合物,复合物裂解形成磷酰化氯解磷定,使 AChE 游离而复活。

2. 直接解毒作用　本药直接与体内游离的有机磷酸酯类结合,成为无毒的磷酰化氯解磷定从尿中排出,从而阻止游离的毒物继续抑制 AChE 活性。

【临床应用】　本药主要用于中、重度有机磷酸酯类中毒的治疗,使 AChE 复活,但对"老化"的磷酰化乙酰胆碱酯酶无效,应早期应用。氯解磷定明显减轻 N 样症状,对骨骼肌痉挛的抑制作用最为明显,能迅速抑制肌束颤动;对中枢神经系统的中毒症状也有一定改善作用,但对 M 样症状影响较小,故应与阿托品合用,以控制症状。

【不良反应及用药注意事项】　治疗剂量的氯解磷定毒性较小,肌内注射局部有轻微疼痛。静脉注射过快($>$500 mg/min)可出现头痛、眩晕、乏力、视物模糊、恶心及心动过速。剂量过大($>$8 g/24 h)时其本身也可抑制 AChE,使神经肌肉传导阻断,严重者呈癫痫样发作、抽搐、呼吸抑制。

碘解磷定(pralidoxime iodide)

本药药理作用和临床应用与氯解磷定相似,仅能静脉给药,不良反应较多,故目前已较少应用。本药有刺激性,药液漏出可致腮腺肿大,对碘过敏患者禁用。

目标检测

1. 毛果芸香碱滴眼可引起（　　）。

A. 缩瞳、眼内压升高、调节痉挛　　　　　B. 缩瞳、眼内压降低、调节麻痹

C. 扩瞳、眼内压降低、调节麻痹　　　　　D. 扩瞳、眼内压升高、调节痉挛

E. 缩瞳、眼内压降低、调节痉挛

2. 下列有关新斯的明的叙述，错误的是（　　）。

A. 对骨骼肌的兴奋作用最强　　　　　　　B. 可用于有机磷酸酯类中毒

C. 可直接激动 N_M 受体　　　　　　　　D. 可促进运动神经末梢释放 ACh

E. 禁用于支气管哮喘患者

3. 下列药物中可使有机磷酸酯类中毒患者 AChE 复活的是（　　）。

A. 阿托品　　　　　　　B. 氯解磷定　　　　　　　C. 毒扁豆碱

D. 新斯的明　　　　　　E. 肾上腺素

4. 有机磷农药中毒用阿托品不能消除的症状是（　　）。

A. 流涎　　　　　　　　B. 心动过缓　　　　　　　C. 瞳孔缩小

D. 肌束颤动　　　　　　E. 大小便失禁

5. 患者，女，53 岁，胆囊切除术后三天，食欲差，腹部有胀满感，术后一直无排便、排气，应选择（　　）治疗。

A. 乙酰胆碱　　　　　　B. 毛果芸香碱　　　　　　C. 新斯的明

D. 毒扁豆碱　　　　　　E. 以上均不对

6. 抗胆碱酯酶药不用于（　　）。

A. 青光眼　　　　　　　B. 重症肌无力　　　　　　C. 手术后腹气胀和尿潴留

D. 房室传导阻滞　　　　E. 小儿麻痹后遗症

7. 治疗重症肌无力，应首选（　　）。

A. 毒扁豆碱　　　　　　B. 阿托品　　　　　　　　C. 新斯的明

D. 胆碱酯酶复活药　　　E. 琥珀胆碱

8. 下列药物中既可抑制代谢酶的活性，又可直接激动受体的是（　　）。

A. 筒箭毒碱　　　　　　B. 新斯的明　　　　　　　C. 毛果芸香碱

D. 肾上腺素　　　　　　E. 间羟胺

第七章　胆碱受体阻断药

1. 掌握：阿托品的药理作用、临床应用、主要不良反应及用药注意事项。
2. 熟悉：东莨菪碱和山莨菪碱的作用特点、临床应用及用药注意事项。
3. 了解：阿托品合成代用品与其他抗胆碱酯酶药作用特点及临床应用。

　　胆碱受体阻断药是一类能与胆碱受体结合，本身不产生拟胆碱作用，却能妨碍 ACh 或胆碱受体激动药与受体结合，从而产生抗胆碱作用的药物。按其对 M 受体和 N 受体选择性不同，分为 M 受体阻断药和 N 受体阻断药。

第一节　　M 受体阻断药

一、阿托品和阿托品类生物碱

　　阿托品及其同类药物东莨菪碱、山莨菪碱等，均从茄科植物颠茄、曼陀罗、洋金花、莨菪中提取而得。天然存在的生物碱为不稳定的左旋东莨菪碱，经处理后可得到消旋莨菪碱，即阿托品。

阿托品（atropine）

　　【体内过程】　阿托品口服吸收迅速，1 h 血药浓度可达高峰，生物利用度 50%，$t_{1/2}$ 为 4 h，吸收后迅速分布到全身，可通过血脑屏障和胎盘屏障。本药主要以原形或代谢产物从尿排出。对副交感神经功能的拮抗作用可维持 3～4 h，对眼的作用可持续 72 h。

　　【药理作用及机制】　阿托品对 M 胆碱受体有较高的选择性，对 M_1、M_2、M_3 胆碱受体均有阻断作用。阿托品的作用广泛，各个器官对其敏感性不同。根据剂量由小到大，阿托品的药理作用依次如下。

　　1. 腺体　阿托品阻断 M 受体，从而抑制腺体分泌。其对唾液腺和汗腺作用最强，治疗量即可出现口干、皮肤干燥，大剂量时可抑制出汗而使体温升高，泪腺和呼吸道腺体分泌也减少；较大剂量还可抑制胃液分泌，但对胃酸分泌影响小，因为胃酸分泌主要受组胺、促胃液素等体液因素影响。

知识链接

阿托品热

　　婴幼儿应用中等剂量阿托品，因抑制出汗而体温升高的现象称为阿托品热。阿托品中毒的婴儿体温甚至可达 43℃。因此,对体温超过 39℃者禁用阿托品。

2. 眼

(1) 扩瞳:阿托品阻断虹膜括约肌上的 M 受体,使去甲肾上腺素能神经支配的功能占优势,瞳孔开大肌收缩,瞳孔扩大。

(2) 升高眼内压:由于瞳孔扩大,使虹膜退向外缘,前房角间隙变窄,房水回流不畅,眼内压升高,因此青光眼患者禁用本药。

(3) 调节麻痹(导致远视):阿托品阻断睫状肌上的 M 受体,使睫状肌松弛而退向外缘,悬韧带拉紧,导致晶状体变扁平,屈光度降低,不能将近距离物体清晰地成像于视网膜上,看近物模糊不清,只适于看远物,眼处于远视状态,此作用称为调节麻痹(见第六章第一节图 6-1)。

3. 平滑肌　阿托品能松弛多种内脏平滑肌,其作用强度与以下两方面因素有关。

(1) 与平滑肌的功能状态有关:对过度活动或痉挛状态的平滑肌松弛作用显著,对正常状态平滑肌作用弱。

(2) 对不同器官的平滑肌作用强度不同:对胃肠道平滑肌解痉效果最好;对尿道、膀胱逼尿肌的解痉效果较好;对输尿管平滑肌、支气管平滑肌、胆道平滑肌及胆道括约肌作用差;对子宫平滑肌无明显作用。这主要是因为不同器官平滑肌上 M 胆碱受体的类型不同,对阿托品的敏感性也不同。

4. 心血管系统

(1) 心脏治疗剂量(0.4～0.6 mg)的阿托品能使部分患者心率短暂而轻度减慢(每分钟减少 4～8 次)。这是由于阿托品阻断了副交感神经节后纤维末梢(即突触前膜)上的 M_1 受体,减弱了负反馈调节,使递质 ACh 释放增加所致。较大剂量(1～2 mg)阿托品,阻断窦房结的 M_2 受体,可解除迷走神经对心脏的抑制,使心率加快。心率加快的程度取决于迷走神经对心脏的抑制程度,迷走神经张力高的青壮年心率加速较明显。

阿托品能对抗迷走神经过度兴奋所致的房室交界或心房的传导阻滞,可缩短房室结的有效不应期,对早期心肌梗死患者的心动过缓或房室传导阻滞有缓解效果,但能增加心房扑动、心房颤动患者的心室率。

(2) 血管和血压:治疗量阿托品对血管和血压无明显影响,因为大多数血管缺乏胆碱能神经支配。大剂量阿托品可使皮肤血管扩张,引起皮肤潮红、温热,面颊部较明显。阿托品还可解除微小血管痉挛,改善微循环,恢复重要脏器的血液供应,缓解组织缺氧状态。这一作用的机制可能与阿托品引起体温升高后的代偿性散热有关,也可能与阿托品对血管平滑肌的直接作用有关。

知识链接

修氏理论

1983 年 4 月,在美国进修的中国医学科学院基础医学研究所助理研究员修瑞娟,在全美微循环学会会议上宣读她关于人体微循环新理论的论文,折服了美国的医学权威。"修氏理论"随即被公认,并被评为"1983 年世界十大科技进展之一"。修氏理论认为,人体的各级微动脉血管自律性运动以波浪形进行传播,微循环对器官和组织的灌注是海涛式灌注。莨菪碱类药物能增强微动脉血管的自律性运动。

5. 中枢神经系统　常用剂量(0.5～1.0 mg)可轻度兴奋迷走神经中枢,使呼吸加快;应用1～2 mg时,可轻度兴奋延髓和大脑;应用2～5 mg时,可出现焦躁不安、多言、谵妄等症状;中毒剂量(10 mg以上)常产生幻觉、定向障碍、运动失调和惊厥等症状,严重者可由兴奋转为抑制,出现昏迷、呼吸麻痹而死亡。

【临床应用】

1. 解除平滑肌痉挛　适用于各种内脏绞痛,对胃肠绞痛及膀胱刺激症状(如尿频、尿急等)疗效好。对胆绞痛、肾绞痛疗效差,常与镇痛药哌替啶合用,以增强疗效。由于阿托品可以松弛膀胱逼尿肌,故可用于儿童遗尿症。

2. 抑制腺体分泌　用于全身麻醉前给药,可减少呼吸道腺体分泌,防止分泌物阻塞呼吸道而引发吸入性肺炎;也可用于严重盗汗和流涎症。

3. 眼科应用

(1)治疗虹膜睫状体炎:用0.5%～1%的阿托品溶液滴眼,既可使虹膜括约肌和睫状肌松弛,使之休息而利于炎症消退,又可防止虹膜与晶状体粘连,与缩瞳药交替使用疗效更佳。

(2)验光配镜、检查眼底:用阿托品滴眼可使睫状肌的调节功能麻痹,晶状体固定,从而可准确检验晶状体的屈光度,亦可利用其扩瞳作用以利检查眼底。但由于阿托品扩瞳作用持续时间较长,可维持2～3天,视力恢复较慢,现已少用,多由作用时间短的后马托品代替。只有儿童验光时,仍用之。因儿童的睫状肌调节功能较强,验光用阿托品可充分调节麻痹,能较准确地检验屈光度。

4. 抗缓慢型心律失常　用于迷走神经过度兴奋引起的窦性心动过缓、窦房传导阻滞、房室传导阻滞等;也可用于窦房结功能低下所致室性异位节律;大剂量可用于阿-斯综合征的治疗。

知识链接

阿-斯综合征

阿-斯综合征是由于心源性因素而产生的急性脑缺血发作。许多心律失常都可导致阿-斯综合征,以高度或完全性房室传导阻滞多见。常见病因有冠心病、扩张型心肌病、心肌炎,但以冠心病最多。本病临床表现为突发性晕厥,轻者只眩晕及部分意识丧失,重者意识完全丧失,常伴抽搐、发绀、呼吸困难,发作时可表现为突发、突止,时间持续数秒至数分钟不等。发作间歇心脏听诊及心电图可正常。

5. 抗休克　用于严重感染所致的中毒性休克。大剂量解除小动脉痉挛,改善微循环,增加重要器官的血液灌注。但对休克伴有高热或心率加快者,不宜用阿托品。由于阿托品在休克治疗中用量大,中枢兴奋等不良反应多,现在多用山莨菪碱代替。

6. 解救有机磷酸酯类中毒　可解除M样症状及中枢症状,常与胆碱酯酶复活药合用。

【不良反应及用药注意事项】　阿托品作用广泛,不良反应也较多见。

1. 副作用 本药的副作用有口干、皮肤干燥、视力模糊、心悸、高热、眩晕、排尿困难、便秘等,停药后可逐渐消失。为了避免患者的不安,应预先告知其可能发生的不良反应。用药后多饮水及多食带纤维的食物,以防尿潴留及便秘。用阿托品治疗期间应注意观察心率、血压、体温。对体温高于39℃、心率超过100次/min、青光眼及前列腺肥大的患者禁用。慢性心功能不全、甲状腺功能亢进症、溃疡性结肠炎患者慎用。滴眼时应压住内眦部位。

2. 中毒反应 剂量过大除副作用加重外,可出现烦躁不安、多语、谵妄、幻觉及惊厥等中枢兴奋症状,严重中毒时可由兴奋转入抑制,出现昏迷和呼吸麻痹而死亡。阿托品的最低致死量:成人80~130 mg,儿童10 mg。解救阿托品中毒主要是对症处理,采取洗胃、导泻,可用地西泮对抗中枢兴奋症状,注意用量不宜过大,以防与阿托品的中枢抑制作用产生协同作用。用毛果芸香碱、毒扁豆碱对抗其外周作用,对于高热者可采用物理方式降温。

东莨菪碱(scopolamine)

【药理作用及机制】

1. 外周作用与阿托品相似,但抑制腺体分泌作用比阿托品强,解痉、扩瞳和调节麻痹作用比阿托品稍弱,对心血管的作用较弱。

2. 中枢作用与阿托品不同,主要是以抑制为主,表现为镇静作用,剂量较大时则表现为催眠,但对呼吸中枢有兴奋作用。

【临床应用】

1. 麻醉前给药 由于本药既有兴奋呼吸中枢作用,又有镇静作用,还有较强的抑制腺体分泌作用,故用作麻醉前给药,疗效比阿托品好。

2. 抗晕动病 通过抑制前庭神经内耳功能或大脑皮质功能以及抑制胃肠道蠕动,达到抗晕动病疗效。

3. 抗帕金森病 本药有中枢性抗胆碱作用,能改善帕金森病患者的流涎、肌肉僵直和震颤等症状,也能缓解抗精神病药引起的肌肉僵直和震颤等症状。

4. 其他 代替洋金花用作中药麻醉剂。

【不良反应及用药注意事项】 本药有口干、嗜睡、视物模糊等阿托品样不良反应,禁忌证与阿托品相似。

知识链接

洋金花与麻沸散

洋金花为茄科植物白曼陀罗的花,别名有曼陀罗、羊惊花、山茄花、风茄花、金盘托荔枝、假荔枝等,主要含东莨菪碱(天仙子碱)、莨菪碱、阿托品等。东莨菪碱对大脑皮层和皮层下某些部位有明显的抑制作用,致使意识丧失而产生麻醉效应。

相传我国名医华佗早在公元2世纪左右,就曾应用"麻沸散"作为麻醉剂为患者施行刮骨、剖腹手术。从理论上讲,"麻沸散"中应该含有洋金花,只是目前还拿不出第一手的证据。近年来,继针刺麻醉之后,又进一步采用了以洋金花为主的中药麻醉,获得初步成功,其基本处方:洋金花、生草乌、川芎、当归。

山莨菪碱（anisodamine）

山莨菪碱是从唐古特莨菪中提取的生物碱，现在可人工合成，合成品称 654-2，其作用与阿托品相似。本药解除平滑肌痉挛和血管痉挛作用比阿托品强，抑制唾液分泌和扩瞳作用是阿托品的 1/20～1/10，中枢作用弱；主要用于中毒性休克，也可用于胃肠绞痛、胆绞痛。其不良反应与阿托品相似，毒性比阿托品低。

二、阿托品的合成代用品

阿托品用于解痉时有许多副作用，用于眼科作用时间太持久，故通过改变其化学结构，合成了阿托品的代用品，主要有两类，即扩瞳药和解痉药。近年来，尚出现一类以哌仑西平（pirenzepine）为代表的 M_1 受体阻断药，该类药能选择性地抑制胃酸分泌，常用于消化性溃疡，成为一种新类型合成代用品。

（一）合成扩瞳药

临床上常用的扩瞳药有后马托品（homatropine）、托吡卡胺（tropicamide）、环喷托酯（cyclopentolate）、尤卡托品（eucatropine），均为短效 M 受体阻断药。因其扩瞳作用时间短，故可用于扩瞳、验光配镜和眼底检查。合成扩瞳药与阿托品对眼的作用比较见表 7-1。

表 7-1　合成扩瞳药与阿托品对眼的作用比较

药物名称	浓度（%）	扩瞳作用		调节麻痹作用	
		高峰（min）	消退（d）	高峰（h）	消退（d）
硫酸阿托品	1.0	30～40	7～10	1～3	7～12
氢溴酸后马托品	1.0	40～60	1～2	0.5～1	1～2
托吡卡胺	0.5～1.0	20～40	0.25	0.5	0.25
环喷托酯	0.5～1.0	30～50	1	1	0.25～1
尤卡托品	2.0～5.0	30	1/12～1/4	无作用	—

（二）合成解痉药

溴丙胺太林（propantheline，普鲁本辛）

溴丙胺太林是合成的季胺类化合物，脂溶性低，口服吸收差，不易通过血脑屏障，中枢作用弱。本药选择性阻断胃肠道平滑肌的 M 受体，抑制胃肠道平滑肌作用强而持久。本药可抑制腺体分泌，还有不同程度的神经节阻断作用，能引起直位性低血压。本药主要用于胃、十二指肠溃疡所致的胃肠痉挛，胃炎、泌尿道痉挛、遗尿症、妊娠呕吐。不良反应类似于阿托品，中毒时可出现神经肌肉阻断作用，也可出现呼吸麻痹。

贝那替嗪（benactyzine，胃乐康）

贝那替嗪是合成的叔胺类化合物，脂溶性高，口服易吸收，易通过血脑屏障。本药能解除胃肠平滑肌痉挛，抑制腺体和胃酸分泌；尚有中枢安定作用。本药适用于伴有焦虑症的溃疡病患者,不良反应类似于阿托品。

（三）选择性 M_1 受体阻断药

哌仑西平（pirenzepine）

哌仑西平口服吸收不完全,生物利用度为 25％。本药能选择性阻断胃壁细胞上的 M_1 受体,抑制胃酸和胃蛋白酶的分泌,临床上常用于溃疡病、急性胃黏膜出血及卓-艾综合征。本药有口干、视物模糊等阿托品样不良反应。

第二节 N 受体阻断药

一、N_1 受体阻断药

N_1 受体阻断药又称神经节阻断药,能选择性地与神经节细胞膜上的 N_1 受体结合,竞争性阻断 ACh 与受体结合,从而阻断神经冲动在神经节中的传导。这类药物对交感神经节和副交感神经节均有阻断作用,选择性低,不良反应多,过去用于治疗高血压急症。现在樟磺咪吩用于麻醉时控制血压,以减少手术区出血。

二、N_2 受体阻断药

N_2 受体阻断药又称骨骼肌松弛药(简称肌松药),能选择性地与神经肌肉接头运动终板上的 N_2 受体结合,阻断神经冲动向肌肉传递,使骨骼肌松弛。本药主要作为全身麻醉的辅助用药,根据作用机制的不同分为去极化型肌松药和非去极化型肌松药两类。

（一）去极化型肌松药

琥珀胆碱（succinylcholine,司可林）

琥珀胆碱是由一分子琥珀酸和两分子胆碱组成的。

【体内过程】 琥珀胆碱在体内代谢迅速,由血液和肝脏中的假性胆碱酯酶水解为琥珀酰胆碱,肌松作用明显减弱;琥珀酰胆碱进一步水解为琥珀酸和胆碱,肌松作用完全消失。代谢产物和 2％ 的原形药经肾从尿中排出。

【药理作用及机制】 本药可与 N_2 受体结合,引起骨骼肌运动终板细胞膜持久地去极化,使骨骼肌运动终板膜对 ACh 的敏感性降低,从而松弛骨骼肌。肌肉松弛从颈部、四肢开始,逐渐波及面部、舌、咽喉和咀嚼肌,剂量大时可累及呼吸肌。本药作用特点:①见效快,作用时间短,静脉注射 1 min 显效,5 min 内作用消失;②用药最初可出现短暂的肌束颤动,胸腹部肌肉明显,可能与药物对不同部位骨骼肌除极化出现的时间不同有关;③连续用药可产生快速耐受性;④抗胆碱酯酶药不能拮抗其肌松作用,反而加强之。

【临床应用】 静脉注射适用于气管插管、气管镜、食管镜、胃镜检查等短时操作。静脉滴注可用于较长时间的手术,作为辅助麻醉用药,可减少麻醉药用量,提高手术安全性。

【不良反应及用药注意事项】

1. 窒息 过量可致呼吸肌麻痹,一旦出现,应立刻进行人工呼吸,禁用新斯的明解救。

严重窒息见于遗传性胆碱酯酶活性低下者,用药时需备呼吸机。因该药个体差异较大,必须注意根据患者的反应情况控制药物滴速。

2. 肌束颤动　因肌梭受损,部分患者出现肩胛部、胸腹部肌肉疼痛,一般 3～5 天可自愈。

3. 血钾升高　由于肌肉持久去极化而释放钾离子,使血钾升高。因此大面积损伤、大面积烧伤、恶性肿瘤、肾功能损害、偏瘫及脑血管意外等患者禁用本药。

4. 其他　腺体分泌增加和组胺释放,会引起面红、皮疹、支气管痉挛。常染色体异常者出现恶性高热。

(二) 非去极化型肌松药

筒箭毒碱(tubocurarine)

筒箭毒碱又名管箭毒碱,是从南美洲防己科植物浸膏箭毒中提取的生物碱。

【药理作用及机制】　筒箭毒碱与神经肌肉接头处骨骼肌细胞膜上的 N_2 受体结合,药物本身不具有激动受体的作用,反而阻断 ACh 与受体结合,表现为竞争性阻断作用,使骨骼肌松弛。先松弛头部小肌肉,之后松弛四肢、颈部、躯干的肌肉,继之松弛肋间肌、膈肌而影响呼吸。本药作用特点:①起效快,静脉注射 4～6 min 显效,维持 20～40 min;②骨骼肌松弛前无肌束颤动;③吸入性麻醉药和氨基糖苷类抗生素能增强并延长此类药的作用;④兼有一定的神经节阻断作用和促进组胺释放作用,故可致血压暂时降低、支气管痉挛;⑤抗胆碱酯酶药可拮抗其肌松作用,过量可用新斯的明解救。

【临床应用】　本药用于较长时间的手术,但不良反应多,现已少用。

【不良反应】　重症肌无力、支气管哮喘、休克者禁用本药。

目标检测

1. 阿托品对内脏平滑肌松弛作用最显著的是(　　)。

A. 子宫平滑肌　　　　B. 胆管、输尿管平滑肌　　　C. 胃肠道平滑肌

D. 支气管平滑肌　　　E. 胃肠道括约肌

2. 与阿托品相比,氢溴酸后马托品对眼的作用的特点是(　　)。

A. 对眼的作用强　　　　　　　　　　B. 扩瞳作用维持时间长

C. 调节麻痹充分　　　　　　　　　　D. 调节麻痹作用维持时间短

E. 调节麻痹作用高峰出现较慢

3. 全身麻醉前常注射阿托品,其目的是(　　)。

A. 兴奋呼吸中枢　　　　B. 术中镇痛　　　　　　C. 预防心动过缓

D. 松弛骨骼肌　　　　　E. 减少呼吸道腺体分泌

4. 阿托品对眼睛的作用是(　　)。

A. 扩瞳,升高眼内压,视远物模糊　　　　　B. 扩瞳,升高眼内压,视近物模糊

C. 扩瞳,降低眼内压,视近物模糊　　　　　D. 扩瞳,降低眼内压,视远物模糊

E. 缩瞳,升高眼内压,视近物模糊

5. 一位经常晕车、晕船的患者,为了防止晕车、晕船,在上车、上船前可口服(　　)。

A. 东莨菪碱　　　　　B. 山莨菪碱　　　　　C. 阿托品

D. 氢溴酸后马托品　　E. 匹鲁卡品

6. 阿托品禁用于(　　)。

A. 肠痉挛　　　　　　B. 虹膜睫状体炎　　　C. 溃疡病

D. 青光眼　　　　　　E. 胆绞痛

7. 阿托品的不良反应不包括(　　)。

A. 口干　　　　　　　B. 大小便失禁　　　　C. 心率加快

D. 视物模糊　　　　　E. 皮肤干燥

8. 有机磷酸酯类中毒患者出现口吐白沫、恶心、呕吐和呼吸困难时,应立即注射(　　)。

A. 阿托品　　　　　　B. 碘解磷定　　　　　C. 麻黄碱

D. 肾上腺素　　　　　E. 新斯的明

9. 东莨菪碱的作用特点是(　　)。

A. 兴奋中枢,增加腺体分泌　　　　　B. 兴奋中枢,减少腺体分泌

C. 有中枢镇静作用,减少腺体分泌　　D. 有中枢镇静作用,增加腺体分泌

E. 抑制心脏,减慢传导

第八章 肾上腺素受体激动药

1. 掌握：肾上腺素、多巴胺、去甲肾上腺素、异丙肾上腺素的药理作用、临床应用、主要不良反应及用药注意事项。

2. 熟悉：麻黄碱和间羟胺的作用特点、临床应用与注意事项。

3. 了解：其他肾上腺素受体激动药的作用和临床应用。

肾上腺素受体激动药是一类化学结构和药理作用都与肾上腺素相似的胺类药物，故又称拟交感胺类或拟肾上腺素药。本类药物通过直接激动肾上腺素受体或促进去甲肾上腺素能神经末梢释放递质间接激动受体，而产生与肾上腺素相似的作用。

拟肾上腺素药的基本化学结构是 β-苯乙胺，苯环上有两个邻位羟基者为儿茶酚胺类，如肾上腺素、去甲肾上腺素、异丙肾上腺素和多巴胺；无邻位羟基者为非儿茶酚胺类，如间羟胺、麻黄碱等，作用强度减弱，但不被 COMT 破坏，作用时间长，当侧链上的 α、β 位碳原子被不同的化学基团取代后，可人工合成多种拟肾上腺素药（表 8-1），它们的作用相似，仅在作用强度、作用时间和对受体的选择上有差别。根据药物对不同肾上腺素受体的选择性，将拟肾上腺素药主要分为 α 受体激动药，α、β 受体激动药，以及 β 受体激动药三类。

此类药物作用广泛，具体如下：①兴奋心脏，增加心率和心肌收缩力；②对皮肤、黏膜、肾血管平滑肌及腺体产生影响；③对胃肠道、支气管、骨骼肌、血管平滑肌产生抑制作用；④加强代谢，促进糖、脂肪分解；⑤兴奋中枢神经系统；⑥调节胰岛素、肾素释放。

表 8-1 拟肾上腺素药化学结构与分类

药　物	5 6 4 ◯ 1 3 2		β CH	α CH — NH		受体选择性
儿茶酚胺类						
肾上腺素	3—OH	4—OH	OH	H	CH₃	α、β
去甲肾上腺素	3—OH	4—OH	OH	H	H	α₁、α₂
异丙肾上腺素	3—OH	4—OH	OH	H	CH(CH₃)₂	β₁、β₂
多巴胺	3—OH	4—OH	H	H	H	α、β
多巴胺丁胺	3—OH	4—OH	H	H	HC—(CH₂)₂—◯—OH ＼CH₃	β₁
非儿茶酚胺类						
间羟胺	3—OH	4—H	OH	CH₃	H	α₁、α₂
去氧肾上腺素	3—OH	4—H	OH	CH₃	H	α₁

续表 8-1

药　物	5 6 4◯1 3 2		β —CH—	α CH—NH		受体选择性
甲氧胺	3—OCH_3	5—OCH_3	OH	CH_3	H	α_1
舒喘灵	3—CH_2OH	4—OH	OH	H	$C(CH_3)_3$	β_2
麻黄碱	3—H	4—H	OH	CH_3	CH_3	α、β

第一节　α、β受体激动药

肾上腺素(adrenaline,AD,副肾素)

肾上腺素是肾上腺髓质的主要激素,由髓质嗜铬细胞分泌。药用肾上腺素是从家畜肾上腺提取或人工合成的,常用其盐酸盐。本药性质极不稳定,遇光易分解,在中性、碱性溶液中易氧化变色失活,忌与碱性药物配伍。

【体内过程】 由于在胃肠道黏膜和肝脏中迅速氧化、结合而失效,故口服无效。皮下注射本药吸收缓慢,肌内注射吸收较快,作用可维持 10～30 min。静脉注射后立即起效,作用仅维持数分钟。肾上腺素吸收后,在体内被去甲肾上腺素能神经末梢摄取而储存,也可被组织中的 COMT(儿茶酚胺氧位甲基转移酶)和 MAO(单胺氧化酶)灭活,代谢产物或原形药经肾排泄。

【药理作用及机制】 本药对肾上腺素受体亚型选择性不高,对 α、β 受体均有强大的激动作用,可产生较强的 α 样作用和 β 样作用,主要表现为对心血管、平滑肌与代谢三个方面的作用。

1. 兴奋心脏　激动心脏 β_1 受体,使心肌收缩力加强、传导加速、心率加快、心输出量增加。肾上腺素还能舒张冠状动脉,改善心肌的血液供应,作用迅速,是一个强效的心脏兴奋药。但本药能增加心肌耗氧量,不适用于心功能不全的患者。由于本药对心肌、传导系统和窦房结均有兴奋作用,如用量过大或静脉注射速度过快,可引起心律失常,出现期前收缩,甚至引发心室纤颤。

2. 舒缩血管　肾上腺素对血管的作用较复杂,这主要是因为体内各部位血管肾上腺素受体的种类和密度不同。通过激动 α_1 受体,使 α_1 受体分布占优势的皮肤、黏膜和内脏的血管收缩,特别是肾血管收缩显著,而脑血管和肺血管收缩不明显,有时因血压升高而被动舒张;激动 β_2 受体,使 β_2 受体占优势的骨骼肌血管和冠状动脉血管扩张。

3. 影响血压

(1) 小剂量兴奋心脏,使心肌收缩力加强、心率加快、心输出量增加,收缩压升高;此时激动 β_2 受体的作用比激动 α 受体的作用强,因此扩张骨骼肌血管的作用大于收缩皮肤、黏膜以及内脏血管的作用,舒张压不变或略降,脉压增大。

(2) 大剂量兴奋心脏,使心输出量增多,收缩压升高;激动 α 受体占优势,因此收缩血管的作用超过了舒张血管的作用,导致外周阻力增加,舒张压升高,脉压缩小,不利于组织器官的血液灌流(图 8-1)。

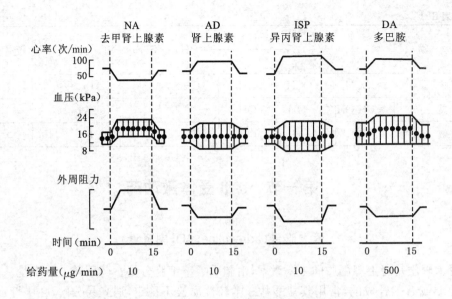

图 8-1　儿茶酚胺类药物对心率、血压及外周阻力的影响

（3）肾上腺素升压作用的翻转：事先给予 α 受体阻断药（如酚妥拉明），再用原来引起升压剂量的肾上腺素，取消肾上腺素激动 α 受体的收缩血管、升高血压的作用，则肾上腺素激动 β₂ 受体扩张血管、降血压的作用得以充分体现而出现血压下降，此现象称为肾上腺素升压作用的翻转。故 α 受体阻断药（如酚妥拉明与氯丙嗪）引起的低血压不宜用肾上腺素治疗，而要用主要激动 α 受体的药物——去甲肾上腺素治疗。

4. 扩张支气管　肾上腺素激动 β₂ 受体，使支气管平滑肌松弛，张力下降，特别是当支气管平滑肌处于痉挛状态时，能发挥强大的解痉作用，使呼吸道通畅。

5. 促进代谢　增强机体新陈代谢，促进糖原和脂肪分解，使血糖升高，游离脂肪酸增加，组织耗氧量增加（达 20%～30%）。

【临床应用】

1. 心搏骤停　本药用于溺水、中枢抑制药中毒、麻醉意外、手术意外、急性传染病和心脏传导阻滞等引起的心搏骤停。用本药 0.5～1.0 mg 稀释后缓慢静脉注射或心内注射，以兴奋心脏、恢复窦性心律，同时进行心脏按压、人工呼吸、纠正酸中毒。对于电击所致的心搏骤停，应配合使用除颤器或利多卡因等除颤，再应用肾上腺素。现在临床上多采用新三联针（肾上腺素 1 mg、阿托品 1 mg、利多卡因 100 mg）心内注射。

知识链接

心肺复苏给药途径

心肺复苏是抢救心搏骤停的关键措施。临床上除采取保持气道通畅、人工呼吸和胸外心脏按压等基本生命支持抢救措施外，肾上腺素是最为有效且被广泛使用的首选药。肾上腺素可采用周围静脉给药、经气管给药。其中，周围静脉给药是安全、可靠的首选给药途径（多用肘前或颈外静脉），因下腔静脉系统注射药物较难进入动脉系统，通常从上腔静脉系统给药;气管内给药需暂停人工呼吸,作用较慢;心内注射只能用于开胸心脏按压时或无其他给药途径时实施,因其有冠状动脉撕裂、心脏压塞、气胸等危险。

2. 过敏性休克　肾上腺素是首选药。过敏性休克是指各种过敏因素引起的小血管扩张、毛细血管通透性增加、支气管黏膜水肿、平滑肌痉挛,患者呼吸困难,血压下降。肾上腺素能收缩血管、兴奋心脏、缓解支气管平滑肌痉挛、减轻支气管黏膜充血肿胀,并能减少过敏物质释放,改善通气,常用于药物或异种蛋白引起的过敏性休克。用药时注意滴速,以防血压短期内突然升高(图 8-2)。

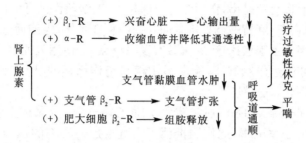

图 8-2　肾上腺素抗休克与平喘的药理作用与应用

知识链接

休克和过敏性休克

休克是机体遭受强烈刺激引起的以微循环障碍为主的急性循环功能不全。其本质是氧供给不足和需求增加,特征是产生炎性介质,主要表现是面色苍白或发绀、四肢湿冷、脉搏细速、脉压减小、尿量减少和神志淡漠,重要体征是低血压。

根据休克发生的基础疾病或病因,可将休克分为低血容量性休克、感染性休克、心源性休克、过敏性休克和神经源性休克。

过敏性休克是 1902 年由波特医生首创的名词,沿用至今,是一类以急性循环衰竭为主要表现的全身性病理反应,若抢救不及时,可能会危及生命。过敏性休克病因复杂,多数为药物所致。

3. 支气管哮喘急性发作　肾上腺素能激动 β_2 受体,扩张支气管,并能消除支气管黏膜充血水肿,故可控制支气管哮喘急性发作,皮下或肌内注射数分钟内可控制症状,临床效果好。但因同时激动了 β_1 受体,易引起心脏的不良反应,现已被 β_2 受体激动药所取代(图 8-2)。

4. 局部应用

(1)与局部麻醉药配伍:可延缓局部麻醉药的吸收,延长局部麻醉时间,减少吸收中毒。一般局部麻醉药中肾上腺素的浓度为 1:250 000,一次用量不要超过 0.3 mg。手指、足趾、耳部、阴茎等末梢部位手术禁止应用。

(2)局部止血:牙龈或鼻黏膜出血时可用浸有 1:1 000 肾上腺素的棉球或纱布填塞局部止血,以控制毛细血管的渗血。

【不良反应及用药注意事项】　治疗量时偶见心悸、焦虑、烦躁、出汗、皮肤苍白等;用量过大或皮下注射误入血管,或静脉注射速度过快,可出现恐惧、震颤、剧烈头痛、血压骤升,诱发脑出血、心律失常,甚至导致心室颤动。用药过程中要监测患者的血压、脉搏、心率,密切观察药物的疗效及不良反应。高血压、脑动脉硬化、缺血性心脏病、器质性心脏病、心力衰竭、甲状腺功能亢进症、糖尿病患者禁用,老年人慎用。

麻黄碱(ephedrine,麻黄素)

麻黄碱是从中药麻黄中提取的生物碱,现可人工合成,用其盐酸盐,性质稳定。

【体内过程】 本药口服易吸收,可通过血脑屏障。吸收后仅少量被 MAO 破坏,有 $60\%\sim75\%$ 药物以原形经肾排出,作用维持时间长,一次给药作用可维持 $3\sim6$ h。

【药理作用及机制】 麻黄碱能直接激动 α 受体和 β 受体,也能促进去甲肾上腺素释放而发挥间接作用。与肾上腺素比较,麻黄碱有以下特点:①使用方便,口服、皮下注射、肌内注射均易吸收;②可透过血脑屏障,有明显中枢兴奋作用;③拟肾上腺素作用弱而持久;④易产生快速耐受性。

1. 心血管 兴奋心脏,加强心肌收缩力,增加心输出量。在整体上由于血压升高、反射性兴奋迷走神经而使心率减慢,此作用抵消了它直接加快心率的作用,故心率变化不大。因兴奋 α_1 受体,能使皮肤、黏膜、肾脏和内脏血管收缩,使其血流量减少;因兴奋 β_2 受体,使冠状动脉、脑血管、骨骼肌血管扩张,从而增加其血流量。麻黄碱的升压作用出现缓慢,但维持时间长。

2. 支气管平滑肌 通过兴奋 β_2 受体而松弛支气管平滑肌,作用弱,起效缓慢,但作用时间长。

3. 中枢神经系统 有显著的中枢兴奋作用,较大剂量即能兴奋大脑皮质下中枢,引起精神兴奋、不安、失眠等,对呼吸中枢及血管运动中枢也有弱的兴奋作用。

【临床应用】

1. 支气管哮喘 用于预防支气管哮喘发作及轻症的治疗,对重症急性发作疗效不佳。

2. 防治某些低血压状态 如硬膜外或蛛网膜下腔麻醉等引起的低血压。

3. 鼻塞 麻黄碱具有较强的黏膜血管收缩作用,$0.5\%\sim1\%$ 溶液滴鼻,可消除鼻黏膜充血肿胀及鼻塞。

4. 其他 缓解荨麻疹和血管神经性水肿的皮肤黏膜症状。

【不良反应及用药注意事项】

1. 中枢兴奋症状 可引起烦躁、不安、失眠等,夜间服用可用镇静催眠药对抗。

2. 用药监测 剂量过大可致头痛、心悸等,用药时要观察患者的血压、脉搏、心率。

3. 快速耐受性 短期内反复应用麻黄碱,作用逐渐减弱,称为快速耐受性,停药数小时可恢复。

高血压、脑动脉硬化、缺血性心脏病、心力衰竭、甲状腺功能亢进症、糖尿病患者禁用,老年人慎用。前列腺肥大患者可引起排尿困难,应慎用。

 知 识 链 接

麻黄碱的特殊管理

盐酸麻黄碱既属于精神类药品(一类),又属于易制毒害品,是合成毒品"冰毒"的最主要原料,也是运动员比赛禁用药品之一。为了加强管理,国家食品药品监督管理局 2008 年下发了《关于进一步加强含麻黄碱类复方制剂管理的通知》,要求限售含麻黄碱类的复方制剂如泰诺等感冒药,一次限量不得超过 5 个最小包装。2012 年 9 月再一次下发《关于加强含麻黄碱类复方制剂管理有关事宜的通知》(国食药监办〔2012〕260 号),将单位剂量(一粒、一片或一支)麻黄碱类药物含量大于 30 mg(不含 30 mg)的含麻黄碱类复方制剂,列入必须凭处方销售的处方药管理,药品零售企业销售含麻黄碱类复方制剂,应当查验购买者的身份证,并对其姓名和身份证号码予以登记,除处方药按处方剂量销售外,一次销售不得超过 2 个最小包装,药品零售企业不得开架销售含麻黄碱类复方制剂,应当设置专柜由专人管理、专册登记,登记内容包括药品名称、规格、销售数量、生产企业、生产批号,购买人姓名、身份证号码。

伪麻黄碱(pseudoephedrine)为麻黄碱的立体异构体,可激动 α 受体,产生血管收缩作用,引起心动过速、血压升高、中枢兴奋等作用,但较麻黄碱弱。目前作为非处方药可作用于鼻部,减少充血;以及缓解感冒、鼻炎等引起的鼻黏膜充血肿胀。本药口服吸收良好,30 min 起效,以原形及代谢产物排出体外,可加重肾上腺素、异丙肾上腺素的心脏作用而致心律失常。

多巴胺(dopamine)

多巴胺是去甲肾上腺素生物合成的前体,也是多巴胺能神经的递质。药用的是人工合成品,性质不稳定,口服无效;静脉滴注给药,在体内迅速被 COMT 及 MAO 破坏,故作用短暂。本药不易透过血脑屏障,无中枢作用。

【药理作用及机制】　本药直接激动多巴胺 D_1 受体及 α、β 肾上腺素受体,也能促进去甲肾上腺素能神经末梢释放 NA。

1. 兴奋心脏　较肾上腺素、异丙肾上腺素作用弱,但较去甲肾上腺素作用强。小剂量激动 $β_1$ 受体,使心肌收缩力加强,心输出量增加,对心率无明显影响,较少发生心律失常。

2. 对血管和血压的影响与剂量密切相关

(1) 小剂量:小剂量时激动多巴胺 D_1 受体,使肾血管、肠系膜血管、脑血管和冠状动脉扩张;激动 $β_1$ 受体,兴奋心脏,使收缩压增高,舒张压变化不大,脉压增大。

(2) 大剂量:大剂量时激动 $α_1$ 受体,使收缩压、舒张压均增高。

3. 改善肾功能　小剂量多巴胺激动多巴胺 $α_1$ 受体,舒张肾血管,且有排钠、利尿作用;大剂量多巴胺激动 $α_1$ 受体,使肾血管明显收缩。

【临床应用】　多巴胺为最常用的抗休克药,对伴有心肌收缩力减弱及尿量减少而血容量已补足的休克患者疗效好;与利尿药合用,可治疗急性肾衰竭或急性心功能不全。

【不良反应及用药注意事项】　本药不良反应一般较轻,偶见恶心、呕吐。如剂量过大或静脉滴注过快,可引起头痛、心动过速、心律失常和肾血管收缩,从而引起肾功能下降。用药期间要监测患者血压、脉搏、心率、尿量。高血压、室性心律失常、动脉硬化患者慎用。

第二节　α 受体激动药

去甲肾上腺素(noradrenaline,NA,正肾素)

去甲肾上腺素是去甲肾上腺素能神经末梢释放的主要递质,也可由肾上腺髓质少量分泌,药用的为人工合成品。本药化学性质不稳定,遇光易失效,应避光保存。在碱性溶液中迅速氧化变为粉红色乃至棕色而失效,故禁与碱性药物混合使用。本药口服无吸收作用,皮下注射和肌内注射因其强烈的缩血管作用,易导致局部组织坏死,故常采用静脉滴注给药,在体内迅速被去甲肾上腺素神经末梢摄取或被 COMT 和 MAO 破坏,作用短暂,仅维持$1\sim2$ min。

【药理作用及机制】　本药主要激动 α 受体,对 β_1 受体作用较弱,对 β_2 受体几乎无作用。

1. 血管　激动血管 α_1 受体,使全身小动脉和小静脉收缩,以皮肤、黏膜血管收缩最为明显,其次为肾血管。此外脑、肝、肠系膜及骨骼肌血管也都呈收缩反应。但因心脏兴奋、代谢产物(腺苷)增多,可致冠状动脉舒张。由于血压升高,提高了冠状动脉的灌注压,使冠状动脉流量增加。

2. 心脏　激动心脏 β_1 受体,使心肌收缩力增加、心率加快、传导加快、心输出量增加。作用较肾上腺素弱。但在整体情况下,由于血压升高,心率可反射性减慢。剂量过大时,也能引起心律失常,但较肾上腺素少见。

3. 血压　小剂量静脉滴注时因心脏兴奋,使收缩压升高;外周血管收缩作用不明显,舒张压略升,脉压增大。较大剂量时因血管强烈收缩,外周阻力明显增高,收缩压、舒张压均明显升高。

4. 其他　治疗量对代谢影响小,仅在大剂量时才会出现血糖升高。去甲肾上腺素可使孕妇子宫收缩(简称宫缩)频率增加。

【临床应用】

1. 药物中毒性低血压　可用于全麻药、镇静催眠药、吩噻嗪类药物中毒引起的低血压。

2. 抗休克　休克早期短期小剂量应用,使收缩压维持在 90 mmHg 左右,以保持心、脑、肾等重要脏器的供血。

3. 上消化道出血　$1\sim3$ mg 的去甲肾上腺素适当稀释后分次口服,可使食管和胃内血管收缩,产生局部止血作用。

【不良反应及用药注意事项】

1. 局部组织缺血坏死　静脉滴注去甲肾上腺素浓度过高、时间过长或药液外漏,可引起局部缺血坏死。若发现药液外漏或注射部位皮肤苍白、发凉、疼痛,应立即更换注射部位,局部热敷,并用普鲁卡因或 α 受体阻断药酚妥拉明做局部浸润注射。

2. 急性肾衰竭　用量过大或静脉滴注时间过长,肾血管会剧烈收缩,使肾血流量减少,产生少尿、无尿及急性肾衰竭。应用时应定时观察并记录尿量,必须使尿量在25 mL/h 以上。

高血压、动脉硬化、冠心病、少尿、无尿患者与孕妇禁用。

间羟胺(metaraminol)

间羟胺性质稳定,在体内不易被 MAO 破坏,故作用维持时间较长。本药主要激动 α 受体,对 β_1 受体作用较弱,还可促进去甲肾上腺素能神经末梢释放去甲肾上腺素。短期连续用药,可因囊泡内递质减少,作用逐渐减弱而产生耐受性。与去甲肾上腺素相比,本药的主要特点:①升高血压作用较弱而持久;②对心率影响不明显,不易引起心律失常,有时可因血压升高,反射性地使心率减慢;③收缩肾血管作用较弱,较少引起急性肾衰竭;④给药方便,除静脉给药外,也可肌内注射;常作为去甲肾上腺素的良好替代品,用于各种休克早期或其他原因导致的低血压。

去氧肾上腺素(phenylephrine,苯肾上腺素)

去氧肾上腺素可以直接激动 α_1 受体,作用与去甲肾上腺素相似而较弱;激动 α_1 受体,使血管收缩、血压升高、肾血流量减少,肾血流量减少的程度比去甲肾上腺素还明显。本药用于抗休克,也可用于防治脊髓麻醉或全身麻醉引起的低血压。去氧肾上腺素还能激动瞳孔开大肌的 α 受体,使瞳孔开大肌收缩,从而产生扩瞳作用。与阿托品比较,此药作用弱、起效快、作用维持时间短,一般不引起眼内压升高和调节麻痹作用,其 2.5% 溶液,可滴眼用于眼底检查。

第三节　β受体激动药

异丙肾上腺素(isoprenaline,ISO,喘息定)

异丙肾上腺素是人工合成品,药用其盐酸盐或硫酸盐。其口服无效,易在肠黏膜与硫酸基结合而失效,一般静脉滴注、静脉注射或舌下含服、喷雾吸入。本药不被摄取,代谢较慢,作用时间比肾上腺素和去甲肾上腺素长。本药不易透过血脑屏障,对中枢神经系统无作用。

【药理作用及机制】　本药激动 β 受体,对于 β_1 受体、β_2 受体无选择性,对 α 受体几乎无作用,主要表现为对心血管、平滑肌与代谢三个方面的作用。

1. 兴奋心脏　激动 β_1 受体,使心脏收缩力加强、心输出量增加、心率加快,对窦房结的兴奋作用显著,较少引起心律失常(AD对正位、异位起搏点作用都强,易引起心律失常)。

2. 扩张血管、影响血压　激动 β_2 受体,使骨骼肌血管扩张、冠状动脉舒张、外周阻力下降、舒张压下降。兴奋心脏 β_1 受体,使收缩压增高。

3. 扩张支气管　激动 β_2 受体,使支气管平滑肌舒张,作用强于 AD;也有抑制过敏物质释放的作用,但对支气管黏膜的血管无收缩作用,故消除黏膜水肿的作用不如肾上腺素,久用可产生耐受性。

4. 促进代谢　激动 β 受体,促进糖原、脂肪分解,增加组织耗氧。

【临床应用】

1. 支气管哮喘　舌下含服或喷雾吸入,控制急性发作,疗效快而强。

2. 心搏骤停　本药用于溺水、麻醉意外、心室自身节律缓慢、高度房室传导阻滞、窦房结功能衰竭、药物中毒等所致的心搏骤停。

3. 房室传导阻滞　舌下含服或静脉滴注,治疗Ⅱ、Ⅲ度房室传导阻滞。

4. 抗休克　适用于血容量已补足的低排高阻型休克。但本药能明显增加心率和心肌耗氧量,应用受到限制。

【不良反应及用药注意事项】　本药不良反应有心悸、头痛、头晕、加剧心绞痛或诱发心肌梗死。哮喘患者长期反复用药易产生耐受性,增大剂量可引起心室颤动。要注意监测患者心率、血压。冠心病、心肌炎、甲状腺功能亢进症、糖尿病患者禁用。

多巴酚丁胺（dobutamine）

多巴酚丁胺口服无效，$t_{1/2}$为 2 min，需连续静脉给药，但连续给药，可于 24～26 h 出现耐受性。选择性激动 β_1 受体，兴奋心脏，正性肌力作用比正性频率作用显著，心排血量增多，对心率影响小，用于心脏手术后、心肌梗死或中毒性休克并发心力衰竭，可短期应用。本药大剂量可引起心率加快，偶可致心律失常。心房颤动患者禁用。

沙丁胺醇（salbutamol）

沙丁胺醇又称舒喘灵，选择性激动 β_2 受体，松弛支气管平滑肌作用强，对 β_1 受体作用弱，用于支气管哮喘急性发作的治疗。

目标检测 ➡➡➡

1. 青霉素过敏性休克时，首选的抢救药物是（　　　）。
A. 多巴胺　　　　　　　　　B. 去甲肾上腺素　　　　　　C. 肾上腺素
D. 异丙肾上腺素　　　　　　E. 氯苯那敏

2. 去甲肾上腺素静脉滴注时间过长或剂量过大的主要危险是（　　　）。
A. 心率加快　　　　　　　　B. 急性肾衰竭　　　　　　　C. 局部组织缺血坏死
D. 血压升高　　　　　　　　E. 支气管平滑肌收缩

3. 临床上治疗Ⅱ、Ⅲ度房室传导阻滞宜选用（　　　）。
A. 去甲肾上腺素　　　　　　B. 多巴胺　　　　　　　　　C. 异丙肾上腺素
D. 肾上腺素　　　　　　　　E. 麻黄碱

4. 抢救心搏骤停时，应首选（　　　）。
A. 肾上腺素　　　　　　　　B. 多巴胺　　　　　　　　　C. 麻黄碱
D. 去甲肾上腺素　　　　　　E. 地高辛

5. 急性肾衰竭时，常选用（　　　）与利尿药配伍使用（　　　）。
A. 多巴胺　　　　　　　　　B. 肾上腺素　　　　　　　　C. 去甲肾上腺素
D. 多巴酚丁胺　　　　　　　E. 麻黄碱

6. 静脉注射治疗量后，心率加快、收缩压升高、舒张压降低、总外周阻力降低的是（　　　）。
A. 去甲肾上腺素　　　　　　B. 麻黄碱　　　　　　　　　C. 肾上腺素
D. 异丙肾上腺素　　　　　　E. 多巴胺

7. 过量最易引起心动过速、心室颤动的药物是（　　　）。
A. 肾上腺素　　　　　　　　B. 麻黄碱　　　　　　　　　C. 去氧肾上腺素
D. 多巴胺　　　　　　　　　E. 间羟胺

8. 无尿的休克患者禁用（　　　）。
A. 去甲肾上腺素　　　　　　B. 阿托品　　　　　　　　　C. 多巴胺
D. 间羟胺　　　　　　　　　E. 肾上腺素

9. 为了延长局麻药的局麻作用和减少不良反应，可加用（　　　）。
A. 去甲肾上腺素　　　　　　B. 异丙肾上腺素　　　　　　C. 多巴胺
D. 肾上腺素　　　　　　　　E. 麻黄碱

第九章 肾上腺素受体阻断药

1. 掌握:普萘洛尔的药理作用、临床应用、不良反应及用药注意事项。
2. 熟悉:酚妥拉明的药理作用、临床应用、不良反应及用药注意事项。
3. 了解:其他 α 受体阻断药与 β 受体阻断药的药理学特性。

肾上腺素受体阻断药是一类能与肾上腺素受体结合,自身基本不产生拟肾上腺素作用,但能阻断去甲肾上腺素能神经递质或肾上腺素受体激动药与肾上腺素受体作用的药物。根据对肾上腺素受体选择性的不同,分为 α 肾上腺素受体阻断药(简称 α 受体阻断药)、β 肾上腺素受体阻断药(简称 β 受体阻断药)及 α、β 肾上腺素受体阻断药(简称 α、β 受体阻断药)三大类。

第一节 α 受体阻断药

α 受体阻断药可选择性与 α 受体结合,本身不激动 α 受体,却能阻断神经递质及肾上腺素受体激动剂与 α 受体结合,从而产生抗肾上腺素作用。根据对 α_1、α_2 受体选择性的不同,本类药物又可分为非选择性 α 受体阻断药、选择性 α_1 受体阻断药和选择性 α_2 受体阻断药(本节不作介绍)。

一、非选择性α受体阻断药

酚妥拉明(phentolamine,立其丁)

酚妥拉明与 α 受体结合比较疏松、较易解离,为短效 α 受体阻断药。本药与去甲肾上腺素能神经递质或肾上腺素受体激动药竞争 α 受体,故又称为竞争性 α 受体阻断药。

【体内过程】 酚妥拉明注射给药和口服给药都易吸收,吸收后代谢和排泄速度快,加之本药与受体的结合力较弱,因此作用时间短。酚妥拉明生物利用度低,口服效果仅为注射给药的 20%。口服 30 min 后血药浓度达高峰,作用时间可维持 3～6 h。肌内注射给药,起效快,维持时间短(1～1.5 h),大多以无活性的代谢产物从尿中排出。

【药理作用及机制】 酚妥拉明可选择性阻断 α_1 和 α_2 受体,产生以下药理作用:

1. 扩张血管 本药具有阻断血管平滑肌上的 α_1 受体和直接扩张血管的作用,导致外周血管阻力降低,血压下降,尤以肺动脉压下降最明显。

2. 兴奋心脏 本药引起血压降低,可通过颈动脉窦和主动脉弓压力感受器反射,引起交感神经兴奋,从而导致心脏兴奋性增强,使心肌收缩力增强、心率加快、传导加速、心输出量增多。此外,酚妥拉明还可阻断神经末梢突触前膜 α_2 受体,促进去甲肾上腺素的释放,激动心脏 β_1 受体使心脏兴奋。

3. 其他作用　本药能激动 M 受体,产生拟胆碱作用,使胃肠平滑肌兴奋。本药还能激动组胺受体,产生拟组胺作用,引起胃酸分泌增多、皮肤潮红等。

【临床应用】

1. 外周血管痉挛性疾病　本药可用于治疗肢端动脉痉挛性疾病(雷诺综合征)、血栓闭塞性脉管炎等。

2. 去甲肾上腺素静脉注射外渗　酚妥拉明稀释后局部浸润注射,可用于去甲肾上腺素静脉注射外渗所致的局部血管痉挛及局部组织坏死。

3. 抗休克　酚妥拉明能增加心输出量,扩张血管,改善组织灌流,解除微循环障碍。临床上可用于感染性休克、心源性休克和神经源性休克,应用前要补足血容量。目前,临床上主张与去甲肾上腺素合用,以对抗去甲肾上腺素的缩血管作用,保留其激动 β_1 受体兴奋心脏的作用,从而提高疗效。

4. 嗜铬细胞瘤的诊断和治疗　本药用于嗜铬细胞瘤的辅助诊断、高血压危象及术前准备。

5. 难治性充血性心力衰竭　酚妥拉明通过扩张小动脉及小静脉而使心脏的前后负荷降低,可有效缓解心力衰竭症状。但本药不能取代强心苷,只能作为心力衰竭的辅助用药。

【不良反应及用药注意事项】

1. 胃肠道反应　因拟胆碱及组胺作用,可引起腹痛、腹泻、恶心、呕吐、胃酸分泌增多等,可诱发溃疡。患者若感到胃肠道不适,可给予食物或牛奶以减轻不适。

2. 心血管反应　常见的不良反应有低血压,用药前后应监测血压,用药后平卧 30 min,以防直立性低血压发生。若发生直立性低血压,应使用去甲肾上腺素治疗,而不能用肾上腺素。静脉滴注速度过快或浓度过大,可引起心率加快、心律失常,诱发和加重心绞痛。应用本药后应进行心电监护,以防止心动过速、心律失常的发生。

冠心病、溃疡病、低血压患者慎用或禁用。

知识链接

雷诺综合征

雷诺综合征是由于寒冷或情绪激动引起的发作性手指(足趾)苍白、发紫然后变为潮红的一组综合征。没有特别原因者称为特发性雷诺综合征;继发于其他疾病者,则称为继发性雷诺综合征。多发生在 20~40 岁,女性多于男性。起病缓慢,开始为冬季发作,时间短,逐渐出现遇冷或情绪激动即可发作。一般多为对称性双手手指发作,足趾亦可发生。发作时手足冷,麻木,偶有疼痛。典型发作时,以掌指关节为界,手指发凉、苍白、发紫,继而潮红。疾病晚期,逐渐出现手指背面汗毛消失,指甲生长变慢、粗糙、变形,皮肤萎缩变薄而且发紧(硬皮病指),指尖或甲床周围形成溃疡,并可引起感染。治疗方法如下:

1. 一般治疗　避免暴露于寒冷环境,注意肢体远端保暖,戒烟。

2. 药物治疗　①钙离子拮抗剂:硝苯地平、硫氮草酮;②利血平;③α 受体阻断药:哌唑嗪等。

3. **手术治疗**　对药物无反应者可考虑交感神经切除术,但疗效有待进一步观察。

嗜铬细胞瘤

嗜铬细胞瘤是发生于肾上腺髓质、交感神经节或其他部位的嗜铬组织中的肿瘤。该肿瘤可持续或间断地释放大量儿茶酚胺类物质(如去甲肾上腺素、肾上腺素等),从而引起发作性高血压,并伴交感神经兴奋,严重时可引起心、脑血管意外而危及生命。

酚苄明(phenoxybenzamine)

酚苄明为长效 α 受体阻断药,因与 α 受体结合牢固,且排泄缓慢,所以作用强大而持久,高浓度的肾上腺素受体激动药也难与之竞争,故又称非竞争性 α 受体阻断药。

【药理作用及应用】　酚苄明可阻断血管平滑肌上的 α 受体,使血管扩张,外周阻力降低,血压降低,并改善微循环。临床上可用于外周血管痉挛性疾病的治疗,效果优于酚妥拉明。本药还可用于控制嗜铬细胞瘤所致的高血压及其术前准备,对于不宜手术或恶性嗜铬细胞瘤的患者可持续应用。本药可降低外周阻力,增加心排血量,改善微循环,故可用于抗休克治疗。此外,本药对前列腺增生引起的阻塞性排尿困难有明显改善作用。

【不良反应及用药注意事项】　本药的主要不良反应有直立性低血压、心律失常。口服可致恶心、呕吐、嗜睡、疲乏等。用于休克时,静脉注射必须缓慢,应充分补液并密切监护。

二、选择性 α_1 受体阻断药

选择性 α_1 受体阻断药对 α_1 受体有高度选择性阻断作用,可扩张小静脉和小动脉,降低外周阻力,减少回心血量,引起血压下降,不引起明显的反射性心率加快。同时,可以通过放松前列腺周围组织、膀胱颈和减小前列腺段尿道平滑肌的张力以减少尿液流动的阻力,从而使与前列腺肥大有关的尿道张力、阻力和压力增高,膀胱出口梗阻等症状得以缓解。

临床上常用的选择性 α_1 受体阻断药有哌唑嗪(prazosin)、特拉唑嗪(terazosin)、阿夫唑嗪(alfuzosin)、坦舒洛辛(tamsulosin)以及近年来上市的多沙唑嗪(doxazosin)、曲马唑嗪(trimazosin)等,主要用于良性前列腺增生和高血压病的治疗。

第二节　β 受体阻断药

β 受体阻断药能与 β 受体结合,竞争性拮抗去甲肾上腺素或肾上腺素受体激动药与 β 受体的结合,从而产生拮抗其 β 型拟肾上腺素作用。根据对 β_1、β_2 受体的选择性不同,可分为非选择性 β 受体阻断药,选择性 β_1 受体阻断药(β_1 受体阻断药),以及 α、β 受体阻断药三类。

本类药物品种较多,常用的有普萘洛尔(propranolol,心得安)、噻吗洛尔(timolol,噻吗心安)、吲哚洛尔(pindolol,心得静)、阿替洛尔(atenolol,氨酰心安)、美托洛尔(metoprolol,美多心安)、拉贝洛尔(labetalol,柳胺苄心定)等,见表 9-1。

表 9-1 β肾上腺素受体阻断药分类及药理学特性

药物名称	内在拟交感活性	膜稳定作用	口服生物利用度(%)	血浆半衰期(h)	主要消除器官
非选择性β受体阻断药					
普萘洛尔	−	+	30	3～5	肝
噻吗洛尔	−	−	30～70	3～5	肝
吲哚洛尔	++	+	80～95	3～4	肝、肾
β_1受体阻断药					
美托洛尔	−	−	40～75	5～8	肾
阿替洛尔	−	−	50～60	3～4	肝
醋丁洛尔	+	+	20～60	2～4	肝
α、β受体阻断药					
拉贝洛尔	±		18～33	4～6	肝

【药理作用及机制】 β肾上腺素受体阻断药虽然种类较多,但药理作用却基本相似。

1. β受体阻断作用 主要表现为对心血管、平滑肌与代谢等方面的作用。

(1)抑制心脏:β受体阻断药可阻断心脏的β_1受体,使心率减慢、心肌收缩力减弱、心排出量减少、心肌耗氧量下降。β受体阻断药对心脏作用的强弱还与机体去甲肾上腺素能神经张力的大小有关,当交感神经兴奋时,抑制作用明显增强。

(2)收缩血管:β受体阻断药(如普萘洛尔)对血管的β_2受体也有阻断作用,使血管收缩;加上心脏受到抑制时反射性地兴奋交感神经引起血管收缩,外周阻力增加,使肝、肾、骨骼肌和冠状动脉的血流量减少。

(3)收缩支气管:β受体阻断药可阻断支气管平滑肌的β_2受体,使支气管平滑肌收缩、呼吸道阻力提高,对于正常人作用很弱,而对于支气管哮喘患者可诱发或加重哮喘的急性发作。

(4)影响代谢:β受体阻断药可抑制脂肪分解,抑制肾上腺素引起的高血糖反应。对正常人的血糖影响不大,但能延缓用胰岛素后血糖水平的恢复。β受体阻断药常会掩盖低血糖症状(如心悸等),从而延误低血糖的诊治。

(5)减少肾素释放:β受体阻断药可阻断肾小球旁器细胞的β_1受体,抑制肾素的释放,使血管紧张素生成减少、血管舒张、外周阻力降低、血压下降。

2. 内在拟交感活性 某些β受体阻断药(如吲哚洛尔等)与β受体结合后,除产生阻断β受体的作用外,还具有不同程度的β受体激动作用,称为内在拟交感活性。这种作用较弱,常常被β受体阻断作用所掩盖。在临床上,具有内在拟交感活性较强的药物,其β受体的阻断作用相对较弱。

3. 膜稳定作用 有些β受体阻断药能够降低细胞膜对Na^+、K^+的通透性,而产生局部麻醉作用和奎尼丁样作用,故称为膜稳定作用。膜稳定作用只在高于临床有效血药浓度50～100倍时才能发挥,因此这一作用无明显的临床意义。

4. 其他 普萘洛尔有抗血小板聚集作用。噻吗洛尔有降低眼内压作用,可能与减少房水的形成有关。

【临床应用】

1. 心律失常　本药对多种原因引起的快速型心律失常有效,如窦性心动过速、心房颤动、心房扑动、阵发性室上性心动过速等。对窦性心动过速,尤其对交感神经兴奋性增高引起的心律失常疗效佳。

2. 原发性高血压　可使高血压患者的血压下降,但伴有心率的减慢。本药可单独使用,也可与其他抗高血压药物配伍使用。

3. 心绞痛和急性心肌梗死　本药对心绞痛有良好疗效,能使心绞痛的发作次数减少,运动耐量增加。心肌梗死患者长期使用可使猝死率和复发率降低。

4. 甲状腺功能亢进症　本药可控制甲状腺功能亢进症患者激动不安、心动过速和心律失常等症状,也可用于甲状腺危象及甲状腺术前准备。

5. 充血性心力衰竭　可缓解、改善扩张型心肌病心力衰竭患者的症状。

6. 其他　本药可用于嗜铬细胞瘤和肥厚性心肌病。普萘洛尔可适用于偏头痛、肌肉震颤、肝硬化引发的上消化道出血等。噻吗洛尔常局部用药治疗青光眼,降低眼内压。

【不良反应及用药注意事项】

1. 一般反应　本药的不良反应一般为恶心、呕吐、腹痛、腹泻等,停药后迅速消失。

2. 心血管反应　由于 β 受体的阻断作用可引起心脏抑制,特别是窦性心动过缓、房室传导阻滞者更易发生,严重时可致心脏停搏。血管平滑肌的 β_2 受体被阻断,可引起外周血管收缩,引起四肢发冷、皮肤发白或发绀,出现间歇性跛行或雷诺综合征,严重时引起脚趾溃烂和坏死。

3. 诱发或加剧支气管哮喘　由于支气管收缩,引起呼吸道阻力增加,可诱发或加重支气管哮喘,故支气管哮喘者禁用。

4. 反跳现象　长期应用 β 受体阻断药后突然停药,可引起原有疾病或症状的加重,这与长期应用 β 受体阻断药引起受体向上调节有关。因此,病情控制后须逐渐减量至停药。

5. 其他　糖尿病患者应用本类药物时,可掩盖因胰岛素过量所致的心动过速、脉搏加快等症状。

本类药物中的某些药物个体差异较大,除按医嘱从小剂量开始给药外,还要重点观察用药期间患者的心率、血压等。严重左心功能不全、窦性心动过缓、重度房室传导阻滞、支气管哮喘患者禁用,低血压及肝功能不全者慎用。

一、非选择性 β 受体阻断药

普萘洛尔(propranolol,心得安)

【体内过程】　口服吸收快而完全,但通过肝脏时有明显的首过效应,故口服生物利用度仅为 30%;静脉注射后,90% 与血浆蛋白结合。脂溶性高,易通过血脑屏障和胎盘,也可分布于乳汁中。主要在肝脏内代谢,其代谢产物的 90% 从肾脏排泄。因肝脏代谢功能有差异,不同个体口服相同剂量时血药浓度可相差 20 倍,因此临床用药应从小剂量逐渐开始,增加至适当剂量。

【药理作用及机制】　同时阻断 β_1 和 β_2 受体,无内在拟交感活性,主要表现为对心血管、平滑肌与代谢三个方面的作用。

用药后抑制心脏,使心肌收缩力减弱,心率减慢和心排出量减少,心肌耗氧量明显减少,血压下降;收缩冠状动脉血管,使冠状动脉血流量降低;收缩支气管平滑肌;抑制交感神经兴奋所引起的脂肪分解。

【临床应用】 治疗高血压、心律失常、心绞痛、充血性心力衰竭和甲状腺功能亢进症等。

【不良反应】 诱发和加重支气管哮喘。由于阻断血管上的 β_2 受体,使血管上的 α_1 受体相对占优势而导致外周血管收缩和痉挛,引起四肢发冷、皮肤苍白等。

【禁忌证】 心功能不全、窦性心动过缓、重度房室传导阻滞和支气管哮喘患者禁用,因能加强胰岛素的降血糖作用,故糖尿病患者应慎用。

知识链接

运动员参赛禁用药物之一:普萘洛尔

β受体阻断药普萘洛尔是运动员参赛时禁用药物之一,有镇静效果,如射击、体操、滑雪、赛车等项目的运动员应用后,可以降低血压、减慢心率、减少心肌耗氧量、增加人体平衡功能、增强运动耐力,尤其能消除运动员赛前的紧张心理,使之正常或超常发挥竞技水平,取得良好成绩。滥用此类药物会引起头晕、失眠、抑郁、幻觉、心动过缓、低血压,严重者可以诱发支气管哮喘。若长期使用后突然停药,则会引发心动过速、心肌梗死,甚至死亡。

噻吗洛尔(timolol,噻吗心安)

噻吗洛尔对β受体的阻断作用最强,无内在拟交感活性和膜稳定作用。能使房水生成减少,眼内压降低,在滴眼后 20 s 内眼内压开始下降,持续 12~24 h。临床主要治疗青光眼,疗效与毛果芸香碱相似或较优,且无缩瞳和调节痉挛等副作用。

吲哚洛尔(pindolol,心得静)

吲哚洛尔对β受体的阻断作用是普萘洛尔的 6~15 倍,具有较强的内在拟交感活性,主要表现为激动血管上的 β_2 受体引起血管舒张,有利于高血压的治疗,临床用于治疗高血压和心绞痛,对中度高血压患者,其降压效果与普萘洛尔相一致。对心绞痛患者,运动耐量明显提高。

二、选择性 β_1 受体阻断药

β_1 受体激动时,心脏兴奋;β_2 受体激动时,支气管和血管平滑肌舒张。应用 β_1 和 β_2 受体阻断药治疗心脏性疾病时,引起支气管和胃肠道平滑肌收缩是常见的副作用。选择性 β_1 受体阻断药,只能阻断 β_1 受体,对 β_2 受体则无阻断作用,因此,可较少发生支气管痉挛,但支气管哮喘患者仍应慎用。

阿替洛尔(atenolol,氨酰心安)和美托洛尔(metoprolol,美多心安)

两药对 β_1 受体有选择性阻断作用,对 β_2 受体阻断作用较弱,一般不诱发或加重支气管哮喘。主要治疗各型高血压、心绞痛及室上性心律失常,也用于甲状腺功能亢进症和偏头痛等。

第三节　α、β受体阻断药

α、β受体阻断药不仅能阻断β受体,还可阻断α受体,因此具有明显的扩血管作用,对伴有心功能不全、肾功能不全及糖尿病的高血压患者比较安全。常用药物有拉贝洛尔、卡维地洛。

拉贝洛尔(labetalol,柳胺苄心定)

拉贝洛尔兼有α和β受体阻断作用,阻断α受体作用为酚妥拉明的1/10～1/6,阻断β受体作用为普萘洛尔2/5,对β受体阻断作用强于对α受体阻断作用,临床用于治疗中、重度高血压,高血压危象,心绞痛。

目标检测 ➤➤➤

1. 酚妥拉明扩张血管作用的机制是(　　)。

A. 直接扩张血管和阻断α受体　　　　　　B. 直接扩张血管

C. 激动β受体　　　　　　　　　　　　　D. 阻断α和β受体

E. 激动β受体和扩张血管

2. 治疗外周血管痉挛性疾病常选用的药物是(　　)。

A. 拉贝洛尔　　　　　B. 肾上腺素　　　　　C. 酚妥拉明

D. 美托洛尔　　　　　E. 噻吗洛尔

3. β受体阻断药治疗心绞痛的主要机制是(　　)。

A. 扩张外周血管　　　　　　　　　　　B. 扩张冠状动脉

C. 降低心脏前负荷　　　　　　　　　　D. 抑制心肌收缩力,减慢心率

E. 以上都不是

4. 下述可诱发或加重支气管哮喘的药是(　　)。

A. 肾上腺素　　　　　B. 普萘洛尔　　　　　C. 酚苄明

D. 酚妥拉明　　　　　E. 阿托品

5. 患者,男,45岁,因外伤引起休克,血压为60/40 mmHg;立即给予补液治疗,并积极针对病因治疗,同时给予去甲肾上腺素升压。应用过程中,用药部位局部皮肤苍白、冰凉。对该患者的处理方法是(　　)。

A. 更换注射部位　　　B. 酚妥拉明局部浸润注射　C. 肾上腺素皮下注射

D. 口服普萘洛尔　　　E. 以上均不对

6. 可翻转肾上腺素升压效应的药物是(　　)。

A. 阿托品　　　　　　B. 美托洛尔　　　　　C. 甲氧胺

D. 酚妥拉明　　　　　E. 毒扁豆碱

7. 帮助诊断嗜铬细胞瘤引起的高血压可用(　　)。

A. 肾上腺素　　　　　B. 普萘洛尔　　　　　C. 酚妥拉明

D. 阿托品　　　　　　E. 多巴酚丁胺

8. 下列不属于β受体阻断药适应证的是(　　)。

A. 心绞痛　　　　　　B. 快速型心律失常　　　C. 高血压

D. 房室传导阻滞　　　E. 甲状腺功能亢进

第三篇 中枢神经系统药物

第十章 麻醉药

1. 掌握:常用局部麻醉药的药理作用、临床应用及不良反应,全身麻醉药的概念及分类。
2. 熟悉:局部麻醉的方法及常用局部麻醉药给药方法。
3. 了解:各种全身麻醉药的作用特点。

麻醉药是指作用于外周或中枢神经系统,产生局部或全身麻醉作用的药物。按作用部位及作用特点分为局部麻醉药和全身麻醉药两类。

第一节 局部麻醉药

局部麻醉药(local anesthetics),简称局麻药,是一类局部作用于神经末梢或神经干周围,能暂时、可逆性和完全地阻滞感觉神经冲动发生和传导的药物。本类药物在意识清醒的情况下使局部痛觉暂时消失,局麻作用消失后,神经功能可以完全恢复,对各类组织都无损伤性影响。

知识链接

局麻药的药用沿革

1860年从南美洲古柯树叶中提取的可卡因是第一个在临床上应用的局麻药,1884年Koller在眼科成功地使用可卡因做表面麻醉,具有很强的成瘾性。1905年根据可卡因的化学结构特点,人工合成了低毒性的普鲁卡因。1934年Lofgren合成了酰胺类局麻药利多卡因,成为当今普遍应用的局麻药之一。

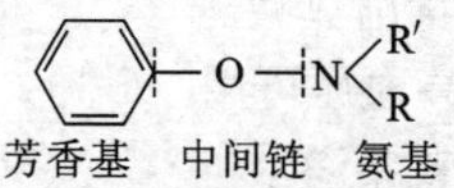

芳香基 中间链 氨基

图10-1 局麻药分子基本结构

【分类和构效关系】 局麻药分子由芳香基团、中间链和氨基基团三部分构成,见图10-1。根据中间链的不同,局麻药可以分为酯类和酰胺类两大类:常用的酯类局麻药(中间链为酯键)包括普鲁卡因、氯普鲁卡因和丁卡因;常用的酰胺类局麻药(中间链为酰胺键)包括利多卡因、布比卡因和罗哌卡因等。也可根据局麻药局麻作用时间的长短将其分为三类:短效局麻药,包括普鲁卡因、氯普鲁卡因;中效局麻药,包括利多卡因;长效局麻药,包括丁卡因、布比卡因和罗哌卡因。

不同的局麻药具有不同的理化特点和药理作用。脂溶性的大小决定了局麻作用的强度,血浆蛋白结合率可影响药物作用的时效。总的来说,酰胺类局麻药起效快、扩散广、阻滞强、时效较长,临床应用比酯类局麻药广泛。

【药理作用】

1. 局麻作用　局麻药能阻滞神经冲动的产生和传导。阻滞的程度与局麻药的浓度或剂量的大小、药物与神经的接触时间、神经纤维的粗细以及刺激强度的强弱等因素密切相关。局麻药对神经纤维麻醉顺序:痛觉、温度觉纤维＞触觉纤维＞深部感觉＞运动神经。神经冲动传导的恢复则按相反顺序进行。

2. 吸收作用　局麻药从给药部位吸收入血达到一定水平时能引起全身效应,主要表现为对中枢神经系统和心血管系统的影响,这实际上也是局麻药的毒性反应。

(1)中枢神经系统的影响:局麻药对中枢神经系统的作用是先兴奋后抑制。其机制是因为局麻药对中枢抑制性神经元比兴奋性神经元更敏感,中枢抑制性神经元首先被局麻药抑制,引起脱抑制而出现兴奋现象,故多数局麻药中毒初期表现为兴奋、寒战、肌肉震颤、谵妄甚至惊厥等。

(2)心血管系统的影响:局麻药有直接抑制心血管系统的作用。局麻药直接抑制心肌收缩力的作用与血药浓度有关。低浓度时,对心肌无明显影响。达到中毒浓度时,则对心肌有直接的抑制作用,表现为心肌收缩力降低,舒张期容积增加,室内压力下降和心排血量降低。心血管系统对局麻药的反应比中枢神经系统具有更大的耐受性。临床上所见的局麻药毒性反应以中枢神经系统的症状较多,也出现得早。

【作用机制】　局麻药的作用是通过阻滞神经细胞膜上的钠通道,使钠离子内流受阻,阻断动作电位的产生,起到局麻作用。研究表明,局麻药主要是与内口处 α 亚单位第Ⅳ区 S6 节段上的氨基酸残基相结合,封闭神经细胞膜钠通道的内口,导致钠通道蛋白质构象变化,增加钠通道失活闸门(h 闸门)关闭的频率,从而阻滞钠离子内流。局麻药阻滞钠通道具有频率依赖性,即钠通道开放越频繁,药物阻滞作用越明显,局麻作用越强。

局麻药分子在体内以未解离的碱基和解离的阳离子两种形式存在,依靠具有脂溶性的碱基,穿透神经鞘膜或神经细胞膜进入细胞内,碱基浓度越高,穿透膜的能力越强。由于细胞内的 pH 较膜外低,局麻药在细胞内部分碱基解离为阳离子,通过阳离子与膜内的受体结合,使钠通道关闭,阻滞 Na^+ 内流,从而阻滞神经细胞冲动的发生及传导功能。

【局部麻醉方法】　局部麻醉方法见图 10-2。

1. 表面麻醉(surface anesthesia)　将穿透力强的局麻药用于黏膜表面,使其透过黏膜而阻滞位于黏膜下的神经末梢产生麻醉。宜选用丁卡因、利多卡因,适用于五官科、泌尿道手术或检查。

2. 浸润麻醉(infiltration anesthesia)　将局麻药注射于手术区域的组织内,阻断其神经末梢而达到麻醉作用。常选用穿透力弱、毒性低的普鲁卡因,适用于浅表小手术。

3. 传导麻醉(conduction anesthesia)　将药物注射于神经干附近,阻滞神经传导,使该

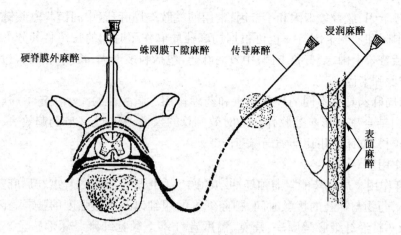

硬脊膜外麻醉　　蛛网膜下隙麻醉　　传导麻醉　　浸润麻醉　　表面麻醉

图 10-2　局部麻醉方法

神经支配的区域产生麻醉。常用药物为普鲁卡因(0.5%~2.0%)、利多卡因(1.0%~2.0%)或布比卡因(0.25%~2.0%)。常用于四肢及口腔科手术。

4. 蛛网膜下隙麻醉(subarachnoidal anesthesia)　简称腰麻,指将药物注入腰椎蛛网膜下腔,麻醉该部位的脊神经根。常用药物为利多卡因、丁卡因、普鲁卡因。常用于下腹部及下肢的手术。

5. 硬脊膜外麻醉(epidural anesthesia)　将药物溶液注入硬脊膜外腔,使其沿脊神经根扩散进入椎间孔,使该处神经干麻醉。适用范围较广,从颈部至下肢手术都可采用,特别适用于上腹部的手术。

【影响局麻药作用的因素】　影响局麻药作用的因素很多,主要包括用药剂量、是否加入血管收缩药、局麻组织 pH 及局麻药的联合应用等因素。

1. 用药剂量　局麻药的显效快慢、麻醉深度和持续时间与剂量的大小有关。一般情况下,剂量越大,局麻作用的潜伏期越短、强度越大、持续时间越长。但是,剂量的增加,可能导致毒性反应的发生,应避免局麻药过量引起的不良反应。

2. 是否加入血管收缩药　临床上常常在局麻药溶液中加入适量肾上腺素,其目的:①减慢局麻药从给药部位吸收,从而延长局麻药作用时间;②减少局麻药的吸收,降低血药浓度,减少全身的不良反应。局部麻醉时,加入肾上腺素的浓度以 1:200 000(mg/mL)为宜。肾上腺素延长局麻药的时效与所用局麻药的种类、浓度及注射部位有关。但肢端手术(指/趾端、耳、鼻或阴茎)时不宜加用肾上腺素,以免引起肢端组织的缺血坏死。

3. 局麻组织 pH　局麻药常制成盐酸盐使用,使溶解度及稳定性增加。在体内以离子型(RNH^+)和非离子型(RN)两种形式存在。药物在体液中常常解离为带电荷的、可溶于水的阳离子(RNH^+)和不带电荷的、可溶于脂的碱基(RN)。内环境 pH 值的变化,可明显地改变[碱基]/[阳离子]的值。当 pH 偏高时,未解离碱基较多而局麻作用较强。在炎症区域与坏死组织中,因其 pH 降低,未解离碱基减少则局麻作用减弱,所以在切开脓肿手术前,如将局麻药直接注入脓腔就不易取得局麻效果,必须在脓腔周围做环形浸润麻醉才能有效。

4. 局麻药的联合应用　为了获得较好的局麻效果,临床上常常联合应用不同局麻药,以期取长补短,多以起效较快的短效局麻药与起效慢的长效局麻药合用。临床上多采用顺序联合法给药,即先注入显效快的药物,再在适当时机给以长效药物,例如利多卡因与丁卡因常合用于硬膜外阻滞。

【不良反应及用药注意事项】

1. 变态反应 一般认为酯类局麻药(如普鲁卡因)比酰胺类更易发生过敏反应。轻者出现皮肤斑疹或血管神经性水肿,重者表现为呼吸道黏膜水肿、支气管痉挛、呼吸困难,甚至发生肺水肿及循环衰竭,可危及生命。

局麻药皮试假阳性者达40%,因此不能仅以皮试为据。如遇患者主诉有局麻药过敏史,应首先与毒性反应或血管收缩药的反应相鉴别。同类局麻药由于结构相似而可能出现交叉变态反应,故对酯类局麻药过敏者,可改用酰胺类局麻药。一旦发生变态反应,应立即停药、吸氧、补液,并首选肾上腺素治疗,也可选用糖皮质激素或抗组胺药抢救。

2. 毒性反应 血液中局麻药的浓度过高,可引起毒性反应,主要临床表现为中枢神经系统毒性和心血管功能不全。

毒性反应发生的主要原因是局麻药误入血管内或剂量过大。因此,毒性反应的处理应以预防为主,掌握药物浓度和一次允许的最大剂量,并采用分次小剂量注射的方法,防止或尽量减少局麻药吸收入血。

腰麻与硬脊膜外麻醉等椎管麻醉导致的低血压可用麻黄碱解救。

3. 局部组织损伤 临床常用剂量和浓度的局麻药对周围神经和脊髓并无毒性作用,但若在神经或神经束内直接注射局麻药,由于局麻药浓度过高或与神经接触的时间过长,则可引起功能和结构的改变,造成神经组织的不可逆损伤。尤其在某些特定条件下,如原有神经系统疾病、脊髓外伤或炎症等,神经细胞对麻醉药比较敏感,容易诱发或加重神经的损伤,故应引起重视。

【常用主要局麻药】

1. 酯类局麻药

普鲁卡因(procaine)

普鲁卡因又称奴佛卡因(novocaine),属短效局麻药,由于其性能稳定、毒性最小,为最常用的局部浸润麻醉药。该药穿透力差,不宜用于表面麻醉。其临床应用如下。

(1)局部麻醉:临床上主要用于浸润麻醉、神经干阻滞、硬脊膜外麻醉等,可与吸入全麻药、静脉全麻药或镇痛药合用,施行普鲁卡因复合麻醉。为延长局麻作用时间,减慢普鲁卡因的吸收,防止吸收中毒,常加入小剂量的肾上腺素。

(2)局部封闭:可用0.25%~0.5%普鲁卡因溶液注射于炎症或损伤部位周围,阻断病灶对中枢神经的刺激,有利于改善局部病变组织的营养状况,促进病变组织痊愈。

普鲁卡因能被血浆及组织中的胆碱酯酶水解,产生对氨苯甲酸,对抗磺胺类药物的抗菌作用,故本品应避免与磺胺类药物同时应用。

过量应用可出现中枢作用和心血管反应。极少数患者发生变态反应,故用药前要详细询问患者过敏史,并做皮肤敏感试验。

丁卡因（tetracaine）

丁卡因又名地卡因（dicaine），属酯类长效局麻药，局麻作用及毒性比普鲁卡因强约10倍，脂溶性高，穿透性较强，表面麻醉效果较好。除表面麻醉外，还适用于传导麻醉、硬脊膜外麻醉和蛛网膜下隙麻醉，因毒性较大，应严格掌握剂量，不单独用于浸润麻醉。

2. 酰胺类局麻药

利多卡因（lidocaine）

利多卡因为酰胺类中效局麻药。本药具有起效快、穿透性强、弥散广、无明显扩张血管作用的特点。其毒性随药物浓度增加而增大，为普鲁卡因的2倍。可用于表面麻醉、浸润麻醉、神经干阻滞和硬脊膜外麻醉等。因本药弥散广，脊神经阻滞范围不易控制，一般少用或不用于蛛网膜下隙麻醉，静脉输注可用于全身麻醉。本药还有抗心律失常作用，临床上常用于室性快速型心律失常的治疗。

布比卡因（bupivacaine）

布比卡因为酰胺类长效局麻药，是目前常用的局麻药中作用维持时间最长的药物，安全范围较大，无血管舒张作用。临床上主要用于硬脊膜外麻醉和脊髓麻醉，低浓度布比卡因（0.125%～0.25%）可用于局部浸润麻醉和传导麻醉。

罗哌卡因（ropivacaine）

罗哌卡因为酰胺类的长效局麻药。对痛觉的抑制作用较强，而对运动神经作用较弱且短暂，对中枢神经系统毒性、心脏毒性均比布比卡因小，有明显的收缩血管作用，因此使用时无需加入肾上腺素。罗哌卡因用于急性疼痛，如分娩及术后镇痛以及硬脊膜外麻醉和传导麻醉等。

表 10-1　常用局麻药特点比较

药　物	穿透力	维持时间	主要用途
普鲁卡因	弱	0.5～1 h	浸润、传导、蛛网膜下隙、硬脊膜外麻醉、局部封闭
丁卡因	最强	2～3 h	表面、传导、蛛网膜下隙、硬脊膜外麻醉
利多卡因	较强	1～2 h	浸润、表面、传导、硬脊膜外麻醉、抗心律失常
布比卡因	较弱	5～10 h	浸润、传导、蛛网膜下隙、硬脊膜外麻醉

第二节　全身麻醉药

全身麻醉药（general anesthetics），简称全麻药，是能可逆性地引起不同程度的感觉和意识丧失，从而有利于实施外科手术的药物。根据给药的途径可分为吸入麻醉药和静脉麻醉药两类。

一、吸入麻醉药

吸入麻醉药（inhalational anesthetics）为挥发性液体（如异氟烷）或气体（如氧化亚氮），经肺泡扩散而吸收入血，通过血脑屏障进入脑组织产生由浅入深的麻醉。

氟烷（halothane）

氟烷为无色透明液体，不燃不爆，但化学性质不稳定。其麻醉作用较快且强，对呼吸道黏膜无刺激性；麻醉诱导期平稳而短暂，停药 1 h 左右患者即可苏醒；镇痛、松弛作用差；可增加心脏对肾上腺素的敏感性而诱发心律失常；能松弛子宫平滑肌，不宜用于产科；可损害肝脏，禁用于肝病患者。

甲氧氟烷（methoxyflurane）

甲氧氟烷作用类似于氟烷，但麻醉作用更强，诱导和恢复期比氟烷长，毒性作用明显，现已少用。

恩氟烷（enflurane）

恩氟烷为目前广泛使用的吸入麻醉药，其麻醉诱导迅速、平稳，苏醒快，肌肉松弛作用大于氟烷，对呼吸道无刺激性，不增加心脏对肾上腺素的敏感性。本药肝脏毒性罕见，但浓度过高可致惊厥，有癫痫病史者禁用。

氧化亚氮（nitrous oxide，笑气）

氧化亚氮为无色无臭气体，化学性质稳定，不燃不爆，镇痛作用较强，停药后苏醒快，患者使用后舒适愉快。缺点是麻醉效能弱，肌松不完全，主要用于诱导麻醉或与其他全麻药配合使用。

二、静脉麻醉药

静脉麻醉药是由静脉给药的非挥发性全麻药。此类麻醉方法简便易行，作用迅速，主要缺点是麻醉深度不易控制。单用仅适用于时间短、对镇痛要求不高的小手术。

硫喷妥钠（sodium pentothal）

硫喷妥钠属超短效巴比妥类药，因脂溶性高，注射后极易透过血脑屏障进入脑组织，30 s 即进入麻醉状态。因药物重新分布并储存于脂肪组织内，可使脑内药物浓度迅速下降，故维持时间短暂，为 30 min 左右，若需延长麻醉时间，需反复给药。用硫喷妥钠麻醉时各种反射依然存在，镇痛和肌松弛作用减弱，临床主要用于诱导麻醉、基础麻醉和脓肿切开引流、骨折、脱臼的闭合性复位等短时间的小手术；也可用于控制惊厥。不良反应主要有呼吸抑制、喉肌痉挛和支气管痉挛等，后者用阿托品可以预防。本品碱性强，如注射时外漏可引起疼痛与红肿。对巴比妥类过敏者禁用。

氯胺酮(ketamine)

氯胺酮静注后迅速显效,但作用与硫喷妥钠不同,可产生满意的镇痛效果,同时兴奋脑干网状结构和大脑边缘系统,导致患者意识未完全丧失,眼睛睁开,肌张力增加,呈术僵状态,有梦幻般的感觉和烦躁不安等表现,这种感觉和意识分离的现象称为分离麻醉。本品维持时间短,临床适用于小手术或诱导麻醉。近年来,广泛用氯胺酮、地西泮、肌松药进行复合麻醉,用于各种特殊手术,如器官移植术、急诊手术等。

三、复合麻醉

复合麻醉是为克服全麻药的缺点,减少其不良反应和增加麻醉的安全性,增强麻醉效果而采取的联合用药方法。常用的复合麻醉有以下几种:

1. 麻醉前给药　在麻醉之前常使用地西泮或巴比妥类、吗啡或哌替啶等药物,主要目的是消除患者的紧张、恐惧和不安,增强麻醉效果、减少麻醉药用量和防治不良反应。

2. 基础麻醉　全麻前使用硫喷妥钠、氯胺酮等药使患者达到深度睡眠的浅麻醉状态,在此基础上再进行全麻。临床主要适用于过度紧张或不能合作的小儿患者。

3. 诱导麻醉　应用作用迅速的全麻药如硫喷妥钠或氧化亚氮等使患者迅速进入外科麻醉期,避免兴奋期各种不利症状的出现,然后改为易于调节麻醉深度的麻醉药维持麻醉。

4. 低温麻醉　麻醉时配合低温并合用氯丙嗪以消除机体对物理降温所致的寒战反应,使体温降至较低水平(28～30℃)。主要目的是降低心、脑、肾等重要器官的耗氧量及反应性,便于截止血流,进行心脏直视手术。

目标检测 ➡➡➡

1. 普鲁卡因一般不用作(　　)。

A. 表面麻醉　　　　　　　B. 浸润麻醉　　　　　　　C. 蛛网膜下隙麻醉

D. 传导麻醉　　　　　　　E. 硬脊膜外腔麻醉

2. 丁卡因一般不用作(　　)。

A. 表面麻醉　　　　　　　B. 浸润麻醉　　　　　　　C. 蛛网膜下隙麻醉

D. 传导麻醉　　　　　　　E. 硬脊膜外腔麻醉

3. 注射用局麻药液中加入少量肾上腺素的目的是(　　)。

A. 防止手术中出血　　　　　　　　　B. 预防局麻药过敏

C. 减少吸收,延长局麻作用时间　　　D. 预防支气管痉挛

E. 防止手术中低血压

4. 除局麻作用外,还有抗心律失常作用的药物是(　　)。

A. 普鲁卡因　　　　　　　B. 阿托品　　　　　　　C. 布比卡因

D. 苯妥英钠　　　　　　　E. 利多卡因

5. 蛛网膜下腔麻醉及硬脊膜外腔麻醉时常合用麻黄碱,其目的是防止局麻药(　　)。

A. 抑制呼吸　　　　　　　B. 降低血压　　　　　　　C. 抑制中枢

D. 引起心律失常　　　　　E. 引起支气管痉挛

6. 下列关于利多卡因的叙述,错误的是(　　)。

A. 对黏膜穿透力强　　　B. 安全范围大　　　　　C. 可用于多种局麻方法

D. 毒性比普鲁卡因小　　E. 有抗心律失常作用

7. 下列关于氧化亚氮的叙述,不正确的是(　　)。

A. 麻醉效能很低　　　　B. 脂溶性低　　　　　　C. 对呼吸道无刺激性

D. 诱导期短、苏醒快　　E. 镇痛作用较差

8. 主要用于诱导麻醉和基础麻醉的药物是(　　)。

A. 氧化亚氮　　　　　　B. 丁卡因　　　　　　　C. 利多卡因

D. 硫喷妥钠　　　　　　E. 氟烷

9. 具有"分离麻醉"作用的新型全麻药是(　　)。

A. 甲氧氟烷　　　　　　B. 氯胺酮　　　　　　　C. 麻醉乙醚

D. γ-羟基丁酸　　　　　E. 硫喷妥钠

10. 吸入性麻醉药的吸收及其作用的深浅快慢首先取决于药物在(　　)。

A. 肺泡气体中的浓度　　B. 血液中的浓度　　　　C. 中枢神经系统的浓度

D. 作用部位的浓度　　　E. 肺排出的快慢

11. 硫喷妥钠麻醉的适应证是(　　)。

A. 肝功能损害患者　　　B. 支气管哮喘患者　　　C. 喉头痉挛患者

D. 用于麻醉前给药　　　E. 短时小手术麻醉

12. 硫喷妥钠静脉注射使患者直接进入外科麻醉期,称为(　　)。

A. 麻醉前给药　　　　　B. 基础麻醉　　　　　　C. 分离麻醉

D. 强化麻醉　　　　　　E. 诱导麻醉

13. 以下关于硫喷妥钠作用特点的描述错误的是(　　)。

A. 对呼吸循环影响小　　B. 镇痛效果较差　　　　C. 无诱导兴奋现象

D. 肌肉松弛作用差　　　E. 维持时间短

14. 下列不属于麻醉前给药的药物是(　　)。

A. 氯丙嗪　　　　　　　B. 苯巴比妥　　　　　　C. 地西泮

D. 阿托品　　　　　　　E. 哌替啶

15. 抑制子宫平滑肌作用较强,临产妇禁用的药物是(　　)。

A. 乙醚　　　　　　　　B. 氟烷　　　　　　　　C. 氧化亚氮

D. 氯胺酮　　　　　　　E. 硫喷妥钠

第十一章　镇静催眠药

1. 掌握：地西泮的药理作用、临床应用、不良反应及用药监护。
2. 熟悉：巴比妥类药物的药理作用、临床应用、不良反应及用药监护。
3. 了解：其他镇静催眠药的作用特点。

睡眠是一种重要的生理现象，而失眠是临床上常见的症状之一。镇静催眠药（sedative-hypnotics）是一类能抑制中枢神经系统引起镇静和近似生理性睡眠的药物，它们对中枢神经系统具有剂量依赖性的抑制作用。多数药物小剂量产生镇静作用，随着剂量增加可产生催眠作用。

常用的镇静催眠药可分为三类：苯二氮䓬类、巴比妥类及其他类。长期应用镇静催眠药可产生依赖性，突然停药可产生戒断综合征，应按精神药品进行管理。其中，巴比妥类可缩短 REMS 睡眠时相的时间，停药后可导致该时相反跳性的延长，产生不良反应，如多梦、焦虑等。

第一节　苯二氮䓬类

苯二氮䓬类（benzodiazepines，BZ）药物的基本结构相似，临床常用的有 20 多种，其抗焦虑、镇静催眠、抗惊厥、肌肉松弛作用各有侧重。苯二氮䓬类根据各个药物半衰期的长短可分为三类：长效类，如地西泮；中效类，如劳拉西泮；短效类，如三唑仑等（表 11-1）。

表 11-1　常用苯二氮䓬类药物作用特点及应用

类　别	药　物	作用特点及应用
长效类	地西泮	抗焦虑、镇静催眠、抗惊厥、抗癫痫、麻醉前给药
	氟西泮	催眠作用强而持久，轻度缩短 REMS，不易产生耐受性
中效类	䓬氯氮	作用与地西泮相似而较弱，主要用于焦虑症、失眠、癫痫
	劳拉西泮	作用比地西泮强，用于焦虑症、失眠、麻醉前给药
	硝西泮	具有镇静催眠、抗焦虑、抗惊厥作用
	氯硝西泮	抗癫痫作用强，用于抗惊厥、抗癫痫
	艾司唑仑	镇静、催眠、抗焦虑作用强，也可用于抗惊厥、抗癫痫
短效类	奥沙西泮	抗焦虑、抗惊厥作用强，适用于此类老年患者
	三唑仑	催眠、肌肉松弛作用较地西泮强，起效快，维持时间短

地西泮（diazepam，安定）

地西泮口服吸收迅速而完全，约 1 h 达峰浓度。肌内注射吸收慢而不规则，紧急时应静脉注射给药。本药脂溶性高,易透过血脑屏障和胎盘屏障,并可随乳汁分泌;主要在肝脏代谢,经肾排泄,部分经胆汁排泄,形成肝肠循环,连续用药易蓄积。

【药理作用与临床应用】

1. 抗焦虑 低于镇静剂量即可显著改善患者的恐惧、紧张、忧虑、失眠等焦虑症状,作用发生快而确切,对各种原因引起的焦虑状态均有效,是焦虑症的首选药之一。

2. 镇静催眠 随着剂量加大,可出现镇静、催眠作用,能显著缩短诱导睡眠时间,延长睡眠持续时间,减少觉醒次数。有以下特点:①治疗指数高,安全范围大,对呼吸、循环系统影响小;②对快动眼睡眠时相(REMS)影响小,停药后反跳性延长 REMS,较巴比妥类轻;③主要延长非快动眼睡眠时相(NREMS)的第 2 期,明显缩短慢波睡眠期,可减少夜惊或夜游症的发生;④加大剂量也不会引起全身麻醉,其催眠作用与巴比妥类药物比较更接近生理性睡眠,故目前是临床常用的镇静催眠药,可用于各种原因引起的失眠。由于本类药物安全范围大,且可产生暂时性记忆缺失,用于麻醉前给药,可缓和患者对手术的恐惧情绪,减少麻醉药的用量,增加安全性,同时可使患者产生短暂的记忆缺失。临床也常用于心脏电击复律或内窥镜检查前给药,多静脉注射。

3. 抗惊厥、抗癫痫 地西泮具有较强的抗惊厥、抗癫痫作用。临床上可辅助治疗破伤风、子痫、小儿高热和药物中毒等引起的惊厥;地西泮是目前临床用于治疗癫痫持续状态的首选药。

4. 中枢性肌肉松弛 在较大剂量时地西泮增强脊髓神经元的突触前抑制,抑制多突触反射,有较强的肌肉松弛作用,但不影响正常活动。临床上可用于脑血管意外、脊髓损伤等所致的中枢性肌肉强直,缓解局部关节病变、腰肌劳损等所致的肌肉痉挛。

知识链接

生理性睡眠

正常生理性睡眠可分为非快动眼睡眠(non-rapid-eye movement sleep,NREMS,慢波睡眠)和快动眼睡眠(rapid-eye movement sleep,REMS,快波睡眠)两种时相。睡眠时两个时相相互交替,首先经过 80～120 min NREMS,然后进入 REMS,维持 20～30 min 后,又进入 NREMS。整个睡眠过程有 4～5 个交替周期。NREMS 有利于恢复体力和消除疲劳,REMS 有利于脑和智力的发育。

【作用机制】 苯二氮䓬类与苯二氮䓬类受体结合能加强中枢抑制性神经递质 γ-氨基丁酸(GABA)功能,GABA 作用于 GABA 受体,使 Cl^- 通道开放频率增加,更多 Cl^- 内流,引起膜超极化,使神经元兴奋性降低,产生中枢抑制效应。

【不良反应及用药监护】

1. 中枢神经反应 地西泮治疗量时常见头晕、困倦、乏力、记忆力下降等中枢抑制现象,长效类更易发生。使用剂量应个体化,用量过大可出现共济失调、头晕等症状,一旦出现上述症状,立即停药,给予处理;静脉注射地西泮时必须密切观察患者的血压、呼吸、脉搏,必要时采用升压药、吸氧等措施。

2. 耐受性与依赖性 反复应用可产生耐受性。久用产生躯体依赖,停药出现戒断症状,表现为失眠、焦虑、兴奋、呕吐、出汗、震颤,甚至惊厥,所以应小剂量短期或间断服用。与巴比妥类药物相比,戒断症状发生较迟、较轻。

3. 急性中毒 过量中毒时出现昏迷及呼吸、循环系统重度抑制,甚至呼吸、心跳停止等。氟马西尼(flumazenil,安易醒)能有效催醒患者及改善中毒所致的呼吸、循环抑制。氟马西尼是苯二氮䓬结合位点的拮抗药,能特异性地竞争拮抗苯二氮䓬类衍生物与GABA受体上的特异性位点,但对巴比妥类和其他中枢抑制药引起的中毒无效。

4. 致畸 妊娠前3个月使用易致胎儿畸形。

第二节 巴比妥类

巴比妥类(barbiturates)为巴比妥酸的衍生物,是巴比妥酸C5位的两个H和C2位的O被不同基团取代后得到的一组中枢抑制药。根据药物代谢动力学的特点,把本类药物分为长效、中效、短效和超短效4类(表11-2)。

表11-2 巴比妥类药物的分类及主要用途

分类	药物	显效时间(h)	作用维持时间(h)	主要用途
长效	苯巴比妥	0.5～1	6～8	抗惊厥、镇静催眠、抗癫痫
中效	戊巴比妥	0.25～0.5	3～6	抗惊厥、镇静催眠
	异戊巴比妥	0.25～0.5	3～6	镇静催眠
短效	司可巴比妥	0.25	2～3	抗惊厥、镇静催眠
超短效	硫喷妥钠	静注立即	0.25	静脉麻醉

【体内过程】 巴比妥类药物是一类弱酸性药物,口服或注射均易吸收,迅速分布全身。起效时间的主要影响因素是药物的脂溶性。硫喷妥钠脂溶性最高,极易通过血脑屏障,静脉注射后立刻生效,但因迅速自脑组织转移到外周脂肪组织(再分布),故中枢作用时间短,仅维持15 min左右;脂溶性低的苯巴比妥即使静脉注射后也需30 min生效。巴比妥类药物的清除方式为肝微粒体酶代谢和肾排泄。主要经肝代谢的巴比妥类药物如戊巴比妥和硫喷妥钠,作用时间短;部分肝代谢和部分肾代谢的巴比妥类药物如苯巴比妥,经肾排泄时部分可被肾小管重吸收,故作用时间长。

【药理作用与临床应用】 巴比妥类药物主要通过选择性抑制脑干网状结构上行激活系统,增强GABA能神经功能,对中枢神经系统有普遍性抑制作用。随着剂量的增加,相应表现为镇静、催眠、抗惊厥及抗癫痫、麻醉等作用。由于安全性差,易发生依赖性,其应用日渐减少,目前在临床上主要用于抗惊厥、抗癫痫和麻醉。

1. 镇静、催眠 巴比妥类药物可改变正常睡眠模式,缩短REMS睡眠,引起非生理性睡眠。久用停药后,可反跳性地显著延长REMS睡眠时相,伴有多梦,引起睡眠障碍。因此,巴比妥类已不作为常规镇静催眠药使用。

2. 抗惊厥、抗癫痫 临床主要用其缓解小儿高热、破伤风、子痫、脑膜炎等引起的惊厥,亦可有效控制癫痫大发作、单纯性局限性发作及癫痫持续状态。

3. 麻醉及麻醉前用药 麻醉一般选用短效及超短效的药物,最常选用硫喷妥钠作为诱导麻醉;麻醉前给药可选用其他长效或中效巴比妥类。

【作用机制】 巴比妥类药物在非麻醉剂量时主要抑制多突触反射,减弱易化,增强抑制。它能增强 GABA 介导的 Cl⁻ 内流,但与苯二氮䓬类增加 Cl⁻ 通道开放频率不同,巴比妥类是延长 Cl⁻ 通道开放时间,增加 Cl⁻ 内流,使细胞膜超极化,使神经元兴奋性降低,引起中枢抑制。

【不良反应及用药监护】

1. 后遗效应 服药后,血药浓度降至治疗浓度以下,次晨出现头晕、困倦、精神不振及定向障碍等后遗效应,亦称"宿醉"现象。

2. 耐受性和依赖性 短期内反复用药产生耐受,原因与中枢神经组织对巴比妥类产生适应及本类药物诱导肝药酶加速自身代谢有关。长期使用巴比妥类可产生精神依赖和躯体依赖,停药后 12~16 h 出现严重的戒断症状,表现为兴奋、失眠、焦虑、震颤甚至惊厥等。

3. 急性中毒 大剂量使用或静脉注射速度过快可引起急性中毒,表现为深度昏迷、呼吸抑制、血压下降,甚至休克、体温降低、反射消失等,最后死于呼吸麻痹。应用巴比妥类药物需注意密切观察患者的呼吸、血压等情况,防止发生急性中毒。中毒的抢救措施如下。

(1)加速毒物排出、减少毒物吸收:应用于洗胃、导泻、碱化尿液、利尿、血液透析等,加速药物排出。

(2)支持和对症治疗:应维持呼吸和循环功能、保持呼吸道通畅、对症处理。

4. 其他 少数人可发生皮疹、血管神经性水肿,偶见剥脱性皮炎,要及时询问患者的感觉,注意过敏反应的发生。苯巴比妥可致肝损害及肝小叶中心坏死。

第三节 其他镇静催眠药

水合氯醛(chloral hydrate)

水合氯醛是氯醛的水合物,在肝脏被还原成中枢抑制作用更强的三氯乙醇。口服吸收快,催眠作用强,用药 15 min 生效,维持 6~8 h,不影响 REMS 时相,无后遗效应。用于顽固性失眠或用其他催眠药效果不佳的患者,大剂量抗惊厥。本药对胃有较明显的刺激性,需稀释(10%溶液)后口服,亦可采用直肠给药。久用产生耐受性和依赖性。

丁螺环酮(buspirone)

丁螺环酮是一种新的非苯二氮䓬类药物,抗焦虑作用与地西泮相似,但无镇静、肌肉松弛和抗惊厥作用。丁螺环酮为 5-HT1A 受体的部分激动剂,激动突触前 5-HT1A 受体,反馈抑制 5-HT 释放,而发挥抗焦虑作用。其抗焦虑作用在服药后 1~2 周才能显效,4 周达到最大效应。口服吸收好,首过效应明显,在肝中代谢,$t_{1/2}$ 为 2~4 h。临床适用于焦虑性激动、内心不安和紧张等急、慢性焦虑状态。不良反应有头晕、头痛及胃肠功能紊乱等,无明显的生理依赖性和成瘾性。

唑吡坦(zolpidem)

唑吡坦又名思诺思(stilnox),为新型非苯二氮䓬类镇静催眠药。本药能选择性激动

GABA受体上的BZ1受点,调节氯离子通道,药理作用类似苯二氮䓬类,但抗焦虑、中枢性骨骼肌松弛和抗惊厥作用很弱,仅用于镇静和催眠。唑吡坦对正常睡眠时相干扰少,可缩短睡眠潜伏期,减少觉醒次数和延长睡眠时间。后遗效应、耐受性、药物依赖性和停药戒断症状轻微。安全范围大,但与其他中枢抑制药(如乙醇)合用可引起严重的呼吸抑制。唑吡坦中毒时可用氟马西尼解救。15岁以下的儿童、孕妇和哺乳期妇女禁用,老年人应从常用量的半量开始服用。

佐匹克隆(zopiclone,忆梦返)

佐匹克隆是一种新型快速催眠药,属于环吡咯酮类;可缩短睡眠潜伏期,减少觉醒次数,提高睡眠质量;适用于各种类型失眠症。

知识链接

镇静催眠药与精神药品

镇静催眠药多为精神药品,三唑仑、司可巴比妥属于我国第一类精神药品;地西泮、苯巴比妥等属于第二类精神药品。精神药品处方的开具及使用应严格按照《麻醉药品和精神药品管理条例》进行,如果这些药物不是用于医疗而是被滥用,则被称为毒品。

目标检测 ➤➤➤

1. 下列描述与苯二氮䓬类药物无关的是(   )。
   A. 长期大量应用产生依赖性　　　　　　B. 有抗惊厥作用
   C. 有镇静催眠作用　　　　　　　　　　D. 大量使用产生锥体外系症状
   E. 中枢性骨骼肌松弛作用

2. 苯二氮䓬类药物不适合下列(   )患者。
   A. 焦虑　　　　　　　　B. 头昏、嗜睡　　　　　　　C. 癫痫持续状态
   D. 破伤风、惊厥　　　　E. 术前恐惧、不安

3. 下列对巴比妥类药物不良反应的描述不正确的是(   )。
   A. 成瘾性　　　　　　　　　　　　　　B. 不影响精细运动的协调性
   C. 酶诱导作用　　　　　　　　　　　　D. 眩晕、困倦
   E. 突然停药有"反跳"现象

4. 下列不是巴比妥和安定共同作用的是(   )。
   A. 抗癫痫　　　　　　　B. 麻醉　　　　　　　　　　C. 镇静
   D. 抗惊厥　　　　　　　E. 催眠

5. 下列应用巴比妥类药物所出现的现象中错误的一项是(   )。
   A. 酸化尿液会加速苯巴比妥的排泄
   B. 长期应用会产生生理依赖性
   C. 长期应用苯巴比妥可加速自身代谢
   D. 苯巴比妥的量效曲线比地西泮要陡

E. 大剂量的巴比妥类药物对中枢抑制程度远比苯二氮䓬类药物要深

6. 苯二氮䓬类药物取代巴比妥类药物的优点不包括(　　)。

A. 无肝药酶诱导作用　　　　　　　　B. 用药安全

C. 耐受性轻　　　　　　　　　　　　D. 治疗指数大,对呼吸影响小

E. 停药后 NREMS 时间增加

7. 张某,男,58 岁,患焦虑失眠症伴有腰肌劳损、肌强直等表现,应选择(　　)治疗。

A. 司可巴比妥　　　　B. 艾司唑仑　　　　C. 劳拉西泮

D. 地西泮　　　　　　E. 氟西泮

8. 下列用于镇静催眠最好的药物是(　　)。

A. 氯氮平　　　　　　B. 地西泮　　　　　C. 巴比妥类药物

D. 苯妥英钠　　　　　E. 硫喷妥钠

9. 具抗癫痫作用的巴比妥类药物是(　　)。

A. 地西泮　　　　　　B. 硫喷妥钠　　　　C. 苯巴比妥

D. 戊巴比妥　　　　　E. 司可巴比妥

第十二章 抗癫痫药和抗惊厥药

1. 掌握:苯妥英钠的作用、临床应用、不良反应及用药监护。
2. 熟悉:卡马西平、丙戊酸钠、乙琥胺、苯巴比妥的临床应用、不良反应及用药监护。
3. 了解:抗惊厥药的作用特点。

癫痫是神经系统常见疾病之一,大多数患者通过应用抗癫痫药可有效控制本病发作,但不能根治。癫痫是大脑局部神经元突发性异常高频放电,并向周围正常组织扩散,导致短暂的大脑功能障碍的一种神经系统疾病。其主要特点为运动、感觉、意识以及精神方面的异常,发作时多伴有异常的脑电图,由于异常放电的部位不同而有多种多样的表现。依据发作时的症状,可分为局限性发作和全身性发作,主要包括以下五种类型:

1. 强直-阵挛性发作(大发作) 多数患者表现为先发出尖叫声后即有意识丧失而跌倒,全身肌肉强直、呼吸停顿,数秒钟后转为阵挛性抽搐,抽搐时面色青紫,口吐白沫,历时数十秒钟。抽搐后全身松弛,患者清醒或进入昏睡,此后意识逐渐恢复,且对之前发生的事情不能记忆。

2. 失神性发作(小发作) 突然短暂意识丧失,动作中断,但无抽搐,持续数秒钟即恢复,每日可反复发作数次至数十次不等,多见于儿童。

3. 复合性局限性发作(精神运动性发作) 主要表现为阵发性精神失常,患者突然意识模糊,伴有不规则及不协调动作,如吮吸、摇头、挣扎等。

4. 单纯部分性发作(局限性发作) 发作时无意识障碍,只表现为局部肢体运动或感觉障碍,如一侧口角、手指或足趾的发作性抽动或感觉异常,发作持续时间常在 1 min 以内。

5. 癫痫持续状态 癫痫连续发作之间意识未完全恢复又频繁再发,或发作持续 30 min 以上不自行停止。抢救不及时可危及生命。

第一节 抗癫痫药

苯妥英钠(phenytoin sodium,大仑丁)

苯妥英钠呈强碱性,刺激性大,故不宜做肌内注射。口服吸收不规则,经 6~10 天达到有效血药浓度(10~20 μg/mL),主要被肝药酶代谢。静脉注射,血药浓度低于 10 μg/mL 时按一级动力学消除,$t_{1/2}$ 约 20 h,高于此浓度时则按零级动力学消除,$t_{1/2}$ 可延至 60 h。该药个体差异大,应用时要注意剂量个体化。

【药理作用及机制】 苯妥英钠可控制大多数癫痫的发作,包括癫痫持续状态,但对小发作无效,甚至可加重病情。其作用机制是苯妥英钠具有膜稳定作用,可阻滞 Na^+ 和 Ca^{2+} 的通道,降低细胞膜对 Na^+ 和 Ca^{2+} 的通透性,抑制 Na^+ 和 Ca^{2+} 的内流,导致动作电位不易产生,从而阻止癫痫病灶神经元异常放电及其扩散。这种作用除与其抗癫痫作用有关外,也是其治疗三叉神经痛和抗心律失常的药理作用基础。

【临床应用】

1. 抗癫痫　苯妥英钠是治疗癫痫大发作的首选药物,缓慢静注可缓解癫痫持续状态,对局限性和精神运动性发作也有一定疗效,但对小发作(失神发作)无效,有时甚至使病情恶化。

2. 治疗外周神经痛　可用于三叉神经痛、舌咽神经痛和坐骨神经痛等,尤其对三叉神经痛效果好,可减轻症状,减少发作次数。

3. 抗心律失常　主要用于治疗室性心律失常,是强心苷中毒引起快速型心律失常的首选药物。

【不良反应及用药监护】

1. 局部刺激　口服引起胃肠道反应、食欲减退,宜饭后服用;静脉注射可致静脉炎;部分药物随唾液排出,刺激胶原组织增生,致使齿龈增生。注意口腔卫生、防止齿龈炎并经常按摩齿龈可抑制增生。齿龈增生在停药 3～6 个月后可自行消退。

2. 神经系统反应　药量过大可致急性中毒,表现为眼球震颤、复视、眩晕、共济失调等。重者出现语言障碍、精神错乱,甚至昏迷等。

3. 造血系统反应　长期应用可致叶酸缺乏,引起巨幼红细胞性贫血,可能是由于本药抑制叶酸吸收和二氢叶酸还原酶,可用甲酰四氢叶酸纠正。

4. 变态反应　少数患者出现皮疹、粒细胞减少、血小板减少和再生障碍性贫血等。

5. 骨骼系统反应　本药诱导肝药酶而加速维生素 D 的代谢,长期应用可致低钙血症,儿童患者表现为佝偻病,成年患者表现为骨软化症。维生素 D 可有效防治该不良反应。

6. 其他反应　偶见男性乳房增大、女性多毛症、淋巴结肿大等。偶可致畸胎,故孕妇慎用。

卡马西平(carbamazepine,酰胺咪嗪)

卡马西平最初用于治疗三叉神经痛,20 世纪 70 年代开始用于癫痫的治疗。

【药理作用及临床应用】　本品系广谱抗癫痫药,作用机制类似苯妥英钠,治疗浓度时能阻滞 Na^+ 通道,抑制癫痫病灶及其周围神经元放电。已证明本品能增强 GABA 在突触后的作用。

卡马西平对多种癫痫的动物模型均有治疗作用,是治疗精神运动性发作的首选药物。对于局限性发作和大发作均有效,对小发作疗效较差,对癫痫并发的精神症状亦有效。治疗神经痛效果优于苯妥英钠,还用于治疗尿崩症,同时还具有很强的抗抑郁作用,对应用锂盐无效的躁狂、抑郁症有效。

【不良反应】　常见的不良反应有眩晕、视力模糊、恶心呕吐、共济失调、手指震颤、水钠潴留,亦可有皮疹和心血管反应。不良反应有骨髓抑制(再生障碍性贫血、粒细胞缺乏、血小板减少),肝损害等不良反应少见。

苯巴比妥（phenobarbital）

本品既能抑制病灶的异常放电，又能抑制异常放电扩散。临床上主要用于治疗癫痫大发作及癫痫持续状态，对局限性发作及精神运动性发作也有效，对小发作效果差。

用药初期易出现嗜睡、精神萎靡等副作用，长期使用因耐受而自行消失。本药为肝药酶诱导剂，与其他药物联合应用时应注意相互影响。

乙琥胺（ethosuximide）

乙琥胺临床主要用于小发作（失神性发作），副作用及耐受性的产生较少，故为防治小发作的首选药，对其他惊厥无效。

常见副作用为胃肠道反应，其次为中枢神经系统症状。有神经病史者慎用，易引起精神行为异常。表现为焦虑、抑郁、短暂的意识丧失、攻击行为、多动、精神不集中和幻听等。偶见嗜酸性粒细胞缺乏症或粒细胞缺失症，严重者发生再生障碍性贫血。

丙戊酸钠（sodium valproate）

丙戊酸钠为广谱抗癫痫药，对各种类型癫痫都有一定疗效，对大发作疗效不及苯妥英钠、苯巴比妥，对小发作优于乙琥胺，但因其肝脏毒性故不作首选药物。对复杂部分性发作疗效近似卡马西平，对非典型的小发作疗效不及氯硝西泮。它是大发作合并小发作时的首选药物，对其他药物未能控制的顽固性癫痫可能奏效。本品不抑制癫痫病灶放电，但能阻止病灶异常放电的扩散。

常见一过性消化系统症状，中枢神经系统症状较消化系统症状发生率低，通常随着剂量的减少而消失。多发生肝损害，40％用药患者在最初几个月内出现无症状性肝功能异常，主要表现为天门冬氨酸氨基转移酶（简称转氨酶）升高。偶见重症肝炎、急性胰腺炎和高氨血症。少数患者表现为皮疹、脱发、血小板减少和血小板聚集障碍所致的出血时间延长。

苯二氮䓬类

地西泮（diazepam，安定）是治疗癫痫持续状态的首选药物，静脉注射显效快且较其他药安全。

硝西泮（nitrazepam，硝基安定）主要用于癫痫小发作，特别是肌阵挛性发作及婴儿痉挛等。

氯硝西泮（clonazepam，氯硝安定）抗癫痫谱较广，对癫痫小发作疗效较地西泮好，对肌阵挛性发作、婴儿痉挛也有良效。静脉注射还可治疗癫痫持续状态。

第二节　抗惊厥药

惊厥是中枢神经系统过度兴奋的一种症状，表现为全身骨骼肌强直性或阵挛性收缩，多见于小儿高热、子痫、破伤风、癫痫大发作和中枢兴奋药中毒等。常用抗惊厥药除包括巴比妥类、苯二氮䓬类中的部分药物、水合氯醛等外，注射用硫酸镁也有很好的抗惊厥作用。

硫酸镁（magnesium sulfate）

硫酸镁可因给药途径不同而产生不同的药理作用。

口服给药很少吸收，有泻下和利胆作用（见第二十五章）；注射给药则产生全身作用，具有抗惊厥和降血压等作用。其抗惊厥和降血压机制：Mg^{2+} 浓度降低时，神经及肌肉的兴奋性升高。Mg^{2+} 参与多种酶活性的调节，影响神经冲动传递和维持肌肉的应激性。注射硫酸镁能抑制中枢及外周神经系统，使骨骼肌、心肌、血管平滑肌松弛，从而发挥肌松作用和降压作用；外用热敷可产生抗炎消肿作用。

临床主要用于缓解子痫、破伤风、小儿高热等引起的惊厥，也常用于高血压危象。

【不良反应及用药监护】　硫酸镁注射的安全范围窄，血镁过高即可抑制延髓呼吸中枢和血管运动中枢，引起呼吸抑制、血压骤降和心搏骤停。

硫酸镁临用前以 5％葡萄糖注射液稀释成 1％浓度缓慢静脉滴注，直至惊厥缓解。使用时宜备氯化钙或葡萄糖酸钙，以备过量时静脉注射对抗。腱反射消失是呼吸抑制的先兆，连续注射过程中应经常检查腱反射。中毒时应立即进行人工呼吸，并缓慢注射氯化钙或葡萄糖酸钙加以对抗。

知识链接

抗癫痫药物的应用原则

基本原则是以最少的药物和最小的剂量达到最佳的控制癫痫效果，同时不良反应的发生率和程度降到最低限度。具体有以下几点：

1. 根据癫痫发作类型合理选药。

2. 单纯型癫痫最好选用一种有效药物，自小剂量开始逐渐增加剂量，直至获得理想效果并维持治疗。

3. 治疗中不可突然停药，停药亦需待症状消失两年后逐渐进行，整个停药时间须在半年以上，否则会导致复发。治疗中亦不可随便更换药物，更换药物时，应先加上拟用的药，不可先停止原药，否则会加剧癫痫发作。

4. 长期用药应注意毒副作用，特别是应定期检查血常规与肝功能。

目标检测 ▶▶▶

1. 苯妥英钠与苯巴比妥相比，其抗癫痫作用的特点是（　　　）。

A. 治疗剂量时不抑制中枢神经系统　　　B. 不良反应少

C. 起作用快　　　　　　　　　　　　　D. 刺激性小

E. 对各种癫痫都有效

2. 下列叙述中错误的是（　　　）。

A. 苯妥英钠能诱导其自身的代谢

B. 扑米酮可代谢为苯巴比妥

C. 丙戊酸钠对所有类型的癫痫都有效

D. 乙琥胺对失神小发作的疗效优于丙戊酸钠

E. 硝西泮对肌阵挛性发作和小发作疗效较好

3. 苯妥英钠抗癫痫作用的主要机制是( )。

A. 抑制病灶异常发电　　　　　　　　　B. 稳定神经细胞膜,阻止放电扩散

C. 抑制脊髓神经元　　　　　　　　　　D. 抑制骨骼肌收缩

E. 广泛抑制大脑皮质

4. 长期应用苯妥英钠应补充( )。

A. 维生素 K　　　　　　B. 维生素 B　　　　　　C. 叶酸

D. 甲酰四氢叶酸　　　　E. 维生素 C

5. 下列抗癫痫药中同时具有抗心律失常作用的是( )。

A. 丙戊酸钠　　　　　　B. 地西泮　　　　　　　C. 乙琥胺

D. 卡马西平　　　　　　E. 苯妥英钠

6. 关于苯妥英钠的药动学特点,下列叙述不正确的是( )。

A. 口服吸收慢而不规则

B. 一般血药浓度为 $10\ \mu g/mL$ 时可有效控制大发作

C. 血浆蛋白结合率高

D. 生物利用度有明显个体差异

E. 急需时,最好采用肌内注射

7. 对癫痫强直-阵挛性发作、失神性发作和肌阵挛性发作均有效的药物是( )。

A. 苯巴比妥　　　　　　B. 卡马西平　　　　　　C. 丙戊酸钠

D. 苯妥英钠　　　　　　E. 乙琥胺

8. 下列药物中对癫痫并发的精神症状以及锂盐并发的躁狂抑郁症均有效的是( )。

A. 苯巴比妥　　　　　　B. 卡马西平　　　　　　C. 扑米酮

D. 苯妥英钠　　　　　　E. 乙琥胺

9. 能有效治疗癫痫强直-阵挛性发作而无镇静催眠作用的首选药物是( )。

A. 地西泮　　　　　　　B. 苯妥英钠　　　　　　C. 苯巴比妥

D. 乙琥胺　　　　　　　E. 氨己烯酸

第十三章　抗精神失常药

1. 掌握：氯丙嗪的药理作用、作用机制、临床应用、不良反应及用药监护。
2. 熟悉：临床治疗躁狂症和抑郁症的药物。
3. 了解：其他抗精神病药的特点与应用。

精神失常是由多种原因(心理因素、生物学因素、社会环境因素等)引起的以精神活动障碍为主要特征的一类疾病，表现为情感、思维、行为异常等。常见的类型有精神分裂症、躁狂症、抑郁症和焦虑症等。根据临床用途，抗精神失常药分为四类：抗精神病药、抗躁狂症药、抗抑郁症药和抗焦虑症药。

第一节　抗精神病药

精神分裂症(schizophrenia)是一类以思维、情感、行为之间不协调，以精神活动与现实分离为主要特征的精神病。根据临床症状，精神分裂症分为以幻觉、妄想、思维紊乱等阳性症状为主的Ⅰ型和以情感淡漠、意志缺失、主动性缺乏等阴性症状为主的Ⅱ型。抗精神病药能有效控制精神病患者的精神运动性兴奋、幻觉、妄想、思维障碍和异常行为等精神症状，但不影响患者的意识和智能。其主要临床适应证为精神分裂症，尤其对Ⅰ型精神分裂症患者疗效较好；对Ⅱ型精神分裂症患者疗效较差，甚至无效。

根据化学结构不同，抗精神病药分为四类：吩噻嗪类(phenothiazines)、硫杂蒽类(thioxantheres)、丁酰苯类(butyrophenones)及其他类。这些抗精神病药大多具有相似的药理作用及作用机制。抗精神病药主要用于精神分裂症的治疗，对躁狂症状也有效。根据化学结构可分为吩噻嗪类、硫杂蒽类、丁酰苯类和其他类药物。

一、吩噻嗪类

常用的吩噻嗪类药有氯丙嗪、奋乃静、氟奋乃静、三氟拉嗪和硫利达嗪等。氯丙嗪是吩噻嗪类抗精神病药物的代表药。

氯丙嗪(chlorpromazine,冬眠灵)

【体内过程】　口服或注射均易吸收，口服需 2～4 h 达血药浓度高峰，而肌内注射则迅速达高峰，生物利用度比口服大 3～4 倍。吸收后约 90% 与血浆蛋白结合，易透过血脑屏障，脑组织内浓度为血浆的 10 倍，可通过胎盘进入胎儿循环。本药主要在肝内代谢，由肾排泄。

【药理作用及机制】 氯丙嗪主要阻断 DA 受体,且也有较强的 α 受体、M 受体阻断作用,使之具有广泛的药理作用和多种不良反应。

DA 受体存在于外周神经系统和中枢神经系统,可分为五个亚型,即 D_1、D_2、D_3、D_4、D_5 亚型。D_1 受体与 GS 蛋白相偶联,激动时可经 GS 蛋白激活腺苷酸环化酶,使 cAMP 增加。在外周引起血管扩张,心肌收缩增强,但在中枢神经系统的功能尚不清楚。D_2 受体在中枢神经系统见于脑内 DA 通路。脑内 DA 通路有多条,其中主要的是黑质-纹状体通路、中脑-边缘叶通路和中脑-皮质通路。前者与锥体外系的运动功能有关,后两条通路与精神、情绪及行为活动有关。此外,还有结节-漏斗通路,与调控下丘脑某些激素的分泌有关。D_2 受体与 Gi 蛋白相偶联,激动时抑制腺苷酸环化酶,另外还能开放钾通道。氯丙嗪对脑内 DA 受体缺乏特异的选择性,因而作用多样。目前研究认为精神分裂症患者大脑皮层前额叶(中脑-皮层系统通路)和皮层下结构纹状体、伏膈核(中脑-边缘系统通路)的 DA 功能亢进或减弱均可导致严重的神经精神疾病,前者与精神分裂症的阴性症状有关,后者与精神分裂症的阳性症状有关。经典的吩噻嗪类抗精神病药主要通过阻断中脑-边缘系统和中脑-皮层系统 D_2 受体而产生抗精神病作用,但目前使用的抗精神病药对不同部位 D_2 受体的阻断无选择性,在发挥治疗作用的同时,因阻断黑质-纹状体通路 D_2 受体产生锥体外系不良反应。氯丙嗪也能阻断结节-漏斗 D_2 受体,因此,在长期应用氯丙嗪改善精神分裂症症状的同时,也可导致锥体外系运动障碍和内分泌改变的副作用。

1. 中枢神经系统

(1) 镇静作用和抗精神病作用:精神病患者用药后,可迅速控制兴奋、躁狂症状。连续用药六周至六个月后,精神活动和行为如幻觉、妄想、躁狂及精神运动性兴奋等亢奋症状逐渐消失,理智恢复、情绪安定、表现合作、生活自理。该作用无耐受性。但是,氯丙嗪对抑郁症和以抑郁为主要表现的精神病无效,甚至可加重症状。目前认为精神病的发生与脑内多巴胺系统功能亢进有关。氯丙嗪化学结构与多巴胺相似,能竞争性地阻断脑内中脑-边缘系统通路、中脑-皮质系统通路 DA 受体,是产生抗精神病作用的重要机制。

(2) 镇吐作用:氯丙嗪具有强大的镇吐作用,小剂量可阻断延髓第四脑室底部催吐化学感受区的 DA 受体,大剂量则直接抑制呕吐中枢。

(3) 对体温调节的影响:氯丙嗪对下丘脑体温调节中枢有很强的抑制作用,使体温调节功能异常,因而机体体温随环境温度变化而有所升降。低温环境(如物理降温),可使高热患者及正常人的体温下降到正常以下。

(4) 加强中枢抑制药的作用:氯丙嗪能增强麻醉药、镇静催眠药、镇痛药等中枢抑制药作用。合用时,应适当减量,以免加深对中枢神经系统的抑制。

2. 自主神经系统

(1) α 受体阻断作用:氯丙嗪可阻断外周血管上的 α 受体,翻转肾上腺素的升压作用;还能抑制血管运动中枢和直接松弛血管平滑肌,使血管扩张、血压下降。但反复用药可产生耐受性,故不用于高血压的治疗。

(2) M 受体阻断作用:较大剂量时可出现口干、视物模糊、便秘等类似阿托品样作用。

3. 内分泌系统氯丙嗪阻断结节 漏斗通路的 DA 受体,增加催乳素分泌,可引起乳房肿大、溢乳;抑制促性腺激素的释放,使卵泡刺激素(FSH)和黄体生成素(LH)分泌减少,引起排卵延迟、停经;抑制垂体生长激素的释放,可妨碍婴幼儿生长发育,但可适用于治疗巨人症;抑制促皮质激素释放,使肾上腺皮质激素分泌减少。

【临床应用】

1. **精神分裂症**　尤其对具有精神运动性兴奋、幻觉、妄想、思维行为障碍、敌对情绪等Ⅰ型精神分裂症患者(阳性症状)疗效较好。主要治疗急性发作和具有明显阳性症状的精神分裂症患者,但不能根治,必须长期服药以维持疗效;对慢性精神病患者疗效较差;氯丙嗪还可用于预防精神分裂症复发,对其他精神病伴有的兴奋、躁动、紧张、幻觉和妄想等症状有显著疗效;对各种器质性精神病(如脑动脉硬化性精神病、感染中毒性精神病等)和症状性精神病的兴奋、幻觉和妄想症状也有效,但剂量要小,症状控制后须立即停药。氯丙嗪对Ⅱ型精神分裂症患者(阴性症状)无效,甚至会加重病情。

2. **呕吐和顽固性呃逆**　对多种原因所致呕吐均有效,如尿毒症、放射病、恶性肿瘤和某些药物(吗啡、强心苷)等引起的呕吐,对顽固性呃逆也有显著疗效。因不能对抗前庭刺激引起的呕吐,故对晕动病引起的呕吐无效。

3. **低温麻醉和人工冬眠**　物理降温(冰袋、冰浴)配合氯丙嗪应用可降低患者体温,因而临床上可用于低温麻醉。氯丙嗪与其他中枢抑制药(异丙嗪、哌替啶)合用,可使机体处于深睡状态,类似变温动物"冬眠"深睡状态,称为"人工冬眠"。机体体温、代谢及组织耗氧量均降低,增强机体对缺氧的耐受力,减轻机体对伤害性刺激的反应,使中枢神经系统、心、肝、肾等重要器官得到保护,利于机体度过缺氧、缺能危险阶段,为其他有效的治疗措施争取时间。"人工冬眠"多用于严重创伤、感染性休克、高热惊厥、中枢性高热及甲状腺危象等病症的辅助治疗。

【不良反应及用药监护】

1. **一般不良反应**　①嗜睡、无力、口干、便秘、视力模糊、心动过速等,由药物对中枢神经及自主神经的影响所致;②长期应用可致乳房肿大、闭经及生长减慢等;③局部刺激性较强,静脉注射可引起血栓性静脉炎;④因阻断α受体,注射给药后可出现体位性低血压。

2. **锥体外系反应**　长期大量应用氯丙嗪治疗精神分裂症时最常见的不良反应。由于阻断黑质-纹状体通路的DA受体所致。主要表现:①帕金森综合征:多见于中老年,表现为肌张力增高、面容呆板、动作迟缓、流涎、肌肉震颤等。②不能静坐:多见于中年,表现为坐立不安、反复徘徊、心烦意乱。③急性肌张力障碍:多见于青少年,表现为强迫性张口、伸舌、斜颈、呼吸运动障碍及吞咽困难等。以上三种症状是因氯丙嗪阻断黑质-纹状体通路的DA受体,致纹状体内DA能神经功能减退而胆碱能神经功能增强。减量或停药可减轻或消除,也可用中枢性胆碱受体阻断药(苯海索)缓解。④迟发性运动障碍:多见于老年女性,原有脑血管疾病、长期大量应用者易发生。表现为咀嚼肌、舌肌、颊肌等不自主的刻板运动(口-舌-颊三联征),可伴有躯干肢体和指(趾)的不随意运动。可能与长期用氯丙嗪阻断DA受体,DA受体向上调节有关。一旦出现,及早停药或换药。

3. **过敏反应**　常见皮疹、过敏性皮炎、哮喘、紫癜等,少数患者出现肝细胞损害、急性粒细胞减少、溶血性贫血和再生障碍性贫血等。

4. **急性中毒**　服用超大剂量氯丙嗪可发生急性中毒,出现昏睡、血压迅速下降、心动过速、心电图异常等。目前无特效解毒药,主要采取对症治疗。

【禁忌证】　有癫痫病史、青光眼、严重肝功能损害、昏迷、乳腺增生症、乳腺癌患者禁用。对冠心病患者易导致猝死,应慎用。

奋乃静（perphenazine）、氟奋乃静（fluphenazine）和三氟拉嗪（trifluoperazine）

奋乃静、氟奋乃静、三氟拉嗪是吩噻嗪类中的哌嗪衍生物,其共同特点:①抗精神病、镇吐作用强;②镇静作用较弱;③锥体外系反应较易发生且严重。奋乃静对慢性精神分裂症的疗效优于氯丙嗪。三氟拉嗪和氟奋乃静对行为退缩、情感淡漠等症状有较好疗效,适用于精神分裂症偏执型和慢性精神分裂症。

硫利达嗪（thioridazine）

硫利达嗪是吩噻嗪类中的哌啶衍生物,疗效不及氯丙嗪,但锥体外系反应少见,而镇静作用强。

二、硫杂蒽类

氯普噻吨（chlorprothixene,泰尔登）

氯普噻吨作用与氯丙嗪相似,其特点:①镇静作用强;②有抗抑郁和抗焦虑作用;③抗幻觉、妄想作用弱;④α受体阻断和M受体阻断作用均较弱。本药适用于伴有焦虑、抑郁症状的精神分裂症、焦虑性神经官能症、更年期抑郁症等。不良反应与氯丙嗪相似但较轻,锥体外系反应较少。

三、丁酰苯类

氟哌啶醇（haloperidol）

氟哌啶醇药理作用和临床应用与吩噻嗪类相似,其特点:①抗精神病作用、镇吐作用较强,主要用于治疗以兴奋躁动、幻觉、妄想为主的精神分裂症、躁狂症、顽固性呃逆及儿童多动症;②镇静、降压及抗胆碱作用较弱;③锥体外系反应发生率高,常见急性肌张力障碍和静坐不能,大量长期应用可致心肌损伤。

四、其他类

五氟利多（penfluridol）

五氟利多为长效抗精神病药,每周口服一次即可维持疗效。其抗精神病作用较强,镇吐、镇静、降压作用较弱;适用于急、慢性精神分裂症,尤其适用于慢性精神病的维持和巩固治疗;锥体外系反应常见。

舒必利（sulpiride,止呕灵）

舒必利对精神病的幻觉、妄想和退缩等症状均有较好的疗效,并有抗抑郁作用,镇吐作用比氯丙嗪强150倍,无明显镇静作用,对自主神经系统几乎无影响。本药不良反应少,锥体外系反应轻微;可用于治疗急、慢性精神分裂症,也可用于其他药物无效的难治病例,本药尚可用于止吐和治疗抑郁症。

氯氮平（clozapine,氯扎平）

氯氮平特点：①抗精神病作用较强,尤其对其他药物无效的病例仍有效,也适用于慢性精神病患者；②几乎无锥体外系反应；③可引起粒细胞减少,严重者可致粒细胞缺乏；④主要用于其他抗精神病药无效或锥体外系反应过强的患者。

第二节　抗躁狂症药

躁狂症又称情感性精神障碍,发作时患者情绪高涨、联想敏捷、活动增多。其病因可能与患者脑内 5 - HT 受体缺乏、去甲肾上腺素功能亢进有关。抗躁狂症药主要通过抑制去甲肾上腺素能神经功能而消除躁狂症状。氯丙嗪、氟哌啶醇及卡马西平等药物均有抗躁狂症的作用,目前最常用药物是碳酸锂。

碳酸锂（lithium carbonate）

碳酸锂口服吸收快而完全,但通过血脑屏障进入脑组织和神经细胞慢,故显效较慢。主要自肾排泄,因为肾小球滤过的锂在近曲小管与钠竞争重吸收,所以增加钠盐的摄入可促进其排泄,如严格限制钠盐的摄入,则可促进锂的重吸收,甚至蓄积。

【药理作用及临床应用】　治疗量锂盐对正常人精神活动无明显影响,但对躁狂症发作者则有显著疗效,使言语、行为恢复正常。

锂盐的作用机制:抑制脑内 NA 释放并促进其再摄取,使突触间隙的 NA 浓度降低；同时,还可促进 5 - HT 的合成,使其含量增加,从而产生抗躁狂作用。

临床主要治疗躁狂症,特别是对急性躁狂和轻度躁狂疗效显著。对精神分裂症的兴奋躁动也有效,还可治疗躁狂抑郁症。

【不良反应及用药监护】　锂盐不良反应较多,有个体差异性。

1. 胃肠道反应　用药早期出现恶心、呕吐、腹痛和腹泻,与锂盐刺激胃肠道黏膜有关。继续治疗,1～2 周内症状逐渐减轻或消失。

2. 蓄积中毒,引起脑病综合征　锂盐安全范围较窄,过量易致急性中毒,表现为肌张力增高、深反射亢进、共济失调、眼球震颤、意识障碍甚至昏迷等,可做对症处理,必要时进行血液透析。为确保用药安全,对服用锂盐患者,应每日测定血锂浓度,当血锂高至 1.5～2.0 mmol/L 时,应立即减量或停药。

3. 抗甲状腺作用　久用可引起甲状腺功能低下或甲状腺肿,停药后可恢复,重者可用甲状腺素治疗。

第三节　抗抑郁症药

抑郁症是常见的精神障碍之一,以情绪低落、言语减少、自责自罪为主要特征。目前认为该病是由于脑内 5 - HT 缺乏,并伴有 NA 不足所致。抗抑郁症药主要通过增加脑内 5 - HT 的含量,并纠正 NA 的不足而发挥作用。常用抗抑郁药为三环类,包括丙米嗪（imipramine）、地昔帕明（desipramine）、阿米替林（amitriptyline）、多塞平（doxepin）等。

丙米嗪（imipramine，米帕明）

【体内过程】 口服吸收良好，2~8 h 血药浓度达高峰，血浆 $t_{1/2}$ 为 10~20 h。广泛分布于全身各组织，以脑、肝、肾及心肌分布较多，主要经肝脏代谢为去甲米帕明，代谢产物仍有显著抗抑郁作用。丙米嗪及其代谢产物主要经肾排泄。

【药理作用及临床应用】

1. 中枢神经系统 抑郁症患者连续用药后情绪提高、精神振奋、思维敏捷、自罪自责减轻，出现明显抗抑郁作用。主要用于各种原因引起的抑郁症，对以迟缓为主的抑郁症效果最佳。本药起效慢，连续用药 2~3 周后才见效，故不作应急药物使用。其抗抑郁的作用机制主要是阻断去甲肾上腺素和 5 - HT 在神经末梢的再摄取，从而使突触间隙的递质 NA 和 5 - HT 的浓度提高，促进突触传递功能而发挥抗抑郁作用。

2. 自主神经系统 治疗量丙米嗪能阻断 M 胆碱受体，引起阿托品样作用。

3. 心血管系统 治疗量可降低血压，导致心律失常，其中以心动过速较常见。心电图表现为 T 波低平或倒置。此外，本药对心肌有奎尼丁样作用，因此心血管疾病患者慎用。

【不良反应及用药监护】

1. M 受体阻断作用 治疗量可出现口干、便秘、视物模糊、排尿困难等，前列腺肥大及青光眼患者禁用。

2. 心血管系统反应 可引起体位性低血压，大剂量可致心律失常或心肌损伤。

3. 中枢神经系统 表现为乏力、肌肉震颤，大剂量引起精神兴奋、躁狂、癫痫发作等。

马普替林（maprotiline，麦普替林）

选择性抑制去甲肾上腺素再摄取，为利血平的拮抗药。其优点是起效快、易耐受、副作用少、抗抑郁作用广、心脏损害小。临床上可用于各型抑郁症的治疗，尤其适用于老年人。

反苯环丙胺（tranylcypromine）

反苯环丙胺是单胺氧化酶（MAO）抑制药，可抑制 MAO 活性，减少去甲肾上腺素和 5 - HT 的降解，使突触间隙去甲肾上腺素和 5 - HT 水平明显升高。本药主要用于抑郁症的治疗，也用于焦虑症和强迫症，疗效与丙米嗪相当。其不良反应较少，主要有头痛、乏力、心悸、恶心、失眠和便秘等。

知识链接

精神病患者如何防止病情复发

1. 督促患者按时服药 在复发患者中，自行停药者占 54%~77%。维持用药的患者复发率低，而没有维持治疗的患者复发率高达 80% 以上。

2. 定期带患者到医院复查 一般情况下，应一个月复查一次，如果有特殊情况可随时就诊。

3. 注意发现复发的征兆，及时处理 注意观察患者是否有下列症状：睡眠障碍，特别是昼夜颠倒——夜间看书、写字、听音乐等,白天卧床不起,情绪不稳定,烦躁易怒,或者发呆发愣;突然否认自己有精神病,拒绝服药、就诊。

4. 创造一个良好的环境 给予他们平静和有规律的生活环境;激励和陪伴他们参与活动;锻炼患者的生活、工作能力,接触社会,正视现实,勿过分照顾甚至监视,要对患者有信心,让他们学习独立。

目标检测➡➡➡

1. 下列选项中,( )不是氯丙嗪的不良反应( )。
A. 口干、便秘、心悸　　　　B. 肌肉震颤、流涎　　　　C. 习惯性和成瘾性
D. 体位性低血压　　　　E. 粒细胞减少

2. 三环类抗抑郁药与苯海索合用可以增强的作用是( )。
A. 抗 5-HT 能效应　　　　B. 抗 GABA 能效应　　　　C. 抗交感活动
D. 抗胆碱效应　　　　E. 抗多巴胺效应

3. 下列对丙咪嗪作用的叙述错误的是( )。
A. 明显抗抑郁作用　　　　B. 阿托品样作用　　　　C. 能降低血压
D. 可使正常人精神振奋　　　　E. 有奎尼丁样作用

4. 碳酸锂的作用机制是抑制( )。
A. 5-羟色胺(5-HT)再摄取　　　　B. NA 和 DA 的释放
C. 5-HT 的释放　　　　D. DA 的再摄取
E. NA 的再摄取

5. 氟奋乃静的特点是( )。
A. 抗精神病、镇静作用都较强
B. 抗精神病、锥体外系反应都较弱
C. 抗精神病、锥体外系反应都强
D. 抗精神病、降压作用都较强
E. 抗精神病作用较强,锥体外系反应较弱

6. 米帕明(丙咪嗪)抗抑郁症的作用机制是( )。
A. 促进脑内 NA 和 5-HT 释放　　　　B. 抑制脑内 NA 和 5-HT 释放
C. 促进脑内 NA 和 5-HT 再摄取　　　　D. 抑制脑内 NA 和 5-HT 再摄取
E. 激活脑内 D_2 受体

7. 丙咪嗪禁用于( )。
A. 高血压　　　　B. 糖尿病　　　　C. 溃疡病
D. 癫痫　　　　E. 青光眼

8. 氯丙嗪抗精神病的作用机制主要是( )。
A. 阻断中枢多巴胺受体　　　　B. 激动中枢 M 受体
C. 抑制脑干网状结构上行激活系统　　　　D. 阻断中枢 5-HT 受体
E. 阻断中枢 α 受体

9. 氯丙嗪引起的血压下降不能用( )纠正。

A. 甲氧明　　　　　　　B. 肾上腺素　　　　　　C. 去氧肾上腺素

D. 去甲肾上腺素　　　　E. 间羟胺

10. 长期应用氯丙嗪的患者停药后易出现( )。

A. 帕金森综合征　　　　B. 静坐不能　　　　　　C. 迟发性运动障碍

D. 急性肌张力障碍　　　E. 体位性低血压

11. 长期应用氯丙嗪治疗精神分裂症时最常见的不良反应是( )。

A. 体位性低血压　　　　B. 内分泌紊乱　　　　　C. 阿托品样反应

D. 锥体外系反应　　　　E. 过敏反应

12. 关于氯丙嗪的应用,下列说法错误的是( )。

A. 人工冬眠疗法　　　　B. 精神分裂症　　　　　C. 药物引起的呕吐

D. 晕动病引起的呕吐　　E. 躁狂症

第十四章 治疗中枢神经系统退行性疾病药

1. 掌握:左旋多巴、苯海索的药理作用、临床应用、不良反应及用药监护。
2. 熟悉:其他抗帕金森病药的特点。
3. 了解:常用的治疗阿尔茨海默病的药物。

中枢神经系统退行性疾病是一组由慢性进行性中枢神经组织退行性变性而产生的疾病的总称,包括帕金森病、阿尔茨海默病、肌萎缩侧索硬化症等。在本章中主要介绍抗帕金森病药和抗阿尔茨海默病药两大类。

知识链接

冰桶挑战赛

肌萎缩侧索硬化症(amyotrophic lateral sclerosis, ALS, 渐冻症)患者上运动神经元和下运动神经元损伤之后,包括球部、四肢、躯干、胸部、腹部的肌肉逐渐无力和萎缩。中华人民共和国国家卫生健康委员会等五部门联合制定了《第一批罕见病目录》,肌萎缩侧索硬化症被收录其中。英国著名物理学家斯蒂芬·霍金大半生都受此病困扰,于2018年3月14日与世长辞,享年76岁。

ALS冰桶挑战赛(ALS Ice Bucket Challenge)简称冰桶挑战赛或冰桶挑战,要求参与者在网络上发布自己被冰水浇遍全身的视频内容,然后该参与者便可以要求其他人来参与这一活动。活动规定,被邀请者可在24 h内接受挑战,否则就应为抗"肌萎缩侧索硬化症"捐出100美元。

该活动旨在让更多人知道被称为渐冻人的罕见疾病,同时也达到募款帮助治疗的目的。

第一节 抗帕金森病药

帕金森病(Parkinson's disease, PD)又称震颤麻痹,是一种出多种原因引起的慢性进行性中枢神经系统退行性疾病,临床症状为进行性运动徐缓、肌强直及震颤,此外尚有知觉、识别及记忆障碍等症状。其主要病变在中枢黑质-纹状体系统,是由于黑质中多巴胺神经元变性、数目减少,多巴胺能神经功能低下而胆碱能神经功能相对亢进引起的中枢神经系统病变。

抗帕金森病药主要包括中枢拟多巴胺类药和中枢胆碱受体阻断药两类。前者通过直接补充多巴胺前体物质或抑制多巴胺降解而产生作用,后者通过拮抗相对过高的胆碱能神经功能而缓解症状。

一、中枢拟多巴胺类药

(一)拟多巴胺药

左旋多巴(levodopa,L-dopa)

左旋多巴是合成儿茶酚胺的中间产物,即多巴胺的前体物质,现已人工合成。

【体内过程】 口服后经小肠迅速吸收,95%以上的左旋多巴在外周组织经氨基酸脱羧酶的作用形成多巴胺,后者不能透过血脑屏障,无中枢作用。只有1%左右的左旋多巴进入脑内,在脑内脱羧形成多巴胺发挥中枢作用。为减少左旋多巴外周脱羧以增强疗效和降低不良反应,常合用外周脱羧酶抑制剂,使更多原形药透过血脑屏障发挥作用。

【药理作用与临床应用】

1. 抗帕金森病 左旋多巴在中枢脱羧酶的作用下转变成多巴胺,补充纹状体中多巴胺的不足,对抗胆碱能神经的功能,缓解帕金森病症状。特点:①起效慢,用药2~3周后出现体征改善,1~6个月后获得最大疗效;②对轻症及年轻患者疗效较好,对重症及老年患者效果较差;③改善运动障碍、肌肉僵直效果明显,缓解肌肉震颤效果较差;④对吩噻嗪类等抗精神病药引起的帕金森综合征无效。

临床用于各型帕金森病患者的治疗,不论年龄、性别差异和病程长短均适用。

2. 治疗肝性脑病 左旋多巴在脑内转变成去甲肾上腺素,取代患者脑中的伪递质,暂时改善脑功能,促使患者苏醒。

【不良反应及用药监护】 左旋多巴的不良反应多与在外周生成的多巴胺有关。

1. 胃肠道反应 用药初期出现厌食、恶心、呕吐或上腹部不适,这是由于在外周及中枢形成的多巴胺分别刺激胃肠道及延髓催吐化学感受器所致。应在进食后服用,每天3~4次,必要时可每天6~8次,不与维生素 B_6、抗精神病药、抗抑郁药、拟肾上腺素药合用。

2. 心血管反应 治疗早期30%患者出现轻度直立性低血压,这可能与形成的多巴胺作用于交感神经末梢而反馈性抑制去甲肾上腺素的释放、激动血管平滑肌上的多巴胺受体而扩张血管有关,继续用药可产生耐受性。此外,多巴胺能激动 β_1 受体,引起心律失常。注意观察血压、心率、心电图等是否正常,长期应用还应注意观察精神症状以及症状的波动性。

3. 不自主异常运动(异动症) 为长期用药引起的不随意运动,主要表现为面舌抽搐(口—舌—颊抽搐)、怪相、摇头等,也可累及躯体肌群引起摇摆运动,偶可引起不规则喘气或换气过度。可采用持续静脉给药、增加服药次数而不增加用药总量、联合用药以延长左旋多巴的 $t_{1/2}$ 等以减少异动症的发生。

4. "开-关"现象(on-off phenomena) 长期用药出现"开-关"现象,"开"时患者突然多动不安,"关"时出现肌肉僵直、运动不能,两种现象交替出现,严重影响患者的日常活动。

5. 精神症状 表现为失眠、焦虑、狂躁、妄想或抑郁等精神症状。

（二）左旋多巴增效药

卡比多巴（carbidopa）

卡比多巴是 α-甲基多巴肼的左旋体，是左旋多巴的增效药。它有较强的氨基酸脱羧酶抑制作用，不能通过血脑屏障。和左旋多巴合用时，可减少左旋多巴在外周组织脱羧，使更多的左旋多巴进入中枢，提高左旋多巴对帕金森病的疗效并减少副作用。它与左旋多巴合用时的固定剂量比值为 1:10。单独使用对帕金森病无效。同类药物有苄丝肼（benserazide）等。

司来吉兰（selegiline）

司来吉兰是选择性 MAO-B 抑制药，能抑制纹状体中多巴胺的降解，提高中枢多巴胺浓度。此外，它又是抗氧化药，阻滞多巴胺氧化应激过程中—OH 自由基的形成，使黑质中多巴胺神经元免受自由基的破坏，延缓帕金森病症状的发展。司来吉兰的主要治疗作用是增强左旋多巴的疗效，减少后者的用量和副作用，并减轻左旋多巴的"开-关"现象。

托卡朋（tolcapone）

托卡朋是儿茶酚氧位甲基转移酶（COMT）抑制药，不易透过血脑屏障，能抑制左旋多巴在外周组织代谢，使更多的左旋多巴进入中枢。本药与左旋多巴合用，延长左旋多巴的作用时间且减少用量；可明显改善病情稳定的帕金森病患者日常生活能力和运动功能，尤其适用于伴有症状波动的患者。

（三）多巴胺受体激动药

溴隐亭（bromocriptine）

溴隐亭为 D_2 类受体激动药，对 D_1 类受体具有部分拮抗作用，对 α 受体也有较弱的激动作用。大剂量的溴隐亭明显激动黑质-纹状体通路中的 D_2 受体，疗效与左旋多巴相似但改善肌肉震颤效果较好，对重症患者的疗效优于轻症患者；与左旋多巴合用时，能减小症状波动。较小剂量时激动垂体 D_2 受体，抑制催乳素和生长激素分泌，用于泌乳闭经综合征和肢端肥大症等。不良反应较多，常见食欲减退、恶心、呕吐、便秘、直立性低血压等。

（四）促多巴胺释放药

金刚烷胺（amantadine）

金刚烷胺除具有抗病毒作用以外，还可用于帕金森病的治疗。其抗帕金森病的机制可能与下列多种因素有关：①促使纹状体中多巴胺能神经元释放多巴胺；②抑制突触前膜对多巴胺的再摄取；③直接激动多巴胺受体；④有较弱的抗胆碱作用。其抗帕金森病的特点：用药后显效快，作用持续时间短，应用数天即可获得最大疗效，但连用6～8周后疗效逐渐减弱，对帕金森病的肌肉强直、震颤和运动障碍的缓解作用较强，优于抗胆碱药物，但不及 L-dopa。本药与左旋多巴合用有协同作用。长期用药可出现下肢网状青斑、失眠、精神不安及运动失调、惊厥等，故癫痫、精神病患者等禁用。

二、中枢胆碱受体阻断药

中枢胆碱受体阻断药可阻断中枢胆碱受体,减弱纹状体中乙酰胆碱的作用。纠正帕金森病患者脑内多巴胺和乙酰胆碱的平衡失调。对早期患者有较好的治疗效果,对晚期严重帕金森病患者的疗效差,可与 L-dopa 合用。阿托品、东莨菪碱是最早用于治疗帕金森病的M 胆碱受体阻断药,但因外周抗胆碱作用强大,副作用较多,现主要使用合成的中枢 M 胆碱受体阻断药,常用者为苯海索。

苯海索(trihexyphenidyl,安坦)

苯海索口服易吸收,易透过血脑屏障;通过阻断胆碱受体而减弱黑质-纹状体通路中ACh 的作用。本药抗震颤效果较好,缓解僵直及运动迟缓效果较差。其外周抗胆碱作用弱。适用于:①轻度患者;②不能耐受左旋多巴或禁用左旋多巴的患者;③与左旋多巴合用,可使 50%患者症状得到进一步改善;④对治疗抗精神病药引起的帕金森综合征有效。

苯扎托品(benzatropine,苄托品)

苯扎托品作用近似阿托品,具有抗胆碱作用,同时还具有抗组胺、局部麻醉和大脑皮层抑制作用。临床应用及不良反应同苯海索。

第二节　治疗老年性痴呆症药

老年性痴呆症,最常见的为阿尔茨海默病(Alzheimer's disease,AD),是慢性进行性中枢神经系统变性疾病导致的痴呆,以渐进性记忆障碍、认知功能障碍、人格改变以及语言障碍等神经精神症状为特征,表现为记忆力、判断力、抽象思维等一般智力的丧失。目前常用治疗药物有他克林、加兰他敏、占诺美林等。

他克林(tacrine)

他克林可口服或注射给药,脂溶性高,易透过血脑屏障,是常用药物,为第一代可逆性抗胆碱酯酶(AChE)抑制药。因此,他克林对阿尔茨海默病的治疗作用是多方面共同作用的结果,也是目前最有效的治疗药物。

【药理作用与临床应用】 通过抑制 AChE 而增加乙酰胆碱(ACh)的含量,既可抑制血浆中的 AChE,又可抑制组织中的 AChE;可激动 M 受体和 N 受体,促进 ACh 释放;还可促进脑组织对葡萄糖的利用。对轻度、中度阿尔茨海默病(与磷脂酰胆碱合用)疗效肯定。

【不良反应及用药监护】 最常见的不良反应为肝毒性及消化道反应。

目标检测 ▶▶▶

1. 下列抗帕金森病药,通过在脑内转变为多巴胺起作用的是(　　　)。

A. 左旋多巴　　　　　　B. 多巴胺　　　　　　　　C. 苯妥英钠

D. 地西津　　　　　　　E. 苯海索

2. 治疗帕金森病时,下列能增加左旋多巴疗效而减轻外周不良反应的药物是(　　　)。

A. 苯海索　　　　　　　　B. 卡比多巴　　　　　　　C. 维生素 B_6

D. 利血平　　　　　　　　E. 多巴胺

3. 左旋多巴不良反应较多的原因是(　　)。

A. 在脑内转变为去甲肾上腺素　　　　B. 对 α 受体有激动作用

C. 对 β 受体有激动作用　　　　　　　D. 在外周转变为多巴胺

E. 在脑内形成大量多巴胺

4. 卡比多巴治疗帕金森病的机制是(　　)。

A. 激动中枢多巴胺受体　　　　　　　B. 抑制外周多巴脱羧酶活性

C. 阻断中枢胆碱受体　　　　　　　　D. 抑制多巴胺的再摄取

E. 使多巴胺受体增敏

5. 他克林最常见的不良反应是(　　)。

A. 胃肠道反应　　　　　B. 心血管系统反应　　　　　C. 神经系统反应

D. 肾毒性　　　　　　　E. 肝毒性

第十五章　镇痛药

1. 掌握:吗啡、哌替啶的药理作用、临床应用、不良反应及禁忌证。
2. 熟悉:其他镇痛药的药理作用、临床应用、不良反应。
3. 了解:镇痛药的作用机制。

疼痛是多种疾病的常见症状,也是机体的一种保护性反应。剧烈疼痛不仅给患者带来痛苦和不愉快的情绪反应,还可引起机体生理功能紊乱,甚至休克,因此适当应用镇痛药是十分必要的。因疼痛的性质与部位是诊断疾病的重要依据,故在明确诊断之前应慎用镇痛药,以免掩盖病情,延误诊断。

镇痛药(analgesics)是作用于中枢神经系统,在不影响意识和其他感觉的情况下,选择性地消除或缓解疼痛的药物。本类药物主要用于缓解剧痛,但多数药物反复应用易产生依赖性,故又称为麻醉性镇痛药或成瘾性镇痛药,属麻醉药品管理范畴,应严格管理和使用。目前临床应用的镇痛药分为三类:①阿片生物碱类镇痛药,如吗啡、可待因等;②人工合成镇痛药,如哌替啶、美沙酮等;③其他镇痛药,如罗通定。

第一节　阿片受体激动药

阿片(opium)为罂粟科植物罂粟未成熟葫果浆汁的干燥物,含有 20 多种生物碱,如吗啡、可待因、罂粟碱。

在正常情况下,脑啡肽与阿片受体结合,起疼痛感觉的调控作用,维持正常痛阈值,发挥生理性止痛功能。镇痛药的作用机理是激动阿片受体,激活中枢抗痛系统,阻止痛觉信号传入脑内,从而产生中枢性镇痛作用。

吗啡(morphine)

吗啡是阿片中的主要生物碱,含量最高,约占 10%。

【体内过程】　口服易吸收,但首关效应明显,生物利用度低,为 25%,故常采用注射给药。约 1/3 与血浆蛋白结合,游离型可迅速分布于全身。仅有少量通过血脑屏障,但足以发挥中枢性药理作用。可通过胎盘进入胎儿体内。主要在肝内与葡萄糖醛酸结合,代谢物吗啡-6-葡萄糖醛酸具有比吗啡更强的镇痛活性。主要以吗啡-6-葡萄糖醛酸的形式经肾排泄,少量经乳汁排泄。

【药理作用】　吗啡主要作用于中枢神经系统、心血管系统及内脏平滑肌。

1. 中枢神经系统

(1) 镇痛、镇静、致欣快：吗啡有强大的镇痛作用，但意识及其他感觉不受影响，对各种疼痛都有效，其对持续性慢性钝痛的效力大于急性间断性锐痛。吗啡还有明显镇静作用，可消除由疼痛所引起的焦虑、紧张、恐惧等情绪反应，因而显著提高对疼痛的耐受力。随着疼痛的缓解及对情绪的影响，可出现欣快症。

(2) 抑制呼吸：治疗量吗啡既可降低呼吸中枢对血液 CO_2 的敏感性，同时对脑桥内呼吸调整中枢也有抑制作用，使呼吸频率减慢、潮气量降低；剂量增大，则抑制作用增强。急性中毒时呼吸频率可减慢至 $3\sim4$ 次/min，严重者会导致呼吸停止而死亡。与麻醉药、镇静催眠药、乙醇等合用，可加重其呼吸抑制作用。

(3) 镇咳：本药抑制咳嗽中枢，产生强大的镇咳作用，对多种原因引起的咳嗽均有效，但易成瘾，临床常用可待因代替。

(4) 其他中枢作用：吗啡可兴奋中脑盖前核的阿片受体，引起缩瞳，针尖样瞳孔为其中毒特征，有诊断意义。刺激延髓催吐化学感受区（CTZ）而致恶心、呕吐，还可促进催乳素和促生长激素的释放。

2. 心血管系统　治疗量的吗啡对心率、心律及心肌收缩力无明显影响，但可扩张阻力血管及容量血管，引起体位性低血压；静脉给药时较大剂量可使卧位血压下降。其降压作用是由于它使中枢交感神经张力降低，外周小动脉扩张；促进组胺释放导致血管扩张。吗啡抑制呼吸，使体内 CO_2 蓄积，引起继发性脑血管扩张和脑血流量增加，使颅内压增高。

3. 内脏平滑肌

(1) 胃肠道平滑肌：吗啡可提高胃肠道平滑肌和括约肌张力，从而使胃排空和肠推进性蠕动减弱，又能抑制消化液的分泌，加上中枢抑制后便意迟钝等综合原因，而引起止泻作用及导致便秘。

(2) 胆道平滑肌：治疗量吗啡引起胆管奥狄括约肌痉挛性收缩，使胆管排空受阻，胆囊内压力明显提高，可导致上腹部不适甚至胆绞痛，阿托品可部分缓解。

(3) 其他：吗啡对抗催产素对子宫平滑肌的兴奋作用，延缓产程，并抑制新生儿呼吸，故分娩妇女禁用。大剂量吗啡收缩支气管平滑肌，加重支气管哮喘。

4. 免疫抑制作用　吗啡对机体细胞免疫和体液免疫都有抑制作用，这可能是吸毒患者易感染艾滋病、难治性结核病等的原因之一。

【临床应用】

1. 止痛　吗啡对各种疼痛都有效，但久用易成瘾。因此，临床上主要用于其他镇痛药无效时的急性锐痛。对于剧烈的胆绞痛和肾绞痛，必须与解痉药阿托品合用。

2. 治疗心源性哮喘　左心衰竭的患者，可出现急性肺水肿而引起气促和窒息，称为心源性哮喘。此时除应用强心苷、氨茶碱及吸氧外，静脉注射小剂量吗啡可产生良好效果。同时，吗啡可扩张外周血管而降低外周阻力，从而减轻心脏的前后负荷。此外，镇静作用有利于消除患者焦虑恐惧情绪，减少耗氧量，也间接地减少了心脏的工作量。

3. 止泻　可用于急、慢性消耗性腹泻以减轻症状，常用阿片酊或复方樟脑酊。如伴有细菌感染，应同时使用抗菌药。

4. 止咳　适用于无痰干咳。

【主要制剂】

片剂：5 mg；10 mg。

注射液：10 mg/mL。

【用法用量】

片剂：每次 5～15 mg，极量为每次 30 mg。

注射液：每次 10 mg，皮下注射。

【不良反应】

1. 副作用　可有头晕、嗜睡、恶心、呕吐、便秘及排尿困难等。

2. 耐受性和依赖性　连续反复应用 1～2 周后，可产生耐受性及依赖性，一旦停药，即出现戒断症状，表现为兴奋、失眠、出汗、震颤、呕吐、腹泻，甚至虚脱、意识丧失等。若给予治疗量吗啡，则症状立即消失。可乐定可缓解吗啡戒断症状。成瘾者往往为追求欣快感及避免停药所致戒断症状的痛苦，常不择手段获取药品（称为"强迫性觅药行为"），危害极大，故此类药应按国家颁布的《麻醉药品和精神药品管理条例》严格管理，控制使用。

3. 急性中毒　药物过量时可致急性中毒，表现为昏迷、呼吸深度抑制、瞳孔极度缩小呈针尖样、发绀及血压下降，严重者死于呼吸麻痹。抢救措施：主要采取人工呼吸、吸氧，使用中枢兴奋药尼可刹米、静脉注射阿片受体阻断药纳洛酮等。

【禁忌证】　呼吸抑制已显示发绀、颅内压增高和颅脑损伤、支气管哮喘、肺源性心脏病、代偿失调、甲状腺功能减退、皮质功能不全、前列腺肥大、排尿困难及严重肝功能不全、休克尚未纠正前、炎性肠梗阻等患者禁用，孕妇、临产妇、哺乳期妇女、婴儿禁用。

【注意事项】　本药为国家特殊管理的麻醉药品，务必严格遵守国家对麻醉药品的管理条例，医院和病室的储药处均须加锁，处方颜色应与其他药处方不同。使用该药时，医生处方量每次不应超过 3 日常用量。处方留存三年备查。

因本药对平滑肌的兴奋作用较强，故不能单独用于内脏绞痛（如胆、肾绞痛），而应与阿托品等有效的解痉药合用，单独使用反而使绞痛加剧。

药液不得与氨茶碱、巴比妥类药钠盐等碱性液、磺或碘化合物、碳酸氢盐、氧化剂（如高锰酸钾）、氢氯噻嗪、肝素钠、苯妥英钠、呋喃妥因、新生霉素、甲氧西林、氯丙嗪、异丙嗪、哌替啶、磺胺嘧啶、磺胺甲异噁唑以及铁、铝、镁、银、锌化合物等接触或混合，以免发生混浊甚至出现沉淀。

【相互作用】　与吩噻嗪类、镇静催眠药、单胺氧化酶抑制剂、三环类抗抑郁药、抗组胺药等合用，可加剧及延长吗啡的抑制作用。

本药可增强香豆素类药物的抗凝血作用。

与西咪替丁合用，可能引起呼吸暂停、精神错乱、肌肉抽搐等。

可待因（codeine）

可待因又称甲基吗啡，口服后易吸收。可待因的镇痛作用约为吗啡的 1/12，镇咳作用为吗啡的 1/4，其抑制呼吸、镇静作用不明显，致欣快作用和依赖性也较吗啡弱。临床上主要替代吗啡用于无痰干咳及剧烈频繁的咳嗽；可用于中等程度疼痛的止痛，疗效好于解热镇痛药，与解热镇痛药合用有协同作用。久用可产生依赖性。

知识链接

海洛因

1874 年,伦敦圣玛丽医院的英国化学家怀特(C. R. Wright)在吗啡中加入乙酸得到一种白色结晶粉末。在犬身上实验,立即出现了虚脱、恐惧和困乏等一系列症状。德国拜耳公司的化学家霍夫曼(Felix Hoffmann)发现,这种化合物比吗啡的镇痛作用高 4～8 倍。1898 年,在没有经过彻底的临床试验的情况下,拜耳公司将它以非成瘾性吗啡大批量生产投入市场,当时的目的是治疗吗啡成瘾者,并作为强麻醉剂去推销。这种新药被正式定名为海洛因(heroin),该名取自德文 heroisch 一字,意思是"英雄式的新发明"。但是很快人们就发现海洛因比吗啡的依赖性更强烈,成了危害人类的"白色瘟疫"。

第二节　人工合成镇痛药

易成瘾是吗啡的严重缺点。为了寻找更好的代用品,人们合成了哌替啶、阿法罗定(安那度)、芬太尼、美沙酮、喷他佐辛、二氢埃托啡等药,它们的依赖性均较吗啡轻。

哌替啶(pethidine)

哌替啶又称杜冷丁(dolantin),为苯基哌啶衍生物,是临床常用的人工合成镇痛药。

【药理作用】

1. 中枢神经系统　镇痛效力比吗啡弱,仅为吗啡的 1/10～1/8。10%～20%的患者用药后出现欣快感,依赖性发生较慢。与吗啡在等效镇痛剂量时,抑制呼吸的程度相等,但作用时间较短。几乎无镇咳和缩瞳作用。

2. 平滑肌　本药能中度提高胃肠平滑肌及括约肌张力,减少推进性蠕动,但因作用时间短,故不引起便秘,也无止泻作用;能引起胆管括约肌痉挛,提高胆管内压力,但比吗啡弱。治疗量对支气管平滑肌无影响,大剂量则引起收缩。对妊娠末期子宫,本药不对抗催产素兴奋子宫的作用,故不延长产程。

3. 心血管系统　治疗量可致体位性低血压,原因同吗啡。本药可抑制呼吸,也能使体内 CO_2 蓄积,脑血管扩张而致脑脊液压力升高。

【临床应用】

1. 镇痛　因其依赖性比吗啡形成得慢且弱,故在临床上常用。哌替啶对各种剧痛都有效,但对慢性钝痛则不宜使用,因其仍有依赖性。新生儿对哌替啶抑制呼吸作用极为敏感,故产妇于临产前 2～4 h 不宜使用。

2. 麻醉前给药　哌替啶的镇静作用可消除患者手术前紧张、恐惧情绪,减少麻醉药用量。

3. 人工冬眠　本药与氯丙嗪、异丙嗪合用组成冬眠合剂用于人工冬眠疗法。

4. 心源性哮喘　本药可替代吗啡用于心源性哮喘。

【主要制剂】　注射剂:50 mg∶1 mL;100 mg∶2 mL。

【用法用量】 肌内注射,每次 50～100 mg。极量为每次 150 mg。

【不良反应】 本药的耐受性和成瘾性程度介于吗啡与可待因之间,一般不应连续使用。治疗剂量可出现轻度的眩晕、出汗、口干、恶心、呕吐、心动过速及体位性低血压等。禁忌证同吗啡。

【相互作用】 本药与芬太尼化学结构有相似之处,两药可有交叉敏感性。本药能促进双香豆素、茚满二酮等抗凝药物的抗凝作用,并用时应根据凝血酶原时间而酌减后者用量。

注射液不能与氨茶碱、巴比妥类药钠盐、肝素钠、碘化物、碳酸氢钠、苯妥英钠、磺胺甲噁唑、甲氧西林配伍,否则发生混浊。

芬太尼(fentanyl)

芬太尼为短效镇痛药,镇痛效力约为吗啡的 100 倍。显效快,作用时间短,可用于各种剧痛。与全身麻醉药或局部麻醉药合用,可减少麻醉药用量。与氟哌啶醇合用有安定镇痛作用。不良反应有眩晕、恶心、呕吐及胆管括约肌痉挛。大剂量产生明显肌肉僵直,纳洛酮能对抗之。静脉注射过快易抑制呼吸,应加以注意。本药禁用于支气管哮喘、颅脑肿瘤或颅脑外伤引起昏迷的患者及 2 岁以下小儿。本药依赖性小。2019 年 5 月 1 日起,芬太尼所有制剂均纳入麻醉药管理。

美沙酮(methadone)

美沙酮有左旋体及右旋体,左旋体较右旋体效力强 8～50 倍。常用其消旋体。美沙酮药理作用与吗啡相似,口服与注射同样有效。其镇痛作用强度和持续时间与吗啡相当。耐受性与依赖性发生较慢,戒断症状略轻,且易于治疗。抑制呼吸、缩瞳、引起便秘及升高胆管内压力都较吗啡轻。本药适用于各种原因所致剧痛,也可用作吗啡和海洛因成瘾脱毒时的替代品。

喷他佐辛(pentazocine)

喷他佐辛口服、皮下注射和肌内注射均吸收良好,口服首关效应明显,仅 20% 进入体循环,但为减少不良反应,常口服给药,作用可持续 5 h 以上,镇痛作用强度为吗啡的 1/3;呼吸抑制作用为吗啡的 1/2,故相对较安全;兴奋胃肠平滑肌作用比吗啡弱;对心血管系统的作用与吗啡不同,大剂量可加快心率、升高血压,故不适用于心肌梗死时的疼痛。适用于各种慢性疼痛,对剧痛的止痛效果不及吗啡。常见不良反应为嗜睡、眩晕、出汗、恶心、呕吐;大剂量引起呼吸抑制、血压升高、心动过速等;剂量过大可引起焦虑、噩梦、幻觉、思维障碍等精神症状。

曲马多(tramadol)

曲马多的镇痛作用强度与喷他佐辛相似。口服易于吸收,生物利用度约为 90%。不良反应和其他镇痛药相似,偶有多汗、头晕、恶心、呕吐、口干、疲劳等。治疗量不抑制呼吸,也不影响心血管功能,不产生便秘等副作用。本药适用于中度及重度急、慢性疼痛及外科手术。本药不宜用于轻度疼痛,长期应用也可能成瘾。

第三节　其他镇痛药

罗通定（rotundine）

延胡索（*Corydalis yanhusuo* W. T. Wang）为罂粟科草本植物,药用取其块茎,又称玄胡、元胡,能活血散瘀、行气止痛。经研究,发现其所含的延胡索乙素有镇痛作用,它是消旋四氢巴马丁,有效部位为左旋体,即罗通定,又称颅痛定。

罗通定口服吸收良好,镇痛作用较解热镇痛药强。对慢性持续性钝痛效果较好,对创伤或手术后疼痛或晚期癌症的止痛效果较差。本药可用于治疗胃肠及肝胆系统等内科疾病所引起的钝痛、一般性头痛及脑震荡后头痛等,也可用于痛经及分娩止痛,对产程及胎儿均无不良影响。因本药有镇静催眠作用,尤其适用于因疼痛而失眠的患者。久用无耐受性和依赖性是其优点,大剂量可抑制呼吸。

高乌甲素（lappaconitine）

高乌甲素是从高乌头的根中分离得到的生物碱,无依赖性,口服或注射给药皆可,镇痛作用强度与哌替啶相似,时间长于哌替啶,还具有解热抗炎、局部麻醉作用等。它可作为癌性疼痛阶梯疗法中轻度、中度疼痛的备选药。不良反应偶见心悸、头晕及荨麻疹。

第四节　阿片受体拮抗药

纳洛酮（naloxone）

纳洛酮为阿片受体的完全阻断剂。其对正常人体并无明显药理效应及毒性,但对吗啡中毒者,小剂量肌内或静脉注射能迅速翻转吗啡的作用,1～2 min就可消除呼吸抑制现象,增加呼吸频率。对吗啡成瘾者可迅速诱发戒断症状,这表明纳洛酮在体内与吗啡竞争同一受体。临床适用于阿片受体激动药的急性中毒,解救呼吸抑制及其他中枢抑制症状,可使昏迷者迅速复苏。纳洛酮也适用于休克、乙醇中毒及脑卒中。口服易吸收,但首关效应明显,故临床急救多采用注射给药。因 $t_{1/2}$ 较短（0.5～1 h）,须多次给药维持疗效。

目标检测

1. 吗啡的镇痛作用机制是(　　)。

A. 抑制痛觉中枢　　　　　　　　　B. 激动中枢阿片受体

C. 阻断中枢阿片受体　　　　　　　D. 抑制外周前列腺素合成酶

E. 阻断中枢多巴胺受体

2. 吗啡中毒致死的主要原因是(　　)。

A. 昏迷　　　　　　B. 心律失常　　　　　　C. 血压骤降

D. 呼吸麻痹　　　　E. 颅内压升高

3. 吗啡对中枢神经系统的作用是（   ）。

A. 镇痛、镇静、催眠、呼吸抑制

B. 镇痛、镇静、镇咳、缩瞳、致吐

C. 镇痛、镇静、镇咳、呼吸兴奋

D. 镇痛、镇静、镇咳、呼吸抑制

E. 镇痛、镇静、扩瞳、呼吸抑制

4. 广泛应用于海洛因成瘾脱毒治疗的药物是（   ）。

A. 吗啡　　　　　　　　B. 美沙酮　　　　　　　　C. 哌替啶

D. 纳洛酮　　　　　　　E. 曲马多

5. 吗啡可用于治疗（   ）。

A. 阿司匹林哮喘

B. 心源性哮喘

C. 支气管哮喘

D. 喘息型慢性支气管哮喘

E. 其他原因引起的过敏性哮喘

6. 以下能用哌替啶而不能用吗啡的情况是（   ）。

A. 镇痛　　　　　　　　B. 镇咳　　　　　　　　C. 止泻

D. 人工冬眠　　　　　　E. 心源性哮喘

第十六章　解热镇痛抗炎药和抗痛风药

1. 掌握：阿司匹林的作用、作用机制、用途及不良反应。
2. 熟悉：对乙酰氨基酚和布洛芬的作用、用途及不良反应。
3. 了解：其他解热镇痛药的作用和用途。

第一节　解热镇痛抗炎药

解热镇痛抗炎药（antipyretic analgesic and anti-inflammatory drugs）是一类具有解热、镇痛，而且大多数还有抗炎、抗风湿作用的药物。由于本类药物的化学结构和抗炎作用机理与肾上腺皮质激素不同，故亦称非甾体抗炎药（non-steroidal anti-inflammatory drugs，NSAIDs）。

本类药物尽管其化学结构各异，但它们大多数都能抑制体内前列腺素（prostaglandin，PG）的合成。目前对本类药物的解热、镇痛和抗炎、抗风湿等药理作用及某些共同具有的不良反应（例如胃肠道反应、肾脏损害、凝血障碍、诱发哮喘等）均可用这一作用机理来解释。

PG 广泛存在于人体的各种重要组织和体液中，大多数细胞均有合成 PG 的能力。PG 是一类具有高度生物活性的物质，参与机体发热、疼痛、炎症、速发型过敏等多种生理、病理过程。PG 的前体是花生四烯酸（AA），AA 源于食物，吸收后以磷脂的形式存在于细胞膜中。当细胞受到刺激时，细胞膜上的磷脂酶被激活，使其释放花生四烯酸。游离的花生四烯酸分别通过环氧化酶（COX）和 5-脂氧酶途径，进一步代谢成 PG、血栓素（TXA_2）和白三烯（LT）。解热镇痛抗炎药抑制 COX 的活性，从而阻止了 PG 的合成（图 16-1）。

解热镇痛药的药理作用如下：

1. 解热作用　本类药物能降低发热患者的体温，对正常人体温几无影响。人体的体温靠下丘脑的体温调节中枢控制。病原体及其毒素等外源性致热原（外热原）与血液中的粒细胞、单核细胞及组织中的巨噬细胞等相互作用产生内源性致热原（内热原），此物质进入中枢神经系统可导致中枢合成和释放 PG 增多，使体温调节中枢兴奋性增强，体温调定点上移，引起机体发热（图 16-2）。治疗剂量的解热镇痛抗炎药，通过抑制中枢内前列腺素的合成，增强散热过程（体表血管扩张，出汗增多），将体温调定点恢复到正常水平而起到解热作用，但不会将调定点调到正常以下。

2. 镇痛作用　本类药物有中等程度的镇痛作用，对慢性钝痛如牙痛、头痛、神经痛、肌肉痛、关节痛及月经痛等均有较好的镇痛效果，而对创伤性剧痛和内脏平滑肌痉挛引起的绞痛则几乎无效。常用量不会引起精神或情绪改变，也无镇静、催眠等副作用，长期应用不

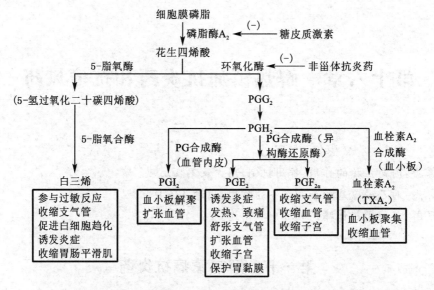

图 16-1 细胞膜磷脂生成的各种物质的生物活性及抗炎药作用部位

注:PG,前列腺素;PGI$_2$,前列环素;(—),抑制作用

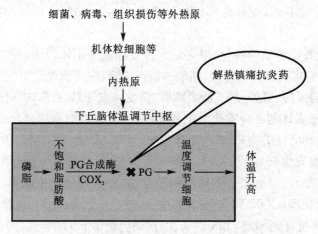

图 16-2 解热镇痛抗炎药解热的作用机制

注:PG,前列腺素;COX$_2$,环氧化酶Ⅱ;×,抑制作用

产生耐受性和依赖性,也不抑制呼吸。

镇痛作用部位主要在外周神经系统,当组织受到损伤、发生炎症或过敏反应时,局部就可能产生或释放一些致痛的化学物质如缓激肽、组胺、5-羟色胺以及前列腺素等,作用于痛觉感受器引起疼痛。前列腺素本身致痛作用较弱,但它可使痛觉感受器对组胺、缓激肽等致痛物质的敏感性提高,因而增强这些物质的致痛作用。解热镇痛抗炎药抑制炎症局部前列腺素合成,因而有镇痛作用。

3. 抗炎和抗风湿作用 本类药物除苯胺类外,其他均有较强的抗炎和抗风湿作用。在发生炎症反应时,组织会产生许多致炎物质,如组胺、5-羟色胺、缓激肽以及前列腺素等。其中前列腺素是重要的致炎物质,它可使局部血管扩张,毛细血管通透性增加,同时也能对其他致炎物质产生增敏作用。大量前列腺素还可促使白细胞外渗，从而导致局部组织红、肿、热、痛等炎症病理改变。解热镇痛抗炎药的抗炎作用主要是抑制前列腺素合成，消除它对致炎物质的增敏作用。另外，在大剂量下也能稳定溶酶体膜，抑制溶酶体酶的释放而起到消炎作用。这类药物的抗风湿作用除了解热、镇痛等因素外，主要在于抗炎。

常用的解热镇痛抗炎药按化学结构可分为水杨酸类、苯胺类、吡唑酮类及其他类。

一、水杨酸类

阿司匹林（aspirin，乙酰水杨酸）

阿司匹林的化学结构见图 16-3。

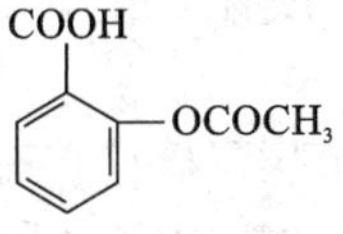

COOH
—OCOCH₃

图 16-3　阿司匹林的化学结构

【体内过程】　口服后，小部分在胃、大部分在小肠吸收，1～2 h 血药浓度达峰值。在吸收过程中与吸收后，迅速被胃黏膜、血浆、红细胞及肝中的酯酶水解为水杨酸，水解后以水杨酸盐的形式迅速分布至全身组织，也可进入关节腔及脑脊液，并可通过胎盘。水杨酸与血浆蛋白结合率高，可达 80%～90%。水杨酸经肝药酶代谢，大部分代谢产物与甘氨酸结合，少部分与葡糖醛酸结合后自肾排泄。碱性尿中，水杨酸盐解离增多，重吸收减少而排出增多；尿呈酸性时则相反。故同时服用碳酸氢钠可促进其排泄，降低其血药浓度。

【药理作用及临床应用】

1. 解热镇痛及抗炎抗风湿　本药有较强的解热镇痛作用，常与其他解热镇痛药配成复方，用于头痛、牙痛、肌肉痛、神经痛、痛经及感冒发热等；抗炎抗风湿作用也较强，可使急性风湿热患者于 24～48 h 内退热，关节红、肿及剧痛缓解，血沉下降，患者主观感觉好转。由于控制急性风湿热的疗效迅速而确实，故也可用于鉴别诊断。对类风湿性关节炎也可迅速镇痛，消退关节炎症，减轻关节损伤，故目前仍是首选药。

2. 抑制血小板聚集　小剂量阿司匹林能使 PG 合成酶（环加氧酶）活性中心的丝氨酸乙酰化而失活，因而减少血小板中血栓素（TXA₂）的生成而抑制血小板聚集，阻止血栓形成，临床上可用于手术后血栓形成及防治冠状动脉和脑血管栓塞性疾病。但在大剂量时，阿司匹林也能抑制血管壁中 PG 合成酶的活性，减少前列环素（prostacyclin，PGI₂）的合成。PGI2 是 TXA₂ 的生理对抗剂，它的合成减少可促进凝血及血栓形成，因此宜采用小剂量阿司匹林防治血栓性疾病。

【不良反应及用药监护】　小剂量或短期使用时不良反应较少，长期大量应用则不良反应较多。

1. 胃肠道反应　最为常见，口服可直接刺激胃黏膜，引起上腹不适、恶心、呕吐。血药浓度高则刺激延髓催吐化学感应区（CTZ），也可致恶心及呕吐。较大剂量口服（抗风湿治疗）可引起胃溃疡及不易察觉的胃出血（无痛性出血）；原有溃疡病者，症状加重。饭后服药，将药片嚼碎，同服抗酸药如碳酸钙，或服用肠溶片可减轻或避免以上反应。

2. 凝血障碍　一般剂量阿司匹林就可抑制血小板聚集，延长出血时间。大剂量（每日5 g 以上）或长期服用，还能抑制凝血酶原形成，延长凝血酶原时间，用维生素 K 可以预防。

3. 过敏反应　少数患者可出现荨麻疹、血管神经性水肿、过敏性休克。某些哮喘患者服用阿司匹林或其他解热镇痛药后可诱发哮喘，称为"阿司匹林哮喘"，它不是以抗原-抗体反应为基础的过敏反应，而是与它们抑制 PG 生物合成有关。因 PG 合成受阻，而由花生四烯酸生成的白三烯以及其他脂氧酶代谢产物增多，内源性支气管收缩物质居于优势地位，导致支气管痉挛，诱发哮喘。肾上腺素治疗"阿司匹林哮喘"无效。哮喘、鼻息肉及慢性荨麻疹患者禁用阿司匹林。

4. 水杨酸反应　阿司匹林剂量过大（每日 5 g）时，可出现头痛、眩晕、恶心、呕吐、耳鸣及视力、听力减退，总称为水杨酸反应，是水杨酸类中毒的表现。严重者可出现过度呼吸、酸碱平衡失调，甚至精神错乱。严重中毒者应立即停药，静脉滴入碳酸氢钠溶液以碱化尿液，加速排泄。

5. 瑞氏（Reye）综合征　据报道，患病毒感染伴有发热的儿童或青年服用阿司匹林后有发生瑞氏综合征的危险，表现为严重肝功能损害合并脑病，虽少见，但可致死。故儿童病毒感染时慎用。

二、苯胺类

对乙酰氨基酚（acetaminophen，扑热息痛）

对乙酰氨基酚是非那西丁（phenacetin）的体内代谢产物，二者都是苯胺衍生物，具有相同的药理作用。

【体内过程】　口服对乙酰氨基酚易吸收，0.5～1 h 血药浓度达高峰；约有 60% 对乙酰氨基酚与葡糖醛酸结合；35% 与硫酸结合失效后经肾排泄；有极少部分对乙酰氨基酚进一步代谢为对肝有毒性的羟化物。

【药理作用及临床应用】　对乙酰氨基酚的解热镇痛作用缓和持久，强度类似阿司匹林，但其抗炎、抗风湿作用很弱，无实际疗效。对乙酰氨基酚抑制中枢 PG 合成酶的作用强度与阿司匹林相似；但在外周，对此酶的抑制则远比阿司匹林弱，这可能是两种同工酶的敏感性不同所致。常用于感冒发热、头痛、关节痛、神经痛及阿司匹林不能耐受或过敏的患者。

【不良反应及用药监护】　治疗量与阿司匹林相比不良反应较少，不会引起胃肠道反应和凝血障碍，偶见过敏反应，如皮疹，严重者伴有药物热及黏膜损害。其代谢后的羟化物能氧化血红蛋白形成高铁血红蛋白，导致组织缺氧、发绀及溶血性贫血。大剂量或长期应用可致急性中毒性肝坏死及肾损害。

三、吡唑酮类

保泰松（phenylbutazone）及羟基保泰松（oxyphenybutazone）

【体内过程】　口服保泰松吸收迅速完全，2 h 达血药浓度峰值，吸收后 98% 与血浆蛋白结合，再缓慢释出，故作用持久，血浆 $t_{1/2}$ 为 50～65 h。保泰松可穿透滑液膜，在滑液膜间隙内的浓度可达血药浓度的 50%，停药后，关节组织中保持较高浓度可达 3 周之久。本药主要由肝药酶代谢，其代谢产物为羟基保泰松，为活性代谢产物；羟基保泰松的血浆蛋白结合率也很高，血浆 $t_{1/2}$ 长达几天，长期服用保泰松时，羟基保泰松可在体内蓄积，造成毒性。保泰松可诱导肝药酶，加速自身代谢。保泰松及其代谢产物由肾缓慢排泄。

【药理作用及临床应用】　保泰松抗炎抗风湿作用强而解热镇痛作用较弱，临床主要用于风湿性及类风湿性关节炎、强直性脊柱炎。较大剂量可减少肾小管对尿酸盐的重吸收，故可促进尿酸排泄，可用于急性痛风。

【不良反应及用药监护】

1. 胃肠道反应　最常见，表现为恶心、上腹不适、呕吐、腹泻，饭后服药可减轻。大剂量可引起胃、十二指肠出血及溃疡，溃疡病患者禁用。

2. 水钠潴留　保泰松能直接促进肾小管对氯化钠及水的重吸收，引起水肿，使心功能不全者出现心衰、肺水肿，故用时应忌盐。高血压、心功能不全患者禁用。

3. 过敏反应　有皮疹，偶致剥脱性皮炎、粒细胞缺乏、血小板减少及再生障碍性贫血，可能致死，应高度警惕。如见粒细胞减少，应立即停药并用抗菌药防治感染。

4. 肝、肾损害　偶致肝炎及肾炎。肝、肾功能不良者禁用。

5. 甲状腺肿大及黏液性水肿　因保泰松抑制甲状腺摄取碘所致。

6. 其他　保泰松诱导肝药酶，加速自身代谢，也加速强心苷代谢；还可通过血浆蛋白结合部位的置换，加强口服抗凝血药、口服降糖药、苯妥英钠及肾上腺皮质激素的作用及毒性，当保泰松与这些药物合用时应予注意。羟基保泰松除无排尿酸作用及胃肠道反应较轻外，作用、用途及不良反应同保泰松。

四、其他类

吲哚美辛（indomethacin，消炎痛）

吲哚美辛为人工合成的吲哚衍生物。口服吸收迅速、良好，在血浆中与蛋白结合率约 90%，主要在肝代谢；代谢产物从尿、胆汁、粪便排泄，10%～20% 以原形排泄于尿中。

吲哚美辛是最强的 PG 合成酶抑制药之一，有显著抗炎及解热作用，对炎性疼痛有明显镇痛效果。其不良反应多，故仅用于其他药物不能耐受或疗效不显著的病例。如急、慢性风湿性关节炎，关节强直性脊柱炎，骨关节炎，恶性肿瘤引起的发热及其他难以控制的发热。不良反应主要为恶心、呕吐等胃肠道反应；头痛、眩晕、精神失常等中枢神经系统反应；偶见有造血功能抑制、肝损伤和过敏反应。与阿司匹林有交叉过敏现象，"阿司匹林哮喘"者禁用。

舒林酸（sulindac，苏林大）

舒林酸作用及应用均似吲哚美辛，但强度不及后者的一半，其特点是作用较持久。不良反应发生率约为 25%，但除胃肠道以外的严重不良反应发生率类似于吲哚美辛。

双氯芬酸（diclofenac，双氯灭痛，扶他林）

双氯芬酸为一种新型的强效消炎镇痛药，其镇痛、消炎及解热作用比吲哚美辛强 2～

2.5 倍,比阿司匹林强 26~50 倍。其特点为药效强,不良反应少,剂量小,个体差异小。本药口服吸收迅速,服后 1~2 h 内血药浓度达峰值,排泄快,长期应用无蓄积作用;用于类风湿性关节炎、神经炎、红斑狼疮、癌症、手术后疼痛,以及各种原因引起的发热;可引起胃肠道紊乱、头晕、头痛及皮疹。有肝、肾损害或溃疡病史者慎用。

布洛芬(ibuprofen,异丁苯丙酸)

布洛芬是苯丙酸的衍生物,口服吸收迅速,1~2 h 血药浓度达峰值,血浆 $t_{1/2}$ 为 2 h,99% 与血浆蛋白结合,可缓慢进入滑膜腔,并在此保持高浓度。本药主要经肝脏代谢,肾脏排泄。临床用于风湿及类风湿性关节炎,药效并不比阿司匹林强,但胃肠道反应轻,对血象与肾功能无明显影响。偶见轻度消化不良、皮疹、胃肠道溃疡及出血、转氨酶升高,胃肠出血不常见,但长期服用者仍应注意;偶见视物模糊及中毒性弱视,出现视力障碍者应立即停药。

吡罗昔康(piroxicam,炎痛喜康)

吡罗昔康属苯噻嗪类,为强效、长效抗炎镇痛药。口服吸收完全,2~4 h 血药浓度达峰值。在体外抑制 PG 合成酶的效力略强于吲哚美辛。对风湿性及类风湿性关节炎的疗效与阿司匹林、吲哚美辛相当而不良反应少,患者耐受良好。其主要优点是血浆 $t_{1/2}$ 长(36~45 h),用药剂量小,每日服 1 次(20 mg)即可有效。对胃肠道有刺激作用,剂量过大或长期服用可致消化道出血、溃疡,应予注意。

美洛昔康(meloxicam,莫比可)

美洛昔康是烯醇酸的一种非甾体抗炎药,$t_{1/2}$ 约为 20 h。在血浆中,99% 以上的药物与血浆蛋白结合。代谢非常彻底,只有少量未改变的原化合物从尿中排出。在体内,对炎症部位前列腺素生物合成的抑制作用强于对胃黏膜或肾脏的前列腺素生物合成,这与其对 COX_2 有较高的选择性有关。本药能很好地穿透进入血液膜腔,浓度接近在血浆中的一半,对症治疗类风湿性关节炎和疼痛性骨关节炎。最常见的不良反应为轻度胃肠道功能紊乱和中枢反应,严重的副作用少见。

知识链接

对乙酰氨基酚过量

患者小张(化名)是一位 27 岁、经济管理专业的研究生,身材高大,过于肥胖,除脂肪肝和肝功能有点异常之外,平日很少生病。这次小张为了赶课题经常熬夜,且抽烟多。当身体出现感冒、发烧的症状之后,便自行到药店买了几种感冒药。他觉得一种药退烧效果不够,就几种药混着吃,而且因为自己体重的原因,还"酌情"加大了剂量。盲目用药后导致高热 7 天,伴腹泻 5 天,医生建议住院观察治疗。小张本人和妈妈认为就是小感冒,门诊挂水就行,拒绝住院。随后悲剧发生了,小张因为"对乙酰氨基酚过量"造成中毒性肌溶解和肝、肾衰竭,最终抢救无效去世。

对乙酰氨基酚被广泛应用于感冒的辅助治疗中,是各种感冒药的常见成分。尽管服用这种药物致死的极端案例并不多见,但是随意把多种感冒药混在一起吃、自行增加感冒药剂量,后果极其危险,往往导致严重的药物不良反应。

第二节　抗痛风药

痛风是指由嘌呤代谢紊乱而引起的疾病,表现为高尿酸血症。尿酸盐在关节、结缔组织以及肾脏等处析出尿酸钠结晶,尿酸钠结晶能引起粒细胞浸润,粒细胞对尿酸钠进行吞噬而产生炎症反应,如未及时治疗可发展为慢性痛风性关节炎或导致肾脏病变。抗痛风药通常分为四类:①抑制尿酸生成药,如别嘌醇;②促进尿酸排泄药,如丙磺舒、苯溴马隆等;③抑制白细胞游走进入关节药,如秋水仙碱;④一般的解热镇痛抗炎药,如布洛芬、保泰松、炎痛喜康、萘普生等。

秋水仙碱(colchicine)

秋水仙碱对痛风急性发作有消炎、止痛作用,与中性粒细胞微管蛋白结合可改变细胞膜功能,引起中性粒细胞的趋化、黏附和吞噬作用,抑制急性发作局部的粒细胞浸润,与有丝分裂纺锤体结合可阻断细胞的分裂。主要用于治疗或预防急性痛风发作。秋水仙碱毒性较大,主要是胃肠道反应、骨髓抑制、肾脏损害,所以不用于治疗慢性痛风。

别嘌醇(allopurinol,别嘌呤醇)

别嘌醇为次黄嘌呤的异构体。次黄嘌呤和黄嘌呤可被黄嘌呤氧化酶催化生成尿酸,别嘌醇为该酶的抑制剂。别嘌醇可被体内黄嘌呤氧化酶催化成为别黄嘌呤,由于黄嘌呤氧化酶对别黄嘌呤的亲和力比对黄嘌呤和次黄嘌呤的高,使黄嘌呤和次黄嘌呤合成尿酸受阻,血中尿酸的浓度降低,组织内尿酸结晶溶解,从而缓解痛风的症状。主要用于慢性原发性或继发性痛风的治疗,也用于反复发作性尿酸结石患者。

苯溴马隆(benzbromarone,苯溴香豆素)

苯溴马隆为苯并呋喃衍生物,主要是通过抑制肾小管对尿酸的重吸收,促进尿酸的排泄,降低血中尿酸浓度而起到抗痛风的作用。适用于治疗单纯原发性高尿酸血症以及非发作期痛风性关节炎。口服易吸收,用药期间需大量饮水以增加尿量(治疗初期饮水量每天不得少于 1500 mL),定期测量尿液的酸碱度。

丙磺舒(probenecid)

丙磺舒是通过抑制肾小管对尿酸的重吸收,增加尿酸的排泄,降低血中尿酸盐的浓度,从而减少尿酸沉积,起到治疗痛风的作用。本药无抗炎、镇痛作用,不适用于治疗急性痛风,主要用于慢性痛风的治疗。

目标检测 ➡➡➡

1. 解热镇痛药的解热作用机制是(　　　)。

A. 直接抑制下丘脑体温调节中枢　　　　B. 抑制下丘脑前列腺素的合成

C. 促进下丘脑前列腺素的合成　　　　　　D. 抑制外周前列腺素的合成

E. 促进外周前列腺素的合成

2. 解热镇痛药的镇痛作用机制是（　　　）。

A. 激动中枢阿片受体　　　　B. 阻断中枢阿片受体　　　　C. 激活外周环氧酶

D. 抑制外周环氧酶　　　　E. 抑制细胞膜钠离子内流

3. 应用阿司匹林治疗无效的是（　　　）。

A. 头痛　　　　　　　　　　B. 牙痛　　　　　　　　　　C. 关节痛

D. 胃肠绞痛　　　　　　　　E. 肌肉痛

4. 阿司匹林预防血栓形成的机制是（　　　）。

A. 直接对抗血小板聚集

B. 降低凝血酶活性

C. 使环氧酶失活,减少血小板中血栓素 A_2（TXA_2）生成

D. 激活抗凝血酶

E. 加强维生素 K 的作用

5. 下列关于解热镇痛药解热作用的叙述正确的是（　　　）。

A. 能使正常人体温降到正常以下　　　　B. 能使发热患者体温降到正常以下

C. 能使发热患者体温降到正常水平　　　　D. 必须配合物理降温措施

E. 配合物理降温,能将体温降到正常以下

6. 阿司匹林通过抑制（　　　）发挥作用。

A. 二氢叶酸合成酶　　　　B. 过氧化物酶　　　　　　C. 环氧酶

D. 磷脂酶　　　　　　　　E. 胆碱酯酶

7. 下列有关对乙酰氨基酚的叙述,错误的是（　　　）。

A. 有较强的解热镇痛作用　　　　　　　　B. 无抗炎抗风湿作用

C. 主要用于感冒发热　　　　　　　　　　D. 不良反应少,但能造成肝脏损害

E. 长期应用可产生依赖性

8. 阿司匹林哮喘产生的原因是（　　　）。

A. 白三烯等内源性支气管收缩物质生成增加

B. 以抗原抗体反应为基础的过敏反应

C. 与阿司匹林抑制前列腺素的生物合成有关

D. 促进 5-HT 生成增多

E. 抑制胆碱酯酶,减少 ACh 的破坏

9. 阿司匹林的不良反应有（　　　）。

A. 瑞氏综合征　　　　　　　B. 耳毒性

C. 肝毒性　　　　　　　　　D. 促进氯化钠与水的再吸收,引起水肿

E. 甲状腺肿大与黏液性水肿

10. 阿司匹林的不良反应不包括（　　　）。

A. 胃肠道反应　　　　　　　B. 凝血障碍　　　　　　　C. 成瘾性

D. 过敏反应　　　　　　　　E. 水杨酸反应

第十七章　中枢神经兴奋药

1. 熟悉:咖啡因、尼可刹米及洛贝林的作用、用途及不良反应。
2. 了解:其他中枢兴奋药的作用和用途。

中枢兴奋药(central stimulants)是能提高中枢神经系统机能活动的一类药物。根据其作用部位可分为三类:①主要兴奋大脑皮层的药物,如咖啡因等;②主要兴奋延髓呼吸中枢的药物,又称呼吸兴奋药,如尼可刹米等;③促进大脑功能恢复的药物,如吡拉西坦等。

第一节　主要兴奋大脑皮层的药物

咖啡因(caffeine)

咖啡因为咖啡豆和茶叶中的主要生物碱。此外,茶叶还含茶碱(theophyline),均属黄嘌呤类,药理作用相似,但咖啡因的中枢兴奋作用较强,临床主要用作中枢兴奋药;茶碱的舒张平滑肌作用较强,主要用作平喘药。

【药理作用及临床应用】　咖啡因对大脑皮层有兴奋作用,小剂量(50~200 mg)即可使睡意消失、疲劳减轻、精神振奋、思维敏捷、工作效率提高,但无欣快感;较大剂量时则直接兴奋延髓呼吸中枢和血管运动中枢,使呼吸加深加快、血压升高,在呼吸中枢受抑制时尤为明显。咖啡因可直接兴奋心脏、扩张冠状血管、肾血管等,但无治疗意义。此外,咖啡因还可舒张支气管平滑肌、利尿及刺激胃酸分泌。作用机制是竞争性抑制磷酸二酯酶,从而使组织中的 cAMP 增加。

主要用于解救因急性感染中毒、中枢抑制药中毒引起的昏睡、呼吸及循环衰竭。与乙酰水杨酸等解热镇痛药制成复方制剂用于一般性头痛,与麦角胺合用治疗偏头痛。

【不良反应及用药监护】　一般少见,但剂量较大时可致激动、不安、失眠、心悸、头痛,剂量过大也可引起惊厥。因增加胃酸分泌,消化性溃疡患者慎用。

哌甲酯(ritalin,利他林)

哌甲酯能提高精神活动,消除抑郁症状,对大脑皮层、皮层下中枢及呼吸中枢有轻度兴奋作用,口服有轻微的增加心率和升压作用,静注有产生心律失常或休克的报道。主要用于各种忧郁症、轻度脑功能失调、发作性睡病,以及巴比妥类、水合氯醛等中枢抑制药过量引起的昏迷。此外,它对儿童多动综合征有效,该病是由于脑干网状结构上行激活系统内去甲肾上腺素、多巴胺、5-羟色胺等递质中某一种缺乏所致,它能促进这类递质的释放。

本药在治疗量时不良反应较少，偶有失眠、心悸、焦虑、厌食、口干。大剂量时或注射后血压升高而致眩晕、头痛等。癫痫、高血压患者禁用，青光眼、激动性抑郁、过度兴奋者禁用；可抑制儿童生长发育，6 岁以下儿童尽量避免使用，孕妇慎用。服用单胺氧化酶抑制剂者，应在停药 2 周后再用本品。久用可产生耐受性。

阿屈菲尼（adrafinil）

阿屈菲尼主要激动中枢突触后 α 受体，提高中枢神经系统对外界刺激的敏感性。临床用于老年觉醒障碍、抑郁症精神滑坡综合征。

第二节　主要兴奋延髓呼吸中枢的药物

尼可刹米（nikethamide，可拉明）

尼可刹米直接兴奋延髓呼吸中枢，也可刺激颈动脉体和主动脉体化学感受器而反射性兴奋呼吸中枢，能提高呼吸中枢对 CO_2 的敏感性，使呼吸加深加快。安全性好，但一次静脉注射作用仅维持数分钟。对血管运动中枢有微弱兴奋作用。过量可致血压上升、心动过速、肌肉震颤及僵直、咳嗽、呕吐、出汗。因作用温和，安全范围大，临床常用于各种原因所致中枢性呼吸抑制、麻醉药及其他中枢抑制药如吗啡的中毒。一般间歇静脉注射给药效果较好。

二甲弗林（dimefline，回苏灵）

二甲弗林直接兴奋呼吸中枢，作用强于尼可刹米，使肺换气量及动脉血氧分压（PaO_2）提高，二氧化碳分压（$PaCO_2$）降低。临床用于中枢性呼吸抑制。过量可致惊厥。静脉给药需稀释后缓慢注射，并严密观察患者反应。

洛贝林（lobeline，山梗菜碱）

洛贝林作用短暂，每次给药仅维持数分钟。可兴奋颈动脉体和主动脉体化学感受器而反射性兴奋呼吸中枢。用于新生儿窒息、一氧化碳中毒引起的窒息，也可用于小儿感染性疾病所致的呼吸衰竭。不良反应极小，大剂量可致心动过速、传导阻滞、呼吸抑制甚至惊厥。

贝美格（bemegride，美解眠）

贝美格中枢兴奋作用迅速，维持时间短，用量过大或注射太快也可引起惊厥。可用作巴比妥类中毒解救的辅助用药。

第三节　促进大脑功能恢复的药物

吡拉西坦（piracetam，吡乙酰胺，脑复康）

吡拉西坦能促进大脑皮层细胞代谢，增进线粒体内 ATP 的合成，提高脑组织对葡萄糖的利用率,保护脑缺氧所致的脑损伤,促进正处于发育时期的儿童大脑及智力的发育。用于脑外伤后遗症、慢性酒精中毒、脑功能障碍、脑血管意外及儿童的行为障碍。

甲氯芬酯(meclofenoxate,氯酯醒)

甲氯芬酯主要兴奋大脑皮层,促进脑细胞的代谢,对于抑制状态的中枢神经系统有兴奋作用,但作用缓慢,需反复用药。临床用于脑外伤后昏迷、脑功能障碍、脑血管意外、儿童精神迟钝、新生儿缺氧及小儿遗尿症等。

胞磷胆碱(citicoline)

胞磷胆碱是核苷酸衍生物,作为辅酶参与磷脂酰胆碱的合成,能增加脑血流量以及氧的消耗,改善脑组织代谢。主要用于急性颅脑外伤和脑手术后所致意识障碍。

以上中枢兴奋药主要用于对抗中枢抑制药中毒或某些传染病引起的中枢性呼吸衰竭。它们的选择性一般都不高,安全范围小,兴奋呼吸中枢的剂量与致惊厥剂量之间的距离小。对深度中枢抑制的患者,大多数中枢兴奋药在不产生惊厥的剂量时往往无效;而且它们的作用时间都很短,需要反复用药,一般每 2~4 h 用药一次,才能长时间维持患者呼吸,因而很难避免惊厥的发生。所以,除严格掌握剂量外,这类药物的应用宜限于短时就能纠正的呼吸衰竭患者。临床中枢性呼吸衰竭主要采用人工呼吸机维持呼吸,因为它远比呼吸兴奋药有效且安全可靠。

目标检测

1. 尼可刹米主要用于(　　)。

A. 支气管哮喘所致呼吸困难　　　　　B. 循环衰竭所致呼吸抑制

C. 惊厥后出现的呼吸抑制　　　　　　D. 中枢性呼吸抑制

E. 巴比妥类药物中毒引起的呼吸抑制

2. 对吗啡中毒所致呼吸衰竭疗效较好的是(　　)。

A. 尼可刹米　　　　　B. 二甲弗林　　　　　C. 洛贝林

D. 贝美格　　　　　E. 吡拉西坦

3. 中枢兴奋药过量最主要的反应是(　　)。

A. 心动过速　　　　　B. 血压升高　　　　　C. 惊厥

D. 房室传导阻滞　　　　　E. 呕吐

4. 新生儿窒息及 CO 中毒宜选用(　　)。

A. 洛贝林　　　　　B. 二甲弗林　　　　　C. 咖啡因

D. 尼可刹米　　　　　E. 阿托品

第四篇 心血管系统药物

第十八章 抗心律失常药

1. 掌握：利多卡因的作用特点、临床应用和不良反应及用药监护。
2. 熟悉：奎尼丁的作用特点、不良反应及用药监护。
3. 了解：普鲁卡因胺、苯妥英钠、胺碘酮和普罗帕酮等的适应证、不良反应及用药监护。

第一节 心律失常的电生理学基础

心律失常是由于心脏冲动形成和传导异常所致的心动节律或速率紊乱，包括快速型心律失常、缓慢型心律失常。本章主要介绍抗快速型心律失常的药物。

1. 心肌细胞膜电位 心肌细胞在静息状态时，膜内电位为负，膜外电位为正。当心肌细胞受到刺激时，膜的通透性发生改变，引发离子的流动，出现除极和复极过程，即形成动作电位。动作电位分为五个时相。

0 相（除极期）：主要由钠离子快速内流所致。

1 相（快速复极期）：主要由短暂的钾离子外流所致。

2 相（缓慢复极期）：主要由钾离子缓慢外流和钙离子缓慢内流所致。

3 相（快速复极末期）：主要由钾离子快速外流所致。

4 相（静息期）：非自律细胞维持在静息水平；自律细胞则由钠离子或钙离子缓慢持续内流，发生舒张期自发缓慢除极，当达到阈电位时，将引起下一个动作电位。

2. 自律性 自律性是心脏自律细胞在没有外来刺激的条件下，能够自动除极而引起节律性兴奋的特性。

3. 有效不应期 心肌细胞除极后，必须复极到 60 mV，受到刺激才能发生可扩散性的兴奋。从除极到可引发兴奋性的这段时间称为有效不应期。

第二节 抗心律失常药的基本作用机制和分类

一、心律失常发生机制

心律失常可由冲动形成障碍或冲动传导障碍或两者兼有引起。

1. 冲动形成障碍

(1) 自律性增高:自律性细胞自律性增高,使得冲动形成增多,引起快速型心律失常。

(2) 后除极与触发活动:后除极是异位起搏细胞继 0 相除极后尚未完全复极时所发生的除极,当达到阈电位时引起异常冲动发放,即触发活动。

2. 冲动传导障碍

(1) 单纯性传导障碍。

(2) 折返形成:折返是冲动经传导通路折回原处而反复运行的现象。由于折返的形成,一个冲动反复多次激动心肌细胞,引起快速型心律失常。

二、抗心律失常药的分类

按药物对心肌细胞电生理特性的影响及作用机制,可将抗心律失常药分为以下几类:

1. Ⅰ类——钠通道阻滞药

(1) Ⅰ A 类(适度钠通道阻滞药):代表药物有奎尼丁、普鲁卡因胺等。

(2) Ⅰ B 类(轻度钠通道阻滞药):代表药物有利多卡因、苯妥英钠等。

(3) Ⅰ C 类(重度钠通道阻滞药):代表药物有普罗帕酮、氟卡尼等。

2. Ⅱ类——β受体阻断药　代表药物有普萘洛尔、美托洛尔等。

3. Ⅲ类——钾通道阻滞药　代表药物有胺碘酮等。

4. Ⅳ类——钙通道阻滞药　代表药物有维拉帕米等。

第三节　常用抗心律失常药

一、Ⅰ类——钠通道阻滞药

(一) Ⅰ A 类药

机制:适度阻断 Na^+ 通道,抑制除极时 Na^+ 内流,降低 0 相上升速率。

奎尼丁

奎尼丁(quinidine)是茜草科植物金鸡纳树皮所含的一种生物碱,和抗疟疾药奎宁是异构体。

【药理作用】

1. 降低自律性　奎尼丁可降低异位节律点的自律性,抑制异位冲动的发放。

2. 减慢传导　阻止 0 相 Na^+ 内流,减慢心房肌、心室肌和浦肯野纤维的传导。

3. 延长有效不应期　阻止 Na^+ 内流,延长心房、心室、浦肯野纤维的有效不应期。

4. 其他　抗胆碱作用及 α 受体阻断作用。

【临床应用】　奎尼丁为广谱抗心律失常药,适用于心房颤动、心房扑动、室上性及室性心动过速。还可在电转律术前用奎尼丁减慢心室率,转律后用奎尼丁可维持窦性节律。

【主要制剂】　主要为片剂:0.2 g。

【用法用量】　口服。成人:每次 0.2～0.3 g,1 日 3～4 次。阵发性室上性心动过速、心房颤动、心房扑动,第1日0.2 g,每2 h 1次,连续5次;如无效而又无不良反应,第2日增至每次0.3 g,第3日每次0.4 g,每2 h 1次,连续5次,1日总量不宜超过2.4 g。恢复窦性心律后改为维持量,每次0.2~0.3 g,1日3~4次。成人处方极量:1日3 g(一般1日量不宜超过2.4 g),应分次给予。小儿:每次按体重6 mg/kg或按体表面积180 mg/m²,1日3~5次。

【不良反应】

1. 胃肠道反应　恶心、呕吐、腹泻等。

2. 金鸡纳反应　恶心、呕吐、耳鸣、听力丧失、视觉障碍、晕厥等。

3. 心血管反应　低血压、心力衰竭、室内传导阻滞等,严重反应是奎尼丁晕厥(尖端扭转型室性心动过速)。

4. 其他　偶见血小板减少、粒细胞减少、出血等。

【注意事项】

1. 当每日口服量超过1.5 g时,或给有不良反应的高危患者用药时,应住院监测心电图及血药浓度。每天超过2 g时应特别注意心脏毒性。

2. 长期用药需监测肝、肾功能,若出现严重电解质紊乱或肝、肾功能异常时须立即停药。

【相互作用】

1. 与其他抗心律失常药合用时可致作用相加,维拉帕米、胺碘酮可使本药血药浓度上升。

2. 与口服抗凝药合用可使凝血酶原进一步减少,也可减少本药与蛋白的结合,故需注意调整合用时及停药后的剂量。

3. 苯巴比妥及苯妥英钠可以增加本药的肝内代谢,使血浆半衰期缩短,合用时应酌情调整剂量。

4. 本药可使地高辛血药浓度增高达中毒水平,也可使洋地黄类血药浓度升高,故合用时应监测血药浓度及调整剂量。在洋地黄过量时本药可加重心律失常。

普鲁卡因胺

【药理作用】　普鲁卡因胺(procainamide)是普鲁卡因的衍生物。药理作用及临床应用与奎尼丁相似,属于广谱抗心律失常药,但作用较弱。

【临床应用】　适用于阵发性心动过速、频发期前收缩(对室性期前收缩疗效较好)、心房颤动和心房扑动,常与奎尼丁交替使用。

【主要制剂】

1. 片剂　0.125 g;0.25 g。

2. 注射液　0.1 g:1 mL;0.2 g:2 mL;0.5 g:5 mL;1 g:10 mL。

【用法用量】

1. 口服　成人:治疗室上性心律失常,每次0.5~0.75 g,1日4次;治疗室性心律失常,每次0.25~0.5 g,1日4次。小儿:按体重5~12.5 mg/kg,或按体表面积375 mg/m²,1日4次。

2. 肌内注射　每次0.25~0.5 g,1日4次。

3. 静脉注射或静脉滴注　每次 0.1 g,必要时每隔 5～10 min 重复 1 次。总量按体重不得超过 10～15 mg/kg,或者 10～15 mg/kg 静脉滴注 1 h,然后以每小时按体重 1.5～2 mg/kg 维持。

【不良反应】　长期应用可出现胃肠道反应、皮疹、药物热、粒细胞减少等;严重者可出现系统性红斑狼疮综合征;血药浓度过高可出现心脏停搏、传导阻滞或室性心律失常。

【注意事项】

1. 有厌食、呕吐、恶心及腹泻等副作用,特异体质患者可有发冷、发烧、关节痛、肌痛、皮疹及粒细胞减少症等;偶有幻视、幻听、精神抑郁等症状出现;静脉滴注可使血压下降,发生虚脱,应严密观察血压、心率和心律变化。

2. 心房颤动及心房扑动的病例,如心室率较快,宜先用洋地黄类强心药,控制心室率在每分钟 70～80 次以后再用本药或奎尼丁。

3. 用药三日后,如仍未恢复窦性心律或心动过速不停止,则应考虑换药。

4. 严重心力衰竭、完全性房室传导阻滞、束支传导阻滞或肝、肾功能严重损害者忌用。

【相互作用】

1. 与抗高血压药合用,可出现相应的降压反应,抗高血压药应减量。

2. 普鲁卡因胺会增强其他抗心律失常药、抗毒蕈碱药的作用。

3. 普鲁卡因胺可减弱拟胆碱能药,如新斯的明及其类似药物的作用。

4. 与神经肌肉阻滞剂合用时,神经肌肉接头的阻滞作用增强,时效延长。

(二) ⅠB 类药物

利多卡因(lidocaine)

利多卡因既是局部麻醉药又是抗心律失常药。

【体内过程】　口服吸收后首关消除明显,故口服一般无效。静脉注射后起效迅速,但作用维持时间短,仅 15～30min,故心律失常控制后宜恒量静脉滴注,以维持有效血药浓度。肌内注射维持时间长,可作为预防给药。主要在肝代谢,故严重肝功能不全者慎用,原形经肾排出量仅为 10%,故肾功能不全者仍可应用。

【药理作用】　作用于浦肯野纤维,抑制 Na^+ 内流,促进 K^+ 外流。对窦房结和心房肌几乎无影响。

1. 降低自律性　抑制 Na^+ 内流,4 相除极速率下降,自律性降低。在 3 相末期,通过促进 K^+ 外流,使最大舒张电位下移,也可降低自律性。

2. 对传导速度的影响　治疗量的利多卡因对传导无明显影响,但当细胞外高 K^+,血液偏酸性时能明显减慢传导,使单向阻滞转变为双向阻滞而消除折返,有利于防止急性心肌梗死所致的心室颤动的发生。对于血 K^+ 浓度降低或因心肌受损面部分除极的纤维,利多卡因可促进 K^+ 外流而使静息电位下移,加快传导,有利于消除单向阻滞而终止折返。大剂量则减慢传导,甚至出现完全性传导阻滞。

3. 相对延长不应期　可使 3 相 K^+ 外流加快,APD 和 ERP 缩短,APD 缩短较 ERP 显著,故相对延长 ERP 有利于消除折返。

【临床应用】　主要用于室性心律失常,对室性期前收缩、室性心动过速、心室纤颤等有效;特别是对急性心肌梗死并发的室性心律失常有显著效果,可作为首选药;也常用于心脏手术、全身麻醉、强心苷中毒、电转律后等引起的各种心律失常。

【不良反应】 毒性较小,多在静脉注射时发生。主要不良反应有中枢神经系统症状包括嗜睡、眩晕,大剂量引起语言障碍、肌肉抽搐、惊厥,甚至呼吸抑制。心脏毒性可见传导阻滞、窦性心动过缓,甚至心脏停搏,重度房室传导阻滞患者禁用。

【注意事项】

1. 严重肝病患者:因其肝脏不能正常代谢利多卡因,发生利多卡因中毒的风险较大。

2. 对于对氨基苯甲酸衍生物(普鲁卡因、苯佐卡因等)过敏的患者,未发现使用利多卡因后出现交叉过敏。然而,有药物过敏史的患者应慎用本药,尤其是过敏原不确定的患者。

3. 接触过本药后必须洗手,洗手前避免接触眼部。

【相互作用】

1. β受体阻断药可以减少肝血流量,故合用时可能减低肝脏对本药的清除,不良反应增多、加剧。

2. 神经肌肉阻滞药合用较大剂量利多卡因(按体重 5mg/kg 以上),可使这类药的阻滞作用增强。

3. 与抗惊厥药合用,可增加心肌抑制作用,产生心脏停搏。此外,二者合用中枢神经系统不良反应也增加。苯妥英钠及苯巴比妥也可以增快本药的肝脏代谢,从而降低静脉注射后的血药浓度。

4. 与其他抗心律失常药如奎尼丁、普鲁卡因胺及心得安并用时,疗效及毒性均增加。与心得安合用可引起窦房停顿。

5. 与氯化琥珀胆碱及其他神经肌肉阻滞药同用,加强并延长肌松作用。

苯妥英钠

苯妥英钠(phenytoin sodium)原为抗癫痫药,现也用于治疗心律失常。其作用与利多卡因相似,作用于心肌浦肯野纤维,降低自律性;能与强心苷竞争 $Na^+ - K^+$ 泵,抑制强心苷的晚后除极及触发活动。主要用于室性心律失常及强心苷类药物中毒的抢救,是解救强心苷中毒所致室性心律失常的首选药物。不良反应及注意事项见前面章节。

美西律

美西律(mexiletine)的化学结构与利多卡因相似,药理作用和临床用途也与利多卡因相似。但可口服,且作用时间长。适用于室性心律失常。长期应用可引起震颤、眩晕、头痛、共济失调等;剂量过大也可出现心率减慢、房室传导阻滞等。

(三) Ⅰ C 类药物

普罗帕酮

【药理作用】 其电生理效应是抑制快钠离子内流,减慢收缩除极速度,使传导速度降低,轻度延长动作电位间期及有效不应期,主要作用在心房及心肌传导纤维,故对房性心律失常可能有效。

【临床应用】 为广谱抗心律失常药,适用于防治室性、室上性期前收缩和心动过速。

【主要制剂】 针剂、片剂。

【用法用量】 口服:治疗量为1日300～900 mg,分4～6次服用。维持量为1日300～600 mg,分2～4次服用。必要时可在严密监护下进行静脉注射,每8 h静脉注射70 mg,或在1次静脉注射后继以静脉滴注(每小时20～40 mg)。

【不良反应】

1. 不良反应有口干、唇舌麻木、头痛、眩晕、眼闪光、嗜睡、恶心、呕吐、便秘等,在减量或停药后消失。

2. 用量较大时极个别患者出现手指震颤、心动过缓、窦性静止、窦房或房室传导阻滞、精神障碍或低血压、血清谷丙转氨酶升高及胆汁淤积性肝炎。

3. 心血管系统常见的是诱发或加重室性心律失常、房室或束支传导阻滞、诱发或加重充血性心力衰竭、心绞痛发作增多;也可出现窦房结功能失调,如严重的窦性心动过缓、窦性停搏,以及较严重的低血压。

【注意事项】

1. 在试用过程中未见肺、肝及造血系统的损害,有少数患者出现上述口干、头痛、眩晕、胃肠道不适等轻微反应,一般都在停药或减量后症状消失。

2. 心肌严重损害者慎用。

3. 窦房结功能障碍,严重房室传导阻滞、双束支传导阻滞、心源性休克患者禁用;严重的心动过缓,肝、肾功能不全,明显低血压患者慎用。

4. 如出现窦房性或房室性传导高度阻滞,可静脉注射乳酸钠、阿托品、异丙肾上腺素或间羟肾上腺素等解救。

【相互作用】

1. 其他抗心律失常药,包括维拉帕米、普萘洛尔、胺碘酮及奎尼丁等,可能增加本药不良反应。

2. 与抗高血压药合用,可增强降压作用。

3. 与三环类抗抑郁药、环孢菌素、茶碱、地高辛、华法林等同用,可增强本药的作用与毒性。

氟卡尼

【药理作用】 氟卡尼为ⅠC类抗心律失常药,可以终止房室结内折返性心动过速;可使心室内传导减慢,QRS波群延长,Q-T间期轻度延长;可减慢房室附加传导束的传导;可终止预激综合征引起的心动过速。

【临床应用】 本药适用于室性心律失常,包括室性期前收缩及室性心动过速;室上性期前收缩、室上性心动过速、心房扑动、心房颤动,预激综合征合并室上性心动过速。

【主要制剂】

1. 片剂 0.1 g;0.2 g。

2. 针剂 0.05 g;0.1 g;0.15 g。

【用法用量】 口服时,成人开始时每次100 mg,1日2次,然后每隔4日,每次增加50 mg,最大剂量为每次200 mg,每日2次。儿童每次50～100 mg,1日2次。静脉滴注时,成人每千克体重 2 mg 于 15 min 滴完；儿童每千克体重 2 mg 于 10 min 内滴完。

【不良反应】

1. 窦性心动过缓，房室、束支及室内传导阻滞，致心律失常，加重心力衰竭。

2. 神经系统：头晕、头痛、视物模糊等。

【注意事项】

1. 充血性心力衰竭、病窦综合征患者慎用。

2. 氟卡尼不宜与奎尼丁或丙吡胺合用。

二、Ⅱ类——β受体阻断药

普萘洛尔

普萘洛尔(propranolol)阻断心肌 β 受体，能抑制窦房结、心房、浦肯野纤维自律性，此药作用在运动及情绪激动时尤为明显，也能拮抗儿茶酚胺效应；减慢传导，并延长 ERP。主要用于室上性心律失常的治疗，尤其是窦性心动过速，可作首选，对由运动和情绪激动、甲状腺功能亢进等所诱发的室性心律失常也有效。

三、Ⅲ类——钾通道阻滞药

胺碘酮

【药理作用】 主要电生理效应是延长各部心肌组织的动作电位及有效不应期，有利于消除折返激动。对静息膜电位及动作电位高度无影响。对冠状动脉及周围血管有直接扩张作用。可影响甲状腺素的代谢。本药特点为半衰期长，故服药次数少，治疗指数大，抗心律失常谱广。

【临床应用】 本药为广谱抗心律失常药，用于室上性、室性心律失常的治疗。

【主要制剂】

1. 盐酸胺碘酮片　0.2 g。

2. 盐酸胺碘酮胶囊　0.2 g。

3. 盐酸胺碘酮注射液　3 mL：0.15 g。

4. 注射用盐酸胺碘酮　0.15 g。

【用法用量】

1. 口服　开始时每次 200 mg，每日 3 次，饭后服；3 日后改用维持量，每次 200 mg，每日 1～2 次，或每次 100 mg，每日 3 次。

2. 静脉滴注　300 mg 加入 250 mL 等渗盐水中，30 min 内滴完。

【不良反应】

1. 常见的不良反应有窦性心动过缓、房室传导阻滞等。

2. 长期应用可引起角膜黄色颗粒沉淀。

3. 还可导致甲状腺功能紊乱，引起甲状腺功能亢进或减退。

4. 偶致严重的间质性肺炎或肺纤维化。

【注意事项】

1. 由于存在乳酸,所以该药在先天性半乳糖血症、葡萄糖和半乳糖吸收不良综合征或乳糖酶缺乏症患者中禁用。

2. 在治疗期间,应该建议患者避免暴露于日光下,或者采取日光保护措施。

3. 重视易于发生低钾血症的情况,因为低钾血症可促进心律失常效应的出现。在胺碘酮给药之前,应该纠正低钾血症。

4. 本药禁用于妊娠中三个月和后三个月期间。

5. 胺碘酮及其代谢物以及碘可以分泌在乳汁中,其浓度高于母体血浆中的浓度。因存在新生儿甲状腺功能减退的危险,所以在应用本药的情况下,禁忌实施母乳喂养。

6. 不推荐儿童用药。

四、Ⅳ类——钙通道阻滞药

维拉帕米(verapamil)

【药理作用】　维拉帕米可阻滞心肌细胞膜的 Ca^{2+} 通道,抑制 Ca^{2+} 内流,降低窦房结的自律性,减慢传导,延长有效不应期。

【临床应用】　主要用于治疗室上性心动过速,尤其对阵发性室上性心动过速疗效显著,可作首选。

【主要制剂】

1. 盐酸维拉帕米片　40 mg。

2. 盐酸维拉帕米缓释片　0.24 g。

3. 注射用盐酸维拉帕米　5 mg。

4. 盐酸维拉帕米注射液　2 mL:5 mg。

5. 盐酸维拉帕米缓释胶囊　0.24 g。

【用法用量】

1. 口服　成人为 40~80 mg,每日 3~4 次。

2. 静脉注射　成人为 5~10 mg 溶于葡萄糖液 20 mL,缓慢静脉注射。隔 10~15 min 可重复 1~2 次,如无效则停用,考虑用其他药物或措施;有效后改静脉滴注,滴注速度为 0.1 mg/min 或口服。儿童为每次按体重 0.1~0.3 mg/kg,15 min 后重复 1 次,无效则停药。

【不良反应】　静脉注射过快可产生心血管反应,如心动过速、房室传导阻滞、低血压等;与 β 受体阻断药合用更易诱发。

【注意事项】

1. 下列情况慎用本药,并需进行严密的医疗监护:①一度房室传导阻滞;②低血压(收缩压低于 90 mmHg);③心动过缓(心率低于每分钟 50 次);④严重的肝功能不全患者(参看剂量部分)应定期监测肝功能;⑤伴随有 QRS 波群增宽(>0.12 s)的室性心动过速;⑥进行性肌营养不良。

2. 维拉帕米可通过胎盘屏障,如确需应用本药,在治疗期间应停止哺乳。

3. 服用本药应定期检查患者的血压。

目标检测

1. 苯妥英钠治疗心律失常时,首先治疗( )。

A. 室性心动过速　　　　B. 室性期前收缩　　　　C. 心房纤颤

D. 房室传导阻滞　　　　E. 强心苷中毒的室性心动过速

2. 治疗窦性心动过速最宜选用( )。

A. 普罗帕酮　　　　　　B. 奎尼丁　　　　　　　C. 苯妥英钠

D. 普萘洛尔　　　　　　E. 利多卡因

3. 某患者,30 岁,诊断为阵发性室上性心动过速,最宜选用( )。

A. 奎尼丁　　　　　　　B. 利多卡因　　　　　　C. 维拉帕米

D. 普萘洛尔　　　　　　E. 苯妥英钠

4. 胺碘酮的不良反应不包括( )。

A. 心动过速　　　　　　B. 房室传导阻滞　　　　C. 甲状腺功能紊乱

D. 角膜黄色颗粒沉淀　　E. 肺纤维化

5. 普鲁卡因胺最严重的不良反应是( )。

A. 系统性红斑狼疮综合征　　　　　B. 恶心、呕吐

C. 头晕、嗜睡　　　　　　　　　　D. 低血压

E. 心动过缓

6. 可引起金鸡纳反应的抗心律失常药是( )。

A. 丙吡胺　　　　　　　B. 氟卡尼　　　　　　　C. 普鲁卡因胺

D. 奎尼丁　　　　　　　E. 维拉帕米

第十九章　抗慢性心功能不全药

1. 掌握：强心苷类药物的药理作用、临床用途、不良反应和中毒防治。
2. 熟悉：β受体阻断药和血管紧张素Ⅰ转化酶抑制药治疗慢性心功能不全的药理学基础。
3. 了解：其他抗慢性心功能不全药的作用特点和用途。

慢性心功能不全又称充血性心力衰竭（congestive heart failure，CHF），指在适当的静脉回流下，由于心脏收缩和（或）舒张功能障碍，使心排血量绝对或相对不足，从而不能满足机体代谢的需要而致以循环功能障碍为主的综合征。

知识链接

慢性心功能不全分期

阶段A：心力衰竭的高危期。患者尚无器质性心脏（心肌）病变或心力衰竭症状，但有可能导致心脏功能衰竭的基础疾病，如患者有高血压、冠状动脉疾病、糖尿病、服用心脏毒性药物或酗酒史、风湿性疾病史、心肌病家族史。

阶段B：已有器质性心脏病变，客观检查示有轻度心血管疾病，但没有心力衰竭的症状和体征，如左心室肥厚或纤维化、左心室扩大或收缩力减弱、无症状性心脏瓣膜病、既往有心肌梗死病史。

阶段C：患者过去曾出现或反复出现与基础器质性心脏病有关的心力衰竭症状，如左心室收缩功能障碍导致呼吸困难和乏力；接受心力衰竭治疗的无症状患者。

阶段D：进展性器质性心脏病患者，在强效药物治疗的基础上，安静时仍有明显的心力衰竭症状，需要特殊的治疗干预。例如：心力衰竭反复发作需住院治疗且不能安全出院；等待心脏移植；需持续静脉给药，以减轻心力衰竭症状或使用机械循环辅助装置的非住院患者。

目前，认为慢性心功能不全的发生是多种调节机制作用的结果（图19-1），其中心室重塑是其发生的基本机制。肾素-血管紧张素-醛固酮系统（RAAS）和交感神经系统的过度活化在心室重塑和心功能恶化上起着关键作用。因此，在临床上抗慢性心功能不全的治疗理念也有了明显的改变，除传统的增强心肌收缩力和降低心脏前、后负荷的治疗外，目前已从短期血流动力学的改善措施转为长期的、修复性的治疗，目的是改变衰竭心脏的生物学性质、抑制神经体液的过度活化，从而抑制其恶性循环、逆转心室重构，达到抗慢性心功能不全的目的。

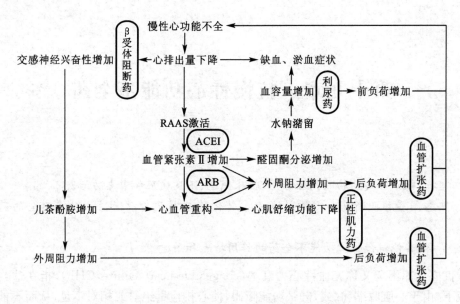

图 19-1　慢性心功能不全发生机制及药物作用环节

药物是治疗慢性心功能不全的主要手段。根据药物的作用和机制可分为以下几类。

1. 增强心肌收缩力药

（1）强心苷类：如地高辛等。

（2）非强心苷类：正性肌力药。

① β 受体激动药：如多巴酚丁胺等。

② 磷酸二酯酶抑制药：如米力农等。

2. 减轻心脏负荷药

（1）利尿药：如呋塞米等。

（2）血管扩张药：如肼屈嗪等。

3. 其他类

（1）肾素-血管紧张素-醛固酮系统抑制药：如卡托普利、氯沙坦等。

（2）钙通道阻滞药：如氨氯地平、非洛地平等。

（3）β 受体阻断药：如普萘洛尔等。

第一节　增强心肌收缩力药

一、强心苷类

强心苷是一类具有强心作用的苷类化合物，对心脏具有高度选择性。

强心苷类药物来源于植物，常用的有地高辛（digoxin）、洋地黄毒苷（digitoxin）、毛花苷丙、毒毛花苷 K（strophanthin K）等。

【体内过程】　强心苷类药物中不同药物的侧链不同，其药物代谢动力学也不同。毒毛花苷 K 和毛花苷丙为短效，口服吸收很少，需要静脉给药，从而起效快、作用时间短。地高辛为中效,口服生物利用度个体差异大,不同厂家、不同批号、不同个体均可有较大差异,临床用药时要注意剂量的调整。短效和中效强心苷类药物大多以原形经肾排出。洋地黄毒苷脂溶性高,口服吸收完全,生物利用度高,大多经肝脏代谢后经肾脏排泄。

【药理作用】

1. 对心脏的作用

(1) 正性肌力作用(增强心肌收缩力):治疗量的强心苷选择性地作用于心肌,增强其收缩力,是强心苷治疗 CHF 的主要药理基础。正性肌力作用有以下特点:①加强心肌收缩效能:加快心肌收缩速度,使心肌收缩敏捷有力,收缩期缩短,而舒张期相对延长,从而增加静脉回流及冠状动脉血流灌注时间,有利于心肌自身血氧供给,并使心肌得到充分休息,改善心肌代谢情况。②增加衰竭心脏心输出量:心力衰竭患者,由于心输出量减少,血压降低,通过压力感受器反射性兴奋交感神经,致使外周血管收缩,阻力增大,输出量进一步减少。而用强心苷后,心肌收缩力增强,心输出量增加,血压回升,外周血管扩张而阻力降低,后负荷下降,从而改善心肌的泵血功能,使心输出量进一步增加。③降低衰竭心脏耗氧量:强心苷正性肌力作用使心肌耗氧量增加,但由于心排血完全,通过压力感受器所致的反射性心律减慢和正性肌力作用产生的心脏排空完全,心室容积缩小,可使心肌耗氧量减少,故总耗氧量降低。以上特点是强心苷治疗心力衰竭的理论依据,也是与其他正性肌力药(肾上腺素、氨茶碱等)的区别。

(2) 负性频率作用:强心苷类能显著减慢 CHF 患者的心率,但对正常心率影响小。由于强心苷的正性肌力作用,使心输出量增加,刺激颈动脉窦、主动脉弓,反射性兴奋迷走神经使心率减慢。强心苷减慢心率作用的另一机制是增强心肌对迷走神经的敏感性。心率减慢,舒张期相对延长,静脉回流增加,心肌供血供氧充分,使心功能得到进一步改善。

(3) 负性传导作用:强心苷对心肌电生理影响复杂,治疗量的强心苷因兴奋迷走神经、加速 K^+ 外流、增加最大舒张电位而降低窦房结自律性,是其能减慢窦性频率的作用机制。使房室结 Ca^{2+} 内流减慢,传导减慢。大剂量的强心苷可直接减慢房室结及浦肯野纤维的传导速度。强心苷能延长房室结 ERP,有利于消除折返激动,这些作用对治疗心房颤动、心房扑动和室上性心动过速具有重要意义。但过量会引起各种不同的电生理改变。

目前认为,强心苷正性肌力作用机制是该药与心肌细胞膜上的强心苷受体 Na^+-K^+-ATP 酶结合并抑制其活性,导致钠泵失灵,细胞内 Na^+ 量增加。通过 Na^+-Ca^{2+} 交换机制,增加心肌细胞内 Ca^{2+} 浓度,增强心肌的收缩力(图 19-2)。

2. 对神经和内分泌系统的作用　中毒剂量的强心苷可兴奋延髓催吐化学感受器而引起呕吐;还可兴奋交感神经中枢导致快速型心律失常;此外,该药还能降低 CHF 患者血浆肾素活性,进而减少血管紧张素 Ⅱ 及醛固酮生成,对心功能不全时过度激活 RAAS 产生拮抗作用。

3. 对心电图的影响　治疗剂量时最早可使 T 波

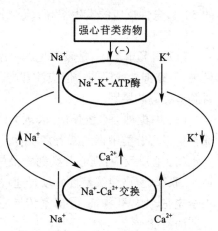

图 19-2　强心苷作用机制

压低,甚至倒置,S-T 段呈鱼钩状;随即出现 P-R 间期延长,反映房室传导速度减慢。中毒量强心苷可引起多种心律失常,心电图会出现相应变化。

4. 利尿作用　强心苷对心功能不全患者有明显的利尿作用,主要是心功能改善后增加了肾血流量所致;也与其直接抑制 Na^+-K^+-ATP 酶、减少肾小管对 Na^+ 的重吸收作用有关。

【临床应用】

1. 治疗 CHF　在过去几十年对 CHF 的治疗中,强心苷加利尿药几乎用于每一位 CHF 的患者,但随着对 CHF 病理生理研究的不断加深,以及对 ACE 抑制药、β 受体阻断药临床疗效的肯定,强心苷现多用于收缩功能障碍,对利尿药、ACE 抑制药、β 受体阻断药疗效欠佳者。对扩张型心肌病、心肌肥厚、舒张性心力衰竭者不应选用该药,而应首选 β 受体阻断药、ACE 抑制药。

该类药对不同病因导致的心力衰竭疗效有一定差异:对心房颤动伴心室率快的心力衰竭疗效最佳;对心瓣膜病、风湿性心脏病(高度二尖瓣狭窄病例除外)、冠状动脉粥样硬化性心脏病和高血压性心脏病所导致的心功能不全疗效较好;对慢性肺源性心脏病、活动性心肌炎或严重心肌损伤患者疗效较差,且易发生中毒;心肌外机械因素影响所致的 CHF,如缩窄性心包炎及严重二尖瓣狭窄者疗效很差或无效。

2. 治疗某些心律失常

(1) 心房颤动:强心苷通过抑制房室结传导的作用,使发自心房的过多冲动不能通过房室结下传至心室,故能减慢心室率,改善心功能。该类药对多数患者不能停止或取消颤动,用药目的在于防止心室率过快,可长期用于非紧急的心房颤动患者。

(2) 心房扑动:心房扑动的冲动较强而规则,更易于下传至心室,所以心室率快而难于控制。强心苷类药是治疗心房扑动最常用的药物,主要通过不均一缩短心房的有效不应期,使扑动变为颤动,继而发挥该药治疗心房扑动的作用,并有可能恢复窦性节律。

(3) 阵发性室上性心动过速:强心苷可通过提高迷走神经兴奋性来终止阵发性室上性心动过速发作,在采用压迫颈动脉窦无效时,可使用强心苷进行治疗。

【不良反应及用药注意事项】　强心苷类药物安全范围小,一般治疗量已接近中毒剂量的 60%,毒性反应的发生率高;药物个体差异大,且毒性反应和心功能不全症状相似。

1. 毒性反应

(1) 胃肠道反应:是较常见的早期中毒症状,主要表现为厌食、恶心、呕吐等。注意及时发现,补充钾盐或停药。但应注意与药物用量不足导致的心力衰竭未得到有效控制引起的胃肠道反应的鉴别。

(2) 中枢神经系统反应:表现为眩晕、头痛、倦怠、黄视或绿视症及视物模糊,视觉异常通常是强心苷类中毒的特有症状,可作为停药的指征。

(3) 心脏反应:强心苷类药物最严重、最危险的不良反应。①快速型心律失常:室性早搏,二联律、三联律及室性心动过速,甚至发生室颤,其中室性早搏是最多见的早期表现,属中毒先兆,为停药指征;②房室传导阻滞;③窦性心动过缓:心率降至 60 次/min,一般作为停药的指征。

强心苷中毒为何会引起室性早搏

可能因为中毒量高度抑制 Na^+-K^+-ATP 酶活性,细胞内严重失钾而使最大舒张电位负值变小,自律性提高;此外,可引起滞后除极(是心肌细胞在完全复极之后所产生的异常除极反应),导致心律失常。

2. 强心苷中毒的防治　基本原则是禁钙补钾。

(1)预防:①避免中毒诱因,低钾、高钙、低镁、心肌缺血(急性心肌梗死)、肾功能低下(老年人)、缺氧(肺心病)均易诱发强心苷中毒,故应尽量避免。②警惕中毒先兆,频发室性早搏、心率低于 60 次/min、色视障碍是中毒先兆的三个指标,若出现,应立即停药。③强心苷类药物安全范围窄,个体差异大,告诉患者和家属应严格按医嘱定时服药;用药期间应多食含钾丰富的食物,注意补钾、镁,禁止补钙。应根据患者血钾水平、肾功能情况、有无心脏负荷增加等因素调整用药剂量。

(2)治疗:①快速型心律失常,其发生机制与过度抑制 Na^+-K^+-ATP 酶,导致细胞内失钾有关。可采取首先补钾,轻者可口服,必要时静脉滴注钾盐。也可采用抗心律失常药,如苯妥英钠或利多卡因等药物。②缓慢型心律失常,其发生机制与迷走神经过度兴奋有关,可用阿托品治疗。此时不能用钾盐,否则加重传导阻滞。③危及生命的致死性中毒,应采用地高辛抗体 Fab 片段,该抗体与强心苷有强大亲和力,使强心苷脱离 Na^+-K^+-ATP 酶而解除毒性。

【给药方法】

1. 传统给药法　先在短期内给予足量(全效量)而达"洋地黄化",然后给予维持量以补充每日消耗量。但中毒反应发生率高,现已很少采用。全效量给药法分为两种:①缓给法,适于慢性轻症心力衰竭,于 3～4 日内给予全效量,可用地高辛、洋地黄毒苷;②速给法,适用于重症且两周内未使用过强心苷者,于 24 h 内给足全效量。

2. 逐日恒量给药法　主要用于地高辛给药。逐日给予地高辛(0.25～0.375 mg),经6～7 日可在血中达稳态血药浓度,发挥治疗作用。此法明显降低了强心苷中毒发生率。但仅适用于轻、中度慢性心力衰竭的患者。

二、非强心苷类正性肌力药

(一)β受体激动药

因为 CHF 时交感神经处于激活状态,用此类药物易引起心率加快和心律失常,因此β受体激动药主要用于强心苷效果不佳或禁忌用药者,更适用于伴有心率减慢或传导阻滞的患者。

多巴酚丁胺(dobutamine)

多巴酚丁胺主要激动心脏 β_1 受体,对 β_2 受体及 α_1 受体作用较弱,能明显增强心肌收缩力,降低血管阻力,提高衰竭心脏的心脏指数,增加心排血量。主要用于对强心苷类反应不佳的严重左心室功能不全和心肌梗死后心功能不全者,但血压明显下降者不宜使用。

(二) 磷酸二酯酶抑制药

磷酸二酯酶抑制药能抑制磷酸二酯酶Ⅲ(PDEⅢ),增加心肌细胞内 cAMP 的含量,增加细胞内 Ca^{2+} 浓度,发挥正性肌力和血管舒张双重功效,缓解心力衰竭症状。主要用于心力衰竭时作短期的支持疗法,尤其适用于对强心苷、利尿药及血管扩张药反应不佳的患者。但此类药物能否延长心力衰竭患者寿命与降低其发病率,目前尚有争议。

米力农(milrinone,甲氰吡酮)与氨力农(amrinone,氨吡酮)

为双吡啶类衍生物。氨力农的不良反应较严重,如恶心、呕吐、心律失常等,此外还可导致血小板减少与肝损害。米力农抑酶作用较氨力农强 20 倍以上,不良反应少,现已取代氨力农作短期静脉给药用于严重 CHF 的治疗,但仍可出现室上性及室性心律失常,低血压、心绞痛样疼痛及头痛等。

第二节　减轻心脏负荷药

一、利尿药

【药理作用】　目前利尿药仍作为一线药物广泛用于各种心力衰竭的治疗。其作用机制是促进 Na^+、H_2O 的排泄,减少血容量,降低心脏前负荷,改善心功能;降低静脉压,消除或缓解静脉淤血及由此引发的肺水肿与其他器官水肿。对 CHF 伴有水肿或有明显淤血者尤为适用。虽然单用利尿药不能延长寿命,但至今仍是 CHF 基础治疗不可缺少的药物。

【临床应用】　利尿药的选择取决于 CHF 的病情:轻度 CHF 可单独选用噻嗪类利尿药即可达到良好效果,一般间断应用,每周 2~4 次;对中、重度 CHF 或单用噻嗪类疗效不佳者,可用袢利尿药或噻嗪类与保钾利尿药合用;对严重 CHF、慢性 CHF 急性发作、急性肺水肿或全身水肿者,噻嗪类药物常无效,宜静脉注射呋塞米;严重的 CHF 患者因伴有高醛固酮血症,应选用具有抗醛固酮作用的保钾利尿药,如螺内酯等,但单用保钾利尿药作用较弱,多与其他利尿药(如袢利尿药)合用以增强利尿效果及防止失钾,对预防强心苷中毒引起的心律失常有一定意义。

【不良反应】

1. 大剂量利尿药　可减少有效循环血量,导致心排血量减少,加重组织缺血。同时可导致反射性交感神经兴奋,减少肾血流量,加重组织灌注不足,加重肝肾功能障碍,导致心力衰竭恶化。

2. 利尿药　引起的电解质紊乱,尤其是排钾利尿药引起的低钾血症是 CHF 时诱发心律失常的常见原因之一,特别是与强心苷类合用更易发生。

二、血管扩张药

一些抗高血压药及抗心绞痛药(如硝酸酯类、肼屈嗪、哌唑嗪等)能迅速降低心脏前、后负荷,改善急性心力衰竭症状,提高运动耐量与生活质量,可用于治疗 CHF,但多数血管扩张药未能降低 CHF 病死率。

药物的选择应根据病因、病情而定：一般肺静脉压明显增高、肺淤血症状明显者应选用扩张静脉为主的药物，如硝酸酯类；对心排血量低而肺静脉压高者，应选用硝普钠，或合并使用肼屈嗪和硝酸酯类；对心排血量明显减少而外周阻力增高者，应选用扩张小动脉的药物，如肼屈嗪、哌唑嗪等。

钙通道阻滞药具有确切的扩张动脉作用，从理论上讲，应有益于心力衰竭患者的治疗。但根据临床观察发现，硝苯地平、维拉帕米等可使 CHF 恶化，增加 CHF 的病死率，不适用于 CHF 的治疗。

血管扩张药在减轻心脏负荷的同时可导致体液潴留，因此应合用利尿药。血管扩张药在治疗 CHF 时，本身可具有正性肌力作用，或与正性肌力药联合应用时可提高疗效。

第三节　其他类

一、肾素-血管紧张素-醛固酮系统抑制药

（一）血管紧张素Ⅰ转化酶抑制药

血管紧张素Ⅰ转换酶抑制药（ACEI）能逆转心肌肥厚、心室重塑及抑制心肌纤维化，提高心脏与血管的顺应性。不仅能缓解心力衰竭症状，而且显著降低心力衰竭患者的病死率，改善预后。此类药物已作为 CHF 治疗的一线用药，广泛应用于临床。临床用于治疗 CHF 的 ACEI 有卡托普利、依那普利、西拉普利等，其作用基本相似。

【作用机制】

1. 降低外周血管阻力　ACEI 可抑制 AngⅠ向 AngⅡ转化，使血液及外周组织中 AngⅡ含量降低，减弱了 AngⅡ的缩血管作用。

2. 减少醛固酮的生成　CHF 患者体内 RAAS 激活，醛固酮增多。此类药物能减少醛固酮生成，减轻水钠潴留，降低心脏前负荷。

3. 抑制心肌及血管重塑　AngⅡ和醛固酮促进心肌细胞增生、胶原含量增加、心肌间质纤维化，是导致心室重塑的主要因素。小剂量 ACEI 即可在不影响血压情况下减少 AngⅡ和醛固酮的生成，因此能防止和逆转心肌、血管重塑，改善心功能，延缓病情进展。

4. 扩张冠状动脉　ACEI 具有扩张冠状动脉的作用，能增加冠状动脉血流量，保护缺血心肌，减轻缺血-再灌注损伤，同时可减少心律失常的发生，有利于 CHF 及急性心肌梗死的症状缓解，增加运动耐量，提高生活质量。

5. 降低交感神经活性　AngⅡ能通过作用于交感神经突触前膜 AngⅡ受体（AT1）促进去甲肾上腺素释放，并可促进交感神经节的神经传递功能。ACEI 可通过其抗交感作用进一步改善心功能。

【临床应用】　ACEI 对各阶段心功能不全均可产生有益作用，还能防止和逆转心肌肥厚，降低病死率，延缓尚未出现症状的早期心功能不全者的病情进展，延缓心力衰竭的发生，特别是对舒张性心力衰竭者疗效明显优于传统药物地高辛。

（二）血管紧张素Ⅱ受体阻断药

此类药物常用的有氯沙坦、缬沙坦等，对 CHF 的作用与 ACEI 类似，不良反应少，不易

引起咳嗽、血管神经性水肿等,常作为对 ACEI 不能耐受者的替代品。

二、钙通道阻滞药

钙通道阻滞药可扩张血管,降低心脏后负荷。非地平类钙通道阻滞药因其具有明显的负性肌力作用和负性传导作用而禁用于心功能不全的患者。短效地平类钙通道阻滞药不能改善心功能不全的症状或提高运动耐力,并可激活内源性神经内分泌系统,短期和长期使用该类药物治疗心功能不全,可导致严重的不良心血管反应,因此也不适用于心功能不全的治疗。目前只有长效钙通道阻滞药氨氯地平(amlodipine)和非洛地平(felodipine)被证明不影响心功能不全的预后。

钙通道阻滞药主要用于继发冠心病、高血压病及舒张功能障碍的 CHF,尤其是其他药物治疗无效的患者。虽然氨氯地平和非洛地平不增加 CHF 的死亡率,但目前仍无确切的证据显示钙通道阻滞药对心功能不全有明确的疗效,因此一般不将该药作为 CHF 的常用药。

心功能不全伴有房室传导阻滞、低血压、左心室功能低下伴后负荷低以及严重收缩功能障碍的患者不宜用钙通道阻滞药。

三、β受体阻断药

从理论上讲,β受体阻断药抑制心肌收缩力,会加重心功能障碍,但临床试验表明,长期应用此类药物能改善 CHF 症状、提高射血分数、降低病死率,目前已被推荐作为治疗慢性心力衰竭的常规用药,与 ACEI 合用尚能进一步增加疗效。常用的药物有美托洛尔(metoprolol)、比索洛尔(bisoprolol)、卡维地洛(carvedilol)。其中以卡维地洛的治疗效果较为显著,美国 FDA 已批准将卡维地洛作为正式的治疗 CHF 的药物。

【作用机制】

1. 拮抗交感活性　β受体阻断药通过阻断心肌细胞β受体,拮抗过量儿茶酚胺对心脏的毒性作用,减轻心肌的能量消耗与线粒体损伤,避免心肌细胞的坏死;改善心肌重塑;减少肾素释放,抑制 RAAS,防止 AngⅡ对心脏的损害。

2. 抗心律失常与抗心肌缺血作用　β受体阻断药具有明显的抗心肌缺血及抗心律失常作用,后者也是其降低 CHF 病死率(包括猝死率)的重要机制。

【临床应用】　β受体阻断药主要用于扩张型心肌病。初期应用会导致血压下降、心率减慢、心输出量下降、心功能恶化,故应从小剂量开始,并与强心苷合并应用,以消除其负性肌力作用。

【不良反应】　β受体阻断药对严重心动过缓、严重左心室功能减退、明显房室传导阻滞、低血压及支气管哮喘者慎用或禁用。

目标检测➡➡

1. 合并心房纤颤的慢性心功能不全患者,首选的治疗药物是(　　)。

A. β受体阻断药　　　　B. 利尿药　　　　　　C. 洋地黄类药

D. 扩张血管药　　　　　E. 血管紧张素转化酶抑制药

2. 急性心肌梗死 24 h 内应禁用的药物是(　　)。

A. 利多卡因　　　　　　　B. 呋塞米　　　　　　　C. 尿激酶

D. 硝酸甘油　　　　　　　E. 洋地黄

3. 洋地黄的作用机制是(　　)。

A. 阻断 β 受体

B. 抑制心肌细胞 $Na^+ - K^+ - ATP$ 酶活性

C. 激动 β 受体

D. 直接兴奋迷走神经

E. 促进 Ca^{2+} 外流

4. 治疗慢性心功能不全的过程中,为改善和延缓心室重构,首选的药物是(　　)。

A. β受体阻断药　　　　　B. 利尿药　　　　　　　C. 洋地黄类药

D. 扩张血管药　　　　　　E. 血管紧张素转化酶抑制药

5. 以下不会诱发强心苷中毒的是(　　)。

A. 低钾　　　　　　　　　B. 低镁　　　　　　　　C. 高钙

D. 缺氧、酸中毒　　　　　E. 螺内酯

6. 患者,男,42 岁,扩张型心肌病五年,因天气转冷,出现咳嗽、咳痰,端坐呼吸三天住院,不宜使用的药物是(　　)。

A. β受体阻断药　　　　　B. 呋塞米　　　　　　　C. 洋地黄类药

D. 扩张血管药　　　　　　E. 抗生素

第二十章 抗心绞痛药与抗动脉粥样硬化药

1. 掌握:硝酸甘油、普萘洛尔和钙通道阻滞药的作用、用途,常用抗动脉粥样硬化药的药理作用、临床用途、不良反应。

2. 熟悉:硝酸甘油和普萘洛尔合用治疗心绞痛的药理学基础,抗动脉粥样硬化药的分类。

3. 了解:心绞痛的发生机制与药物治疗,动脉粥样硬化的发生机制。

第一节 抗心绞痛药

心绞痛是冠状动脉供血不足,心肌急剧的、暂时性缺血、缺氧所引起的临床综合征,最常见的病因是冠状动脉粥样硬化。临床常分为三种类型。①稳定型心绞痛(即劳累型心绞痛):最常见,冠状动脉内有斑块形成,多在劳累、情绪激动或其他增加心肌需氧量的情况下诱发,通过休息或舌下含服硝酸甘油而缓解。②不稳定型心绞痛:包括初发型、恶化型及自发性心绞痛,与冠状动脉内有斑块形成、张力增加和血栓形成有关,易于发展为急性心肌梗死,也可恢复为稳定型。③变异型心绞痛:为冠状动脉痉挛所诱发,常在夜间或休息时发病。

心绞痛主要是由心肌组织氧的供需失衡所致(图 20-1),而抗心绞痛药可通过不同途径调整其供需失衡,从而缓解心绞痛。目前常用的抗心绞痛药分为硝酸酯类药、β受体阻断药、钙通道阻滞药三类,它们通过减少心肌耗氧量、改善缺血区心肌的血流供应而发挥抗心绞痛作用。及时合理应用抗心绞痛药能延缓心肌梗死发生。

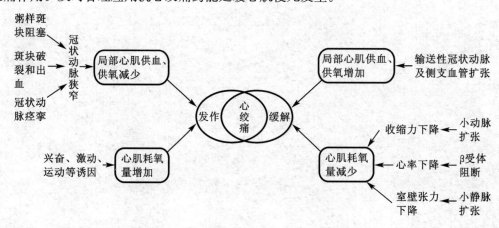

图 20-1 心绞痛发作及抗心绞痛药作用环节

一、硝酸酯类药

常用的药物有硝酸甘油、硝酸异山梨酯、单硝酸异山梨酯等,均为硝酸多元酯结构,具有高脂溶性,以硝酸甘油最为常用。

硝酸甘油(nitroglycerin)

硝酸甘油是硝酸酯类代表药,具有起效快、疗效肯定、经济方便等优点,临床用于治疗心绞痛已有百余年历史,至今仍是防治心绞痛的常用药物。

【体内过程】 口服受首过效应等影响,生物利用度仅 8%。脂溶性高,舌下含服极易通过口腔黏膜吸收,血药浓度很快达到峰值,1~2 min 起效,疗效持续 20~30 min,$t_{1/2}$ 为 2~4 min。硝酸甘油也可经皮肤吸收,用 2% 硝酸甘油软膏涂抹于前臂皮肤或贴膜剂贴于胸前皮肤,可持续较长的有效浓度。主要在肝脏代谢,经肾脏排泄。根据药动学特点,不同类型的心绞痛可选择不同的制剂,如缓解急性发作,多采用舌下含服、气雾吸入;对发作频繁的重症心绞痛患者,首选硝酸甘油静脉滴注,症状减轻后改为舌下含服给药。

【药理作用】 硝酸甘油的基本作用是松弛平滑肌,对血管平滑肌最为显著,这是其防治心绞痛的作用基础。因为硝酸甘油同时扩张了体循环血管与冠状动脉,因此具有以下作用:

1. 降低心肌耗氧量 可扩张静脉血管,特别是较大静脉,从而减少回心血量,减轻心脏前负荷;较大剂量还可舒张动脉血管,特别是较大动脉,降低了心脏的射血阻力,减轻左心室后负荷。心脏前、后负荷的减轻,均可降低心肌耗氧量。

2. 增加缺血区血液供应 冠状动脉粥样硬化或痉挛而发生狭窄时,缺血区的阻力血管因缺氧、代谢产物堆积而处于舒张状态,因此非缺血区阻力较缺血区大。硝酸甘油能扩张较大心外膜血管、侧支血管,促进侧支循环开放,而对阻力血管扩张作用较弱。用药后血液将顺压力梯度经侧支血管流向缺血区,增加缺血区血液供应(图 20-2)。

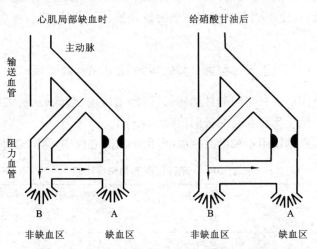

图 20-2 硝酸甘油对冠状动脉的作用部位示意图

3. 增加心内膜供血 心内膜下血管是由于心外膜血管垂直穿过心肌延伸而来,因此内膜下血流易受心室壁张力及室内压力影响,张力与压力增高时,内膜层血流就减少。而心绞痛发作时,左室舒张末期压增高,降低了心外膜血流与心内膜血流的压力差,血液从心外膜流入心内膜减少,心内膜下区域缺血更为显著。硝酸甘油扩张动脉和静脉血管,分别降低心室壁张力和心室内压,有利于血液流向心内膜缺血区。

此外,硝酸甘油是 NO 的供体,促进内源性 PGI_2 生成,对心肌细胞有保护作用;还能增强心肌的电稳定性,减少心肌缺血的并发症。

【临床应用】

1. 心绞痛舌下含服 硝酸甘油能迅速缓解各种类型心绞痛,常作为首选药应用;预防发作可用其软膏或贴膜剂敷于胸前或上臂皮肤缓慢吸收。

2. 心肌梗死静脉给药 对急性心肌梗死者不仅能降低心肌耗氧量、增加缺血区供血,还可抑制血小板黏附与聚积,缩小梗死面积。

3. 心功能不全 降低心脏前、后负荷,改善心功能,用于治疗难治性心功能不全。

此外,也可舒张肺血管、降低肺血管阻力,用于肺动脉高压患者的治疗。

【不良反应及用药注意事项】

1. 血管扩张反应 如暂时性头、面、颈部皮肤潮红,搏动性头痛,眼内压升高,大剂量导致直立性低血压及晕厥等。剂量过大还会反射性兴奋交感神经、增加心率与增强心肌收缩力,使心肌耗氧量增加,反而加重心绞痛发作。

2. 耐受性 连续应用本药两周左右可出现耐受性,剂量过大、给药过频易产生。采取措施:①应用最小剂量、间歇给药方法,不管何种途径给药,每天必须有 8 h 以上的用药间歇期;②补充含巯基的药物或食物,如卡托普利、乙酰半胱氨酸、甲硫氨酸、食用肉类和蛋白质;③应避免大剂量给药和无间歇给药。

3. 高铁血红蛋白血症 剂量过大或频繁用药易发生,药物与红细胞的血红蛋白结合,引起呕吐、发绀等症状。

4. 其他 对于冠心病患者,应随身携带硝酸甘油,并经常检查有效期,告知其当心绞痛急性发作时,硝酸甘油片一定要放在舌下含化而不能吞服,否则不能及时缓解心绞痛。

为避免以上反应,使用硝酸甘油宜从小剂量开始,服药时取坐位或卧位。青光眼、颅内压高者禁用。

硝酸异山梨酯(isosorbide dinitrate,消心痛)

硝酸异山梨酯作用机制与硝酸甘油相似,但作用较弱、起效慢、持续时间较长。主要用于心绞痛预防和心肌梗死后心衰的长期治疗。

其他硝酸酯类药物作用不如硝酸甘油,多用于预防心绞痛发作(表 20-1)。

表 20-1 硝酸酯类药物作用比较

药 物	给药途径	起效(min)	维 持
硝酸甘油	舌下	1~2	20~40 min
硝酸异山梨酯	舌下	2~3	1~3 h
	口服	15~30	3~6 h
单硝酸异山梨酯	口服	15	8~12 h

二、β 受体阻断药

β 受体阻断药能使心绞痛患者发作次数减少、提高运动耐受力、缩小梗死面积、减少心肌梗死患者死亡率,现已作为一线防治心绞痛的药物。临床常用药物有非选择性 β 受体阻断药,如普萘洛尔、吲哚洛尔、噻吗洛尔等;选择性 β_1 受体阻断药,如阿替洛尔、美托洛尔等。

普萘洛尔(propranolol,心得安)

【药理作用】

1. 降低心肌耗氧量 心绞痛发作时,血液中儿茶酚胺显著增加,激动心脏 β_1 受体,使心肌收缩力增强,心肌耗氧量增加,同时心率加快,心室舒张期相对缩短,使冠状动脉血液灌注时间缩短,加重心肌缺氧。而普萘洛尔使心肌收缩力减弱、心率减慢及血压降低,明显减少心肌耗氧量,可缓解心绞痛。

2. 改善心肌缺血区供血 冠状动脉血管 β 受体阻断后,非缺血区的血管阻力相对增加,导致与缺血区压力差增加,促进非缺血区血液流向代偿性扩张的缺血区,改善缺血区心肌供血;普萘洛尔还能减慢心率,使舒张期延长,有利于血液从心外膜血管流向易缺血的心内膜区。

3. 改善心肌代谢 促进心肌缺血区对葡萄糖的摄取和利用,改善糖代谢,减少耗氧量,保护缺血区心肌细胞线粒体的功能;促进氧从血红蛋白解离,提高组织对氧的利用率,增加心肌组织的供氧。

【临床应用】 治疗稳定型心绞痛和不稳定型心绞痛,可减少发作次数,提高运动耐量,对伴有快速型心律失常或高血压的患者尤其适用。不适用于变异型心绞痛,因其阻断冠状动脉 β 受体,使 α 受体占优势,易致冠状动脉痉挛收缩,加重心肌缺血症状。用于急性心肌梗死,有利于缩小梗死范围,但伴心力衰竭时不宜使用。

该类药物与硝酸酯类合用抗心绞痛有协同作用,还可互相抵消对心脏的不良反应。

硝酸甘油因降压反射性引起心率加快、耗氧量增加,普萘洛尔使心率降低、耗氧量下降;普萘洛尔抑制心肌收缩力,增大心室容积,耗氧量增加,硝酸甘油缩小心室容积,耗氧量下降。两药均有降压作用,故剂量过大,易造成血压过低,冠状动脉流量减少,会加重心绞痛,合用应减量。

【不良反应及用药注意事项】 普萘洛尔的有效剂量个体差异较大,一般宜从小剂量开始。长期应用 β 受体阻断药会造成受体向上调节,突然停药,可出现反跳现象,使心动过速、心绞痛加重,甚至出现室性心律失常、心肌梗死或猝死。故长期用药后应注意逐渐减量停药。

心动过缓、支气管哮喘、低血压、严重心功能不全者不宜应用。禁用于血脂异常的患者。

三、钙通道阻滞药

钙通道阻滞药是临床用于预防和治疗心绞痛的常用药,主要有维拉帕米(verapamil)、硝苯地平(nifedipine)、地尔硫草(diltiazem)等,可单独应用,也可与硝酸酯类或 β 受体阻断药合用。

【药理作用】 通过抑制 Ca^{2+} 内流,使细胞内 Ca^{2+} 水平降低而引起以下效应:

1. 降低心肌耗氧量 钙通道阻滞药使心肌收缩力减弱,心率减慢,血管平滑肌松弛,血压下降,心脏负荷减轻,从而使心肌耗氧量减少。

2. 舒张冠状动脉 该类药物对冠状动脉大、小血管均有扩张作用,特别是对处于痉挛状态的血管有显著解除痉挛作用,从而增加缺血区的血液灌注。

3. 保护缺血心肌细胞 心肌缺血导致细胞内 Ca^{2+} 聚集,特别是线粒体内 Ca^{2+} 超负荷,从而失去氧化磷酸化的能力,促使细胞死亡。钙通道阻滞药通过抑制细胞外 Ca^{2+} 内流,减轻缺血心肌的 Ca^{2+} 超负荷而保护心肌细胞。

此外,钙通道阻滞药还可降低血小板内 Ca^{2+} 浓度,抑制血小板聚集。

【临床应用】

1. 心绞痛 钙通道阻滞药能显著解除冠状动脉痉挛,因此对变异型心绞痛疗效显著,硝苯地平可作为首选,也可用于稳定型及不稳定型心绞痛治疗。但硝苯地平能引起心率加快而增加心肌缺血的危险,对不稳定型心绞痛治疗有一定局限。因为该类药物能松弛支气管平滑肌,所以更适合于心肌缺血伴支气管哮喘患者。

2. 急性心肌梗死 能促进侧支循环,缩小梗死面积。

【不良反应及用药注意事项】 不良反应较少,偶见头痛、眩晕、皮肤潮红、消化道不适和皮疹等。剂量过大或静脉给药过快时有可能出现低血压、心动过缓,甚至室性停搏。病态窦房结综合征(病窦综合征)、严重传导阻滞、心功能不全、低血压者慎用。

第二节 抗动脉粥样硬化药

动脉粥样硬化(atherosclerosis,AS)是常见的心血管系统疾病,表现为大、中动脉内膜脂质沉积、灶状纤维化、粥样斑块形成,导致管壁硬化、管腔狭窄、血栓形成。本病与高脂血症有直接关系,发病机制尚未完全阐明,本章重点介绍调血脂药。

一、调血脂药

血脂是血浆中脂类的总称,包括游离胆固醇(free cholesterol,FC)、胆固醇酯(cholesterol ester,CE)、甘油三酯(triglyceride,TG)及磷脂(phospholipid,PL)等,它们在血浆中分别与载脂蛋白(apoprotein,apo)结合形成血浆脂蛋白(lipoprotein,LP)后易溶于血浆,并进行转运和代谢。

高脂血症指血脂或脂蛋白高出正常范围,与 AS 的形成有着密切关系。血浆总胆固醇(total cholesterol,TC)与低密度脂蛋白-胆固醇(low density lipoprotein cholesterol,LDL-C)增高及高密度脂蛋白-胆固醇(high density lipoprotein cholesterol,HDL-C)降低均为动脉粥样硬化的危险因素。调血脂药主要纠正血脂比例失常。

高脂蛋白血症可分为六型(表 20-2)。

表 20-2 高脂蛋白血症的分型

分 型	脂蛋白变化		血脂变化	
Ⅰ	CM	↑	TG↑↑↑	TC↑
Ⅱa	LDL	↑	—	TC↑↑
Ⅱb	VLDL 及 LDL	↑	TG↑↑	TC↑↑
Ⅲ	IDL	↑	TG↑↑	TC↑↑
Ⅳ	VLDL	↑	TG↑↑	—
Ⅴ	CM 及 VLDL	↑	TG↑↑	TC↑

（一）降低 TC 与 LDL 的药物

他汀类

羟甲戊二酸单酰辅酶 A(HMG-CoA)还原酶是肝细胞合成胆固醇(CHOL)过程中的限速酶,催化 HMG-CoA 生成甲羟戊酸(MVA),是内源性 CHOL 合成的关键步骤。他汀类通过抑制 HMG-CoA 还原酶以减少内源性 CHOL 的生成,临床常用药物有洛伐他汀(lovastatin)、辛伐他汀(simvastatin)、普伐他汀(pravastatin)等。

【药理作用】 他汀类与 HMG-CoA 的化学结构相似,且与 HMG-CoA 还原酶亲和力高出 HMG-CoA 数千倍,因此对该酶产生较强的竞争抑制作用,减少内源性 CHOL 合成。CHOL 合成减少可导致血浆 TC、LDL-C、VLDL-C 降低,并可增加 HDL 浓度。

各种他汀类与 HMG-CoA 还原酶亲和力不同,调血脂作用各异。

【临床应用】 他汀类适用于治疗以胆固醇升高为主的高脂蛋白血症,尤其对伴有 LDL 升高的患者,包括 2 型糖尿病及肾病综合征引起的高 CHOL 血症治疗中,均为首选药。还能降低经皮腔内冠状动脉成形术(PTCA)后冠状动脉再狭窄发生率。对病情严重者可与胆汁酸结合树脂合用。

【不良反应】 他汀类不良反应少而轻,大剂量应用时患者偶可出现轻微、短暂的胃肠道症状,可见过敏反应;也可有无症状血清转氨酶、CPK 增高,停药后即恢复正常,故用药期间应定期检查肝功能,活动性肝病、严重肝功能异常或对本药过敏者禁用;不宜用于孕妇和哺乳期妇女。

胆汁酸结合树脂类

CHOL 在体内代谢的主要去路是在肝脏转化为胆汁酸,其中约 95％ 被重吸收形成肝肠循环,以满足机体消化脂类的需要。胆汁酸结合树脂类药物经口服进入肠道后不被吸收,与胆汁酸牢固结合阻滞胆汁酸的肝肠循环和反复利用,从而大量消耗 CHOL,使血浆 TC 和 LDL-C 水平降低。常用药物有考来烯胺(cholestyramine,消胆胺)与考来替泊(colestipol,降胆宁),均为碱性阴离子交换树脂。

临床用于治疗以 TC 和 LDL-C 升高为主的高胆固醇血症,对纯合子家族性高脂血症无效。

本类药物用量较大,不良反应较多,常见胃肠道不适、便秘等,一般在两周后可消失,若便秘过久应该停药。长期应用可能干扰脂肪、脂溶性维生素(如维生素 A、D、E、K)以及叶酸的吸收,还可出现脂肪痢等。

(二) 降低 TG 与 VLDL 的药物

贝特类

目前临床应用的新型贝特类有非诺贝特(fenofibrate)、吉非贝齐(gemfibrozil)、苯扎贝特(bezafibrate)等,调血脂作用强而不良反应少。

【药理作用】 贝特类调脂作用机制是减少脂肪酸从脂肪组织进入肝合成 TG 和 VLDL;增强激素敏感性脂肪酶(LPL)活化,加速 CM 与 VLDL 的分解代谢;增加 HDL 的合成,促进胆固醇的逆向转运;促进 LDL 的清除。非调脂作用有抗凝血、抗血栓和抗炎作用等,两类作用共同发挥抗 AS 的效应。

【临床应用】 临床用于治疗 TG 或 VLDL 升高为主的高脂血症,对家族性高 CM 血症、LDL 升高的患者无效。

【不良反应】 主要为消化道反应,如食欲不振、恶心、腹胀等,其次为乏力、头痛、失眠、皮疹等。肝胆疾病患者、孕妇、儿童及肾功能不全者禁用。贝特类药物能增强口服抗凝血药的抗凝活性。因其可升高血糖,故对糖尿病患者应适当调整胰岛素或口服降糖药的剂量。

烟酸

烟酸是 B 族维生素之一,是第一个应用于降低血浆 CHOL 水平的药物,但大剂量烟酸具有的调血脂作用与其维生素作用无关。

【药理作用】

1. 减少肝脏合成 VLDL 和 LDL 在脂肪组织中降低 cAMP 水平而抑制 LPL,直接抑制脂肪的分解代谢,导致血浆中游离脂肪酸浓度降低,故肝脏合成 TG 的原料缺乏,VLDL 合成减少,继发性地引起 LDL 产生减少。

2. 升高 HDL 因为 TG 水平降低,导致 HDL 分解代谢减少。HDL 的增加有利于阻止动脉粥样硬化的进展。

3. 抑制 TXA_2 生成,增加 PGI_2 合成 此两者共同作用可对抗血小板聚集和产生扩张血管作用。

【临床应用】 烟酸是广谱调血脂药,适用于混合型高脂血症、高 TG 血症、低 HDL 血症。

【不良反应】 由于用量较大,开始常有皮肤潮红及瘙痒等,多数患者治疗开始时即可出现,可能是前列腺素引起的皮肤血管扩张所致,若与阿司匹林合用,可使反应减轻。胃肠刺激症状如恶心、呕吐、腹泻也较常见,还使血液中尿酸增高、糖耐量降低,故应在餐时或餐后服用。痛风、消化性溃疡、肝功能异常和 2 型糖尿病患者禁用。常用调血脂药对血脂水平的影响如表 20-3 所示。

表 20-3　常用调血脂药对血脂水平的影响

药　　物	剂量(d)	效　　应			
		TC	LDL-C	TG	HDL-C
胆汁酸结合树脂	24～30 g	↓20%	↓20%～25%	无或↑	↑3%～5%
烟酸	4 g	↓25%	↓25%	↓20%～50%	↑15%～30%
吉非贝齐	1 200 mg	↓15%	↓10%～15%	↓20%～50%	↑20%
HMC-CoA 还原酶抑制剂	10～40 mg	↓15%～30%	↓20%～40%	↓10%～25%	↑2%～12%

二、抗氧化药

氧自由基在 AS 发生与发展过程中发挥重要作用,防止氧自由基脂蛋白的氧化修饰,已成为阻止 AS 进展的重要措施。

普罗布考(probucol,丙丁酚)

【药理作用】　普罗布考的抗 AS 作用可能是抗氧化作用与调血脂作用的综合结果。此药抗氧化作用强,在体内分布于各脂蛋白,被氧化为普罗布考自由基,阻断脂质过氧化,减少脂质过氧化物(LPO)的产生,延缓 AS 进展。普罗布考还能抑制 HMG-CoA 还原酶,使 CHOL 合成减少,血浆 TC 与 LDL-C 降低。

【临床应用】　用于治疗各型高 CHOL 血症,有报道普罗布考可预防 PTCA 后再狭窄。

【不良反应】　不良反应少而轻,以胃肠道反应为主,还可有肝功能异常、高血糖、高尿酸、血小板减少等。本药还能延长 Q-T 间期,故用药期间应注意心电图变化,Q-T 间期延长者慎用。

维生素 E(vitamin E)

维生素 E 有很强的抗氧化作用,减少氧自由基的生成;此外,维生素 E 具有抗血小板聚集作用,大剂量能促进毛细血管和小血管再生。临床用作 AS 性疾病的辅助用药。几乎无不良反应,剂量过大尚有可能影响生殖功能、导致出血倾向和改变内分泌代谢等。

三、多烯脂肪酸类

多烯脂肪酸类又称为不饱和脂肪酸类,根据其不饱和键在脂肪酸链开始出现位置的不同,可分为 n-3 和 n-6 两类。

n-3 型多烯脂肪酸

n-3 型多烯脂肪酸包括二十碳五烯酸(EPA)、二十二碳六烯酸(DHA)和 α-亚麻酸,主要来源于海生动物的油脂。

此类药物能直接或间接产生抗 AS 作用,机制是抑制肝合成 TG 与载脂蛋白 B,提高 LPL 活性,促进 VLDL 分解,故能降低 TG 与 VLDL-TG,并能升高 HDL-C。因此类药物能取代花生四烯酸,故其代谢产物能发挥抗血小板聚集、抗血栓形成和扩张血管作用。

n-3型多烯脂肪酸适用于高TG性高脂血症,对心肌梗死患者的预后有明显改善,也可用于糖尿病并发的高脂血症。一般无不良反应,长期应用可使出血时间延长,免疫功能下降。

n-6型多烯脂肪酸

n-6型多烯脂肪酸主要来源于植物油,有亚油酸和γ-亚麻酸等。亚油酸具有调血脂作用与抗AS作用,常制成胶丸或与其他调血脂药和抗氧化药制成复方制剂。γ-亚麻酸经体内代谢产生PGE1,呈现调血脂及抗血小板聚集效应,用于防治冠心病及心肌梗死。

四、血管内皮细胞保护药

此类药物中肝素能降低TC、LDL、TG、VLDL,升高HDL;对动脉内皮细胞具高度亲和力,中和多种血管活性物质,保护动脉内皮细胞;阻滞中膜平滑肌细胞增殖与迁移;减轻炎症反应;抗血栓形成。因此本类药可多方面发挥抗AS效应。但因为口服无效,应用不便。

近来开发的冠心舒(脑心舒)是从猪肠黏膜提取的包括硫酸乙酰肝素、硫酸皮肤素、硫酸软骨素等的复合物。口服有效,具有调血脂、降低心肌耗氧量、抗血小板、保护血管内皮细胞和阻滞粥样斑块的形成等作用,而抗凝作用仅为肝素的1/47,主要用于缺血性心、脑血管疾病。

目标检测 ➤➤➤

1. 下列关于硝普钠的描述错误的是( )。

A. 通过直接扩张血管而降压　　　　B. 水溶液稳定,可事先配制

C. 显效迅速,作用强大,维持时间短　　D. 为高血压危象的首选药

E. 不能口服,只能静脉滴注

2. 抗心绞痛药的作用是( )。

A. 扩张冠状动脉,改善侧支循环,增加心肌供血

B. 扩张外周血管,降低心脏前、后负荷

C. 抑制心肌收缩,减慢心率

D. 降低心肌耗氧,增加缺血区供血

E. 与NO释放有关

3. 下列关于硝酸甘油的描述错误的是( )。

A. 使血管平滑肌松弛　　　　　　　B. 扩张冠状动脉侧支血管

C. 降低心肌耗氧　　　　　　　　　D. 升高左心室舒张末期血压

E. 降低后负荷

4. 硝酸甘油无下列不良反应的是( )。

A. 体位性低血压　　　B. 血管搏动性头痛　　　C. 升高颅内压

D. 心动过缓　　　　　E. 高铁血红蛋白血症

5. 主要降低TC和LDL的药物是( )。

A. 烟酸　　　　　　　B. 吉非贝齐　　　　　　C. 洛伐他汀

D. 普罗布考　　　　　E. 氯贝丁酯

6. 主要降低 VLDL 和 TG 的药物是（   ）。

A. 氯贝丁酯　　　　　　B. 辛伐他汀　　　　　　　C. 阿托伐他汀

D. 环丙贝特酯　　　　　E. 普罗布考

7. 他汀类药物的严重不良反应是（   ）。

A. 胃肠反应　　　　　　B. 头痛　　　　　　　　　C. 眩晕

D. 横纹肌溶解　　　　　E. 过敏反应

8. 他汀类药物的作用机制为（   ）。

A. 抑制 HMG - CoA 还原酶　　　　　B. 抑制脂肪酶

C. 增强脂蛋白脂肪酶活性　　　　　　D. 抑制脂蛋白的氧化修饰

E. 胆汁螯合剂

9. 治疗高胆固醇血症的首选药是（   ）。

A. 普罗布考　　　　　　B. 吉非贝齐　　　　　　　C. 洛伐他汀

D. 氯贝丁酯　　　　　　E. 烟酸

第二十一章　抗高血压药

1. 掌握：氢氯噻嗪、普萘洛尔、硝苯地平、尼群地平、卡托普利、氯沙坦等药物的药理作用、临床应用和不良反应。
2. 熟悉：其他抗高血压药的作用特点。
3. 了解：抗高血压药的分类和应用原则。

高血压是指成人在安静休息、未服抗高血压药情况下，收缩压不小于 140 mmHg 和（或）舒张压不小于 90 mmHg。高血压可分为原发性高血压和继发性高血压两大类，在不足 5% 的患者中，血压升高是某些疾病的一种临床表现，本身有明确而独立的病因，称为继发性高血压；在大多数患者中，高血压的病因不明，称为原发性高血压，又称高血压病。参照世界卫生组织（WHO）和国际高血压学会（ISH）制定的《高血压分类标准》（2016 年修订版），按血压水平将高血压分为 1 级、2 级和 3 级，亦称轻、中、重度高血压（表 21-1）。长期高血压常累及心、脑、肾等器官，是导致脑卒中、冠心病的主要危险因素，也是导致死亡的主要原因。因此治疗高血压不但要降低血压、减轻症状、提高患者生活质量，更重要的在于最大限度地降低心血管病终点事件（如心力衰竭、脑卒中死亡等）的发生，从而延长患者的寿命。

表 21-1　高血压的分类

血压类别	收缩压（mmHg）	舒张压（mmHg）
理想血压	<120	<80
正常血压	<130	<85
正常高值	130～139	85～89
轻度高血压（1 级）	140～159	90～99
中度高血压（2 级）	160～179	100～109
重度高血压（3 级）	≥180	≥110

注：当收缩压和舒张压属于不同级别时，以较高的分级为准。

凡能降低血压而用于高血压治疗的药物称抗高血压药（又称降压药）。高血压病发病机制不明，已知体内许多因素参与血压调节，以交感神经-肾上腺素系统和肾素-血管紧张素系统（renin-angiotensin system，RAS）较为重要，其他还有血管缓舒肽-激肽-前列腺素系统、血管内皮松弛因子-收缩因子系统等。使用抗高血压药的目的，在于使血压维持在一适当水平以保护靶器官免受高血压的损伤。抗高血压药可分别作用于上述环节使外周血管扩张，实现对心、脑、肾等重要脏器的保护作用。

知识链接

全国高血压日

20 世纪 50 年代以来我国进行的三次普查结果显示,高血压患病率 1959 年为 5.11%,1979 年为 7.73%,1991 年为 11.88%,呈明显上升趋势,据此推算我国现有高血压患者约 1 亿人。我国流行病学调查还显示,患病率城市高于农村,北方高于南方,高原少数民族地区患病率高。男女两性高血压患病率差别不大,青少年男性略高于女性,中年后女性稍高于男性。目前我国高血压病的治疗状况是发病率、致残率、致死率高,知晓率、服药率、控制率低。高血压病是严重危害人民群众身体健康的疾病。1998 年,卫生部为提高广大群众对高血压危害的认识,动员全社会参与高血压的预防和控制工作,普及高血压防治知识,决定将每年的 10 月 8 日定为"全国高血压日"。

第一节 抗高血压药的分类

血容量、心输出量和外周血管阻力及动脉管壁的弹性是形成血压的主要因素,机体通过神经-体液等机制调节心功能、回心血量和动脉弹性,使血压维持在正常范围。抗高血压药根据药物的作用和作用部位的不同可分为以下几类(图 21-1)。

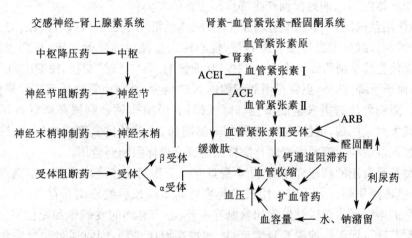

图 21-1 高血压发病机制与抗高血压药作用环节

1. 利尿降压药 如氢氯噻嗪、吲达帕胺等。
2. 交感神经抑制药
(1) 中枢交感神经抑制剂:如可乐定、甲基多巴等。
(2) 神经节阻断药:如樟磺咪芬等。
(3) 去甲肾上腺素能神经末梢阻滞药:如利血平、胍乙啶等。
(4) 肾上腺素受体阻断药:如 β 受体阻断药普萘洛尔、美托洛尔,α_1 受体阻断药哌唑嗪等。
3. **肾素-血管紧张素系统抑制药**

（1）血管紧张素Ⅰ转化酶抑制药（ACEI）：如卡托普利等。

（2）血管紧张素Ⅱ受体阻断药：如氯沙坦等。

（3）肾素抑制药：如雷米克林等。

4. 钙通道阻滞药　如硝苯地平、尼群地平、氨氯地平等。

5. 直接扩血管药　如肼屈嗪、硝普钠、米诺地尔等。

在目前高血压病的治疗中，利尿药、β受体阻断药、ACEI、血管紧张素Ⅱ受体阻断药及钙通道阻滞药在初次接受降压治疗时被广泛采用，属第一线或常用抗高血压药。现代高血压病治疗要求平稳降压，同时改善患者生活质量，其他药物因作用过强或不良反应较大而很少在轻、中度高血压时单独使用，可在中、重度高血压时联合应用或用于高血压危象的抢救。

第二节　常用抗高血压药

一、利尿药

氢氯噻嗪（hydrochlorothiazide，双氢克尿噻）

氢氯噻嗪属于中效能利尿药。限制钠盐摄入是治疗高血压早期快速发展的手段之一。利尿药可增加体内 Na^+ 的排泄而产生降压作用。

【药理作用及机制】　本药除有利尿作用外（详见第二十二章），尚有降压作用。应用初期，通过排钠利尿减少细胞外液和血容量，使心输出量减少而降低血压；长期应用后，由于排钠作用而使血管平滑肌细胞内 Na^+ 减少，从而影响 $Na^+ - Ca^{2+}$ 交换，使细胞内 Ca^{2+} 减少，血管扩张，血压下降；此外，血管平滑肌细胞内 Na^+ 减少，对缩血管物质反应性降低，也引起血压下降。限制食盐的摄入也能增强其降压作用，说明排钠是利尿药降低血压的主要机制。长期或大剂量用药，可使肾素、醛固酮分泌增加，部分拮抗其降压作用（利尿药抵抗现象），故主张低剂量与血管紧张素转化酶抑制药或β受体阻断药合用。

噻嗪类是最常用的利尿降压药，除本身具有降压作用外还能增强其他抗高血压药的降压作用，属基础降压药。但长期使用该类药物对高血压预后的影响尚存争议，大规模临床试验表明它们可降低高血压并发症如脑血管意外、心力衰竭的发病率和死亡率。也有研究发现噻嗪类药物可代偿性地提高肾素活性，加快高血压进程，同时通过对血脂和糖代谢的影响升高血液黏稠度，从而增加心血管意外的危险性。单独使用噻嗪类药物做降压治疗时，剂量应尽量小。研究发现，许多患者使用小至 12.5 mg 的氢氯噻嗪或氯噻酮即有降压作用，超过 25 mg 降压作用并不一定增强，反而可能使不良反应发生率增加，若 25 mg 仍不能有效地控制血压，则合用或换用其他类型抗高血压药。对伴有高脂血症的高血压患者可用吲达帕胺代替。

【临床应用】　本药主要用于轻度高血压，尤其是对收缩压增高的老年患者或高血压合并心功能不全者效果较好。临床上常与其他降压药合用来治疗中、重度高血压患者。

【不良反应】　本药小剂量应用无明显不良反应，长期应用可致低血钾，以及血糖、血尿酸和血脂水平升高。糖尿病、高尿酸血症、血脂紊乱患者慎用（详见第二十二章）。

吲达帕胺（indapamide）

【作用与用途】 对肾脏的作用与氢氯噻嗪相似，还能抑制血管平滑肌细胞外 Ca^{2+} 水平而降低细胞内 Ca^{2+} 水平，降压作用比氢氯噻嗪强而持久，对脂代谢和糖代谢无不良影响，长期应用还能逆转左心室肥厚。可单独或与其他抗高血压药合用，治疗轻、中度高血压。

【不良反应及用药注意事项】 不良反应较氢氯噻嗪轻，主要表现为头痛、嗜睡、食欲缺乏，少数患者可诱发痛风。治疗剂量对血钾水平影响不大，但较大剂量时可引起低血钾。严重肝、肾功能不全者慎用。

二、β受体阻断药

该类药物包括非选择性 β 受体阻断药和选择性 β_1 受体阻断药两类。前者如普萘洛尔、噻吗洛尔等，在阻断心肌 β_1 受体的同时还阻断外周血管和支气管平滑肌上的 β_2 受体，可使外周血管 α 受体占优势和诱发或加重支气管哮喘；后者如阿替洛尔、美托洛尔等，对 β_2 受体作用弱或几乎无阻断作用。此类药物广泛用于各型高血压的治疗，也属基础降压药。长期应用一般不引起水钠潴留，对血脂代谢也无明显影响。

普萘洛尔（propranolol，心得安）

【体内过程】 口服吸收完全，但首过效应明显，生物利用度约 25%，且个体差异大。主要在肝脏代谢，代谢产物由肾脏排泄，$t_{1/2}$ 约 4 h。但降压作用持续时间较长，一日只需用药 $1\sim2$ 次即可维持良好的降压效果。

【药理作用】 具有缓慢、持久的降压作用，一般用药数天后开始降压，$1\sim2$ 周达高峰，停药后降压作用可维持 $1\sim2$ 周，长期应用无耐受性。其降血压作用可能与下述机制有关：①阻断心肌 β_1 受体，抑制心肌收缩力和减慢心率，减少心输出量；②阻断肾小球旁细胞 β_1 受体，降低血浆肾素活性；③阻断中枢 β 受体，降低外周交感神经张力；④阻断去甲肾上腺素能神经末梢突触前膜 β_2 受体，抑制其正反馈作用。

【临床应用】 用于各种程度的高血压，可作为首选药单独用于轻度高血压，也可与其他抗高血压药合用于中、重度高血压；尤其适用于高肾素型高血压及合并心绞痛、偏头痛、焦虑症的高血压患者。与利尿药合用可拮抗后者升高肾素活性作用，与钙通道阻滞药、扩血管药合用可拮抗这些药物加快心率的不良反应。

【不良反应及用药注意事项】 详见第九章。

阿替洛尔（atenolol）

阿替洛尔降压机制与普萘洛尔相同，但对心脏 β_1 受体有较大的选择性，而对外周血管和支气管平滑肌 β_2 受体作用小。口服用于治疗各种程度高血压，降压作用维持时间比普萘洛尔长，每天只需用药 1 次。但较大剂量时对支气管平滑肌 β_2 受体也有作用，故支气管哮喘患者慎用。其他不良反应与用药注意事项同普萘洛尔。

拉贝洛尔（labetalol）

拉贝洛尔在阻断 β 受体的同时也阻断 α 受体。β 受体阻断作用中对 β_1 和 β_2 受体的作用强度相当，对 α_1 受体的作用较弱，对 α_2 受体则无影响。降压作用比普萘洛尔快而强，适用于各种程度的高血压、嗜铬细胞瘤、麻醉或手术时高血压，静脉滴注还可用于高血压急症。

大剂量可致体位性低血压，少数患者还可能出现疲乏、眩晕、上腹不适等反应，一般不影响治疗。支气管哮喘患者禁用。

三、钙通道阻滞药

钙通道阻滞药根据其化学结构分为二氢吡啶类、苯烷胺类和地尔硫䓬类三类，其主要作用是阻断膜外 Ca^{2+} 内流，降低胞质内 Ca^{2+} 水平。二氢吡啶类药物如硝苯地平、尼群地平、尼莫地平等对血管平滑肌选择性强，可用于高血压及脑血管病的治疗；苯烷胺类和地尔硫䓬类对心肌选择性高，临床主要用于慢性心功能不全、心绞痛和心律失常的治疗。这类药物不但能降低血压，而且对缺血受损的心肌细胞有良好的保护作用，还具有抗动脉粥样硬化作用，是心脑血管疾病治疗的基础性药品，临床应用发展前景较好。

硝苯地平（nifedipine）

【体内过程】 口服吸收完全，生物利用度约 65％。主要由肝脏代谢，代谢产物及少量原形药物从肾脏排泄，$t_{1/2}$ 为 2.5 h。1 次用药作用维持 6～7 h。

【药理作用】

1. 扩张外周血管　阻滞血管平滑肌细胞膜上 Ca^{2+} 通道，血管平滑肌细胞内 Ca^{2+} 水平下降，血管平滑肌松弛，血管扩张。对小动脉和小静脉的血管平滑肌均有松弛作用，前者可使外周阻力下降，后者可减少静脉回心血量而减轻心脏负荷与减少心输出量。

2. 反射性兴奋心脏　因血管扩张和心输出量减少，可引起交感神经反射性活动增强，导致心率加快。

【临床应用】 可用于轻、中、重度高血压的治疗，尤其适用于伴心绞痛的高血压患者，也适用于合并肾脏疾病、糖尿病、高脂血症、哮喘和恶性高血压患者。现推荐使用缓释制剂，以减轻迅速降压引起的反射性交感神经兴奋。

【不良反应及用药注意事项】 不良反应主要为血管过度扩张造成的症状，如心悸、脸部潮红、眩晕、头痛、踝部水肿等，长期使用也可引起牙龈增生。因反射性兴奋心脏，急性心肌梗死后的高血压患者慎用或禁用。

【药物相互作用】 西咪替丁、地尔硫䓬、丙戊酸钠、奎尼丁等药物可抑制硝苯地平肝脏代谢酶活性，使其消除速率减慢，苯妥英钠、苯巴比妥可诱导肝药酶活性而加速其代谢。

尼群地平（nitrendipine）

尼群地平作用与硝苯地平相似，但血管松弛作用比硝苯地平强，降压作用起效快，温和而持久。每日口服 1～2 次,可用于各型高血压。不良反应与硝苯地平相似,肝功能不全者慎用或减量使用。本药可提高地高辛的血药浓度,与地高辛合用时宜适当减少地高辛用量。

氨氯地平(amlodipine)

氨氯地平商品名络活喜,作用与硝苯地平相似,降压作用比尼群地平更为平缓、持久,每日 1 次可达到 24 h 平稳降压和维持血压在合适水平的作用。单独或与其他抗高血压药合用,可用于各种类型高血压。不良反应有心悸、面红、头痛、踝部水肿等。本药体内药物相互作用与硝苯地平相似。

非洛地平(felodipine)

非洛地平作用强度与硝苯地平相似,对冠状血管、脑血管和外周血管均有扩张作用。口服吸收好,但首过效应明显,生物利用度仅 10%～25%,主要经肝脏代谢,$t_{1/2}$ 为 10～25 h,老年人 $t_{1/2}$ 长约 36 h。主要适应证为高血压、心绞痛。

四、肾素-血管紧张素系统抑制药

肾素-血管紧张素系统抑制药的应用,是抗高血压药治疗学上的一大进步。该类药物不仅有良好的降压效果,而且对高血压患者的并发症及一些伴发疾病亦具良好影响。该类药物亦作为伴有糖尿病、左心室肥厚、左心功能障碍及急性心肌梗死的高血压患者的首选药物。

肾素-血管紧张素系统(RAS)是机体调节血压的重要体液调节因素,目前认为它在高血压的发病机制中具有重要意义。肾素由肾小球旁细胞分泌,低钠和交感神经兴奋可激动其细胞膜上的 β_1 受体而导致肾素分泌增加。肾素分泌入血后使血液中由肝脏产生的血管紧张素原水解成血管紧张素 I(Ang I),后者再经肺循环中的血管紧张素 I 转化酶(ACE)作用转化为血管紧张素 II(Ang II)。Ang II 受体有两种亚型,即 AT_1 受体和 AT_2 受体,分布在心肌、血管平滑肌和肾上腺上皮细胞。AT_1 受体被激动可介导血管收缩、促细胞生长、水钠潴留等效应。其中血管收缩和水钠潴留是高血压形成的重要基础,心肌和血管平滑肌细胞增生可导致左心室肥厚(心室重构)和血管壁增厚(血管重构),使心肌顺应性下降和耗氧增加、血管壁弹性下降,促进高血压、缺血性心脏病和慢性心功能不全的病理生理过程,加重病情发展。AT_2 受体的功能与之相反,具有血管扩张、利尿排钠和促进细胞凋亡等作用。

临床常用的 RAS 抑制药有血管紧张素 I 转化酶抑制药(ACEI)和 Ang II 受体阻断药两类。前者通过抑制 ACE 的活性而降低血浆 Ang II 水平,同时 ACE 为缓激肽的降解酶,ACEI 使之活性降低,还能减少缓激肽的降解;后者选择性阻断 Ang II AT_1 受体。两类药物均可明显抑制 Ang II 介导的血管收缩、水钠潴留而发挥降低血压作用,还能抑制心室肌和血管平滑肌增生而逆转心室重构和血管重构(图 21-2)。

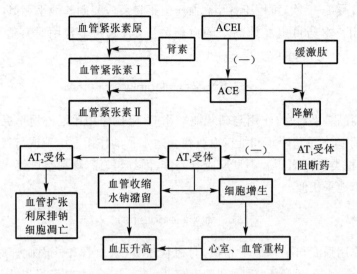

图 21-2　RAS 抑制药降压作用示意图

注:(一)指抑制作用。

(一) ACEI

卡托普利(captopril)

【体内过程】　口服吸收较好,生物利用度约 65%,口服后 15~30 min 显效,最大降压作用发生在口服后 1~1.5 h,作用持续 9~12 h。部分在肝脏代谢,代谢产物及药物原形主要由肾脏排泄,$t_{1/2}$ 为 2~3 h。

【药理作用】　具有轻度至中等强度的降压作用,降压时还能增加肾血流量,而且不反射性加快心率。降压机制与抑制 ACE 有关。ACE 被抑制后一方面减少 AngⅡ 的生成,使血管扩张和醛固酮分泌减少而致血压下降;另一方面还能抑制激肽酶活性而减少缓激肽降解,增强缓激肽介导的 NO 和 PGI_2 的扩血管作用。长期使用还能阻止或逆转心室和血管重构。该药还能增加肾血流量,改善 1 型糖尿病的肾脏病变。

【临床应用】　适用于各型高血压,是目前抗高血压的一线药物之一。单独使用可将 60%~70% 的患者血压维持在理想水平,加用利尿药则可达 95%。长期使用无耐受性,停药也无反跳现象,尤其适用于高肾素型高血压,以及伴有糖尿病、左心室肥厚、心力衰竭、急性心肌梗死后的高血压患者。与利尿药及 β 受体阻断药合用于重型或顽固性高血压疗效较好。该药还是慢性心功能不全的重要治疗用药(见第十九章)。

【不良反应及用药注意事项】　每日剂量在 150 mg 以下时不良反应较少。主要不良反应如下:

1. 刺激性干咳　发生率为 5%~20%,特点是持续性和停药后易停止咳嗽,多见于用药开始几周内,可能与缓激肽聚集有关。

2. 过敏反应　较常见的有皮疹伴发热、瘙痒、嗜酸性粒细胞增多、味觉减退等,少数患者可有中性粒细胞减少、血管神经性水肿。

3. 首剂现象　高肾素水平患者或联合使用利尿药的患者,首次使用卡托普利可引起血压陡降,使用时应先采用低剂量,同时减少或停用利尿药。

4. 其他　肾功能不全时宜适当延长给药间隔,并定期检查血常规和尿常规;一般不会引起高血钾,但在补钾或合用保钾利尿药时要注意监测血钾浓度。

因对胎儿可能产生损害,妊娠期妇女禁用,双侧肾动脉狭窄者及肾功能不全者也禁用。

依那普利(enalapril)

依那普利口服吸收较好,不受食物影响,生物利用度约 60%。血药浓度在给药后 1 h 达峰值,$t_{1/2}$ 约 1.3 h。依那普利为前体物质,在肝脂酶的作用下生成的依那普利拉对 ACE 的抑制作用比卡托普利强 10 倍,作用峰值出现在给药后 4 h,1 次用药降压作用可维持 24 h。

本药降压机制及临床应用与卡托普利同,但降压作用比卡托普利强而持久。因不含—SH,故无青霉胺样反应(皮疹、嗜酸性粒细胞增多等)。因作用强,引起刺激性干咳较多。合用利尿药时更易产生低血压,应调整剂量。

其他 ACEI 类药物还有雷米普利(ramipril)、赖诺普利(lisinopril)、贝那普利(benazepril)、培哚普利(perindopril)、西拉普利(cilazapril)、福辛普利(fosinopril)等,它们的共同特点是每天只需用药 1 次,除赖诺普利外,其他均为前体物质。

(二) AngⅡ受体阻断药

氯沙坦(losartan)

【体内过程】　口服吸收好,但因首过效应明显,生物利用度约 33%。本身的 $t_{1/2}$ 只有 2 h,但降压作用可持续 24 h,是因为其在肝脏转化的活性代谢产物 EXP-3174 的 $t_{1/2}$ 为 6~9 h。氯沙坦及其代谢产物只有很少部分从肾脏排泄。

【药理作用】　选择性阻断 AngⅡ AT1 受体,从而抑制 AT_1 受体激动介导的血管收缩、水钠潴留、心血管细胞增生而发挥降低血压、阻止和逆转心血管重构作用。氯沙坦对 AT_1 受体的阻断为竞争性抑制,但其代谢产物 EXP-3174 对 AT_1 受体的作用却是非竞争性抑制,故降压作用强而持久。

氯沙坦代偿性升高肾素活性,使血浆 AngⅡ 水平升高,因 AT_1 受体阻断而使 AngⅡ 更多地作用于 AT_2 受体,进一步促进扩张血管、利尿排钠和促进增生肥厚的心室肌和血管平滑肌凋亡。

【临床应用】　可用于各种类型的高血压,因其不影响缓激肽降解,无刺激性干咳,更易为患者接受。若单独使用 3~6 周效果不理想,可加用利尿药。也可代替 ACEI 类药物用于慢性心功能不全。

【不良反应及用药注意事项】　除不产生刺激性干咳外,其他不良反应基本同 ACEI 类药物。肝功能不全者宜酌减剂量,妊娠期和哺乳期妇女不宜使用,肾动脉狭窄者亦禁用。

其他 AT_1 受体阻断药还有缬沙坦(valsartan)、厄贝沙坦(irbesartan)、坎地沙坦(candesartan)和替米沙坦(telmisartan)等。其中以坎地沙坦作用最强、维持时间长且降压最平稳,是目前这类药物中最优者。

第三节 其他抗高血压药

一、中枢性交感神经抑制药

中枢性降压药作用于中枢神经系统,通过激动中枢抑制性神经元 α_2 受体或 I_1 咪唑啉受体,降低外周交感神经张力,使血管扩张、血压下降。

可乐定(clonidine)

【体内过程】 口服易吸收,生物利用度接近 80%,血浆蛋白结合率低(20%),易透过血脑屏障。约 50% 由肝脏代谢,其余以原形从肾脏排泄,$t_{1/2}$ 为 $5\sim13$ h。

【药理作用】

1. 降低血压具有中等偏强的降压作用 作用机制为激动延髓孤束核次一级神经元突触后膜上 α_2 受体和嘴端腹外侧区神经元上 I_1 咪唑啉受体,二者均为中枢抑制性神经元,抑制交感中枢的传出冲动,使外周交感神经张力下降、外周血管阻力降低而产生降压作用。静脉注射时也可因短暂激动外周血管 α 受体而呈现一过性血压升高。

2. 中枢镇静 与激动中枢 α 受体有关。

【临床应用】

1. 高血压 用于一线降压药不能控制的中、重度高血压,与利尿药合用作用增强。因其能抑制消化液的分泌,尤适用于伴消化性溃疡的高血压患者。

2. 其他 口服也用于治疗偏头痛,或作为麻醉药品依赖时的戒毒药。25%滴眼液用于开角型青光眼的治疗。

【不良反应及用药注意事项】

1. 一般反应 常见不良反应有口干、便秘、嗜睡,其他有抑郁、眩晕、血管神经性水肿、腮腺肿痛、心动过缓、恶心、食欲下降等。长期使用,还可致男性性功能障碍。本药还可致水钠潴留。

2. 反跳现象 长期使用后突然停药可产生反跳现象,出现心悸、头痛、震颤、出汗、血压突然升高等表现,常出现在突然停药后的 $18\sim36$ h,因此停药时宜采取逐渐减量的方式。出现反跳现象时可恢复使用可乐定,严重血压升高时可用酚妥拉明或硝普钠治疗。

精神处于抑制状态者、高空作业者和机动车驾驶员不宜使用;近期发生过心肌梗死、心动过缓、脑血管病患者慎用;可加强中枢抑制药的作用,合用时要慎重。不宜同时使用丙咪嗪等三环类药物,因其可竞争性拮抗可乐定的中枢降压作用。

莫索尼定(moxonidine)

莫索尼定为第二代中枢降压药,对 I_1 咪唑啉受体作用强,对 α_2 受体作用弱。降压作用比可乐定弱,但不良反应也少,无中枢镇静作用,无停药后的反跳现象。长期应用还能逆转心室重构。

甲基多巴（methydopa）

甲基多巴在中枢转化为 α-甲基去甲肾上腺素，激动 α_2 受体而发挥降压作用。降压作用与可乐定相当，但维持时间比可乐定长，每日只需用药 1 次。单独用于中度高血压，也可与利尿药合用。因扩张肾血管作用明显，尤其适用于伴肾功能不全的中度高血压患者。也可与其他抗高血压药联合用于治疗重度高血压。

一般不良反应有口干、嗜睡、性欲降低、腹泻、皮疹等。也可引起肝功能损害，出现发热伴转氨酶升高，少数可致肝坏死。约 20％患者可产生抗球蛋白阳性反应，其中 1％～5％患者出现溶血性贫血，需立即停药。还可引起白细胞和血小板减少等不良反应。

二、抗去甲肾上腺素能神经末梢药

该类药物主要通过影响儿茶酚胺类递质的储存及释放而产生降压作用，如利血平、胍乙啶。因其要待去甲肾上腺素能神经末梢递质耗竭方显降压效应，故降压作用起效缓慢。利血平降压作用弱而持久，长期使用停药后降压作用还可维持较长时间。因利血平长期使用可能诱发抑郁症和消化性溃疡，现基本已不单独使用。胍乙啶降压作用起效慢，作用强，易产生体位性低血压，男性还可引起射精困难，现仅用于其他抗高血压药不能控制的重度高血压。以上两种药物降压期间往往同时产生鼻塞、乏力、心率减慢等副作用。

三、α_1 受体阻断药

哌唑嗪（prazosin）

【体内过程】 口服吸收良好，但首过效应明显。主要由肝脏代谢，由肾脏排泄。$t_{1/2}$ 为 2～4 h，降压作用可维持 7～8 h。

【作用与用途】 选择性阻断血管平滑肌 α_1 受体，对小动脉作用强于小静脉，因此作用以降低外周阻力为主。降压时基本不引起反射性心率加快，但可短期内升高肾素活性。还能升高血中高密度脂蛋白水平，松弛尿道平滑肌。临床用于轻、中度高血压，尤其适用于伴肾功能不全、高脂血症、前列腺增生的高血压患者。

【不良反应及用药注意事项】

1. 首剂现象 部分患者首次使用该药后 0.5～2 h 内出现恶心、心悸、晕厥、严重体位性低血压，甚至意识丧失。首次剂量不超过 0.5 mg，或在睡前服用可减少或预防首剂现象，数次用药后首剂现象可消失。

2. 其他 可见头晕、头痛、嗜睡、乏力、心悸、恶心等，常在连续用药中自行消失。严重肝脏疾病者禁用，严重心脏病、有精神病史者慎用。

特拉唑嗪（terazosin）与多沙唑嗪（doxazosin）

两药的作用与临床应用及不良反应均与哌唑嗪相同，不同的是它们降压维持时间较哌唑嗪长，每天只需用药 1 次。

四、血管平滑肌松弛药

肼屈嗪（hydralazine,肼苯哒嗪）

【作用与用途】 直接松弛小动脉血管平滑肌,使血管扩张、外周阻力和血压下降。能明显扩张肾血管、改善肾血流量。一般无体位性低血压,但反射性兴奋交感神经,使心率加快、肾素活性增强,导致水钠潴留。降压作用快而强,适用于中、重度高血压。

【不良反应及用药注意事项】 常见不良反应有头痛、眩晕、乏力、恶心、心悸等。少数女性患者每日 200 mg 以上剂量长期使用可引起红斑狼疮样综合征,冠心病患者可诱发心绞痛。脑动脉硬化、冠心病、心动过速、心功能不全者慎用,早孕妇女禁用。

硝普钠（sodium nitroprusside）

【体内过程】 口服不吸收,在血管内被迅速代谢,静脉给药 1～2 min 起效,停药后作用只维持不到 5 min。血管内代谢产物 CN^- 经肝脏代谢成 SCN^-,由肾脏排泄。

【药理作用】 该药在血管平滑肌代谢释放 NO,NO 可激活鸟苷酸环化酶,促进 cGMP 形成,产生迅速而强大的扩血管作用。该药对血管的扩张作用缺乏选择性,对小动脉、小静脉均有扩张作用,能降低外周阻力、减少回心血量、降低左室充盈压。降压时不减少冠状动脉和肾血流量。

【临床应用】 该药降压作用迅速而强大,只用于高血压危象及高血压急症的抢救,是高血压危象及高血压急症的首选药。也可用于外科麻醉时控制性降压和重度心功能不全。

【不良反应及用药监护】 ①用药过程中可出现恶心、出汗、不安、头痛、心悸等。②静脉滴注速度超过 5 $\mu g/(kg \cdot min)$,连续使用 24 h 以上时,可引起血浆氰化物和硫氰化物浓度升高而中毒,出现乏力、厌食、定向障碍、精神变态、肌肉痉挛等表现。过量硫氰酸盐还抑制甲状腺摄碘而引起甲状腺功能减退。③孕妇禁用,肾功能不全、甲状腺功能低下者慎用。④该药化学性质不稳定,遇光或在水溶液中时间过长均易分解释放 CN^-,因此应避光储存与使用,配制时间超过 4 h 的溶液不宜使用。静脉滴注时速度不可超过 3 $\mu g/(kg \cdot min)$。

五、钾通道开放药

米诺地尔（minoxidil）

米诺地尔口服易吸收,主要在肝内代谢,$t_{1/2}$ 约 4 h。1 次用药降压时间可维持 24 h。

激活 ATP 敏感的钾通道,促进钾外流使血管平滑肌细胞膜超极化,而使血管平滑肌松弛、血管扩张、血压下降。本品主要扩张小动脉,降压作用强而持久,降压时反射性兴奋交感神经,使心率加快、肾素活性升高、水钠潴留。临床主要用于重度高血压、肾性高血压。很少单独使用,与利尿药或 β 受体阻断药合用可抵消其水钠潴留、心率加快的作用。

一般有心悸、水肿、体重增加等反应,每日 10 mg 以上连用数月可致多毛。嗜铬细胞瘤禁用,肺心病、心绞痛、慢性心功能不全及严重肝功能不全者慎用。

二氮嗪（diazoxide）

二氮嗪虽口服易吸收，血浆 $t_{1/2}$ 为 20～60 h，降压作用维持时间差异也较大（4～20 h），因而常静注给药。静注后 1 min 见效，3～5 min 作用达高峰。

作用机制与米诺地尔相同，主要用于高血压危象和高血压脑病，也可用于幼儿特发性低血糖或胰岛细胞瘤引起的严重低血糖。

第四节　抗高血压药的应用原则

一、有效治疗与终身治疗

确实有效的降压治疗可以大幅度减少并发症的发生率。过去认为早期轻度高血压在起病初期不需使用降压药，采用低钠饮食即可控制病情发展。但如高血压病因未明，渐进发展，即使使用降压药物也难阻止疾病发展，因此现在认为高血压一经诊断，便需使用降压药物治疗。所有的非药物治疗，只能作为药物治疗的辅助。研究结果指出，抗高血压治疗的目标血压是 140/90 mmHg（18.4/11.1 kPa）。高血压无法根治，需要终身不间断治疗。血压升高只是高血压的临床表现之一，重要的是高血压造成靶器官的损伤。中途停药，血压重新升高，可使靶器官的损伤继续发展、加重。因此，在高血压的治疗中要强调终身治疗。

二、保护靶器官

高血压靶器官损伤包括心肌肥厚和动脉血管硬化，又称心室重构和血管重构。心室重构导致心肌耗氧量增加、顺应性下降，心肌细胞电生理活动紊乱。血管重构发生在外周小动脉，可使外周阻力逐渐升高，加速高血压发展；发生在肾血管，导致肾供血不足、肾功能不全；发生在脑血管，导致脑供血不足、脑血管脆性增加而增加脑血管意外的危险性。抗高血压治疗除了改善高血压血流动力学过程外，抑制细胞增生等非血流动力学效应也许更为重要。因为对高血压患者而言，实现延长寿命、改善生活质量的目的，阻止和逆转心室与血管重构显得比单纯控制血压更有意义。并非所有的抗高血压药都有靶器官保护作用，目前认为该作用突出的是 ACEI、长效钙通道阻滞药和 Ang Ⅱ AT1 受体阻断药。此外，高血压患者大部分有动脉粥样硬化，因此建议高血压患者不管血脂是否升高，均应小剂量使用他汀类降血脂药以缓解动脉粥样硬化，并同时使用小剂量阿司匹林以防血栓形成。

三、平稳降压

高血压会导致靶器官损伤，血压的过度波动也会损伤靶器官，后者的意义也许更重要。血压在 24 h 内的自发性波动称为血压波动性（blood pressure variability，BPV），在血压水平相同的高血压患者中，BPV 高者，靶器官损伤严重。在抗高血压治疗时应尽可能避免人为地造成 24 h 内血压不稳定。这一点上长效制剂也许比短效制剂更容易做到。但在长期应用中究竟哪些药物能真正做到平稳降压，还缺乏系统的研究。"谷峰比值"可以帮助我们做出判断。第一天用安慰剂，第二天给治疗药，药物效应最大的两天的差值为"峰"，与下一次给药前的差值为"谷",一般要求药物的"谷峰比值"在 50％以上比较合适。

四、联合用药与个体化治疗

高血压病是一种渐进型的慢性病,目前还缺乏根治的办法,患者需终身用药。年龄、性别、种族、病情轻重程度、并发症、合并症等因素均可能影响抗高血压治疗。某些药物在体内过程和药物效应方面还可能存在个体差异,如药物代谢和作用靶位的遗传多态性。因此,对病史较长和(或)高血压较严重的高血压患者,联合用药是有益的。单纯增加剂量有时降压效果提高并不明显,反而增加药物的不良反应。因而在单独使用一种药物不能有效控制血压时就应该考虑联合用药。研究表明,血压控制良好的患者中有 2/3 是联合用药的。不同作用机制的药物联合使用,可产生协同降压效应,这样可使用药剂量减小,减轻药物不良反应。有些药物联用还可相互抵销某些不良反应。目前常用的抗高血压药根据应用情况可分为基础抗高血压药、一线抗高血压药与其他经典抗高血压药(图 21-3)。在一线抗高血压药中,任何两类间的联用都是可行的。另外,临床中常见三联给药:①利尿药＋β受体阻断药＋直接扩张血管药(如肼屈嗪);②利尿药＋钙通道阻滞药＋中枢性交感神经抑制药(咪唑啉受体激动药);③利尿药＋钙通道阻滞药＋ACEI。所使用的药物、剂量都应该根据患者的不同特点进行选择,目的是达到最佳疗效和出现最少的不良反应。

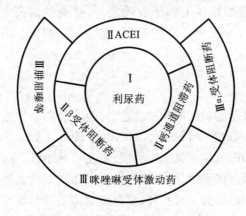

图 21-3 抗高血压药应用类别

注:Ⅰ,基础抗高血压药;Ⅱ,一线抗高血压药;Ⅲ,其他经典抗高血压药

目标检测 ➤➤➤

1. 长期应用噻嗪类利尿药降压的主要不良反应是(　　)。

A. 脱水　　　　　　　　B. 体位性低血压　　　　　C. 嗜睡

D. 低血钾　　　　　　　E. 交感神经兴奋

2. 对高血压伴心绞痛患者效果较好的药物是(　　)。

A. 硝苯地平　　　　　　B. 普萘洛尔　　　　　　　C. 氢氯噻嗪

D. 肼屈嗪　　　　　　　E. 卡托普利

3. 以降低舒张压为主的抗高血压药是(　　)。

A. 硝苯地平　　　　　　B. 普萘洛尔　　　　　　　C. 肼屈嗪

D. 氢氯噻嗪　　　　　　　　E. 尼群地平

4. 对肾素性高血压疗效较好的药物是(　　)。

A. 硝苯地平　　　　　　　B. 普萘洛尔　　　　　　　C. 依那普利

D. 氢氯噻嗪　　　　　　　E. 尼群地平

5. 作用缓慢、温和、持久的抗高血压药是(　　)。

A. 硝苯地平　　　　　　　B. 普萘洛尔　　　　　　　C. 尼群地平

D. 氢氯噻嗪　　　　　　　E. 肼屈嗪

6. 可引起"首剂现象"的抗高血压药是(　　)。

A. 硝苯地平　　　　　　　B. 普萘洛尔　　　　　　　C. 依那普利

D. 哌唑嗪　　　　　　　　E. 尼群地平

7. 通过阻断肾上腺素 α 受体出现降压作用的抗高血压药是(　　)。

A. 可乐定　　　　　　　　B. 硝苯地平　　　　　　　C. 哌唑嗪

D. 依那普利　　　　　　　E. 氢氯噻嗪

8. 通过阻断肾上腺素 β 受体产生降压作用的抗高血压药是(　　)。

A. 可乐定　　　　　　　　B. 硝苯地平　　　　　　　C. 卡托普利

D. 利血平　　　　　　　　E. 普萘洛尔

9. 阻断 α、β 受体的抗高血压药是(　　)。

A. 可乐定　　　　　　　　B. 拉贝洛尔　　　　　　　C. 卡托普利

D. 利血平　　　　　　　　E. 普萘洛尔

10. 通过拮抗钙离子出现降压作用的抗高血压药是(　　)。

A. 硝苯地平　　　　　　　B. 普萘洛尔　　　　　　　C. 依那普利

D. 哌唑嗪　　　　　　　　E. 尼群地平

11. 具有钙拮抗及利尿作用的抗高血压药是(　　)。

A. 可乐定　　　　　　　　B. 硝苯地平　　　　　　　C. 哌唑嗪

D. 依那普利　　　　　　　E. 吲达帕胺

12. 直接扩张血管的抗高血压药是(　　)。

A. 甲基多巴　　　　　　　B. 硝普钠　　　　　　　　C. 哌唑嗪

D. 依那普利　　　　　　　E. 吲达帕胺

第五篇　内脏器官与血液系统药物

第二十二章　利尿药和脱水药

1. 掌握：各类利尿药的作用、用途、不良反应及防治。
2. 熟悉：甘露醇的作用、用途、不良反应及防治。
3. 了解：其他脱水剂的作用特点。

第一节　利尿药

利尿药（diuretics）是能作用于肾脏，促进水和电解质的排出，使尿量增加的一类药物。临床用于治疗各种原因引起的水肿，也可用于非水肿性疾病如高血压、高钙血症、肾结石等的治疗。

一、尿液的形成与利尿药作用机制

尿液的形成通过三个步骤实现：肾小球滤过、肾小管和集合管的重吸收及分泌。利尿药主要通过影响肾小管和集合管的重吸收功能而发挥利尿作用。以下主要介绍前两个步骤。

（一）肾小球的滤过

血液中的成分除蛋白质和血细胞外，均可经肾小球的滤过而形成原尿。原尿量的多少取决于肾血流量和有效滤过压。正常成人每日原尿量约为 220 L，但每日排出的终尿量仅为 1～2 L，表明约 99% 滤液在肾小管和集合管被重吸收。可见，若药物只通过增加肾小球滤过产生利尿作用，效果不会十分明显。

（二）肾小管和集合管的重吸收

原尿经过肾小管和集合管后，约 99% 的钠和水被重吸收。目前常用的利尿药多数是通过减少肾小管和集合管上皮细胞对钠及水的重吸收而发挥利尿作用的，而药物利尿作用的强弱与其作用的部位密切相关（图 22-1）。

1. 近曲小管　原尿中 60%～65% 的 Na^+ 在此段通过两种方式被重吸收。①钠泵（Na^+-K^+-ATP 酶）主动重吸收：随着管腔液中 Na^+ 主动重吸收，Cl^- 通过静电吸引从管腔进入细胞内，并促进了水被动重吸收。②H^+-Na^+ 交换：H^+ 来源于近曲小管上皮细胞内

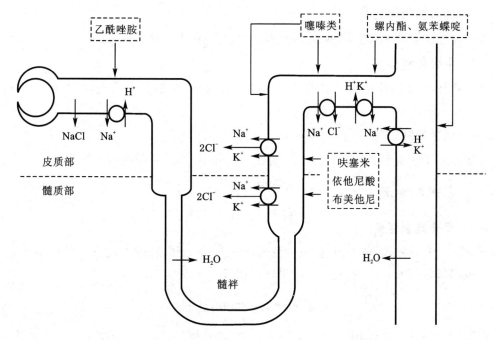

图 22-1　肾小管各段功能和利尿药作用部位

CO_2 和 H_2O 在碳酸酐酶(CA)催化下生成的 H_2CO_3，后者解离出 H^+ 和 HCO_3^-，H^+ 由肾小管上皮细胞分泌入小管液，同时将小管液中等量 Na^+ 交换回细胞内，然后 Na^+ 经钠泵及 $Na^+ - HCO_3^-$ 同向转运系统被重吸收进入组织间液。

作用于近曲小管抑制 Na^+ 重吸收的药物利尿作用弱，因为近曲小管对 Na^+ 的重吸收被抑制后引起管腔内 Na^+ 和 Cl^- 增加，远曲小管 Na^+ 和 Cl^- 重吸收代偿性增加。

2. 髓袢升支粗段　原尿中 20%～30% 的 Na^+ 在此段通过 $Na^+ - K^+ - 2Cl^-$ 同向转运机制被重吸收，但此段几乎不伴有水的重吸收。当尿液由肾乳头流向肾皮质时，管腔液的渗透压由高渗逐渐变为低渗，即为肾脏的稀释功能。重吸收的 NaCl 进入到肾髓质组织间液，形成肾髓质高渗区。低渗的尿液流经高渗髓质中的集合管时，在抗利尿激素(antidiuretic hormone，ADH)的作用下，水被重吸收，尿液被浓缩，即为肾脏的浓缩功能。

高效能利尿药可通过抑制髓袢升支粗段 $Na^+ - K^+ - 2Cl^-$ 同向转运系统，减少 NaCl 的重吸收，影响尿液的稀释和浓缩过程，产生强大的利尿作用。

3. 远曲小管和集合管　原尿中 5%～10% 的 Na^+ 在此段被重吸收。远曲小管近端存在 $Na^+ - Cl^-$ 同向转运系统，Na^+ 通过此机制被重吸收。

中效能利尿药通过抑制 $Na^+ - Cl^-$ 同向转运系统，减少 NaCl 的重吸收，影响尿的稀释过程，而不影响尿的浓缩过程，产生中等强度的利尿作用。

远曲小管远端和集合管还存在着醛固酮参与的 $Na^+ - K^+$ 交换，低效能利尿药可通过拮抗醛固酮受体及拮抗 $Na^+ - K^+$ 交换，产生弱的利尿作用。

二、利尿药的分类

按药物的利尿效能可分为以下三种：

（一）高效能利尿药

主要作用于髓袢升支粗段，抑制 Na^+ 重吸收，产生强大的利尿作用。

（二）中效能利尿药

主要作用于髓袢升支粗段皮质部和远曲小管近端，抑制 Na^+ 重吸收，产生中等利尿作用。

（三）低效能利尿药

主要作用于远曲小管末端和集合管，抑制 Na^+ 重吸收，产生弱的利尿作用。

三、常用利尿药

（一）高效能利尿药

代表药物有呋塞米、布美他尼、依他尼酸（etacrynic acid，利尿酸）、托拉塞米（torasemide）、阿佐塞米（azosemide）等，它们的药理作用相似。

呋塞米（furosemide，速尿）

【体内过程】 口服易吸收，30 min 内起效，1～2 h 作用达峰值，维持 4～6 h。静注 5～10 min 起效，1 h 作用达峰值，维持 2～3 h。血浆蛋白结合率为 95%～99%。药物大部分以原形由尿排泄。

【药理作用】

1. 利尿作用　主要作用于髓袢升支粗段的皮质和髓质部位，抑制 $Na^+ - K^+ - 2Cl^-$ 同向转运系统，抑制 NaCl 的重吸收，减弱肾的稀释功能。同时，肾髓质间隙渗透压梯度降低，使流经集合管尿液中的水重吸收减少，降低肾的浓缩功能，从而发挥迅速强大的利尿作用。同时也减少了 Ca^{2+}、Mg^{2+}、K^+ 的重吸收，使尿中 Na^+、K^+、Cl^-、Mg^{2+}、Ca^{2+}、HCO_3^- 排出增加。

2. 扩血管作用　扩张肾血管，增加肾血流量，改变肾皮质内血流的分布。扩张全身静脉，降低左室充盈压。扩张血管的作用机制可能与药物促进前列腺素合成、抑制前列腺素分解有关。

【临床应用】

1. 急性肺水肿和脑水肿　静注呋塞米能迅速扩张血管容量，减少回心血量，减轻左心负担，在利尿作用发生前即可缓解急性肺水肿症状，为急性肺水肿首选药；由于利尿作用，使血液浓缩、血浆渗透压增高，有利于消除脑水肿，对脑水肿合并心衰患者尤为适用。

2. 其他　严重水肿用于其他利尿药无效的心、肝、肾性严重水肿。一般水肿不宜常规使用，因其易引起电解质和水的紊乱。

3. 急、慢性肾衰竭　治疗急性肾衰竭时，静注呋塞米可通过其强大的利尿作用冲洗肾小管，从而减少肾小管的萎缩和坏死；同时，可降低肾血管阻力，增加肾血流量，对急性肾衰竭有利。大剂量呋塞米可以治疗慢性肾衰竭，增加尿量，减轻水肿。但禁用于无尿的肾衰竭患者。

4. 加速毒物排泄　配合输液，强行利尿，促进毒物随尿液排泄。主要用于巴比妥类、水杨酸类等药物的中毒解救。

5. 高钙血症 本类药可抑制 Ca^{2+} 的重吸收,降低血钙。和静脉输入生理盐水联合应用,大大增加 Ca^{2+} 的排泄,对迅速控制高钙血症有一定临床意义。

【不良反应及用药注意事项】

1. 水与电解质紊乱 连续应用或用药过量时,因过度利尿可引起低血容量、低血钾、低血钠、低血镁、低氯性碱血症等,而低血钾最常见,应注意及时补钾或加服保钾利尿药。

2. 耳毒性 大剂量呋塞米快速静注,可引起眩晕、耳鸣、听力减退或暂时性耳聋,少数为不可逆性,肾功能不全者更易发生。应避免与有耳毒性的药物如氨基糖苷类抗生素等合用。

3. 胃肠道反应 表现为恶心、呕吐、上腹部不适等症状,大剂量时可引起胃肠出血。

4. 高尿酸血症 长期利尿后血容量降低,使尿酸经近曲小管的重吸收增多,同时呋塞米竞争性抑制尿酸排泄而导致高尿酸血症,从而诱发和加重痛风。

5. 其他 本药系磺胺类化合物,可见过敏反应,表现为皮疹、血小板减少、粒细胞减少、过敏性间质性肾炎等,停药后可恢复,与磺胺类药物存在交叉过敏反应。久用可引发高血糖、高血脂等。

肝硬化腹水患者应慎用或忌用,痛风、糖尿病、高脂血症、冠心病患者及早孕妇女慎用。

【药物相互作用】 增加华法林等口服抗凝血药的抗凝作用;增强心脏对强心苷类药物的敏感性;与糖皮质激素类药物或两性霉素 B 合用,增加低钾血症发生率。

布美他尼(bumetanide)

布美他尼作用比呋塞米强 40～50 倍,是目前作用最强的利尿药。它具有口服易吸收、起效快、不良反应少的特点。临床可作为呋塞米的代用品治疗各类顽固性水肿和急性肺水肿。

(二)中效能利尿药

代表药物为噻嗪类:氢氯噻嗪(hydrochlorothiazide)、氢氟噻嗪(hydroflumethiazide)、苄氟噻嗪(bendroflumethiazide)及环戊噻嗪(cyclopenthiazide)等,它们作用相似,但作用强度、维持时间不同,氢氯噻嗪最常用。吲达帕胺(indapamide)、氯噻酮(chlortalidone)等不属于噻嗪类,但利尿作用及机制与噻嗪类相似。

氢氯噻嗪(hydrochlorothiazide,双氢克尿噻)

【体内过程】 脂溶性较高,口服吸收迅速而完全,生物利用度约为 70%。药物易分布于肾脏,其次肝脏,其他组织较少,可通过胎盘屏障。大多数药物均以原形经近曲小管分泌排泄,少量经胆汁排泄。与尿酸分泌产生竞争,导致尿酸排出减少。

【药理作用】

1. 利尿作用 主要作用于远曲小管近端,抑制 $Na^+ - Cl^-$ 同向转运系统,抑制 NaCl 的重吸收而产生温和持久的利尿作用。此外,本药对碳酸酐酶有一定的抑制作用,使 H^+ 分泌减少,$H^+ - Na^+$ 交换减少,$K^+ - Na^+$ 交换增加,K^+ 排出增多。同时,可增加 HCO_3^-、Mg^{2+} 的排泄。

2. 降压作用　用药早期通过利尿作用使血容量减少而降压,长期用药则通过扩张外周血管而发挥降压作用。

3. 抗利尿作用　能明显减少尿崩症患者的尿量。作用机制尚未完全阐明,可能与其增加 Na^+ 的排出、降低血浆渗透压、减轻口渴感、减少饮水量有关。

【临床应用】

1. 水肿　主要用于消除各种原因引起的水肿。对轻、中度心源性水肿疗效较好;对肾性水肿的疗效与肾功能损害的程度有关,受损较轻者疗效较好;对肝性水肿疗效较差。

2. 高血压　治疗高血压的基础药物之一,与其他抗高血压药合用可增强降压效果,减少不良反应。

3. 尿崩症　可用于肾性尿崩症及用加压素无效的垂体性尿崩症。

【不良反应及用药注意事项】

1. 电解质紊乱　如低血钾、低血镁、低氯性碱血症等,以低钾血症最常见,补钾或合用保钾利尿药可防治。

2. 高尿酸血症　可抑制尿酸排泄而导致高尿酸血症。

3. 高血糖　可抑制胰岛素的释放、减少葡萄糖利用,使血糖升高。

4. 高脂血症　可升高血浆甘油三酯、低密度脂蛋白、总胆固醇的含量,降低高密度脂蛋白的含量。

此外,可见过敏反应、血小板减少、粒细胞减少、胃肠道反应等。

痛风、糖尿病、高脂血症患者慎用,严重肝、肾功能不全,胰腺炎,孕妇,哺乳期妇女等慎用。

【药物相互作用】　增强心脏对强心苷类药物的敏感性;与糖皮质激素类药物或两性霉素 B 合用,增加低钾血症发生率;与降糖药合用时应调整降糖药的用药剂量;非甾体抗炎药可减弱或抑制本类药物的利尿作用。

(三)低效能利尿药

螺内酯(spironolactone,安体舒通)

【体内过程】　口服吸收迅速,口服后 1 天左右起效,2～3 天达利尿高峰,作用维持 5～6 天。体内主要代谢产物为有活性的坎利酮。

【药理作用】　化学结构与醛固酮相似,主要作用于远曲小管和集合管部位,竞争细胞内醛固酮受体,拮抗醛固酮保钠排钾的作用,促进钠和水排出。特点为利尿作用弱、起效缓慢但持久,为保钾利尿药。其利尿作用与体内醛固酮的水平有关,体内醛固酮水平升高,利尿作用更明显。

【临床应用】　主要用于与醛固酮升高有关的顽固性水肿,如肝硬化、肾病综合征、充血性心力衰竭引起的水肿,常与排钾利尿药合用。

【不良反应及用药注意事项】

1. 电解质紊乱　久用可引起高血钾,首发表现为心律失常。用药期间要密切注意血钾及心电图变化,肾功能不良者更易发生。

2. 内分泌紊乱　有性激素样作用,可引起男子乳房女性化和阳痿等;妇女面部多毛、月经紊乱、性功能下降、乳房触痛等,停药后可消失。

3. 其他　胃肠道反应表现为恶心、呕吐、腹痛、腹泻、胃溃疡及胃出血等。中枢神经系统反应可见头痛、困倦与精神错乱等。

高血钾、肾功能不全、溃疡病患者禁用。

知识链接

新型利尿剂

螺内酯作为醛固酮受体阻滞剂,其非选择性地作用于肾上腺皮质激素受体产生多种副作用。因此,近年来学者着力研制高选择性醛固酮受体阻滞剂,目前关注较多的依普利酮(eplerenone)即为高选择性醛固酮受体阻滞剂。依普利酮主要用于高血压和心力衰竭(简称心衰)的治疗。研究发现,依普利酮的降压作用、对左心室大小的改变与血管紧张素转化酶抑制药相似,而对肾脏保护作用更强且副作用更少。依普利酮对低肾素性高血压的治疗效果优于血管紧张素Ⅱ受体拮抗剂。对于糖尿病患者,依普利酮与血管紧张素转化酶抑制药合用缩小左心室、减少肾损害的效果优于单独使用两种药物。

氨苯蝶啶(triamterene,三氨蝶啶)和阿米洛利(amiloride,氨氯吡咪)

【体内过程】　口服易吸收,生物利用度约为50%。氨苯蝶啶在肝脏代谢,$t_{1/2}$为 4.2 h,其代谢产物由肾脏排泄。阿米洛利 $t_{1/2}$ 为 6~9 h,以原形经尿排出。

【药理作用】　作用于远曲小管远端和集合管,阻滞管腔 Na^+ 通道,减少 Na^+ 的重吸收和 K^+ 的分泌,从而产生排 Na^+、利尿、保 K^+ 的作用。单用疗效较差。

【临床应用】　与高效能、中效能排钾利尿药合用治疗各种顽固性水肿。

【不良反应及用药注意事项】　常见胃肠道反应,如恶心、呕吐、腹泻等。长期服用可致高钾血症,肾功能不全、糖尿病患者及老年人尤易发生。肝硬化患者服用可引起巨幼红细胞性贫血。

严重肝、肾功能不全,有高钾血症倾向患者禁用。高血压、充血性心力衰竭、糖尿病、低钠血症患者及孕妇慎用。在应用氨苯蝶啶、阿米洛利期间,尿液为淡蓝色荧光尿。

乙酰唑胺(acetazolamide)

通过抑制碳酸酐酶,减少 H^+ 的生成,使 $H^+ - Na^+$ 交换减少,Na^+ 重吸收减少而产生弱的利尿作用,此药物易致代谢性酸中毒,现已少用。因可抑制眼中的碳酸酐酶,减少 HCO_3^- 的生成,使房水生成减少而降低眼内压,主要用于治疗青光眼。

常见不良反应为嗜睡、面部和四肢出现麻木感。长期应用可出现低血钾、代谢性酸中毒。肝、肾功能不全患者慎用。

第二节 脱水药

脱水药(dehydrant agents)又称渗透性利尿药(osmotic diuretics)，是指能使组织脱水并产生利尿作用的一类药物。此类药物在体内多不被代谢，易经肾小球滤过而不被肾小管重吸收，代表药物有甘露醇、山梨醇、高渗葡萄糖等小分子化合物。

甘露醇(mannitol)

为己六醇结构，临床用其20%的高渗溶液静脉给药。

【药理作用】

1. 脱水作用　静脉给药后能迅速升高血浆渗透压，使组织间液向血浆转移，引起组织脱水，可降低颅内压和眼内压。

2. 利尿作用　药物经肾小球滤过而不被肾小管重吸收，在肾小管腔内形成高渗状态，导致钠、水的重吸收减少而达到利尿作用。药物也可扩张肾血管，使肾血流量增加，提高肾小球滤过率。

【临床应用】

1. 急性脑水肿　缺氧、创伤、炎症及肿瘤等均可引发脑水肿，使颅内压升高。本药有脱水作用，静脉给药后可降低颅内压，是治疗脑水肿、降低颅内压安全有效的首选药。

2. 急性肾衰竭　急性肾衰竭早期应用本药，通过其脱水、利尿、增加肾血流量作用减轻肾间质水肿，排出毒物，防止肾小管萎缩、坏死，改善肾缺血。

3. 青光眼　脱水作用可减少眼内房水量，降低眼内压，可用于青光眼手术前降眼压。

【不良反应及用药注意事项】　给药过快易引发头晕、头痛、视物模糊、畏寒等。

静注不得外渗，因外渗易引起组织肿胀、皮肤坏死等；一旦外渗，可用0.5%普鲁卡因溶液局部封闭，并及时热敷。用药期间注意患者的血压、呼吸、脉搏情况，预防循环血量增加引起急性肺水肿。本药在气温较低时易析出结晶，用80℃热水浴加温，振荡溶解后可使用。禁与其他药物混合静滴，充血性心力衰竭、活动性颅内出血者禁用。

山梨醇(sorbitolum)

本药是甘露醇的同分异构体，临床用其25%的高渗溶液。易溶于水，价廉，作用较弱。临床应用、不良反应及用药注意事项与甘露醇相似。

葡萄糖(glucose)

临床用其50%的高渗溶液。静注后，产生脱水和利尿作用。因部分葡萄糖可从血管内扩散至组织中而被代谢，故作用较弱且不持久。单独使用治疗脑水肿时易出现反跳现象，可与甘露醇或山梨醇合用治疗脑水肿。

目标检测 ➡➡➡

1. 呋塞米的利尿作用机制为(　　)。

A. 抑制髓袢升支粗段 $Na^+ - K^+ - 2Cl^-$ 同向转运系统利尿

B. 抑制髓袢升支粗段皮质部 $Na^+-K^+-2Cl^-$ 同向转运系统利尿

C. 抑制髓袢升支粗段髓质部 $Na^+-K^+-2Cl^-$ 同向转运系统利尿

D. 抑制碳酸酐酶活性,减少 Na^+-H^+ 交换利尿

E. 拮抗醛固酮作用,减少 Na^+-K^+ 交换利尿

2. 急性肾衰竭少尿期宜静脉滴注(　　)。

A. 甘露醇　　　　　　　B. 山梨醇　　　　　　　C. 呋塞米

D. 氢氯噻嗪　　　　　　E. 螺内酯

3. 急性肺水肿患者禁用(　　)。

A. 呋塞米　　　　　　　B. 氨茶碱　　　　　　　C. 毒毛花苷

D. 吗啡　　　　　　　　E. 甘露醇

4. 使用呋塞米一般不引起(　　)。

A. 高钙血症　　　　　　B. 高尿酸血症　　　　　C. 低镁血症

D. 低钾血症　　　　　　E. 低钠血症

5. 过量使用易引起低氯性碱中毒的药物是(　　)。

A. 氢氯噻嗪　　　　　　B. 呋塞米　　　　　　　C. 螺内酯

D. 甘露醇　　　　　　　E. 山梨醇

6. 对水肿患者能利尿,而对尿崩症患者有抗利尿作用的药物是(　　)。

A. 呋塞米　　　　　　　B. 布美他尼　　　　　　C. 螺内酯

D. 氨苯蝶啶　　　　　　E. 氢氯噻嗪

7. 拮抗醛固酮作用而发挥利尿作用的药物是(　　)。

A. 螺内酯　　　　　　　B. 氨苯蝶啶　　　　　　C. 阿米洛利

D. 呋塞米　　　　　　　E. 氢氯噻嗪

8. 脑水肿患者降低颅内压宜首选(　　)。

A. 山梨醇　　　　　　　B. 甘露醇　　　　　　　C. 50%葡萄糖溶液

D. 呋塞米　　　　　　　E. 依他尼酸

9. 治疗高钙血症宜选用(　　)。

A. 氢氯噻嗪　　　　　　B. 氨苯蝶啶　　　　　　C. 阿米洛利

D. 螺内酯　　　　　　　E. 呋塞米

10. 预防急性肾衰竭可用(　　)。

A. 甘露醇　　　　　　　B. 高渗葡萄糖　　　　　C. 螺内酯

D. 氨苯蝶啶　　　　　　E. 阿米洛利

11. 某男,50 岁。五年前患高血压,近一年来双下肢经常水肿,血压180/125 mmHg,电解质检查血钾为 2.4 mmol/L,静脉血浆中醛固酮为 12 μg/dL,此患者最适合使用的利尿药为(　　)。

A. 呋塞米　　　　　　　B. 氢氯噻嗪　　　　　　C. 螺内酯

D. 布美他尼　　　　　　E. 乙酰唑胺

第二十三章　组胺和抗组胺药

1. 掌握:常用的 H_1 受体阻断药的作用特点、临床应用及不良反应。
2. 熟悉:组胺受体的类型、分布及其效应。
3. 了解:组胺与变态反应的关系。

第一节　组胺及其拟似药组胺(histamine)

组胺是最早被发现的自身活性物质,广泛分布在体内各组织中,其中以与外界接触的支气管、皮肤和胃肠黏膜中含量最高。正常情况下,组胺主要以无活性形式(结合型)储存,当机体发生变态反应或受理化等因素刺激时,可引起细胞脱颗粒,组胺以活性形式(游离型)释放,作用于组胺受体产生相应的生物效应。目前已发现组胺受体有 H_1、H_2 和 H_3 三种亚型,它们的分布和效应见表23-1。组胺本身无治疗意义,目前仅限于胃分泌功能检查和麻风病的辅助诊断。组胺可引起颜面潮红、头痛、直立性低血压等。支气管哮喘患者禁用。

表 23-1　组胺受体分布及效应

受体类型	效应器官	效　应	阻断药
H_1	支气管、胃肠、子宫平滑肌等	收缩	苯海拉明
	皮肤血管	扩张	异丙嗪
	心房、房室结	收缩增强、传导减慢	氯苯那敏
H_2	胃壁细胞	胃酸分泌增多	西咪替丁
	血管	扩张	雷尼替丁
	心室、窦房结	收缩加强、心率加快	法莫替丁
H_3	中枢与外周神经末梢	负反馈性调节组胺合成与释放	硫丙咪胺

倍他司汀(betahistine)

倍他司汀可激动组胺 H_1 受体,可选择性引起脑血管扩张,改善内耳淋巴液循环,抑制血小板聚集并阻止血栓形成。主要用于治疗内耳眩晕症,消除耳鸣、眩晕等症状;也可用于治疗急性缺血性脑血管疾病,如脑栓塞、一过性脑供血不足等;对各种原因的头痛有缓解作用。可引起胃部不适、恶心、皮肤瘙痒等不良反应。溃疡患者慎用,哮喘、嗜铬细胞瘤患者禁用。

第二节　抗组胺药

抗组胺药是一类能竞争性阻断组胺与其受体结合,产生抗组胺作用的药物。根据其对受体选择性的不同,将抗组胺药分为 H_1 受体阻断药和 H_2 受体阻断药。

知识链接

吃感冒药为何想睡觉?

要想弄清楚这个问题,要从感冒药的成分说起。常用的感冒药主要成分:解热镇痛成分,如扑热息痛等;镇咳成分,如右美沙芬等;收缩鼻黏膜血管成分,如盐酸麻黄碱、盐酸伪麻黄碱;还有抗组胺成分,如氯苯那敏、苯海拉明等。抗组胺药可降低毛细血管通透性,从而减少感冒伴随的打喷嚏、流鼻涕等症状,但其中枢抑制作用强,故患者吃了想睡觉。

一、H_1受体阻断药

H_1受体阻断药能与组胺竞争 H_1 受体,阻断组胺的 H_1 型效应,从而发挥抗过敏作用。常用的第一代药物有苯海拉明(diphenhydramine,苯那君)、氯苯那敏(chlorphenamine,扑尔敏)、异丙嗪(promethazine,非那根)等。第二代有特非那定(terfenadine,敏迪)、阿司咪唑(astemizole,息斯敏)、西替利嗪(cetirizine,仙特敏)、氯雷他定(loratadine,开瑞坦)等。现已开发出第三代药物:地氯雷他定(desloratadine,信敏汀)、非索非那定(fexofenadine,阿特拉)、左旋西替利嗪(levocetirizine,迪皿)等(表 23-2)。

表 23-2　常用 H_1 受体阻断药比较

药　物	镇静催眠	防晕镇吐	抗胆碱	心脏毒性
第一代药物				
苯海拉明	+++	++	+++	无
异丙嗪	+++	++	+++	无
氯苯那敏	+	—	++	无
第二代药物				
西替利嗪	+	—	+	无
特非那定	—	—	—	有
阿司咪唑	—	—	—	有
氯雷他定	—	—	—	无
第三代药物				
地氯雷他定	—	—	—	无
非索非那定	—	—	—	无
左旋西替利嗪	—	—	—	无

注:+++,作用强;++,作用中等;+,作用弱;—,无作用。

第一代抗组胺药中枢抑制作用强,可引起明显的镇静作用,表现为安静、嗜睡、注意力难以集中等。第二代抗组胺药 H_1 受体选择性高,无镇静作用,中枢神经系统不良反应较少,目前临床应用广泛。第三代抗组胺药具有起效快、效应强而持久、无中枢抑制作用及心脏毒性小等特点。

知识链接

抗组胺药研究进展

近年来,第二代抗组胺药的改良品种不断上市,它们来自第二代抗组胺药的活性代谢物或光学异构体,其疗效确切、不良反应小,市场占有率逐年攀升,前景较为广阔,甚至被称为第三代抗组胺药。常用药物有地氯雷他定(desloratadine)、左旋西替利嗪(levocetirizine)、非索非那定(fexofenadine)等。

第二代抗组胺药最为严重的不良反应是心脏毒性,普遍存在诱发心脏疾病的潜在风险。这其中以特非那定、阿司咪唑诱发的心脏毒性相对较多,在心血管系统不良反应中又以心律失常最多、最常见。尽管相比之下这种不良反应发生率很低,但后果却较为严重。目前,特非那定已在许多国家停止使用和生产,或将其由非处方药重新改为处方药,患者应在医师指导下使用;阿司咪唑已禁止在美国市场上使用。

【药理作用】

1. 抗外周 H_1 受体效应 H_1 受体阻断药通过竞争性结合 H_1 受体拮抗组胺引起的血管扩张、血压下降以及胃肠、支气管平滑肌收缩,对组胺所致的胃酸分泌增多无效。

2. 中枢作用 治疗量 H_1 受体阻断药有镇静与催眠作用。作用强度因个体敏感性和药物品种而异,其中苯海拉明、异丙嗪作用最强;阿司咪唑、特非那定因不易通过血脑屏障,几乎无中枢抑制作用。此外,部分药物还有抗晕、镇吐作用,可能与其中枢抗胆碱作用有关。

3. 其他作用 多数 H_1 受体阻断药有抗胆碱作用、较弱的局麻作用和奎尼丁样作用。

【临床应用】

1. 变态反应疾病 本类药物对由组胺释放所引起的荨麻疹、枯草热和过敏性鼻炎等皮肤黏膜变态反应疾病效果良好,对昆虫咬伤引起的皮肤瘙痒和水肿也有良效,对血清病、药疹和接触性皮炎有一定疗效,但对支气管哮喘和过敏性休克无效。

2. 晕动病 第一代药物如苯海拉明、异丙嗪等对晕动病、妊娠呕吐以及放射病呕吐有镇吐作用。苯海拉明和氨茶碱组成的复方制剂茶苯海明(乘晕宁)广泛用于防治晕动病,但应在乘车、乘船前 15～30 min 服用。

3. 失眠症 对中枢有明显抑制作用的异丙嗪、苯海拉明可短期用于失眠,特别是过敏性疾病所导致的失眠。

4. 其他 异丙嗪常作为冬眠合剂的组分用于人工冬眠,也常用作复方抗感冒药、复方镇咳祛痰药的成分。

【不良反应】

1. 中枢神经系统反应 常见中枢抑制现象如镇静、嗜睡等,以苯海拉明和异丙嗪最明显,表现为注意力不能集中、头晕、乏力、精神恍惚、共济失调等。但少数患者(特别是儿童)

用药后出现精神兴奋、失眠、震颤等症状。

2. 消化道反应　有厌食、恶心、呕吐、便秘、腹泻、胃部不适及胃痛等。

3. 其他　本类药物也可致过敏，出现皮炎。局部应用还可引起湿疹。偶见粒细胞减少症和溶血性贫血，还可产生头痛、口干、视物模糊、排尿困难、心悸等症状。特非那定、阿司咪唑尚有心脏毒性。

【不良反应及用药注意事项】

1. 注意事项　嘱咐患者服用有中枢抑制作用的 H_1 受体阻断药期间应避免驾驶车、船和高空作业，多饮水，勿饮酒。若长期服药，还应定期检查血常规。除阿司咪唑应饭前 $1\sim2$ h 给药，以防止食物对药物吸收的影响外，其他药物应采用进餐时服用或与牛奶同服，以减轻胃肠道反应。

2. 严重心律失常　特非那定、阿司咪唑过量可致严重心律失常——尖端扭转型心律失常。不可盲目加大药物剂量，不能与各种抗心律失常药合用，以免引起心律失常。

3. 禁忌证　有些抗组胺药有致畸作用，孕妇禁用；本类药物部分从乳汁排出，对婴儿有较大的危险性，故哺乳期妇女不宜使用；青光眼、尿潴留、幽门梗阻者应避免使用抗胆碱作用较强的 H_1 受体阻断药。

二、H_2 受体阻断药

H_2 受体阻断药是一类能选择性阻断 H_2 受体，竞争性对抗组胺引起的胃酸分泌增加，主要用于治疗消化性溃疡的药物。临床常用的药物有西咪替丁（cimetidine）、雷尼替丁（ranitidine）、法莫替丁（famotidine）、尼扎替丁（nizatidine）等。

【体内过程】　本类药物口服吸收良好，但首过效应使生物利用度降为 $50\%\sim60\%$。尼扎替丁的 $t_{1/2}$ 为 1.3 h，其他三药为 $2\sim3$ h。大部分药物以原形经肾排出，但肝功能不良者雷尼替丁半衰期明显延长。

【药理作用】　本类药物竞争性拮抗 H_2 受体，能抑制组胺、五肽胃泌素、M 胆碱受体激动药所引起的胃酸分泌；能明显抑制基础胃酸及食物和其他因素所引起的夜间胃酸分泌。

【临床应用】　用于十二指肠溃疡、胃溃疡，应用 $6\sim8$ 周，愈合率较高，延长用药可减少复发。治疗卓-艾综合征需用较大剂量。其他胃酸分泌过多的疾病如胃肠吻合口溃疡、反流性食管炎、消化性溃疡和急性胃炎引起的出血等也可用。

目标检测➡➡➡

1. 抗组胺药抗组胺的作用机制是（　　）。

A. 加速组胺代谢

B. 抑制组胺合成

C. 与组胺结合，使组胺失去活性

D. 化学结构与组胺相似，竞争性阻滞组胺受体

E. 抑制组胺释放

2. 苯海拉明与阿司咪唑共有的药理作用是（　　）。

A. 对抗组胺引起的血管扩张，使血管通透性增加

B. 抑制中枢神经

C. 防晕、止吐

D. 抗胆碱

E. 抑制胃酸分泌

3. H_1 受体阻断药对（　　）无效。

A. 过敏性鼻炎　　　　　　B. 荨麻疹　　　　　　　C. 支气管哮喘

D. 药疹　　　　　　　　　E. 晕车

4. 西咪替丁治疗十二指肠溃疡的机制是（　　）。

A. 中和胃酸

B. 抑制胃蛋白酶活性

C. 阻滞胃壁细胞 H_2 受体，抑制胃酸分泌

D. 在胃内形成保护膜，覆盖溃疡面

E. 抗幽门螺杆菌

5. 某人因对某种植物花粉过敏，每年季节性的支气管哮喘症状发作之前用（　　）可能有效。

A. 色甘酸钠　　　　　　　B. 氯苯那敏　　　　　　C. 苯茚胺

D. 特非那定　　　　　　　E. 苯海拉明

6. 某驾驶员患有过敏性鼻炎，工作期间宜服用（　　）。

A. 苯海拉明　　　　　　　B. 异丙嗪　　　　　　　C. 氯苯那敏

D. 西替利嗪　　　　　　　E. 赛庚啶

7. H_1 受体阻断药的最佳适应证是（　　）。

A. 过敏性鼻炎、荨麻疹等皮肤黏膜过敏性疾病

B. 失眠

C. 支气管哮喘

D. 过敏性休克

E. 晕动病呕吐

8. 下列不属于 H_1 受体阻断药的是（　　）。

A. 苯海拉明　　　　　　　B. 异丙嗪　　　　　　　C. 西咪替丁

D. 特非那定　　　　　　　E. 氯苯那敏

9. H_1 受体阻断药最常见的不良反应是（　　）。

A. 变态反应　　　　　　　B. 肝损害　　　　　　　C. 粒细胞减少

D. 体位性低血压　　　　　E. 嗜睡

10. 抗组胺药对以下情况无效的是（　　）。

A. 过敏性鼻炎　　　　　　B. 荨麻疹　　　　　　　C. 支气管哮喘

D. 药疹　　　　　　　　　E. 晕车

第二十四章 呼吸系统药物

1. 掌握：临床常用的平喘药（支气管平滑肌松弛药、抗炎平喘药和抗过敏平喘药）的药理作用、临床应用和主要不良反应。
2. 熟悉：常用的镇咳药和祛痰药的作用、用途及不良反应。
3. 了解：支气管哮喘的病理改变和发病机制。

咳、痰、喘是呼吸系统疾病的主要临床症状，多为感染或变态反应等多种因素所致。三者或单独出现、或同时出现、或相互加重。因此，在对因治疗的同时，应谨慎镇咳、见机祛痰、积极平喘、及时消炎以缓解症状，减轻患者痛苦及减少并发症的发生。

第一节 平喘药

平喘药（antiasthmatic drug）是一类能缓解支气管哮喘症状的药物。支气管哮喘的产生（图 24-1）主要是由于免疫和非特异性刺激后，导致组胺、5-羟色胺（5-HT）、白三烯（LT）、血栓素 A_2（TXA_2）、血小板激活因子（PAF）等炎性介质释放，导致支气管黏膜上皮细胞损伤、血管渗出和分泌物增多、黏膜水肿等炎症反应，同时伴有支气管平滑肌痉挛、通气阻力升高而致阻塞性呼吸困难。目前常用的平喘药有三类：①支气管平滑肌松弛药，主要用于支气管痉挛的急性发作，并有一定的抑制炎症反应的作用；②抑制免疫过程某一环节的抗过敏平喘药。近年，还有新的平喘药正在临床试用，如竞争性 LTD_4 受体拮抗药扎鲁司特（zafirlukast）对阿司匹林、过敏原及运动所致的支气管痉挛有较强的解痉作用，磷酸二酯酶（PDE）同工酶 PDE_4 抑制药具有较强的抗哮喘作用，5-脂氧合酶抑制剂可拮抗白三烯的致痉作用并可减少迟发型的炎症反应。本章仅重点介绍常用的三类，其作用机制见图 24-1。

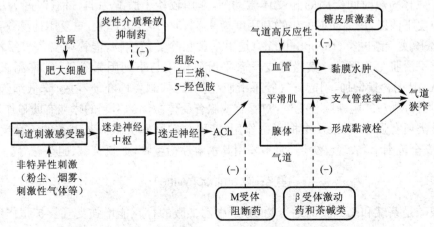

图 24-1 哮喘发生机制与平喘药作用机制

知识链接

支气管哮喘

支气管哮喘（bronchial asthma,简称哮喘）是由嗜酸性粒细胞、肥大细胞和 T 细胞等多种炎症细胞参与的气道慢性炎症和气道高反应性疾病,以气道狭窄为特征,喘息、呼吸困难是其主要临床症状。其发病机制复杂,涉及炎症、变态反应、遗传、药物、环境等多种因素,临床采用以抗炎为主的综合治疗。

一、支气管平滑肌松弛药

1. β 受体激动药　本类药物通过激动 β 受体而激活支气管平滑肌的腺苷酸环化酶,催化 cAMP 依赖蛋白激酶而松弛支气管平滑肌。同时,亦能抑制肥大细胞及中性粒细胞释放炎性介质,减少渗出,促进黏液分解,有利于哮喘的治疗。本类药物分为非选择性 β 受体激动药和选择性 β_2 受体激动药。β 受体激动药有肾上腺素、异丙肾上腺素、麻黄碱等,其特点是作用迅速、强大而短暂,不良反应多,多数不能口服,常采用吸入给药（见第三章）。本节重点介绍选择性 β_2 受体激动药。

沙丁胺醇（salbutamol,舒喘灵）

沙丁胺醇选择性兴奋 β_2 受体,引起支气管扩张,平喘作用与异丙肾上腺素相近,但对心脏 β_1 受体的作用仅为后者的 1/10。口服 30 min 起效,气雾吸入数分钟起效,维持时间为 4~6 h。偶有恶心、头晕、手指震颤等不良反应,过量致心律失常,应慎用。

克仑特罗（clenbuterol）

克仑特罗是强效 β_2 受体激动药,支气管松弛作用较沙丁胺醇强 100 倍,不良反应较沙丁胺醇少。口服后,10~20 min 起效,作用可维持 5 h 以上。气雾吸入 5~10 min 起效,维持 3~4 h。栓剂直肠给药,维持时间可长达 8~24 h。甲亢、心律失常、高血压患者慎用。

特布他林（terbutaline）

特布他林为短时间作用的 β_2 受体激动药,作用较沙丁胺醇为弱,持续时间为 4~6 h。可口服或皮下注射,皮下注射的生物利用度为 95%,5~15 min 起效,重复用药易致蓄积。

2. 茶碱类　茶碱类（theophyllines）是甲基黄嘌呤类衍生物,能松弛支气管平滑肌,对痉挛状态平滑肌尤为明显。其松弛支气管平滑肌作用与下列因素有关:①抑制磷酸二酯酶,使 cAMP 的含量增加,引起支气管平滑肌松弛;②抑制炎性介质释放、降低细胞内钙水平,减轻炎性反应;③阻断腺苷受体,对腺苷或腺苷受体激动剂引起的哮喘有明显作用。

茶碱类还有强心、利尿及中枢兴奋作用,能引起震颤和失眠。茶碱类的不良反应个体差异大,安全范围窄,故现已少用,而多采用其水溶性衍生物,如氨茶碱、胆茶碱等。

氨茶碱（aminophylline）

氨茶碱是茶碱和乙二胺的缩合物,分子中乙二胺的存在能增强支气管扩张作用,用于支气管哮喘。同时通过强心、利尿作用，能用于心源性哮喘、急性心功能不全。口服吸收较好，2～3 h 达最大效应，维持 5～6 h，对重症哮喘可采用静脉滴注，经 15～30 min 达最大作用，亦可直肠给药。茶碱的有效血药浓度为 5～15 μg/mL，当达到或超过 15 μg/mL 时将可能出现中毒反应。

本品因碱性较强，口服可致恶心、呕吐，饭后服可减轻刺激性。静脉注射太快或剂量过大，可致心悸、心律失常、惊厥和血压骤降等，甚至死亡。儿童对氨茶碱的敏感性较成人高，易致惊厥，应慎用，使用时应监测血药浓度，根据血药浓度调整小儿用量，以防过量中毒。建议最好不静脉注射。急性心肌梗死、低血压、休克等患者禁用。

胆茶碱（choline theophyllinate）

胆茶碱是茶碱和胆碱的缩合物，水溶性大，口服吸收迅速，经 3 h 达最大作用，维持时间较长，对胃黏膜刺激性较小，作用与适应证同氨茶碱。

3. M 受体阻断药　各种诱因所致的内源性乙酰胆碱释放可诱发和加重哮喘。M 受体阻断药异丙阿托品（ipratropine）选择性阻断支气管平滑肌的 M_1 胆碱受体，拮抗乙酰胆碱的支气管痉挛作用，使支气管平滑肌松弛。常以吸入给药，作用快而持久，维持 4 h，不良反应较少。主要用于支气管哮喘及喘息型慢性支气管炎等。

二、抗过敏平喘药

抗过敏平喘药通过抑制过敏性炎性介质释放和拮抗炎性介质的作用而预防和治疗支气管哮喘发作。

色甘酸钠（sodium cromoglycate）

色甘酸钠对支气管平滑肌无直接松弛作用，对炎性介质亦无拮抗作用，故对正在发作的哮喘无效。但在接触抗原前 7～10 天给药，可预防哮喘发作。其作用机制与下列因素有关：①能与敏感的肥大细胞膜外侧的钙通道结合，阻止钙内流，抑制肥大细胞脱颗粒，减少组胺、慢反应物质、白三烯等多种炎性介质的释放，这一作用对人肺肥大细胞最敏感；②抑制感觉神经末梢释放的 P 物质及神经激肽 A、B 等诱导的支气管平滑肌痉挛和黏膜水肿；③降低哮喘患者对非特异性刺激的敏感性，减少支气管痉挛发作。

色甘酸钠起效慢，尤适用于抗原明确的青少年患者，可预防过敏反应或运动引起的速发型或迟发型哮喘；还可减少重症哮喘的糖皮质激素用量，目前已成为轻、中度哮喘的一线药；亦用于变应性鼻炎、溃疡性结肠炎及其他胃肠道过敏性疾病。

本药口服无效，只能喷雾吸入。不良反应较少，少数患者可有咽痛、气管刺激症状，甚至诱发哮喘，与少量异丙肾上腺素同时吸入可预防之。

奈多罗米钠（nedocromil sodium）为色甘酸钠的衍生物，作用较色甘酸钠更强，但儿童及妊娠妇女慎用。

酮替芬（ketotifen）

酮替芬为新型的 H_1 受体阻断药，平喘作用时间长，中枢作用时间短；还能抑制炎性介质释放，拮抗 5 - HT 和多种过敏物质引起的支气管痉挛，疗效优于色甘酸钠，用于预防哮喘的发作,对儿童哮喘的疗效优于成人。

三、抗炎平喘药——糖皮质激素药

糖皮质激素具有极强的抗哮喘作用,对顽固性哮喘或哮喘持续状态的危重患者应用糖皮质激素,可迅速控制症状。因其副作用较多,不宜长期用药,仅用于其他药物无效的哮喘持续状态和重症哮喘。其平喘作用与抑制 T 细胞、减少炎性介质释放、抑制过敏反应等有关。近年来,采用吸入给药疗法,充分发挥了糖皮质激素在气道内的抗炎、抗过敏作用,同时又避免了全身不良反应。常用于治疗哮喘的糖皮质激素药有二丙酸倍氯米松和布地缩松。

二丙酸倍氯米松(beclomethasone dipropionate,二丙酸倍氯松)

二丙酸倍氯米松为地塞米松的同系物,抗炎作用为地塞米松的 500 倍,气雾吸入直接作用于气道发挥平喘作用。肺内吸入后,迅速被灭活,几无全身性副作用。主要用于糖皮质激素依赖性哮喘患者,常见不良反应是鹅口疮与声音嘶哑。

布地缩松(budesonide,布的松)

布地缩松为一种不含卤素的糖皮质激素。局部应用抗炎作用和对哮喘的疗效与二丙酸倍氯米松相近。

第二节 镇咳药

咳嗽是呼吸系统疾病的主要症状之一,是一种保护性反射,利于呼吸道痰液和异物的排出。应用镇咳药前,应找到引起咳嗽的原因,进行对因治疗。对于剧烈无痰性干咳,为了防止原发疾病的发展或避免剧烈咳嗽引起的并发症,在对因治疗的同时,可应用镇咳药(antitussive)进行辅助治疗。若咳嗽伴有咳痰困难则应使用祛痰药,慎用镇咳药,以免阻塞呼吸道,引起窒息。

镇咳药可通过直接抑制延髓咳嗽中枢,或抑制咳嗽反射弧中的某一环节而发挥镇咳作用。目前常用的镇咳药根据作用机制分为中枢性镇咳药和外周性镇咳药两类,适用于无痰干咳。

一、中枢性镇咳药

(一)依赖性中枢性镇咳药

可待因(codeine,甲基吗啡)

可待因为阿片生物碱之一,抑制延髓咳嗽中枢,镇咳作用为吗啡的 1/4,镇咳剂量不抑制呼吸。因抑制咳嗽反射,使痰不易咳出,故本药仅适用于无痰剧烈干咳,对胸膜炎干咳伴胸痛者尤为适用。多痰者禁用,反复应用易成瘾,应控制使用。偶见恶心、呕吐、便秘,大剂量可致中枢兴奋、烦躁不安,并抑制呼吸。

（二）非依赖性中枢性镇咳药

由于可待因类镇咳药有依赖性等不良反应，经过改造化学结构合成了许多非依赖性的镇咳药。这类药物对呼吸中枢抑制作用很弱，逐渐取代了有依赖性的可待因类镇咳药，但也不可滥用。

右美沙芬（dextromethorphan）

右美沙芬为合成的吗啡类衍生物，镇咳作用与可待因相当或略强，但无镇痛、成瘾和便秘，治疗量不抑制呼吸，适用无痰干咳；有头晕、嗜睡、恶心等副作用。

喷托维林（pentoxyverine，咳必清）

喷托维林能抑制咳嗽中枢，兼有局部麻醉作用，镇咳作用为可待因的 1/5，但无依赖性和呼吸抑制。适用于急性上呼吸道感染引起的无痰干咳和百日咳，常与氯化铵合用。偶有轻度头痛、头晕、口干、恶心、腹胀、便秘等阿托品样不良反应，多痰及青光眼患者忌用。

二、外周性镇咳药

苯佐那酯（benzonatate，退嗽）

苯佐那酯为丁卡因衍生物，有较强的局部麻醉作用。对肺脏牵张感受器有选择性的抑制作用，能阻断迷走神经反射，抑制咳嗽的冲动传入而镇咳。治疗量不影响呼吸中枢，反而增加肺通气量。服药后 10～20 min 起效，维持 3～8 h。用于干咳和阵咳，效果略逊于可待因。有轻度嗜睡、头痛、眩晕等不良反应，偶见皮疹、鼻塞。服用时勿将药丸咬破以免产生口腔麻木感。

苯丙哌啉（benproperine）

苯丙哌啉为非麻醉性强效镇咳药，奏效迅速，维持时间长，镇咳强度为可待因的 2～4倍。镇咳机制为阻滞肺及胸膜感受器的传入感觉神经冲动及直接抑制咳嗽中枢，对平滑肌具有解痉作用，不抑制呼吸，无便秘和成瘾性。口干、口渴感、嗜睡、疲劳、头晕、厌食、腹部不适和皮疹等为常见的不良反应。

第三节　祛痰药和黏痰溶解药

一、祛痰药

这是一类能使痰液变稀或溶解，使痰易于咳出的药物。痰液的排出可减少对呼吸道黏膜的刺激，间接起到镇咳、平喘作用，有利于控制继发感染。

氯化铵（ammonium chloride）

氯化铵口服后刺激胃黏膜，反射性地兴奋迷走神经，引起恶心，使支气管腺分泌增加，黏痰变稀,易于咳出。

因祛痰作用较弱,较少单用,常与其他药物合用。氯化铵为弱酸性,还用于酸化尿液和某些碱血症,但过量可致高氯性酸中毒。血氨过高、消化性溃疡、严重肝肾功能障碍者禁用。

愈创木酚甘油醚(glyceryl guaicolate,愈甘醚)

愈创木酚甘油醚有较强的祛痰作用,可减轻痰液恶臭,无明显不良反应。本药还有消毒防腐作用。

二、黏痰溶解药

乙酰半胱氨酸(acetylcysteine,痰易净)

乙酰半胱氨酸结构中的巯基(—SH)能与黏蛋白二硫键(—S—S—)结合,使黏蛋白分子裂解,降低痰的黏性,易于咳出。乙酰半胱氨酸作用的最适 pH 为 7~9,故临床常采用 20%溶液 5 mL 与 5%NaHCO₃ 溶液混合雾化吸入,对黏痰阻塞引起的呼吸困难疗效较好。抢救时可用 5%溶液气管滴入,但须常备吸痰设备,否则大量已稀释的痰液可造成呼吸道阻塞。因其有特殊臭味及刺激性,可引起恶心、呕吐、口臭、呛咳、支气管痉挛等,哮喘患者尤易发生,加入少量异丙肾上腺素可预防。本药为强还原剂,应避免与氧化剂合用,以防降低疗效。

羧甲司坦(carbocisteine,羧甲半胱氨酸)

羧甲司坦可使低黏度的唾液黏蛋白分泌增加,使高黏度的岩藻黏蛋白分泌减少,从而使痰液黏度降低,易于咯出。本品口服有效,用于慢性支气管炎、支气管哮喘等疾病所致痰液黏稠、咯痰困难,亦用于术后咯痰困难和肺炎合并症。不良反应:偶见轻度恶心、头晕、腹泻、胃肠道出血、皮疹等。

溴己新(bromhexine,必嗽平)

溴己新直接作用于支气管腺,促进黏液分泌,使细胞的溶酶体释放而致黏痰中黏多糖分解,易于咳出。偶有恶心、胃部不适及转氨酶升高等不良反应,溃疡病及肝病患者慎用。

目标检测➡➡➡

1. 对 β_2 受体有较强选择性的平喘药是( )。

A. 肾上腺素 B. 克仑特罗 C. 吲哚洛尔

D. 多巴酚丁胺 E. 异丙肾上腺素

2. 沙丁胺醇治疗哮喘的作用机制是( )。

A. 激动 β_1 受体 B. 激动 β_2 受体 C. 阻断 β_1 受体

D. 阻断 β_2 受体 E. 阻断 M 受体

3. 预防支气管哮喘发作的首选药物是( )。

A. 肾上腺素 B. 异丙肾上腺素 C. 倍氯米松

D. 异丙托溴铵　　　　　E. 色甘酸钠

4. 用于平喘的 M 受体阻断药是(　　)。

A. 阿托品　　　　　　　B. 异丙托溴铵　　　　　C. 后阿托品

D. 哌仑西平　　　　　　E. 氨茶碱

5. 为减少不良反应,用糖皮质激素平喘时宜(　　)。

A. 口服　　　　　　　　B. 肌内注射　　　　　　C. 皮下注射

D. 静脉滴注　　　　　　E. 气雾吸入

6. 哮喘持续状态或危重发作的抢救应选用(　　)。

A. 麻黄碱　　　　　　　B. 异丙肾上腺素　　　　C. 倍氯米松

D. 氢化可的松　　　　　E. 色甘酸钠

7. 乙酰半胱氨酸可用于(　　)。

A. 支气管哮喘咳嗽　　　B. 大量黏痰不易咳出　　C. 剧烈干咳

D. 急、慢性咽炎　　　　E. 以上都不是

第二十五章 消化系统药物

1. 掌握：常用抗消化性溃疡药的作用环节、不良反应及用药注意事项。
2. 熟悉：常用助消化药、止吐药、泻药和止泻药的作用、用途及不良反应。
3. 了解：肝胆疾病辅助用药的作用、用途及不良反应。

第一节 助消化药

助消化药多为消化液中成分或能促进消化液分泌的药物，能促进食物的消化，主要用于消化道分泌功能减弱引起的消化不良。有些药物能阻止肠道的过度发酵，也用于消化不良的治疗。常见的助消化药见表 25-1。

表 25-1 常用的助消化药

药 物	药理作用和临床应用	不良反应及用药注意事项
稀盐酸 (dilute hydrochloric acid)	10%的盐酸溶液。能增强胃蛋白酶活性，促进胰液和胆汁分泌。临床用于各种胃酸缺乏所致消化不良及发酵性消化不良等	宜在餐中或餐前用水稀释后服用，以免刺激胃黏膜
胃蛋白酶(pepsin)	酸性环境中可迅速将蛋白质消化。用于胃蛋白酶缺乏症及食用蛋白质过多引起的消化不良	常与稀盐酸同服
胰酶 (pancreatin)	含胰蛋白酶、胰淀粉酶及胰脂肪酶，能促进淀粉、蛋白质和脂肪的消化。用于胰腺外分泌不足引起的消化不良等	因在酸性溶液中易被破坏，一般制成肠溶片完整吞服，不宜嚼碎
乳酶生 (biofermin，表飞鸣)	干燥活乳酸杆菌制剂，能分解糖类产生乳酸，使肠内酸性增高，从而抑制肠内腐败菌的繁殖，减少发酵和产气。常用于消化不良所致的腹胀及小儿消化不良性腹泻	不宜与抗菌药或吸附剂同时服用，以免降低疗效

第二节 抗消化性溃疡药

消化性溃疡是指发生在胃和十二指肠的常见慢性疾病，主要症状是反酸、嗳气及周期性上腹部疼痛，发病率为 10%～12%，具有自然缓解和反复发作等特点。可出现多种并发症，包括出血、穿孔、梗阻及癌变，发病机制尚未完全阐明。目前认为消化性溃疡是由于胃黏膜的"攻击因子"（胃酸、胃蛋白酶、幽门螺杆菌感染等）与"防御因子"（黏液- HCO_3^- 屏障、前列腺素和胃黏膜修复)失衡所引起。目前常用抗消化性溃疡药的目的是促进二者间的平衡,促进溃疡愈合,防止复发和减少并发症的发生。

抗消化性溃疡药根据其作用机制的不同,主要分为四类:抗酸药、抑制胃酸分泌药、胃黏膜保护药、抗幽门螺杆菌药。

知识链接

幽门螺杆菌

幽门螺杆菌,英文名为 Helicobacter pylori,简称 Hp,是革兰阴性、微需氧的细菌,生存于胃部及十二指肠的各区域内。它会引起胃黏膜轻微的慢性炎症,甚至导致胃及十二指肠溃疡与胃癌。由巴里·马歇尔(Barry J. Marshall)和罗宾·沃伦(J. Robin Warren)二人发现,二人因此被授予 2005 年度诺贝尔生理学或医学奖。幽门螺杆菌的根除使消化性溃疡的复发率由每年的 80% 降到 5%,使消化性溃疡真正成为可以治愈的疾病。

一、抗酸药

本类药物为弱碱性,服用后在胃内直接中和胃酸而降低胃液酸度,降低胃蛋白酶的活性,从而减轻或解除胃酸和胃蛋白酶对胃及十二指肠黏膜的腐蚀和刺激作用,缓解溃疡疼痛和促进愈合。有的药物还能在胃液中形成胶状保护膜,覆盖于溃疡表面,促进溃疡愈合。因本类药物单用效果差且影响排便,临床多用复方制剂以增强疗效,减少不良反应,如胃舒平、胃得乐等。常见抗酸药的作用特点及不良反应见表 25-2。

表 25-2　常见抗酸药的作用特点及不良反应

药	作用特点	不良反应
氢氧化铝	作用较强,缓慢而持久,有保护溃疡面及收敛止血的作用	便秘,与镁盐合用可克服
三硅酸镁	作用较弱,缓慢而持久,有保护溃疡面的作用	致轻泻,与氢氧化铝合用可克服
氢氧化镁	作用较强,较快而持久	致轻泻,肾功能不全者慎用或禁用

二、抑制胃酸分泌药

胃酸是由胃黏膜壁细胞分泌的。乙酰胆碱、组胺、胃泌素可分别激动壁细胞上相应的 M_1 受体、H_2 受体及胃泌素受体,通过不同的信号转导途径,激活壁细胞小管膜上的质子泵(H^+-K^+-ATP 酶),将 H^+ 分泌到小管内,与 Cl^- 结合成胃酸,进入胃腔。因此,能阻断上述受体或抑制质子泵的药物,均可以抑制胃酸的分泌,促进溃疡愈合。抑制胃酸分泌药的作用机制见图 25-1。

(一)H_2 受体阻断药

西咪替丁(cimetidine,甲氰咪胍)

西咪替丁为用于临床的第一代 H_2 受体阻断药。

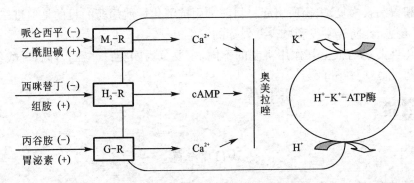

图 25-1 抑制胃酸分泌药的作用机制

注:M_1-R,M_1受体;H_2-R,H_2受体;G-R,胃泌素受体;(一),阻断;(+),激动

【药理作用】 竞争性阻断壁细胞上的 H_2 受体,拮抗组胺或组胺受体激动药所致的胃酸分泌。此外,尚有轻度的抗雄激素作用。

【临床应用】 主要用于十二指肠溃疡、胃溃疡,应用 4~8 周,溃疡愈合率较高,延长用药时间可减少复发。治疗卓-艾综合征需用较大剂量。也可用于治疗其他胃酸分泌过多的疾病,如反流性食管炎、胃肠吻合口溃疡等。

【不良反应】

1. 消化系统反应 较常见的有恶心、呕吐、便秘和腹泻等。长期使用可致肝、肾损害。

2. 中枢神经系统反应 常见头晕、疲乏、眩晕等。肝、肾功能不良及老年患者尤易发生。

3. 造血系统反应 少数人可出现粒细胞缺乏和再生障碍性贫血等。

4. 其他 因有轻度抗雄激素作用,可出现脂质代谢异常、男性乳房发育以及女性溢乳等。

【用药注意事项】

1. 用药禁忌 用药期间密切观察副作用。对本药过敏者,肝、肾功能不全者,孕妇及哺乳期妇女禁用。儿童慎用。

2. 注意事项 本药因抑制胃酸分泌,与硫糖铝合用可使后者疗效降低。能减少华法林、苯妥英钠、地西泮、茶碱类、吲哚美辛、普萘洛尔等的代谢,合用时应注意调整药物用量。

雷尼替丁(ranitidine)

雷尼替丁为第二代 H_2 受体阻断药,抗酸作用较西咪替丁强而持久。主要用于治疗胃和十二指肠溃疡、卓-艾综合征及其他高胃酸分泌性疾病,也可用于预防应激性溃疡。与西咪替丁相比,肾功能损害、性腺功能和中枢神经系统的不良反应较轻。

法莫替丁(famotidine)

法莫替丁为第三代 H_2 受体阻断药,具有高效、长效、不良反应少等特点。可用于治疗消化性溃疡、反流性食管炎、应激性溃疡及急性胃出血等。无抗雄激素与干扰药物代谢酶的作用。

知识链接

卓-艾综合征

卓-艾综合征(Zollinger-Ellison syndrome)是由 Zollinger 和 Ellison 首先报道的,也叫胃泌素瘤,是一种由胰腺或十二指肠的产胃泌素肿瘤引起的,以明显的高胃泌素血症、高胃酸分泌和消化性溃疡为特征的综合征。H_2 受体阻断药和质子泵抑制药的问世使该病合并消化性溃疡的发病率和病死率都大大降低,但如果药物治疗失败,可能需要施行全胃切除术。

(二)$H^+ - K^+ - ATP$ 酶抑制药

奥美拉唑(omeprazole,洛赛克)

奥美拉唑是第一个用于临床的质子泵抑制药。

【药理作用】

1. 抑制胃酸的分泌　本药通过抑制胃壁细胞 $H^+ - K^+ - ATP$ 酶,阻断胃酸形成的最后步骤,使胃壁细胞 H^+ 不能转运到胃腔形成胃酸,从而使胃酸分泌大为减少;抑酸能力强大,长期应用可致胃内无酸状态;不仅能抑制胃泌素、组胺、胆碱及食物、刺激迷走神经等引起的胃酸分泌,还能抑制基础胃酸分泌。对胃蛋白酶分泌也有抑制作用。

2. 促进溃疡愈合　能增加胃黏膜血流量和促进胃黏膜生长,有利于溃疡的愈合。

3. 抗幽门螺杆菌作用　对幽门螺杆菌阳性的患者,合用抗菌药,可使细菌转阴率达 90% 以上,明显降低复发率。

【临床应用】

1. 胃和十二指肠溃疡　缓解疼痛迅速,溃疡愈合率高。对其他药物治疗无效的难治性溃疡也有较好疗效。

2. 其他　还可用于应激性溃疡、反流性食管炎、卓-艾综合征、消化性溃疡急性出血等。对卓-艾综合征疗效较明显。

【不良反应及用药注意事项】

1. 不良反应　不良反应发生率较低,常见头昏、失眠、恶心、腹胀、腹泻、上腹痛等。偶见皮疹、外周神经炎等。

2. 长期用药　长期应用可导致胃内细菌过度生长,可能发生胃部的癌前病变,应注意。

3. 联合用药　抑制肝药酶活性,可减慢华法林、地西泮、苯妥英钠、西沙比利等药代谢,联合用药时应注意调整剂量。

4. 用药禁忌　严重肝、肾功能不全者及孕妇禁用。

(三)M 胆碱受体阻断药

本类药物有哌仑西平(pirenzepine)和替仑西平(telenzepine)等,通过选择性阻断胃壁细胞的 M_1 受体、抑制胃酸分泌发挥治疗作用。不良反应少,大剂量使用有阿托品样副作用。替仑西平比哌仑西平的作用强,维持时间长,不良反应少。

（四）胃泌素受体阻断药

丙谷胺（proglumide）

丙谷胺能阻断胃壁细胞上胃泌素受体，减少胃酸分泌，同时促进胃黏膜分泌黏液，增强胃黏膜的黏液－HCO_3^-屏障作用，有利于溃疡愈合。主要用于消化性溃疡、慢性胃炎等。偶有大便干燥或次数增多、口干、失眠、腹胀等不良反应。因其疗效比 H_2 受体阻断药差，现已少用。

三、胃黏膜保护药

本类药物能增强胃黏膜屏障功能，用于消化性溃疡的治疗，主要有前列腺素衍生物类、硫糖铝和铋制剂等。

米索前列醇（misoprostol，喜克溃）

米索前列醇有促进胃黏膜血液循环和抑制胃酸分泌作用。临床应用于胃、十二指肠溃疡及急性胃炎引起的消化道出血，特别适用于阿司匹林等非甾体抗炎药引起的消化性溃疡与出血。

主要不良反应为腹痛、腹泻、恶心等。因能引起子宫收缩，故孕妇禁用。对前列腺素过敏者及严重心脑血管疾病患者禁用。

硫糖铝（sucralfate，胃溃宁）

硫糖铝为无臭无味的白色粉末，口服不吸收，在胃液酸性环境中可形成胶体，牢固地黏附于上皮细胞和溃疡基底，在溃疡面形成保护屏障，抵御胃酸、胃蛋白酶、胆汁酸的侵蚀；还能促进胃黏液和碳酸氢盐分泌，有利于黏膜上皮的再生和溃疡的愈合。常用于治疗消化性溃疡、慢性糜烂性胃炎、反流性食管炎等。硫糖铝在酸性环境中才发挥作用，所以不能与抗酸药、抑制胃酸分泌药同用。本药不良反应较轻，主要为便秘，个别患者可出现口干、恶心、皮疹、胃痉挛等。

枸橼酸铋钾（bismuth potassium citrate）

枸橼酸铋钾能增强黏膜保护作用。在胃液作用下能形成氧化铋胶体并沉着于溃疡表面或基底肉芽组织，形成保护膜抵御胃酸、胃蛋白酶的消化作用；能抑制胃蛋白酶活性，促进黏液、前列腺素分泌；还能抗幽门螺杆菌，与抗菌药联合应用有协同作用。临床用于胃、十二指肠溃疡，特别适用于有幽门螺杆菌感染者。服药期间可使舌、粪黑染，偶见恶心等消化道症状。用药期间应告诉患者服药后会出现黑便，以免患者误认为溃疡出血；勿用碳酸饮料冲服，用药前后 30 min 不要服食牛奶、抗酸药及其他碱性药物，以免干扰其作用。

四、抗幽门螺杆菌药

近年发现，幽门螺杆菌是胃炎、消化性溃疡的主要致病因子，它寄生于胃、十二指肠的黏液层与黏膜细胞之间，分泌蛋白分解酶，破坏黏液屏障。国内外资料均表明，根治幽门螺杆菌可明显降低消化性溃疡的复发率。

　　抑制幽门螺杆菌的药物主要有三类：①抗菌药：如克拉霉素、阿莫西林、四环素、甲硝唑、替硝唑、呋喃唑酮等。②铋剂：如枸橼酸铋钾等。③抑制胃酸分泌药：如 H^+-K^+-ATP 酶抑制药。临床常采用质子泵抑制药或铋剂中的 1 种联合抗菌药中的 2～3 种，组成三联或四联疗法。如质子泵抑制药加克拉霉素、阿莫西林、甲硝唑或替硝唑中任意 2 种，2 次/天，连续 1～2 周，根除幽门螺杆菌感染率达 90% 左右。

第三节　止吐药及胃肠动力药

　　呕吐是临床常见症状，很多疾病如胃肠道疾病、内耳眩晕症、外科手术后、放射病、某些药物和妊娠均可引起恶心、呕吐。呕吐不仅使患者感到痛苦，而且反复剧烈的呕吐可引起脱水、电解质紊乱。常见止吐药及胃肠动力药见表 25-3。本节主要介绍临床上常用于止吐的多巴胺受体阻断药和 5-羟色胺(5-HT)受体阻断药。

表 25-3　常见止吐药及胃肠动力药

药物类型	典型代表药
M胆碱受体阻断药	东莨菪碱
H_1 受体阻断药	苯海拉明、茶苯海明(乘晕宁)、异丙嗪、美克洛嗪
多巴胺受体阻断药	抗精神病药：氯丙嗪 胃肠动力药：第一代胃动力药甲氧氯普胺 　　　　　　第二代胃动力药多潘立酮 　　　　　　第三代胃动力药西沙必利
5-羟色胺受体阻断药	昂丹司琼

甲氧氯普胺(metoclopramide，胃复安)

　　甲氧氯普胺为中枢和外周多巴胺受体阻断药。

　　【药理作用】　本品是第一代胃肠动力药，能阻断胃肠多巴胺受体，可引起从食管至近段小肠平滑肌运动，加速胃的正向排空及肠内容物从十二指肠向回盲部推进，发挥胃肠促动作用；能阻断中枢催吐化学感受区的多巴胺受体，发挥止吐作用。

　　【临床应用】　临床用于胃肠共济失调引起的呕吐。对药物、术后和放射所致的呕吐也有效，但对前庭功能紊乱所致的呕吐无效。对胃肠的促动作用可治疗慢性功能性消化不良、反流性食管炎等疾病引起的胃肠运动障碍，包括恶心、呕吐、腹部饱胀等。

　　【不良反应及用药注意事项】　大剂量长期应用，可引起锥体外系反应，主要表现为帕金森综合征。注射给药可导致体位性低血压。也可使催乳素分泌增加，引起男子乳房发育、溢乳等。孕妇慎用。禁用于嗜铬细胞瘤、癫痫、乳腺癌化疗和放疗患者。

多潘立酮(domperidone，吗丁啉)

　　多潘立酮属多巴胺受体阻断药。因不易通过血脑屏障，主要作用于外周，可直接阻断胃肠道多巴胺受体，几乎无锥体外系反应。本药具有胃肠促动和止吐作用。临床主要用于胃排空延缓、反流性食管炎、慢性胃炎和轻度胃瘫;也可用于偏头痛、颅外伤、肿瘤放疗和化疗等引起的恶心、呕吐。偶有轻度头痛、眩晕、腹痛、腹泻、口干等不良反应。可促进催乳素释放,婴幼儿及哺乳期妇女慎用,孕妇禁用。

昂丹司琼(ondansetron)

昂丹司琼能选择性阻断中枢及迷走神经传入纤维 5 - HT$_3$ 受体,产生强大止吐作用,与甲氧氯普胺的作用相似且更强。对抗恶性肿瘤药(如阿霉素、顺铂、环磷酰胺等)引起的呕吐作用迅速而强大,但对晕动病及多巴胺受体激动药阿扑吗啡引起的呕吐无效。临床主要用于预防和治疗肿瘤化疗、放疗引起的恶心、呕吐。不良反应较轻,可有头痛、疲劳或便秘、腹泻。

第四节 泻药与止泻药

一、泻药

泻药是指能增加肠内水分、促进肠蠕动、软化粪便或润滑肠道、促进排便的药物。临床主要用于治疗功能性便秘、清洁肠道或加速肠内毒物排出。泻药按作用方式分为容积性泻药、接触性泻药和润滑性泻药。

(一)容积性泻药

硫酸镁(magnesium sulfate)

硫酸镁给药途径不同,呈现不同的药理作用,用于不同的疾病。

【药理作用和临床应用】 大量口服后,在肠内解离为肠道难以吸收的镁离子和硫酸根离子,在肠腔内形成高渗透压,阻止水分吸收,并使肠壁内水分向肠腔转移,因而使肠腔容积增大,刺激肠壁引起肠道蠕动加快而产生腹泻。其导泻作用强大、迅速。临床主要用于急性便秘、口服毒物中毒及寄生虫病(与某些驱肠虫药同服后连虫带药一起排出)。宜空腹服用并大量饮水。

此外,口服高浓度(33%)的硫酸镁溶液还具有利胆作用,用于阻塞性黄疸、慢性胆囊炎和胆石症;注射硫酸镁溶液则具有抗惊厥、抗高血压作用;热敷 50% 的硫酸镁溶液具有消炎去肿作用。

【不良反应及用药注意事项】 口服可刺激肠壁,易致盆腔充血,腹泻严重可引起水、电解质平衡紊乱。静注过量或过快,可致血压急剧下降、呼吸抑制等中毒症状,甚至死亡。一旦出现,应立即停药并进行人工呼吸,静注钙盐解救。月经期、妊娠期妇女及老年患者慎用。肠道出血、中枢抑制药中毒、肾功能不全者禁用。

硫酸钠(sodium sulfate)

硫酸钠导泻机制同硫酸镁,作用较弱,安全性较好。因无中枢抑制作用,临床可用于口服中枢抑制药中毒时导泻。

（二）接触性泻药

酚酞（phenolphthalein，果导）

酚酞口服后与碱性肠液形成可溶性钠盐，刺激结肠肠壁蠕动，同时抑制肠内水分吸收。服药后 6～8 h 排出软便，作用温和，适用于慢性便秘。本药主要经肾脏排泄，尿液呈红色。部分药物经胆汁排泄，存在肝肠循环。

比沙可啶（bisacodyl）

比沙可啶口服或直肠给药，在肠道被细菌的酶迅速转化为具有活性的代谢物，刺激结肠发挥作用。口服后 6 h 内排出软便，直肠给药则 15～60 min 即可排软便。主要用于便秘、腹部 X 线检查、内窥镜检查及术前清洁肠道。该药刺激结肠作用较强，少数患者可出现腹胀、肠炎。孕妇慎用，急腹症和炎性肠病患者禁用。

蒽醌类（anthraquinones）

蒽醌类为大黄、芦荟及番泻叶等中药所含的蒽醌苷类物质，口服后在肠道分解为蒽醌，刺激结肠，促进推进性蠕动，服药后 4～8 h 排便。用于急、慢性便秘。

（三）润滑性泻药

液体石蜡（liquid paraffin）

液体石蜡为矿物油，口服后不被吸收，能阻止肠道水分吸收，使粪便稀释变软，同时润滑肠壁使粪便易于排出。适用于老人、高血压、心衰及痔疮、肛门术后便秘者。长期应用可妨碍脂溶性维生素和钙、磷的吸收，故不宜久服。婴幼儿禁用。

甘油（glycerol）

甘油栓剂或 50％甘油溶液（开塞露）注入肛门，高渗透压刺激肠壁引起排便反应，并有局部润滑作用，数分钟内引起排便。常用于治疗儿童、老年人便秘和轻度便秘。

二、止泻药

腹泻是多种疾病的症状，治疗时应采取对因疗法。如肠道细菌感染引起的腹泻，应先用抗菌药物。剧烈而持久的腹泻，可引起脱水和电解质紊乱，可在对因治疗的同时，适当给予止泻药控制症状。常用止泻药见表 25-4。

表 25-4　常用止泻药

药　物	药理作用和临床应用	不良反应及用药注意事项
地芬诺酯 （diphenoxylate）	哌替啶的衍生物，止泻作用与吗啡相似。用于急、慢性功能性腹泻及慢性肠炎等	过量易致昏迷和呼吸抑制，久用可产生依赖性，但一般少见

续表 25-4

药　物	药理作用和临床应用	不良反应及用药注意事项
洛哌丁胺 （loperamide）	直接抑制肠道蠕动,减少肠壁神经末梢释放乙酰胆碱,止泻作用迅速而强大。主要用于急、慢性腹泻,尤其适用于其他止泻药效果不显著的慢性功能性腹泻	不良反应轻微。孕妇、哺乳期妇女慎用
鞣酸蛋白 （tannalbin）	在肠中能释放出鞣酸,使肠黏膜表面的蛋白质凝固、沉淀,从而减轻有害因子对肠道的刺激,减少炎性渗出物,发挥收敛止泻作用。用于各种腹泻的治疗	便秘等
药用炭 （medicinal charcoal, 活性炭）	不溶性粉末,因表面积大,能吸附肠道中气体、毒物及细菌毒素等,产生止泻和阻止毒物吸收作用。用于单纯性腹泻、肠胀气、食物中毒等	不宜与抗生素、乳酶生、维生素、激素、胰酶等药物同服
蒙脱石散 （montmorillonite powder,思密达）	天然蒙脱石微粒粉剂,对消化道内的病毒、细菌及其产生的毒素、气体等有极强的固定、吸附作用,使其失去致病作用并随肠蠕动排出体外。主要用于治疗急、慢性腹泻,对儿童急性腹泻疗效好	偶见便秘、大便干结

第五节　肝胆疾病辅助用药

一、肝炎辅助用药

肝炎辅助用药的特点见表 25-5。

表 25-5　肝炎辅助用药的特点

药　物	作　用	不良反应
水飞蓟宾（silibinin）	保护和稳定肝细胞膜	偶见头晕、恶心、呃逆及腹泻等
联苯双酯（bifendate）	保护肝细胞,显著减少丙氨酸氨基转移酶	偶有轻度恶心,远期效果较差
齐墩果酸（oleanolic acid）	促进肝细胞再生,加速坏死组织的修复	偶有消化道反应及血小板减少

二、利胆药

利胆药是指能促进胆汁分泌或胆囊排空的药物,主要用于胆囊炎、胆石症等。

去氢胆酸（dehydrocholic acid）

去氢胆酸能促进胆汁分泌,使胆汁变稀,对脂肪的消化吸收也有促进作用。用于胆囊及胆道功能失调、胆道感染,也可用于治疗胆石症。可出现口苦、皮肤瘙痒等副作用,长期应用可致电解质紊乱。胆管完全梗阻及严重肝肾功能不全者禁用。

熊去氧胆酸（ursodeoxycholic acid）

熊去氧胆酸能抑制胆固醇合成与分泌,减少胆汁中胆固醇含量;促进胆固醇从结石表面溶解;抑制肠道吸收胆固醇。临床用于治疗胆固醇型胆结石,对胆色素结石、混合性结石无效。也可用于胆囊炎、胆管炎。

不良反应主要是腹泻,偶有便秘、瘙痒、头痛、头晕等。孕妇慎用。胆道完全阻塞和严重肝功能不全者禁用。

三、治疗肝性脑病的药物

肝性脑病是由于肝衰竭,代谢功能障碍,不能清除血液中有毒的代谢物导致中枢神经系统功能障碍而出现昏迷。乳果糖、谷氨酸、鸟氨酸、门冬氨酸等可降低血氨含量,治疗外源性血氨增高所致的肝性脑病,但对血氨不增高的肝性脑病无效。常用治疗肝性脑病药物的作用特点见表 25-6。

表 25-6　治疗肝性脑病药物的作用特点

药　　物	药理作用和临床应用	不良反应及用药注意事项
乳果糖 (lactulose)	在结肠中被分解为乳酸和醋酸,使氨转变为离子,引起渗透性泻下,细菌利用氨进行蛋白合成,改善氮代谢	对本药过敏、阑尾炎、胃肠梗阻、不明原因腹痛、尿毒症及糖尿病酮症酸中毒者禁用。剂量过大可致腹泻
14-氨基酸注射液-800 (14-amino acid injection-800)	主要用于肝硬化、肝性脑病的治疗	滴注过快可引起恶心、呕吐等不良反应,对年老及危重患者尤应注意
谷氨酸 (glutamic acid)	与血氨形成谷酰胺,能解除代谢过程中氨的毒害作用,预防和治疗肝性脑病	静脉滴注过快可引起流涎、潮红、呕吐,过量可发生低血钾、碱中毒的危险
鸟氨酸、门冬氨酸 (L-ornithine L-aspartate)	激活肝脏解毒功能,增强肝脏的排毒功能,迅速降低过高的血氨,促进肝细胞自身的修复和再生,从而有效地改善肝功能	大剂量静脉注射(超过 40 g/L)会有轻、中度的消化道反应。严重肾功能不全患者禁用

目标检测 ▶▶▶

1. 能引起腹泻的抗酸药是(　　)。

A. 氢氧化铝　　　　　　　B. 碳酸钙　　　　　　　C. 三硅酸镁

D. 硫酸镁　　　　　　　　E. 碳酸氢钠

2. 以下抗消化性溃疡药不包括(　　)。

A. 奥美拉唑　　　　　　　B. 氢氧化铝　　　　　　C. 乳酶生

D. 西咪替丁　　　　　　　E. 硫糖铝

3. 胃蛋白酶属于(　　)。

A. 胃肠解痉药　　　　　　B. 泻药　　　　　　　　C. 止泻药

D. 助消化药　　　　　　　E. 利胆药

4. 具有止吐作用的药物是(　　)。

A. 米索前列醇　　　　　　B. 甲氧氯普胺　　　　　C. 乳酶生

D. 鞣酸蛋白　　　　　　　E. 胶体次枸橼酸铋

5. 属于接触性泻药的是(　　)。

A. 硫酸镁　　　　　　　　B. 硫酸钠　　　　　　　　C. 甘油

D. 酚酞　　　　　　　　　E. 液体石蜡

6. 某男,35 岁。上腹部灼痛、反酸 3 年余,时轻时重,无明显诱因近 10 天加重,饥饿时疼痛明显,饭后缓解,X 线钡餐检查:十二指肠溃疡。此患者首选(　　)治疗。

A. 铝碳酸镁　　　　　　　B. 雷尼替丁　　　　　　　C. 氢氧化铝

D. 甲氧氯普胺　　　　　　E. 地芬诺酯

第二十六章 血液和造血系统药物

1. 掌握：各类抗贫血药和各类促凝血药、抗凝血药的作用和临床应用及不良反应。
2. 熟悉：纤维蛋白溶解药、抗血小板药、血容量扩充药、白细胞生成药，以及水、电解质平衡调节药的作用特点。
3. 了解：药物影响凝血系统的作用机制。

第一节 抗贫血药和白细胞生成药

一、抗贫血药

贫血是指循环血液中红细胞数或/和血红蛋白含量低于正常值时产生的症状。根据贫血的病因不同可分为缺铁性贫血、巨幼红细胞性贫血和再生障碍性贫血。抗贫血药的应用原则是"缺什么补什么"，贫血的根治需针对病因进行。常用的抗贫血药主要有以下几类。

知识链接

缺铁性贫血

机体对铁的需求与供给失衡，导致体内储存铁耗尽，继之红细胞内铁缺乏，最终引起缺铁性贫血（IDA）。IDA 是铁缺乏症的最终阶段，表现为缺铁引起的小细胞低色素性贫血及其他异常。IDA 是最常见的贫血，其发病率在发展中国家、经济不发达地区及婴幼儿、育龄妇女明显增高。患铁缺乏症主要和下列因素相关：婴幼儿辅食添加不足、青少年偏食、妇女月经量过多、多次妊娠、哺乳及某些病理因素（如胃大部切除、慢性失血、慢性腹泻、萎缩性胃炎和钩虫感染等）等。

铁制剂（iron preparation）

常用的有硫酸亚铁（ferrous sulfate）、富马酸亚铁（ferrous fumarate）、葡萄糖酸亚铁（ferrous gluconate）、枸橼酸铁铵（ferric ammonium citrate）和右旋糖酐铁（iron dextran）等。

【体内过程】 口服铁剂或食物中的铁都以 Fe^{2+} 形式在十二指肠和空肠上段吸收。胃酸、维生素 C 以及食物中还原性物质如半胱氨酸、果糖等有助于铁的还原，可促进吸收。胃酸缺乏以及食物中高磷、高钙、鞣酸等物质使铁沉淀，有碍其吸收。四环素等与铁络合，也不利于吸收。吸收进入肠黏膜的铁根据机体需要或直接进入骨髓供造血使用，或与肠黏膜去铁蛋白结合以铁蛋白形式储存。铁主要随肠黏膜及皮肤细胞的脱落而排泄,也可少量经尿、胆汁、汗液排出。

【药理作用与临床应用】 铁是红细胞成熟阶段合成血红蛋白不可缺少的物质。铁剂吸收到骨髓后,进入骨髓的幼红细胞,然后在线粒体内与原卟啉结合生成血红素,后者再与珠蛋白结合成血红蛋白,进而发育为成熟红细胞。临床用于治疗缺铁性贫血:①失铁过多(月经过多、消化性溃疡、痔疮出血、子宫肌瘤、钩虫病等急、慢性失血);②需铁增加(妊娠、哺乳期及儿童生长期等);③铁吸收障碍(如萎缩性胃炎、胃癌、慢性腹泻等);④红细胞大量破坏(如疟疾、溶血)等。

【不良反应】

1. 胃肠道反应 口服铁剂对胃肠道有刺激性,可引起恶心、腹痛、腹泻。铁与肠腔中硫化氢结合减少硫化氢对肠壁的刺激(可引起黑便、便秘等)。

2. 局部刺激 肌内注射局部可有疼痛,静脉注射可能引起静脉周围疼痛甚至静脉炎。

3. 急性中毒 大量口服可引起急性中毒,表现为坏死性胃肠炎等症状,严重时可引起休克、昏迷甚至死亡。急救措施为以磷酸盐或碳酸盐溶液洗胃,并以特殊解毒剂去铁胺(deferoxamine)洗胃或注射以结合残存的铁。

【用药注意事项】 为减轻胃肠道反应,患者服用铁剂要从小剂量开始,并在饭后服用。肌内注射宜深部注射并常交替更换注射部位,如注射部位出现硬块,要及时理疗、热敷,促进吸收;静脉注射铁剂时,速度要慢。循环血液中血红蛋白含量和红细胞数恢复正常后,继续用铁制剂一段时间以补充机体的储存铁,同时纠正丢失铁的原因,适当休息,合理膳食。

叶酸(folic acid)

叶酸属 B 族维生素,现已人工合成,动物肝、肾、酵母和绿叶蔬菜中含量丰富。人体不能合成叶酸,必须直接从食物中摄取。

【体内过程】 一般食物中每天有 $50\sim200~\mu g$ 叶酸被吸收,能满足正常机体每日叶酸最低需要量 $50~\mu g$,只有在特殊情况(如妊娠期、婴儿期),因需求量增多(每日 $300\sim400~\mu g$),才需要额外补充叶酸。食物中叶酸多为聚谷氨酸形式,吸收前必须在肠黏膜经 $\alpha-L-$谷胺酰转移酶水解成单谷氨酸形式才吸收入肝及血液,广泛分布于体内。本药经尿和胆汁排泄。

【药理作用】 食物中叶酸和叶酸制剂进入体内被还原和甲基化为具有活性的 5-甲基四氢叶酸。进入细胞后 5-甲基四氢叶酸作为甲基供给体使维生素 B_{12} 转变成甲基 B_{12},而自身变为无活性的四氢叶酸,后者能与多种一碳单位结合成四氢叶酸类辅酶,传递一碳单位,参与核酸和氨基酸代谢,促进红细胞的生长和成熟。当叶酸缺乏时,DNA 和蛋白质合成障碍,红细胞发育和成熟停滞,出现巨幼红细胞性贫血,消化道上皮增殖受抑制,出现舌炎、腹泻。

【临床应用】 作为补充治疗,用于各种原因所致巨幼红细胞性贫血。对于由于营养不良或婴儿期、妊娠期对叶酸的需要量增加所致的营养性巨幼红细胞性贫血,治疗以叶酸为主,辅以维生素 B_{12},效果更好。对维生素 B_{12} 缺乏所致恶性贫血,叶酸只能纠正贫血,不能改善神经症状。甲氨蝶呤、乙胺嘧啶、甲氧苄啶等所致巨幼红细胞性贫血,由于二氢叶酸还原酶抑制,应用叶酸无效,需用甲酰四氢叶酸钙治疗。

【不良反应】 叶酸基本无不良反应,过敏反应也很少见。

维生素 B_{12}（vitamin B_{12}）

维生素 B_{12} 为含钴复合物，动物内脏、牛奶、蛋黄中含量丰富，而植物性食物几乎不含维生素 B_{12}。

【体内过程】　维生素 B_{12} 必须与胃壁细胞分泌的糖蛋白（即内因子）结合才能免受胃液消化而进入空肠吸收。吸收后有 90% 储存于肝，主要经肾排泄。胃黏膜萎缩、胃切除等致内因子缺乏可影响维生素 B_{12} 吸收，引起恶性贫血，治疗时需注射给药。

【药理作用】　维生素 B_{12} 参与多种代谢过程，为细胞分裂和维持神经组织髓鞘完整所必需。

维生素 B_{12} 促进体内叶酸的循环利用，使 5-甲基四氢叶酸转变成四氢叶酸，促进 DNA 和蛋白质的合成。缺乏时，导致 DNA 合成障碍，影响红细胞的成熟，引起与叶酸缺乏相似的巨幼红细胞性贫血。

维生素 B_{12} 还可促进甲基丙二酰辅酶 A 转化为琥珀酰辅酶 A，参与三羧酸循环，该过程关系到神经髓鞘磷脂的合成。维生素 B_{12} 缺乏时，合成异常脂肪酸，影响正常神经髓鞘磷脂的合成，神经髓鞘结构缺损而出现神经病变。

【临床应用】　主要用于恶性贫血和其他巨幼红细胞性贫血，也可作为神经系统疾病、肝脏疾病、白细胞减少症、再生障碍性贫血等的辅助治疗。

【不良反应及用药注意事项】　偶发过敏反应，甚至过敏性休克，故过敏体质慎用。用药期间监测红细胞、白细胞、血小板数等的变化情况，一旦出现过敏症状，立即停药。

红细胞生成素（erythropoietin，EPO）

红细胞生成素是由肾皮质近曲小管管壁细胞分泌的糖蛋白，在贫血和低氧血症时，肾脏合成和分泌 EPO 迅速增加。药用品为 DNA 重组技术合成。

【药理作用与临床应用】　EPO 能与红系干细胞的 EPO 受体结合，刺激红系干细胞增生和成熟，并促使网织红细胞入血，增加红细胞数和血红蛋白含量。临床对多种原因引起的贫血有效，尤其是慢性肾衰竭所致的贫血，也可用于骨髓造血功能低下、肿瘤化疗及艾滋病药物治疗引起的贫血。

【不良反应及用药注意事项】　主要是因红细胞快速增长，血黏度增高而引起的高血压，偶可诱发脑血管意外或癫痫发作等，应用时应经常进行血细胞比容测定。一旦出现血压升高，应减量并加用抗高血压药对抗。此外，还可有流感样症状。骨髓肿瘤、白血病、高血压患者及孕妇禁用。

二、白细胞生成药

由于遗传、病理因素或多种理化因素引起周围血中白细胞总数低于正常值称白细胞减少症。目前在临床应用较多、疗效较好的有重组人粒细胞集落刺激因子（非格司亭）和重组人粒细胞-巨噬细胞集落刺激因子。

非格司亭（filgrastim，重组人粒细胞集落刺激因子）

非格司亭是通过 DNA 重组技术产生的人粒细胞集落刺激因子，能促进中性粒细胞成熟并促进骨髓释放成熟的粒细胞入血,且功能增强。临床用于各种原因引起的白细胞减少症和粒细胞减少症,如肿瘤放疗、化疗、再生障碍性贫血,骨髓发育不良等。

重组人粒细胞-巨噬细胞集落刺激因子(rhGM-CSF)

重组人粒细胞-巨噬细胞集落刺激因子是通过基因技术从大肠杆菌中克隆表达的 GM-CSF,是一种酸性糖蛋白。此类产品主要有莫拉司亭(molgramostim)和沙格司亭(sargramostim)。其作用为刺激粒细胞、淋巴细胞和单核细胞增殖、分化和活化,使粒细胞、巨噬细胞、单核细胞的功能增加。临床用于各种原因如骨髓移植、肿瘤化疗、骨髓衰竭及艾滋病等引起的白细胞减少症,也可用于血小板减少症。不良反应有皮疹、发热、骨及肌肉疼痛等,个别有过敏反应。首次静脉滴注时可出现潮红、低血压、呼吸急促、呕吐等症状,应及时对症处理。

鲨肝醇(batilol)

本品曾经从鲨鱼鱼肝油中分离出,动物黄骨髓中也含有,在造血系统中含量较高,可能是体内造血因子之一,有促进白细胞增生和抗放射的作用,并能增加体重。临床上常用于各种原因(如应用抗肿瘤药、放射治疗(简称放疗)等)引起的白细胞(尤其是粒细胞)减少,还可用于苯中毒和细胞毒类药物引起的造血系统抑制等疾病。

维生素 B_4(vitamin B_4)

维生素 B_4 为辅酶与核酸的组成成分,也是实现生物体内代谢功能的必要成分之一,具有促进白细胞增生的作用,同时也是核酸的活性成分,在体内参与 DNA、RNA 的合成,对细胞生长,特别是白细胞生长有促进作用。当白细胞缺乏时,它能促进白细胞增生,一般用药后 2~4 周白细胞数量增加。临床常用于各种原因引起的白细胞减少症,特别是由于肿瘤化疗、放疗以及苯中毒等所造成的白细胞减少症;也可用于急性粒细胞减少症。

第二节　促凝血药和抗凝血药

血液是机体重要的组成部分,存在着凝血和抗凝系统。正常情况下,两者维持着动态平衡(图 26-1),保证血液的流动性。一旦平衡失调,就会出现血栓栓塞性或出血性疾病。抗凝血药是一类干扰凝血因子,阻止血液凝固的药物,主要用于血栓栓塞性疾病的预防与治疗;促凝血药可通过激活凝血过程的某些凝血因子或增加凝血因子的量而加快血液凝固,可用于治疗各种出血性疾病。

一、促凝血药

(一)促进凝血因子生成的促凝血药

维生素 K(vitamin K)

维生素 K 包括维生素 K_1、维生素 K_2、维生素 K_3 和维生素 K_4。存在于植物中的为维生素 K_1,由肠道细菌合成或得自腐败鱼粉者为维生素 K_2,均为脂溶性。维生素 K_3 和维生素

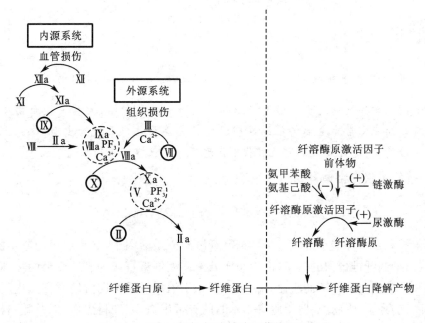

图26-1 凝血系统、纤溶系统及药物作用部位

K_4为人工合成品,均为水溶性。

【体内过程】 口服维生素K_1、维生素K_2需胆汁协助吸收,维生素K_3、维生素K_4从肠吸收后直接进入血液循环,各种维生素K肌内注射均很快被吸收。吸收后最初集中于肝脏并迅速降解,仅少量的维生素K储存于其他组织中,大部分以原形经胆汁或尿液排泄。

【药理作用】 维生素K作为羧化酶的辅酶参与凝血因子Ⅱ、Ⅶ、Ⅸ、Ⅹ的合成,促进这些凝血因子前体蛋白分子氨基末端谷氨酸的γ-羧化作用,使这些因子具有活性,能与Ca^{2+}结合,再结合血小板磷脂,使血液凝固正常进行。维生素K缺乏或环氧化物还原反应受阻,凝血因子Ⅱ、Ⅶ、Ⅸ、Ⅹ合成停留于前体状态,凝血酶原时间延长,引起出血,及时补充维生素K可达到止血目的。

【临床应用】

1. 用于维生素K缺乏引起的出血

(1)维生素K吸收障碍:如梗阻性黄疸、胆瘘、慢性腹泻所致出血;因肠道胆汁减少,维生素K吸收障碍所致的出血。

(2)维生素K合成不足:如早产儿、新生儿或长期应用广谱抗生素者,因肠道缺乏正常菌群,维生素K合成不足所致的出血。

2. 低凝血酶原所致的出血 如长期应用抗凝血药香豆素类、水杨酸类等原因导致的出血。

3. 平滑肌痉挛 维生素K_1、维生素K_3肌内注射可缓解胆石症、胆道蛔虫症等所致胆绞痛。

【不良反应及用药注意事项】 维生素K毒性很小。静脉注射太快可产生潮红、呼吸困难、胸痛、虚脱,一般多做肌内注射。口服维生素K_3和维生素K_4易出现恶心、呕吐等胃肠道反应,宜饭后服用。大剂量应用维生素K_3可引起新生儿、早产儿溶血及高胆红素血症。葡萄糖-6-磷酸脱氢酶缺乏患者可诱发溶血。维生素K过量所致的凝血功能亢进可用华法林对抗。

知识链接

弥散性血管内凝血(disseminated intravascular coagulation，DIC)

DIC是指在某些致病因子作用下凝血因子或血小板被激活，大量促凝血物质入血，从而引起以凝血功能失常为主要特征的病理过程。其主要临床表现为出血、休克、器官功能障碍和溶血性贫血，是许多疾病发展过程中出现的一种严重的病理状态。

（二）抗纤维蛋白溶解药

氨甲苯酸(PAMBA)、**氨甲环酸**(AMCHA)

氨甲苯酸和氨甲环酸小剂量竞争性抑制纤溶酶原激活因子，导致纤溶酶原不能转变为纤溶酶，从而抑制纤维蛋白的溶解，产生止血效果。大剂量直接抑制纤溶酶的活性，抑制纤维蛋白原和纤维蛋白的降解而止血。临床主要用于治疗纤维蛋白溶解过程亢进所致出血，如肺、肝、胰、前列腺、甲状腺、肾上腺等手术时的异常出血，妇产科出血，以及肺结核咯血或痰中带血、血尿、前列腺肥大出血、上消化道出血等。对一般慢性渗血效果较显著，但对癌症出血以及创伤出血无止血作用。也可用于链激酶或尿激酶使用过量引起的出血。

氨甲苯酸无明显不良反应，临床应用较多；用量过大可促进血栓形成。对有血栓形成倾向或有血栓栓塞病史者禁用或慎用。氨甲环酸因能通过血脑屏障，可引起头痛、头晕、恶心、呕吐、胸闷等反应。

（三）作用于血管的促凝血药

垂体后叶素(pituitrin)

垂体后叶素是脑垂体后叶分泌的含氮激素，包括缩宫素和血管升压素。其中的血管升压素可直接作用于血管平滑肌，收缩毛细血管、小动脉和小静脉，对内脏血管特别是肺和肠系膜血管收缩作用强，可降低肺及门静脉的血流量和压力，利于血管破裂处的血栓形成而止血。

用于肺咯血、肝硬化食管静脉曲张破裂出血、产后大出血。静脉注射过快可引起面色苍白、心悸、腹痛、血压升高、过敏反应等。高血压、冠心病及妊娠高血压等患者禁用。

酚磺乙胺(etamsylate，止血敏)

酚磺乙胺能增加毛细血管的抵抗力，降低其通透性，还能增加血小板的数量并增强血小板聚集和黏附性，促使凝血活性物释放，缩短凝血时间，止血作用迅速，持续时间较长。主要用于防治外科手术出血过多和血管因素引起的出血，如血小板减少性紫癜，以及胃肠道出血、眼底出血、牙龈出血、鼻黏膜出血等。不良反应少，偶然出现暂时性血压下降。

（四）凝血因子制剂

凝血酶原复合物(prothrombin complex)

凝血酶原复合物是由健康人静脉血分离和浓缩制得的含有凝血因子Ⅱ、Ⅶ、Ⅸ、Ⅹ等的混合制剂。临床上,主要用于治疗乙型血友病(先天性凝血因子Ⅸ缺乏),严重肝脏疾病、口服过量香豆素类抗凝血剂和维生素 K 依赖性凝血因子(凝血因子Ⅱ、Ⅶ、Ⅸ、Ⅹ)缺乏等引起的出血,也可用于预防。

凝血酶(thrombin)

凝血酶是从牛、猪血提取和精制而成的凝血酶无菌制剂,可直接作用于血液中纤维蛋白原,使其转变为纤维蛋白,加速血液凝固而迅速发挥止血作用。此外,还能促进上皮细胞的有丝分裂,加速创伤愈合。局部应用 1~2 min 即可止血。

适用于结扎困难的小血管、毛细血管以及实质性脏器的出血;也用于外伤、手术、口腔、泌尿道,以及消化道等部位的出血。因其具有抗原性,可产生过敏反应。用于消化道止血应口服或灌注,严禁注射给药,否则可导致血栓形成,引起局部坏死而危及生命。

二、抗凝血药

(一)体内、体外抗凝血药

肝素(heparin)

肝素是一种硫酸化的酸性黏多糖混合物,带大量负电荷,呈强酸性。药用肝素是从猪小肠和牛肺中提取而得。因本品相对分子质量大,不易透过生物膜,口服给药无效,皮下注射血药浓度低,肌内注射易致局部血肿,故临床多静脉给药。

【药理作用】　肝素在体内、体外均有强大的抗凝血作用(简称抗凝作用),主要通过激活抗凝血酶Ⅲ(antithrombin Ⅲ,ATⅢ)来发挥作用的。ATⅢ可与凝血因子Ⅱa、Ⅸa、Ⅹa、Ⅺa、Ⅻa 相结合,形成稳定的复合物而使凝血因子灭活。此外,肝素还能抑制血小板的功能、抑制纤维蛋白原变成纤维蛋白、防止血栓的形成和扩大,但对已形成的血栓不能溶解。

此外,肝素还能使脂蛋白酯酶从各组织释放入血,起到降血脂作用,同时还有抗炎,抗血小板聚集、释放,降低血黏度及促纤溶作用。

【临床应用】

1. 血栓栓塞性疾病　防止血栓形成与扩大,如深静脉血栓、肺栓塞、脑栓塞以及急性心肌梗死。

2. 弥散性血管内凝血(DIC)　早期应用可防止因纤维蛋白原及其他凝血因子耗竭而发生继发性出血。

3. 体外抗凝　用于心血管手术、血液透析等,防止血液凝固。

(二)体内抗凝血药

香豆素类(coumarin)

香豆素类是一类含有 4-羟基香豆素基本结构的物质,口服参与体内代谢才发挥抗凝作用,故称口服抗凝血药。有双香豆素(dicoumarolum)、华法林(warfarin,苄丙酮香豆素)和醋硝香豆素(acenocoumarol,新抗凝)等,它们的药理作用和用途相似。

【药理作用】　香豆素类的化学结构与维生素 K 相似。在肝脏中能竞争性抑制维生素

K 的作用,具有间接抗凝作用。在肝脏合成的凝血因子Ⅱ、Ⅶ、Ⅸ、Ⅹ的前体物质无凝血活性,必须在氢醌型维生素 K 存在的条件下,经 γ-羧化酶作用而活化上述凝血因子。经过羧化反应,氢醌型维生素 K 转变为环氧型维生素 K,后者经环氧还原酶作用可还原为氢醌型,继续参与羧化反应。香豆素类药物能抑制肝脏的环氧型维生素 K 还原酶,阻止维生素 K 的环氧型向氢醌型转变,从而阻碍维生素 K 的循环再利用,影响凝血因子Ⅱ、Ⅶ、Ⅸ、Ⅹ的活化而产生抗凝作用(图 26-2)。对已形成的上述因子无抑制作用,只有上述在体内已合成的凝血因子耗竭后才能发挥作用,故作用起效较慢,但维持时间较长。体外无抗凝作用。

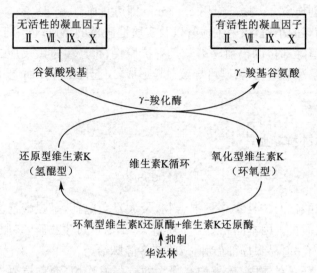

图 26-2 维生素 K 与华法林的作用机制

【临床应用】

1. 防治血栓栓塞性疾病 如静脉血栓栓塞、外周动脉血栓栓塞、心房纤颤伴有附壁血栓等。

2. 心脏外科手术、冠状动脉闭塞等 由于该类药物起效较慢,对需快速抗凝者则应先用肝素发挥治疗作用后再用香豆素类药物维持疗效。

【不良反应及用药注意事项】 过量易发生出血,可用维生素 K 对抗,必要时输新鲜血浆或全血。应用时受很多药物的影响,如与某些非甾体抗炎药(如阿司匹林)、水合氯醛、磺胺类、甲硝唑、肾上腺皮质激素及肝药酶抑制药(如氯霉素等)合用可增强本类药物的抗凝作用,要适当减少香豆素类的用量;与肝药酶诱导药(如苯巴比妥等)合用可减弱其抗凝作用,应适当增加其用量以达到预期的疗效。其他不良反应有胃肠道反应、过敏等。禁忌证同肝素。

(三) 体外抗凝血药

枸橼酸钠(sodium citrate)

枸橼酸钠为体外抗凝血药,其枸橼酸根与血液中的 Ca^{2+} 可形成难解离的可溶性络合物,使血中 Ca^{2+} 浓度降低,从而产生抗凝作用。如果大量枸橼酸钠进入体内,可干扰体内正常的 Ca^{2+} 浓度,故不用于体内抗凝血。仅适用于体外抗凝血,如输血时每 100 mL 全血中加入 2.5％枸橼酸钠 10 mL 可保持血液不凝固。

当大量输血(超过 1 000 mL)或输血速度过快时,机体不能及时氧化枸橼酸钠,可引起血钙下降,导致手足抽搐、心功能不全、血压骤降,新生儿及幼儿因缺少枸橼酸钠氧化酶,更易发生,必要时可静脉注射钙盐解救。

第三节 纤维蛋白溶解药

本类药物通过激活纤维蛋白溶解酶而促进纤维溶解,也称溶栓药。用于治疗急性血栓栓塞性疾病,对形成已久并已机化的血栓难以发挥作用。

当机体由于病理因素或生理性止血功能在小血管内形成血凝块时,需要纤维蛋白溶解系统(纤溶系统)使之溶解。纤溶系统包括纤维蛋白溶解酶(plasmin,纤溶酶)、纤维蛋白溶解酶原(plasminogen,纤溶酶原)以及纤溶酶原激活物和抑制物。它们的生理功能是溶解生理状态下血管壁上形成的血栓,以保持血流通畅。在机体的纤溶过程中,纤溶酶原与纤维蛋白结合,活化为纤溶酶,作用于纤维蛋白使之降解,使血凝块溶解(图 26-3)。

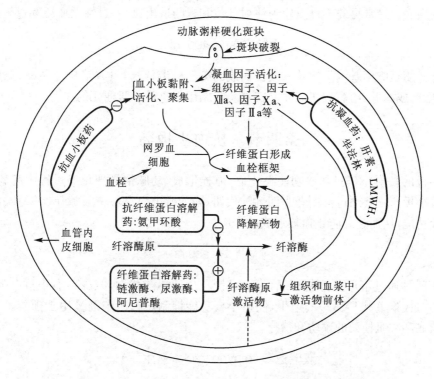

图 26-3 纤维蛋白溶解系统及影响该系统的药物作用位点

链激酶(streptokinase,SK)、尿激酶(urokinase,UK)

链激酶是 β 溶血性链球菌培养液中提取的一种蛋白质,具有抗原性。尿激酶为健康人新鲜尿液中提取的蛋白质酶,抗原性低,极少发生过敏反应。二者作用、应用范围相似,均属于第一代溶栓药。

【药理作用】　能与纤溶酶原结合,促使游离的纤溶酶原转变成纤溶酶,迅速水解血栓中纤维蛋白,使血栓溶解。

【临床应用】　用于治疗血栓栓塞性疾病。静脉或冠状动脉内注射可使急性心肌梗死面积缩小,梗塞血管重建血流。对深静脉血栓、肺栓塞、眼底血管栓塞均有疗效,但须早期用药,血栓形成不超过6 h疗效最佳,24 h后几乎无效。尿激酶因价格昂贵,仅用于链激酶过敏或耐受者。

【不良反应及用药注意事项】　主要的不良反应是出血,注射时应观察注射部位和其他部位有无出血现象,若出现严重出血,应立即停药并用氨甲苯酸对抗。少数人有皮疹、药物热等过敏反应。尿激酶不良反应较少。活动性出血三个月内或有脑出血或近期手术史者禁用。有出血倾向,胃、十二指肠溃疡,分娩未满四周,严重高血压,癌症患者禁用。

阿尼普酶(anistreplase)

阿尼普酶是将SK进行了改良的第二代溶栓药。其进入体内慢慢去酰基后才发挥作用,故其作用有一段潜伏期。常用于急性心肌梗死,可改善症状,降低病死率,亦可用于其他血栓性疾病。最常见的不良反应为注射部位和胃肠道出血、一过性低血压和过敏反应。

雷特普酶(reteplase)

雷特普酶是应用基因重组技术改良而成的第三代溶栓药,具有溶栓疗效高、见效快、耐受性好、生产成本低、给药方法简便等特点。临床用于急性心肌梗死的患者。

第四节　抗血小板药

血小板的黏附、聚集、释放功能在止血、血栓形成、动脉粥样硬化等过程中起着重要作用。抗血小板药主要通过抑制花生四烯酸代谢,增加血小板内环磷酸腺苷(cAMP)浓度,抑制血小板功能,从而达到防止血栓形成的作用。

阿司匹林(aspirin)

阿司匹林通过不可逆抑制环氧化酶,抑制花生四烯酸代谢,减少对血小板有强大促聚集作用的血栓素A2(TXA2)的产生,使血小板功能抑制。临床小剂量用于预防脑血栓,也用于心绞痛和心肌梗死的预防和治疗。

双嘧达莫(dipyridamole,潘生丁)

双嘧达莫能抑制磷酸二酯酶,使cAMP浓度增高,也能抑制腺苷摄取,进而激活血小板腺苷环化酶使cAMP浓度增高,防止血栓形成。临床用于心脏手术或瓣膜置换术,可减少血栓栓塞的形成。单独应用作用较弱,与华法林合用防止心脏瓣膜置换术术后血栓形成。

噻氯匹啶(ticlopidine)

噻氯匹啶为强效血小板抑制剂,能抑制二磷酸腺苷(ADP)、花生四烯酸(AA)、胶原、凝血酶和血小板活化因子等所引起的血小板聚集。口服吸收良好,可用于预防急性心肌梗死的再次发生、一过性脑缺血及中风等,特别适用于不宜用阿司匹林治疗的患者。

第五节　血容量扩充药

大量失血或失血浆(如烧伤)可引起血容量降低,导致休克。此时,迅速补足血容量是抗休克的基本疗法。除全血和血浆外,也可应用人工合成的血容量扩充药。目前最常用的药物是右旋糖酐。

右旋糖酐(dextran)

右旋糖酐为高分子葡萄糖聚合物,临床应用的有右旋糖酐-70(中分子量),右旋糖酐-40/20(低分子量)和右旋糖酐-10(小分子量)。相对分子质量小者改善微循环的效果好。

【药理作用】

1. 扩充血容量　右旋糖酐相对分子质量较大,不易渗出血管,可提高血浆胶体渗透压,从而扩充血容量,维持血压。作用强度与维持时间依中、低、小分子量而逐渐缩小。

2. 抗血栓,改善微循环　低分子量和小分子量右旋糖酐能抑制红细胞和血小板聚集,因而能防止血栓形成和改善微循环。

此外,右旋糖酐还有渗透性利尿作用。

【临床应用】　各类右旋糖酐主要用于低血容量性休克,包括出血、外伤或烧伤性休克。低分子量右旋糖酐由于能改善微循环,抗休克效果更好,可防止休克后期 DIC,也用于防治血栓形成性疾病,如脑血栓形成、心肌梗死、心绞痛等。

【不良反应及用药注意事项】　少数人出现皮肤过敏反应,极少数人可出现过敏性休克。首次用药应严密观察,发现症状立即停药,及时抢救。因用量过大可出现凝血障碍,一日用药量不宜超过 1 500 mL。禁用于血小板减少症及出血性疾病,心功能不全患者慎用。

第六节　水、电解质平衡调节药

一、电解质平衡调节药

氯化钠(sodium chloride)

氯化钠为常用的电解质平衡调节药之一。

【药理作用】　钠离子是人体内重要的电解质,是保持细胞外液渗透压和容量的主要成分,正常浓度的钠离子是维持组织细胞兴奋性和神经-肌肉应激性的重要物质。此外,钠离子还以碳酸氢钠形式构成体液缓冲系统,调节体液的酸碱平衡。

【临床应用】　用于大量出汗、严重吐泻、大面积烧伤、利尿过度所致的低钠综合征,可补充 0.9%氯化钠注射液(生理盐水),严重者可静滴高渗(3%～5%)氯化钠注射液;生理盐水可作为溶剂稀释和溶解药物,还可用于冲洗伤口、洗眼等;口服含 0.1%～1%氯化钠的饮用水可防治中暑。

【不良反应及用药注意事项】　口服几乎无不良反应,但浓度过高、饮用速度过快时可引起胃肠道反应,如恶心、呕吐等。输入高渗氯化钠溶液时,速度应慢,并注意观察有无出现水肿、皮肤发红或高血压等高血钠症状。心力衰竭、高血压、肾炎、肝硬化腹水、颅内压高者慎用,肺水肿者禁用。

氯化钾(potassium chloride)

氯化钾为常用的电解质平衡调节药之一。

【药理作用及临床应用】 钾离子是维持细胞内渗透压的主要成分,并参与神经冲动传导和神经递质乙酰胆碱的合成。钾离子主要通过与细胞外氯离子交换,调节酸碱平衡。体内缺钾时易出现低钾血症,表现为肠麻痹、心律失常、乏力、腱反射减退或消失,严重者可因呼吸麻痹或心功能不全死亡。

临床用于各种原因引起的低钾血症,如强心苷中毒引起的快速型心律失常等。

【不良反应及用药注意事项】 静滴过量可出现疲乏、肌张力降低、反射消失、心率减慢甚至心搏骤停。口服因有刺激性,应先稀释或饭后服用。注射时仅能缓慢静滴(每小时不超过1 g),严禁静脉注射,否则可引起心搏骤停。用药期间注意观察患者心律和血钾变化。禁用于肾功能不全、尿少或尿闭及血钾过高者。

二、酸碱平衡调节药

碳酸氢钠(sodium bicarbonate)

碳酸氢钠口服能迅速中和过剩胃酸,同时可以碱化尿液;注射能直接增加机体的碱储备,解离的碳酸氢根离子与氢离子结合成碳酸,并分解为水和二氧化碳,降低氢离子的浓度。

临床主要用于防治代谢性酸中毒;经肾脏排泄时,使尿液碱化,用于巴比妥类、阿司匹林等酸性药物中毒时加速药物排泄;防治磺胺类药物在泌尿道析出结晶,增强庆大霉素治疗泌尿系统感染的疗效;作为抗酸药治疗胃酸过多症;用4%碳酸氢钠溶液漱口可治疗口腔真菌感染。

静脉注射碳酸氢钠应避免与酸性药物(如维生素C等)混合应用;口服可引起嗳气,可使溃疡加重;过量静脉注射时,可引起代谢性碱中毒和低血钾。充血性心力衰竭、肾功能不全、水肿、缺钾等患者慎用。

乳酸钠(sodium lactate)

乳酸钠在体内经乳酸脱氢酶转化为丙酮酸,后者经三羧酸循环氧化脱羧生成二氧化碳,继而转化为碳酸根离子,可调节血中过高的酸度引起的酸中毒,但作用不及碳酸氢钠迅速和稳定。临床可用于治疗代谢性酸中毒,特别是高钾血症或普鲁卡因胺等引起的心律失常伴有酸血症者。

一般不宜用生理盐水或其他含氯化钠溶液稀释本品,以免形成高渗溶液;肝功能障碍、休克、缺氧、心功能不全者慎用;过量会造成碱血症。

目标检测

1. 下列不是肝素临床适应证的选项是（　　）。

A. 肺栓塞　　　　　　　　B. DIC 早期　　　　　　C. 严重高血压

D. 心脏瓣膜置换术　　　　E. 血液透析

2. 华法林可用于（　　）。

A. 氨甲苯酸过量所致血栓　　　　　　　B. 心脏瓣膜置换术后

C. 输血时防止血液凝固　　　　　　　　D. 急性脑血栓的抢救

E. DIC 早期

3. 下列不是维生素 K 的适应证的选项是（　　）。

A. 阻塞性黄疸所致出血　　B. 胆瘘所致出血　　　　C. 长期使用广谱抗生素

D. 新生儿出血　　　　　　E. 水蛭素应用过量

4. 可以口服的抗凝药是（　　）。

A. 肝素　　　　　　　　　B. 香豆素类　　　　　　C. 枸橼酸钠

D. 尿激酶　　　　　　　　E. 维生素 B_{12}

5. 链激酶在血栓形成后不超过（　　）给药效果最佳。

A. 2 h　　　　　　　　　　B. 4 h　　　　　　　　　C. 6 h

D. 12 h　　　　　　　　　E. 24 h

6. 华法林引起的出血宜选用（　　）。

A. 去甲肾上腺素　　　　　B. 氨甲苯酸　　　　　　C. 维生素 K

D. 对氯苯甲酸　　　　　　E. 维生素 C

7. 巨幼红细胞性贫血患者合并神经症状时必须应用（　　）。

A. 维生素 B_{12}　　　　　　B. 叶酸　　　　　　　　C. 甲酰四氢叶酸钙

D. 红细胞生成素　　　　　E. 硫酸亚铁

8. 促进铁吸收的因素有（　　）。

A. 磷酸盐　　　　　　　　B. 碳酸盐　　　　　　　C. 四环素

D. 维生素　　　　　　　　E. 抗酸药

9. 影响维生素 B_1 吸收的主要因素是（　　）。

A. 浓茶　　　　　　　　　B. 内因子缺乏　　　　　C. 碳酸氢盐

D. 四环素合用　　　　　　E. 胰酶

10. 外伤失血患者出现低血容量性休克合并少尿时应首先选用（　　）。

A. 低分子右旋糖酐　　　　B. 中分子右旋糖酐　　　C. 小分子右旋糖酐

D. 呋塞米　　　　　　　　E. 氢氯噻嗪

11. 红细胞生成素的最佳适应证为（　　）。

A. 慢性肾病所致贫血　　　B. 化疗药所致贫血　　　C. 严重缺铁性贫血

D. 严重再生障碍性贫血　　E. 恶性贫血

12. 以下不是铁剂的不良反应的是（　　）。

A. 刺激胃肠黏膜　　　　　B. 可使粪便变黑　　　　C. 便秘

D. 粒细胞减少　　　　　　E. 急性中毒可引起休克

13. 肝素体内抗凝最常用的给药途径为（　　）。

A. 口服　　　　　　　　B. 肌内注射　　　　　　　C. 皮下注射

D. 静脉注射　　　　　　E. 舌下含服

14. 口服铁剂最常见的不良反应是（　　）。

A. 高血压　　　　　　　B. 出血反应　　　　　　　C. 胃肠道刺激

D. 过敏反应　　　　　　E. 嗜睡

15. 患者，男，68岁。高血压病史30年，近两年记忆力明显减退，2 h前突发口眼歪斜，一侧肢体功能障碍。临床诊断为脑动脉血栓形成。下列可以进行溶栓治疗的药物是（　　）。

A. 枸橼酸钠　　　　　　B. 华法林　　　　　　　　C. 低分子右旋糖酐

D. 链激酶　　　　　　　E. 肝素

第二十七章　生殖系统药物

1. 掌握缩宫素的药理作用特点、量效关系、临床应用及不良反应。
2. 熟悉麦角新碱的药理作用特点、临床应用及主要不良反应。
3. 了解治疗男性性功能障碍药的药理作用、临床应用及主要不良反应。

第一节　子宫平滑肌兴奋药

子宫平滑肌兴奋药是一类选择性兴奋子宫平滑肌的药物,常用药物有缩宫素、麦角生物碱类和前列腺素等。因药物的种类、剂量以及子宫生理状态的不同,子宫平滑肌兴奋药可引起子宫节律性收缩或强直性收缩,子宫节律性收缩用于催产、引产,子宫强直性收缩可用于产后止血及产后子宫复原。临床用药须严格掌握适应证。

缩宫素(xytocin,催产素)

缩宫素的前体物质是由丘脑下部合成,沿下丘脑-垂体束转运至神经垂体分泌的多肽类激素。目前临床所用的缩宫素为人工合成品,或从牛、猪的神经垂体提取分离的制剂。从动物神经垂体提取的制剂含有缩宫素和少量的加压素(vasopressin,又称抗利尿激素),人工合成品内无加压素。

【药理作用与临床应用】

1. 兴奋子宫平滑肌　缩宫素可直接兴奋子宫平滑肌,增强子宫收缩力和加快子宫收缩频率。其收缩强度取决于用药剂量及子宫所处的生理状态。小剂量缩宫素(2~5 U)可使子宫(尤其是妊娠末期的子宫)产生与正常分娩相似的收缩,即子宫体发生节律性收缩,而子宫颈平滑肌松弛,促使胎儿顺利娩出。大剂量缩宫素(5~10 U)使子宫产生强直性收缩,不利于胎儿娩出。此外,子宫平滑肌对缩宫素的敏感性受体内性激素水平的影响。雌激素能提高子宫平滑肌对缩宫素的敏感性;孕激素却降低子宫平滑肌对缩宫素的敏感性。

妊娠早期,孕激素水平高,缩宫素对子宫平滑肌收缩作用较弱,可保证胎儿安全发育。在妊娠后期,雌激素水平高,特别在临产时子宫对缩宫素的反应更敏感,有利于胎儿娩出,只需小剂量即可达到引产、催产的目的。

2. 其他作用　缩宫素能使乳腺腺泡周围的肌上皮细胞(属平滑肌)收缩,促进排乳。大剂量还能短暂地松弛血管平滑肌,引起血压下降,并有抗利尿作用。临床上主要用于催产、引产、产后止血及流产后因宫缩无力或子宫收缩复位不良而引起的子宫出血。在哺乳前2~3 min滴鼻,可促使哺乳期妇女排乳。

【不良反应】 缩宫素过量可引起子宫收缩频率增加甚至持续性强直收缩,导致胎儿窒息或子宫破裂。因此,在用于催产或引产时,应严格掌握剂量和禁忌证,凡高张力型子宫功能障碍、子宫破裂倾向、产道异常、胎位不正、头盆不称、前置胎盘、三次妊娠以上的经产妇或有刮宫产史者禁用,以防子宫破裂或胎儿宫内窒息。缩宫素静脉给药过多或过快,可发生抗利尿作用。如果患者输液过多或过快,可出现水潴留和低血钠体征。

麦角生物碱类(ergoticalkaloids)

麦角生物碱类包括麦角新碱(ergometrine)、麦角胺(ergotamine)和麦角毒 ergotoxine)。其中麦角新碱对子宫的作用强,而麦角胺和麦角毒对血管的作用显著。

【药理作用与临床应用】

1. 兴奋子宫 麦角新碱能选择性兴奋子宫平滑肌,使子宫收缩。其特点是:作用快、强大而持久;对妊娠子宫比未孕子宫敏感,尤以临产时和产后子宫最敏感;剂量稍大即引起子宫强直性收缩,压迫血管而产生止血作用;对宫体和宫颈的作用无选择性。临床主要用于产后、刮宫后或其他原因引起的子宫出血,常选择肌内注射,使子宫平滑肌产生强直性收缩,机械性压迫肌层内血管而止血。还可用于产后子宫复原,促进子宫收缩,加速其复原。

2. 收缩血管 麦角胺能直接作用于动、静脉血管使其收缩,大剂量还会损伤血管内皮细胞,长期服用可导致肢端干性坏疽。麦角胺能收缩脑血管,可用于偏头痛的诊断和发作时的治疗,与咖啡因合用可增强疗效。

【不良反应】 注射麦角新碱可引起恶心、呕吐、血压升高等,伴有妊娠毒血症的产妇应慎用。偶有过敏反应,严重者可出现呼吸困难、血压下降。麦角流浸膏中含有麦角毒和毒角胺,长期使用可损害血管内皮细胞。麦角制剂禁用于催产和引产,血管硬化和冠心病患者禁用。

前列腺素(prostaglandins,PGs)

前列腺素是一类广泛存在于体内的含有 20 个碳原子的不饱和脂肪酸,对心血管、消化、呼吸和生殖系统有广泛的生理和药理作用。临床常用作子宫兴奋药的 PGs 类药物有地诺前列酮(dinoprostone,PGE2)、地诺前列素(dinoprost,PGF2a)、硫前列酮(sulprostone)、卡前列素(carboprost)和米索前列醇(misoprostol)等。

前列腺素对子宫有收缩作用,以 PGE2 和 PGF2a 最强。对妊娠各期子宫都有兴奋作用,分娩前的子宫最为敏感,妊娠初期和中期效果较缩宫素强,可引起子宫产生类似生理性的阵痛,在增强子宫平滑肌节律性收缩的同时,尚能使子宫颈松弛。可用于足月或过期妊娠引产、过期流产、妊娠 28 周前的宫腔内死胎,以及良性葡萄胎时排除宫腔内异物。

不良反应主要为恶心、呕吐、腹痛等胃肠兴奋现象。不宜用于支气管哮喘和青光眼患者。引产时的禁忌证和注意事项与缩宫素相同。

第二节 子宫平滑肌抑制药

子宫平滑肌抑制药又称抗分娩药,可抑制子宫平滑肌收缩,减慢收缩节律,临床主要用于治疗痛经和早产。常用的子宫平滑肌抑制药有 β_2 肾上腺素受体激动药、硫酸镁、钙拮抗剂、前列腺素合成酶抑制药、缩宫素抑制药等。

利托君（ritodrine）

利托君是 β_2 肾上腺素受体激动药，具有松弛子宫平滑肌作用。对非妊娠和妊娠子宫均有抑制作用，用于治疗先兆早产。可引起心血管系统不良反应，表现为心率加快、心悸、血压升高、过敏反应。有报道极个别病例出现肺水肿而死亡。本类药物有较多禁忌证，使用时应严格掌握适应证，必须在有抢救条件的医院使用，并在熟悉其不良反应并能作出正确处理的医生密切观察下使用。

硫酸镁（magnesiumsulfate）

硫酸镁可明显抑制子宫平滑肌收缩。Mg^{2+} 直接作用于子宫平滑肌细胞，拮抗 Ca^{2+} 的子宫收缩活性，可抑制早产宫缩。在妊娠期间应用硫酸镁可防治早产、妊娠高血压综合征及子痫的发作。硫酸镁静脉注射常引起潮热、出汗、口干，注射速度过快还可引起头晕、恶心、呕吐、眼球震颤；极少数病例出现血钙降低、肺水肿。用量过大可引起肾功能不全、心脏和呼吸抑制等。

硝苯地平（nifedipine）

硝苯地平主要具有松弛子宫平滑肌、拮抗缩宫素所致的子宫兴奋作用，可用于治疗早产。

吲哚美辛（indomethacin，消炎痛）

前列腺素合成酶抑制药吲哚美辛能引起胎儿动脉导管提前关闭，导致肺动脉高压损害肾脏，减少羊水等。仅在 β_2 肾上腺素受体激动药、硫酸镁等药物无效或使用受限时，且在妊娠 34 周前应用。

第三节　男性勃起功能障碍治疗药

勃起功能障碍的药物治疗起源于 20 世纪 80 年代，临床应用的口服治疗药物包括激素类和非激素类。前者主要是睾酮及其衍生物。后者有：①肾上腺素能受体拮抗药，如酚妥拉明、育亨宾；②多巴胺激动药，如阿扑吗啡、溴隐亭；②5-HT 受体拮抗药，如曲唑酮；④磷酸二酯酶-5 抑制药，如西地那非、伐地那非、他达那非等。

西地那非（sildenafil）

西地那非又名万艾可（viagra），是直接对男性性器官起作用的口服治疗药物。自 1988 年在美国上市以来，为无创治疗男性勃起功能障碍开辟了一个新方法，目前已被许多国家批准用于治疗勃起功能障碍。

【药理作用与临床应用】 西地那非通过抑制阴茎海绵体内磷酸二酯酶-5 对 cGMP 的降解作用，增强 NO 的作用。性刺激时，可促进阴茎海绵体平滑肌松弛，血液易流入海绵体而使阴茎勃起。因此没有性刺激时，西地那非通常剂量是不起作用的。此外，西地那非还有抗血小板聚集及舒张外周血管的作用。临床适用于各种原因引起的阴茎勃起功能障碍病症。

【不良反应】 主要不良反应包括短暂性头痛、面部潮红、消化不良、鼻塞及一过性视觉异常。因上市后有报道其可能引起心律失常、心肌梗死、心脏性猝死、脑血管出血等严重心脑血管方面的不良反应,所以必须在医师指导下应用。西地那非可增强硝酸酯的降压作用,故服用任何剂型硝酸酯类药物的患者,均为禁忌证。

目标检测➡➡➡

1. 下列情况可用缩宫素的是(　　)。
A. 治疗尿崩症　　　　　　　B. 乳腺分泌　　　　　　　C. 小剂量用于催产和引产
D. 小剂量用于产后止血　　　E. 治疗痛经和月经不调

2. 垂体后叶素止血的机制是(　　)。
A. 直接收缩毛细血管和小动脉　　　　　B. 诱导血小板聚集
C. 促进凝血因子合成　　　　　　　　　D. 抑制纤溶系统
E. 降低毛细血管通透性

3. 麦角新碱治疗产后出血的主要机制是(　　)。
A. 收缩血管　　　　　　　　　　　　　B. 引起子宫平滑肌强直性收缩
C. 促进凝血过程　　　　　　　　　　　D. 抑制纤溶系统
E. 降低血压

4. 麦角新碱不用于催产和引产的原因是(　　)。
A. 作用较弱
B. 作用强而持久,剂量稍大即引起子宫强直性收缩
C. 妊娠子宫对其敏感性低
D. 使血压下降
E. 起效缓慢

5. 麦角胺治疗偏头痛的作用机制是(　　)。
A. 阻断血管平滑肌受体　　B. 抑制前列腺素合成　　　C. 增加脑血流量
D. 收缩脑血管　　　　　　E. 镇痛

6. 缩宫素兴奋子宫平滑肌的机制是(　　)。
A. 直接兴奋子宫平滑肌
B. 激动子宫平滑肌的 α 受体
C. 阻断子宫平滑肌的 β 受体
D. 作用于子宫平滑肌细胞上的缩宫素受体
E. 以上都不是

7. 关于缩宫素药代动力学的描述,下列叙述错误的是(　　)。
A. 口服有效　　　　　　　B. 肌内注射有效　　　　　　C. 鼻黏膜给药有效
D. 静脉滴注有效　　　　　E. 口腔黏膜吸收有效

第六篇　内分泌系统药物

第二十八章　肾上腺皮质激素类药

1. 掌握：糖皮质激素的药理作用、临床应用及不良反应。
2. 熟悉：肾上腺皮质激素类药物的分类。
3. 了解：盐皮质激素、促肾上腺皮质激素及皮质激素抑制药的临床应用。
4. 学会观察糖皮质激素类药物的疗效和不良反应，能正确进行用药护理，指导患者合理用药。

肾上腺皮质激素（adrenocortical hormone）是肾上腺皮质分泌的各种激素的总称，在化学结构上都属于甾醇类。

第一节　糖皮质激素类药

糖皮质激素类药物作用广泛而复杂，且随剂量不同而异，临床应用非常广泛。按照作用时间的长短，分为短效、中效及长效三类。常用糖皮质激素类药物作用的比较见表28-1。

表28-1　常用糖皮质激素类药物的相对效价及等效剂量

类别	药　物	水、盐代谢作用（比值）	抗炎作用（比值）	等效剂量（mg）
短效	氢化可的松	1.0	1.0	20.00
	可的松	0.8	0.8	25.00
中效	泼尼松	0.8	4.0	5.00
	泼尼松龙	0.8	4.0	5.00
	甲泼尼龙	0.5	5.0	4.00
	曲安西龙	0	5.0	4.00
长效	倍他米松	0	25.0～35.0	0.60
	地塞米松	0	30.0	0.75

注：水、盐代谢作用，抗炎作用，局部应用作用数值均为与氢化可的松比较的相对强度。

糖皮质激素在封闭疗法中的应用

封闭疗法是一种将一定浓度和容量的泼尼松龙注射液和盐酸普鲁卡因混合,注射到病变区域的治疗方法。泼尼松龙能够改善毛细血管通透性,抑制炎症反应,减轻致病因子对机体的损害。盐酸普鲁卡因可以缓解疼痛,增强疗效。虽然这些方法不能从根本上去除病因,但能减轻甚至消除症状、预防并发症的发生。许多颈肩腰腿疼痛症经过一次或几次封闭治疗后,症状完全消失甚至不再复发。

【生理作用】

1. 对糖代谢的影响　糖皮质激素能使血糖升高,可促进糖原异生,减慢葡萄糖分解过程;进而有利于中间产物在肝、肾等部位合成葡萄糖,减少外周组织对葡萄糖的摄取及利用。

2. 对蛋白质代谢的影响　糖皮质激素能加速皮肤、肌肉、骨骼等组织的蛋白质分解,抑制蛋白质合成,导致负氮平衡。长期大量应用可使儿童生长减慢、皮肤变薄、肌肉萎缩、创伤难以愈合、骨质疏松、淋巴组织萎缩。

3. 对脂肪代谢的影响　短期应用对脂质代谢无明显影响。大剂量长期应用可增高血胆固醇含量,并激活四肢皮下脂酶,促进皮下脂肪分解并重新分布于面部、上胸部、背部及臀部,形成向心性肥胖。

4. 对水、盐代谢的影响　糖皮质激素类药,尤其是人工合成品的利尿、保钠排钾作用较弱,但长期应用可造成钠潴留和细胞外液增多,导致高血压、水肿等;还可减少小肠对钙的吸收、抑制肾小管对钙的重吸收,导致骨质脱钙。

5. 允许作用　糖皮质激素对有些组织细胞无直接效应,但可给其他激素作用的发挥创造有利条件,称为允许作用。如糖皮质激素可增强儿茶酚胺的血管收缩作用和增强胰高血糖素的升血糖作用。

【体内过程】　口服、注射均易吸收,吸收后主要在肝内代谢,经肾脏排泄,其中可的松和泼尼松需在肝内分别转化成氢化可的松和泼尼松龙才有活性,故严重肝功能不全的患者宜选用氢化可的松或泼尼松龙。

【药理作用】

1. 抗炎作用　糖皮质激素在药理剂量时能抑制感染性炎症和非感染性炎症,减轻充血,降低毛细血管的通透性,抑制炎症细胞(淋巴细胞、粒细胞、巨噬细胞等)向炎症部位移动,阻止炎症介质如激肽类、组胺、慢反应物质等发生反应,抑制吞噬细胞的功能,稳定溶酶体膜,阻止补体参与炎症反应,抑制炎症后组织损伤的修复等。

2. 免疫抑制作用　药理剂量的糖皮质激素可影响免疫反应的多个环节,包括可抑制巨噬细胞吞噬功能,降低单核吞噬细胞系统消除颗粒或细胞的作用,可使淋巴细胞溶解,以致淋巴结、脾及胸腺中淋巴细胞耗竭。此作用对 T 细胞较明显,其中辅助性 T 细胞减少更显著。还可降低自身免疫性抗体水平。基于以上抗炎及免疫抑制作用,可缓解过敏反应及自身免疫性疾病的症状,对抗异体器官移植的排异反应。

3. 抗毒素作用　糖皮质激素能提高机体对有害刺激的应激能力,减轻细菌内毒素对机体的损害,缓解毒血症症状,也能减少内热原的释放,对感染脓毒血症的高热有退热作用。

4. 抗休克作用　解除小动脉痉挛,增强心肌收缩力,改善微循环,对中毒性休克、低血容量性休克、心源性休克都有对抗作用。

5. 对代谢的影响　糖皮质激素可增高肝糖原,升高血糖,提高蛋白质的分解代谢;可改变身体脂肪的分布,形成向心性肥胖;可增加钠离子再吸收,促进钾、钙、磷的排泄。

6. 对血液和造血系统的作用　使红细胞和血红蛋白含量增加,大剂量可使血小板增多并提高纤维蛋白原浓度,缩短凝血时间。此外,可使血液中嗜酸性粒细胞及淋巴细胞减少。

7. 其他　减轻结缔组织的病理增生,提高中枢神经系统的兴奋性,促进胃酸及胃蛋白酶分泌等。

【临床应用】

1. 严重感染　用于严重感染的中毒症状或伴有休克者。如中毒性菌痢、中毒性肺炎、流行性脑脊髓膜炎、脓毒血症、猩红热、重症伤寒等,宜尽早采用大剂量突击疗法,迅速缓解症状。但因糖皮质激素无抗菌作用,并可降低机体防御能力,故必须合用足量、有效的抗菌药物,以免感染病灶扩散。

2. 防止某些炎症后遗症　对结核性脑膜炎、胸膜炎、心包炎等,早期使用糖皮质激素,可促进炎症消退,并防止炎症后期粘连及疤痕的形成。对眼科疾病如虹膜炎、角膜炎、视网膜炎和视神经炎等非特异性眼炎,应用糖皮质激素有消炎止痛、防止角膜混浊和瘢痕粘连的作用。

3. 各种休克　大剂量糖皮质激素可用于各种严重休克,特别是感染中毒性休克,早期大剂量使用糖皮质激素有利于患者度过危险期。感染中毒性休克时,需联合足量、有效的抗菌药物。及早、短时间突击使用大剂量糖皮质激素,产生效果即可停药;对过敏性休克,可与首选药肾上腺素合用;对心源性休克,需结合病因治疗;对低血容量性休克,在补液、补电解质或输血后效果不佳时,可合用超大剂量的糖皮质激素。

4. 自身免疫性疾病和变态反应性疾病　风湿热、风湿性心肌炎、风湿性关节炎及类风湿关节炎、系统性红斑狼疮、结节性动脉周围炎、皮肌炎、自身免疫性贫血和肾病综合征等应用糖皮质激素后可缓解症状,一般采用综合疗法。对于荨麻疹、血管神经性水肿、过敏性休克和支气管哮喘,治疗主要用抗组胺药和肾上腺素受体激动药,病情严重或其他药物无效时也可采用糖皮质激素辅助治疗。异体器官移植手术后所产生的排异反应也可应用糖皮质激素,常与其他免疫抑制药合用。

5. 血液病　用于儿童急性淋巴细胞白血病、粒细胞减少症、血小板减少症、过敏性紫癜和再生障碍性贫血等,但停药后易复发。

6. 替代疗法　用于急、慢性肾上腺皮质功能减退症,如肾上腺危象、脱垂体前叶功能减退和肾上腺次全切除术后的补充替代治疗。

7. 局部应用　用于接触性皮炎、湿疹、牛皮癣等皮肤病,多用氟氢可的松、氟轻松等软膏、霜剂或洗剂局部用药。对天疱疮及剥脱性皮炎等严重病例仍需全身用药。当肌肉韧带或关节劳损时,可将醋酸氢化可的松或醋酸氢化泼尼松混悬液加入1‰普鲁卡因注射液,肌内注射或注入韧带压痛点或注入关节腔内。

【用法与疗程】

1. 大剂量突击疗法　适用于急性危重患者，以迅速控制症状并度过危险期，如严重中毒性感染和中毒性休克等可短期大剂量使用，疗程一般不超过三日。一般选用氢化可的松首剂 200～300 mg 静脉滴注，一日剂量可达 1 g，连续用药 3～5 日后，症状缓解可立即停药。

2. 一般剂量长程疗法　适用于反复发作、累及多种器官的慢性病。目的在于在较长时期内控制症状，防止疾病急性发作，如肾病综合征、顽固性支气管哮喘、淋巴细胞白血病、恶性淋巴瘤等。一般选用泼尼松 10～20 mg 口服，一日三次，作用明显后，逐渐减量以维持疗效即可。

3. 小剂量替代疗法　适用于慢性肾上腺皮质功能减退症、腺垂体功能减退症及肾上腺次全切除术后。可选用可的松每日 12.5～25 mg 或氢化可的松每日 10～20 mg，需长期使用。

4. 隔日疗法　肾上腺糖皮质激素的分泌具有昼夜节律性，每日上午 8 时为分泌高峰，随后逐渐下降，午夜 0 时为低潮。在长程疗法中对某些慢性病可将两日的总量在隔日早晨一次给予，此时恰逢糖皮质激素正常分泌高峰，对肾上腺皮质反馈性抑制最小，可减小停药反应。

5. 局部应用　用于皮肤病、眼病、哮喘和过敏性鼻炎等。常选用氢化可的松、氟轻松、倍氯米松等。

【不良反应】

1. 长期大量应用引起的不良反应

(1) 医源性肾上腺皮质功能亢进综合征：又称类肾上腺皮质功能亢进综合征，由物质代谢和水、盐代谢紊乱所致，表现为满月脸、水牛背、向心性肥胖、皮肤变薄、痤疮、多毛、水肿、低血钾、高血压、糖尿等。停药后可自行消退。

(2) 诱发或加重感染：因糖皮质激素能减弱机体防御功能，长期应用常可诱发感染或使体内潜在病灶扩散，常见的有金黄色葡萄球菌、真菌、病毒感染和结核的扩散，故宜尽早采取防治措施。

(3) 消化系统并发症：使胃酸、胃蛋白酶分泌增加。抑制胃黏液分泌，降低胃肠黏膜的抵抗力，故可诱发或加剧胃、十二指肠溃疡，甚至造成消化道出血或穿孔。偶尔也可诱发胰腺炎或脂肪肝。

(4) 心血管系统并发症：糖皮质激素有保钠排钾作用，长期应用可引起高血压和动脉粥样硬化。

(5) 骨质疏松、肌肉萎缩、伤口愈合迟缓：糖皮质激素使蛋白质分解增加，抑制肉芽组织生成，也可促进排钙，故可致骨质疏松、肌肉萎缩、自发性骨折及伤口不易愈合，并可抑制儿童生长发育，可引起孕妇畸胎。

(6) 中枢神经系统反应：糖皮质激素有中枢兴奋作用，可引起激动、失眠、欣快等症状，甚至诱发精神失常和癫痫。大剂量应用偶可引起儿童惊厥。

2. 停药反应

(1) 医源性肾上腺皮质功能不全：长期应用尤其是连续给药的患者，减量过快或突然停药时，由于糖皮质激素的负反馈作用，抑制脑垂体前叶分泌促皮质激素，可引起肾上腺皮质萎缩和功能不全。多数患者可无表现，少数患者遇到严重应激情况如感染、创伤、手术时可发生肾上腺危象,表现为恶心、呕吐、乏力、低血压、低血糖、休克等,需及时抢救。因此,长期应用糖皮质激素应逐渐减量,缓慢停药。

知识链接

肾上腺糖皮质激素的分泌与调节

糖皮质激素的分泌受下丘脑-腺垂体-肾上腺皮质轴的调控,由下丘脑分泌促皮质激素释放激素(CRH)进入腺垂体,促进分泌促皮质激素(ACTH),ACTH 促进肾上腺皮质分泌糖皮质激素。同时,糖皮质激素对下丘脑和腺垂体也有负反馈作用,保证体内糖皮质激素含量的平衡。

内源性糖皮质激素分泌具有昼夜节律性,每日上午 8～10 时为分泌高峰,随后逐渐下降,午夜 12 时最低。在机体应激情况下,内源性糖皮质激素的分泌量会激增到平时的 10 倍左右。

(2) 反跳现象:因患者对激素产生了依赖性或病情尚未完全控制,长期用药时,突然停药或减量过快,可致原病复发或恶化,常需加大剂量再行治疗,待症状缓解后再逐渐减量、缓慢停药。

【禁忌证】　活动性结核、严重精神病和癫痫、活动性消化性溃疡、新近胃肠吻合术、骨折、创伤修复期、角膜溃疡、肾上腺皮质功能亢进、严重高血压、糖尿病、妊娠早期、药物不能控制的病毒性感染如水痘等,真菌性感染的患者均禁用。

【相互作用】

1. 糖皮质激素可使血糖升高,减弱口服降血糖药或胰岛素的作用。

2. 苯巴比妥、苯妥英钠、利福平等肝药酶诱导剂可加快糖皮质激素代谢,故需适当增大剂量。

3. 糖皮质激素与噻嗪类利尿药或两性霉素 B 均能促使排钾,合用时需注意补钾。

4. 糖皮质激素可使水杨酸盐的消除加快而降低其疗效。此外,两药合用更易致消化性溃疡。

5. 糖皮质激素可使口服抗凝药效果降低,两药合用时抗凝药的剂量应适当增大。

6. 伊曲康唑会升高甲泼尼龙的血药浓度并加强其肾上腺抑制作用,合用时注意激素减量。伊曲康唑对吸入布地奈德也有类似影响。

7. 地尔硫䓬可以降低甲泼尼龙的清除率。

第二节　盐皮质激素类药

盐皮质激素(mineralocorticoid)包括醛固酮(aldosterone)和脱氧皮质酮(deoxycorticosterone)。盐皮质激素主要作用是增加远曲肾小管对钠离子的重吸收和对钾离子的排出作用,即留钠、留水和排钾作用。临床上主要用于慢性肾上腺皮质功能减退症,纠正水、电解质紊乱。其糖皮质激素样作用弱,仅为可的松的 1/3。

剂量过大时可能引起水肿、水钠潴留、高血压、低钾血症等。

第三节 促皮质激素与皮质激素抑制药

一、促肾上腺皮质激素

促肾上腺皮质激素(adrenocorticotrophic hormone，ACTH)由垂体前叶嗜碱性粒细胞在下丘脑促皮质激素释放激素(GRH)作用下合成和分泌，能维持肾上腺正常形态并促进肾上腺皮质激素的合成与分泌。ACTH 只有在肾上腺皮质本身功能完好时才能发挥作用，缺乏 ACTH 将会引起肾上腺皮质萎缩和分泌功能减退，故临床用途与皮质激素基本相同。在极少数情况下用皮质激素疗效不佳时，改用本药后有较好疗效，但对肾上腺皮质已萎缩、功能完全丧失的患者无效，须改用皮质激素。临床用于兴奋肾上腺皮质功能和促肾上腺皮质激素试验。原发性肾上腺皮质功能减退者对本药无反应。ACTH 口服后在胃内被胃蛋白酶破坏而失效，需注射给药。静注起效快，于数分钟内产生作用。

二、皮质激素抑制药

皮质激素抑制药能阻断皮质激素的生物合成，可替代外科的肾上腺皮质切除术，临床常用的有米托坦和美替拉酮。

米托坦(mitotan)

米托坦可选择性地作用于肾上腺皮质细胞，尤其是束状带和网状带细胞，使其萎缩、坏死，用药后血和尿中的氢化可的松及其代谢物迅速减少，但对球状带细胞没有作用，故不影响醛固酮的分泌。临床主要用于无法手术的、功能性和非功能性肾上腺皮质癌、肾上腺皮质增生以及肿瘤所致的皮质醇增多症。不良反应可有厌食、恶心、腹泻、嗜睡、乏力、中枢抑制、运动失调等。

美替拉酮(metyrapone)

美替拉酮能抑制皮质醇的合成，降低体内糖皮质激素的血浆水平，并能反馈性地促进促肾上腺皮质激素分泌。临床主要用于治疗肾上腺皮质肿瘤所致的肾上腺皮质功能亢进症，还可用于垂体释放促肾上腺皮质激素功能试验。不良反应较少，可引起眩晕、消化道反应。

目标检测 ➤➤➤

1. 严重肝功能不全患者需应用糖皮质激素时，不应选用(　　)。
A. 强的松　　　　　　B. 氢化可的松　　　　　　C. 可的松
D. 强的松龙　　　　　E. A 或 C

2. 使用糖皮质激素治疗感染中毒性休克时，应采用(　　)。
A. 反复静脉滴注给药
B. 一次负荷量肌内注射给药，然后静脉滴注维持给药
C. 小剂量快速静脉注射

D. 大剂量肌内注射

E. 大剂量突击静脉给药

3. 长期应用糖皮质激素可引起（　　）。

A. 低血钾　　　　　　　　B. 高血钾　　　　　　　　C. 高血磷

D. 高血钙　　　　　　　　E. 钙、磷排泄减少

4. 糖皮质激素治疗过敏性支气管哮喘的主要机制是（　　）。

A. 兴奋 β_2 受体

B. 抑制补体参与免疫反应

C. 使细胞内 cAMP 增强

D. 稳定肥大细胞膜,抑制炎症介质释放

E. 直接扩张支气管平滑肌

5. 糖皮质激素在临床上不可用于（　　）。

A. 器官移植　　　　　　　　　　　B. 儿童急性淋巴细胞白血病

C. 自身免疫性疾病　　　　　　　　D. 结核病晚期

E. 过敏性鼻炎

6. 根据肾上腺皮质激素分泌的昼夜节律性,最佳服药时间是（　　）。

A. 每日凌晨 0 时　　　　B. 每日上午 8 时　　　　C. 每日中午 12 时

D. 每日下午 4 时　　　　E. 每日晚上 8 时

7. 慢性肾上腺皮质功能减退症患者使用糖皮质激素治疗时宜选用（　　）。

A. 大剂量冲击疗法　　　　B. 一般剂量长程疗法　　　　C. 小剂量替代疗法

D. 隔日疗法　　　　　　　E. 局部应用

第二十九章 甲状腺激素和抗甲状腺药

1. 掌握：硫脲类药物的药理作用、临床应用及不良反应。
2. 熟悉：甲状腺激素、碘剂的临床应用及不良反应。
3. 了解：放射性碘、β受体阻断药的抗甲状腺作用及应用。

甲状腺激素（thyroid hormone）由甲状腺合成，是维持机体正常代谢和生长发育必需的活性物质，为碘化酪氨酸的衍生物，包括甲状腺素（thyroxine，T_4）和三碘甲状腺原氨酸（triiodothyronine，T_3）。甲状腺激素分泌过多或过少均可引起疾病，分泌过少引起甲状腺功能减退，需补充甲状腺激素；分泌过多引起甲状腺功能亢进（甲亢），可用手术或抗甲状腺药治疗。

第一节 甲状腺激素

甲状腺激素由甲状腺腺泡中的甲状腺球蛋白经碘化、偶联而成。其包括 T_3 和 T_4，是维持机体正常发育和控制基础代谢所必需的激素。甲状腺激素在机体内合成、储存与释放和调节的过程如下：

1. 合成 血中的碘化物被甲状腺细胞的碘泵主动摄取，在氧化酶的作用下氧化成活性碘；活性碘与甲状腺球蛋白（TG）上的酪氨酸残基结合，生成一碘酪氨酸（MT）和二碘酪氨酸（DT），在过氧化酶的作用下，2分子 DT 偶联成 T_4，1分子 MT 与1分子 DT 偶联成 T_3。

2. 储存与释放 合成的 T_3、T_4 与甲状腺球蛋白结合储存在甲状腺滤泡的胶质中，以胞吐及蛋白水解的方式释放出 T_3、T_4。

3. 调节 下丘脑分泌促甲状腺激素释放激素（TRH）调节垂体释放促甲状腺激素（TSH）。TSH 可促进甲状腺细胞增生及 T_3、T_4 的合成与释放。当血液中 T_3、T_4 浓度增高时，又负反馈抑制垂体 TSH 的合成和释放。

【体内过程】 口服易吸收，99％以上与血浆蛋白结合。在外周器官中转化为 T_3。其中 T_3 作用快而强，维持时间短；而 T_4 作用慢而弱，维持时间长。T_3、T_4 的 $t_{1/2}$ 均超过1天，故每天只需用药1次，主要在肝脏代谢，经肾脏排泄。

【药理作用】

1. 维持机体的生长发育 甲状腺激素为人体正常生长发育所必需，能促进蛋白质的合成和促进骨骼、性腺及神经系统的发育。若甲状腺功能减退，躯体与智力发育均受影响。在婴幼儿期缺乏甲状腺激素会引起呆小病（克汀病），表现为智力低下、身材矮小；成人甲状腺功能不全，则可引起黏液性水肿，表现为中枢神经兴奋性降低、记忆力减退。

2. 促进机体的新陈代谢　甲状腺激素是维持机体正常物质代谢的重要激素,能促进物质氧化,增加氧耗,提高基础代谢率,使产热增多。甲状腺功能亢进会使糖、蛋白质、脂肪的分解代谢增加,出现怕热、多汗、饥饿、乏力、消瘦等症状。

3. 提高中枢及心血管系统对儿茶酚胺的敏感性　甲状腺激素可增强心脏对儿茶酚胺的敏感性。甲状腺功能亢进时出现神经过敏、急躁、震颤、心率加快、心输出量增加等现象。

【临床应用】

1. 呆小病　甲状腺功能低下始于胎儿或新生儿,需及时诊治;治疗越早效果越明显,否则虽能使躯体发育基本正常,但智力发育仍较低下。使用时应从小剂量开始,逐渐增加剂量,有效者需终生用药。

2. 单纯性甲状腺肿　对缺碘所致者应补碘,以含碘食盐、食物预防为主。原因未明确者,适量补充甲状腺激素以弥补体内甲状腺激素的不足,同时抑制 TSH 的分泌,缓解甲状腺组织代偿性增生,使腺体缩小,减轻相关症状。

3. 黏液性水肿　一般采用口服甲状腺素片,从小剂量开始,逐渐增至常用量。黏液性水肿昏迷者,必须立即静脉注射大剂量 T_3,同时还需给予足量氢化可的松,待患者苏醒后改为口服。

【不良反应】　过量可引起甲亢的临床表现,如心悸、手震颤、怕热、多汗、消瘦、失眠等。重者可有腹泻、呕吐、发热、脉搏快而不规则,甚至发生心绞痛和心肌梗死。此时,应立即停用甲状腺激素,并给予 β 受体阻断药对抗。

第二节　抗甲状腺药

抗甲状腺药是指能阻止或减少甲状腺激素的合成与释放:消除甲亢症状的药物。临床上用于治疗甲状腺功能亢进的药物有硫脲类、碘及碘化物、放射性碘及 β 受体阻断药。

一、硫脲类

硫脲类可分为两类:①硫氧嘧啶类,包括甲硫氧嘧啶(methylthiouracil, MTU),丙硫氧嘧啶(propylthiouracil, PTU);②咪唑类,包括甲巯咪唑(thiamazole,他巴唑),卡比马唑(carbimazole,甲亢平)。各药抗甲状腺作用性质相同,但作用强度不同,甲巯咪唑的活性约是丙硫氧嘧啶的 10 倍。

丙硫氧嘧啶(propylthiouracil, PTU)

【体内过程】　口服吸收迅速,约 2 h 血药浓度达峰值,分布于全身各组织,以甲状腺浓度较高。60% 在肝脏代谢,部分结合葡萄糖醛酸后由尿排出,可通过胎盘屏障,也可由乳汁排泄。

【药理作用】

1. 抑制甲状腺激素的合成　通过抑制甲状腺过氧化物酶的活性阻止酪氨酸的碘化及偶联,使甲状腺激素的合成受阻,但对已合成的甲状腺激素无拮抗作用,只能待已合成的激素耗竭后才显效,故一般用药 2～3 周后症状开始改善。基础代谢率恢复正常需要 1～2 个月。

2. 抑制外周组织 T_4 转化为 T_3　丙硫氧嘧啶还能抑制外周组织的 T_4 转化为 T_3，能迅速控制血清中生物活性较强的 T_3 水平，故在重症甲亢、甲亢危象时该药可列为首选。

3. 抑制甲状腺免疫球蛋白的生成　能轻度抑制免疫球蛋白的生成，使血液循环中甲状腺刺激性免疫球蛋白下降，因此对甲亢患者除能控制高代谢症状外，对病因也有一定的治疗作用。

【临床应用】

1. 甲亢的内科治疗　适用于轻症和不适宜手术或放射性碘治疗者，如儿童、青少年及手术后复发而不适于放射性碘治疗者。也可作为放射性碘治疗时的辅助治疗。

2. 甲亢手术前准备　为了减少麻醉和术后并发症，防止术后发生甲状腺危象，术前应先服用本药使甲状腺功能恢复到正常或接近正常，然后术前 2 周左右加服碘剂。

3. 甲状腺危象的治疗　除应用大剂量碘剂和采取其他综合措施外，大剂量丙硫氧嘧啶可作为辅助治疗以阻断甲状腺素的合成。

【主要制剂】　片剂：50 mg。

【用法用量】

1. 甲亢　初始口服常用量，每日 150～450 mg，分 3～6 次口服，每日最大量 600 mg。1～3 周后可见症状缓解，1～2 个月后症状可以得到控制，患者甲状腺功能正常后，应逐渐减量至维持量，通常每次 50～100 mg，每日 1 次。

2. 甲状腺危象　每日 400～800 mg，分 3～4 次服用，疗程不超过 1 周，作为综合治疗措施之一。

3. 甲亢的术前准备　术前服用本药，每次 100 mg，每日 3～4 次，使甲状腺功能恢复到正常或接近正常，然后加服 2 周碘剂再进行手术。

【不良反应】

1. 过敏反应　常见的有皮肤瘙痒、药疹、发热等过敏反应和消化道反应，一般不需停药，可自行消失。

2. 粒细胞缺乏症　为本类药最严重的不良反应，一般发生在治疗后的 2～3 个月内，发生率为 0.3%～0.6%，故应定期检查血常规。注意与甲亢本身所引起的白细胞总数偏低相区别。

3. 肝毒性和黄疸　丙硫氧嘧啶较其他硫脲类药物与肝毒性的相关性更大，以无症状的肝损害较常见，表现为转氨酶的升高。肝炎、肝坏死等严重不良反应少见。

4. 甲状腺肿和甲状腺功能减退症　长期用药使血清甲状腺激素水平显著下降，反馈性地引起 TSH 分泌增多而引起腺体代偿性增生，腺体增大、充血，还可诱导甲状腺功能减退，停药可自愈。

【禁忌证】　严重肝功能损害、粒细胞缺乏、对本药过敏者禁用。

【相互作用】

1. 本药与口服抗凝药合用可致后者疗效增加。

2. 磺胺类、对氨基水杨酸、保泰松、巴比妥类、酚妥拉明、妥拉唑林、维生素 B_{12}、磺酰脲类等都有抑制甲状腺功能和致甲状腺肿大的作用，故合用本药需注意。

3. 高碘食物或药物的摄入可使甲亢患者病情加重，使抗甲状腺药需要量增加或用药时间延长，故在服用本药前应避免服用碘剂。

二、碘及碘化物

碘及碘化物是治疗甲状腺疾病最古老的药物,不同剂量的碘化物对甲状腺功能可产生不同的作用。

常用药物有碘化钾、碘化钠和复方碘溶液等,均以碘化物形式从胃肠道吸收,以碘离子形式存在于血液循环中,除被甲状腺摄取外,也可见于胆汁、唾液、汗液、泪液及乳汁中。

【药理作用】　小剂量的碘是合成甲状腺激素的原料,用于治疗单纯性甲状腺肿。不良反应较轻,但长期服用可诱发甲亢,也可诱发甲状腺功能减退和甲状腺肿。大剂量碘化物对甲亢患者和正常人都能产生抗甲状腺作用。主要是通过抑制蛋白水解酶而抑制甲状腺素的释放,其次还可以抑制过氧化物酶而抑制甲状腺激素的合成。

【临床应用】

1. 防治单纯性甲状腺肿　小剂量碘用于防治单纯性甲状腺肿,早期患者服用碘化钾(10 mg/d)或复方碘溶液(0.1~0.5 mL/d)疗效好,但晚期疗效差。如腺体太大或已有压迫症状者应考虑手术治疗。

2. 大剂量碘的应用只限于以下情况

(1) 甲亢的术前准备:一般在术前2周给予复方碘溶液,能抑制 TSH 致使腺体增生作用,使甲状腺组织退化、血管减少,腺体缩小,利于进行手术及减少出血。

(2) 甲状腺危象的治疗:可将碘化物加到10%葡萄糖溶液中静脉滴注,也可服用复方碘溶液,并在2周内逐渐停服,需同时配合服用硫脲类药物。

【不良反应】

1. 急性反应　主要表现为过敏反应,一般在用药后即刻或几小时后发生,血管神经性水肿是其突出症状,上呼吸道水肿及严重喉头水肿,停药后可消退,对碘过敏者禁用。

2. 一般反应　表现为口腔及咽喉烧灼感、口腔铜腥味、唾液分泌增多、眼刺激症状等,停药后可消失。

3. 诱发甲状腺功能紊乱　长期服用碘化物可诱发甲亢及甲状腺功能减退,碘还可进入乳汁并通过胎盘引起新生儿甲状腺肿,故孕妇及哺乳期妇女应慎用。

三、放射性碘

临床应用的放射性碘为^{131}I,其 $t_{1/2}$ 约为8天。用药后1个月可消除其放射性的90%,56天消除99%,因而应用广泛。

【药理作用】　利用甲状腺高度摄碘能力,^{131}I 被甲状腺摄取后,参与甲状腺激素的合成,并储存在滤泡的胶质中,产生 β 射线(9%)和 γ 射线(1%)。β 射线射程约 0.52 mm,辐射损伤只限于甲状腺实质,又因增生细胞较周围组织对辐射更敏感,损伤很少波及其他组织,所以^{131}I 起到类似手术切除部分甲状腺的作用,具有简便、安全、疗效明显等优点。γ 射线穿透力强,可在体外测得,因而可用于甲状腺摄碘功能测定,辅助诊断甲状腺功能紊乱性疾病。

【临床应用】

1. 甲亢治疗　只适用于甲亢因各种原因不能手术或药物治疗无效及术后复发的病例。儿童甲状腺组织处于生长期,对^{131}I 敏感,20 岁以下患者、妊娠或哺乳期妇女及肾功能不良者均不宜用。在放射性碘治疗前 3～7 天,停用其他抗甲状腺药,不会影响放射性碘的治疗效果。在放射性碘作用消失的同时,开始服用其他抗甲状腺药物。

2. 甲状腺摄碘功能测定　口服后 1 h、3 h 及 24 h 各测定 1 次甲状腺的放射性,计算摄碘率,并画出摄碘曲线。甲亢时 3 h 摄碘率超过 30%,24 h 超过 45%,且摄碘高峰前移,甲状腺功能减退患者与此相反。

【不良反应】　剂量过大时易致甲状腺功能减退,所以应严格掌握剂量,密切观察有无不良反应,一旦发现功能减退症状,可补充甲状腺激素对抗。

四、β受体阻断药

β受体阻断药如普萘洛尔等,主要用于甲亢及甲状腺危象的辅助治疗。甲亢时因机体交感神经过度兴奋,心脏对儿茶酚胺的敏感性增强,患者表现为心动过速、血压升高、出汗、震颤等。β受体阻断药通过阻断β受体拮抗儿茶酚胺的作用,并可减少外周组织中 T_4 转变为 T_3,控制心悸、多汗、手震颤等甲亢症状,可辅助治疗甲亢和甲状腺危象的症状,与硫脲类药合用疗效显著,也可用于甲状腺术前准备,不使腺体变大变脆,有利于手术。

知识链接

甲状腺危象

甲状腺危象是甲亢的一种少见而极严重的合并症,是甲亢的生理病理改变发生了致命性加重。其多见于重症而未经适当治疗的患者,又因感染、手术等各种应激刺激而诱发。本病各种年龄的男女均可发生,但儿童少见,成人及老年人较多见。患病率虽然不高,但如诊治不及时,死亡率很高。高热是甲状腺危象的特征之一,常伴有严重的神经、循环、消化系统的功能紊乱。甲状腺危象的诊断主要依据临床表现,甲状腺功能检查无助于诊断,因为发生甲状腺危象时患者血中的甲状腺激素水平多无明显升高,而血清蛋白结合碘值常较高。对疑有甲状腺危象的患者,在有条件的单位,可做血清蛋白结合碘、T_3 与 T_4 测定及甲状腺 2 h 吸碘率检查以供参考,但最好一旦临床诊断成立,立即开始治疗,以免丧失时机。其死亡原因常为高热、心力衰竭、肺水肿、水和电解质紊乱等。

目标检测

1. 甲状腺激素中活性最强的是(　　)。
A. T_3
B. T_4
C. γT_3
D. TRH
E. TSH

2. 黏液性水肿昏迷者应(　　)。
A. 立即口服甲状腺激素
B. 立即注射大剂量 T_3
C. 先给予糖皮质激素,再用甲状腺激素
D. 给予丙硫氧嘧啶
E. 给予丙硫氧嘧啶+大剂量碘剂

3. 下列不属于抗甲状腺药的是(　　)。

A. 甲状腺素　　　　　　　　B. 他巴唑　　　　　　　　C. 普萘洛尔

D. 放射性碘　　　　　　　　E. 复方碘溶液

4. 丙硫咪唑治疗甲亢的主要机制是(　　)。

A. 抑制甲状腺激素的释放　　　　　　B. 抑制甲状腺过氧化物酶

C. 抑制外周组织的 T_4 转化为 T_3　　　　D. 直接控制高代谢症

E. 抑制免疫球蛋白的生成

5. 硫脲类药最严重的不良反应是(　　)。

A. 甲状腺功能减退　　　　B. 药疹　　　　　　　　C. 粒细胞缺乏症

D. 甲状腺肿　　　　　　　E. 消化道反应

6. 妊娠伴有严重甲亢的首选药是(　　)。

A. 甲状腺素　　　　　　　B. 小剂量碘剂　　　　　C. 甲亢平

D. 丙硫氧嘧啶　　　　　　E. 放射性碘

7. 只抑制甲状腺激素合成的药物有(　　)。

A. T_3　　　　　　　　　B. ^{131}I　　　　　　　C. 丙硫氧嘧啶

D. 甲巯咪唑　　　　　　　E. 复方碘溶液

8. 甲状腺术前服用硫脲类药后,需加用(　　)。

A. 甲状腺素　　　　　　　B. 小剂量碘剂　　　　　C. 大剂量碘剂

D. 糖皮质激素　　　　　　E. 甲亢平

9. 大剂量碘发挥抗甲状腺作用的主要环节为(　　)。

A. 抑制碘的摄取　　　　　B. 抑制碘的活化　　　　C. 抑制偶联

D. 抑制释放　　　　　　　E. 阻断生物效应

10. 甲亢术前给予复方碘溶液,有利于手术的机制是(　　)。

A. 抑制谷胱甘肽还原酶

B. 抑制 TSH,起到使腺体增生的作用

C. 抑制过氧化物酶,减少激素合成

D. 抑制腺泡细胞摄碘

E. 以上都不是

第三十章　胰岛素及口服降血糖药

1. 掌握:胰岛素的药理作用、临床应用及不良反应。
2. 熟悉:磺酰脲类药、双胍类药的药理作用、临床应用和不良反应。
3. 了解:其他口服降血糖药的作用特点。

糖尿病是一种糖、蛋白质和脂肪代谢障碍性疾病,其原因众多,但主要是胰岛素分泌或生成异常。糖尿病可分为胰岛素依赖型糖尿病(insulin dependent diabetes mellitus, TDM,又称 1 型糖尿病)及非胰岛素依赖型糖尿病(noninsulin dependent diabetes mellitus, T_2DM,又称 2 型糖尿病)。

第一节　胰岛素及胰岛素类似物

胰岛素是由胰岛 B 细胞分泌的一种激素,药用胰岛素一般多从猪、牛胰腺中提取,但因有种属差异,可成为抗原引起过敏反应。目前可通过重组 DNA 技术利用大肠杆菌合成胰岛素,还可将猪胰岛素 B 链第 30 位的丙氨酸用苏氨酸代替而获得人胰岛素。人胰岛素几乎无抗原性,用药后不产生胰岛素抗体。

【体内过程】　胰岛素口服易被消化酶破坏,因此所有胰岛素制剂都必须注射,皮下注射吸收快。在肝内迅速灭活,维持时间短,$t_{1/2}$ 为 9～10 min。普通胰岛素可静脉注射,起效迅速,常用于急救。根据胰岛素起效快慢、达峰时间以及作用持续时间可将胰岛素分为超短效胰岛素、短效胰岛素、中效胰岛素、长效胰岛素和超长效胰岛素,见表 30-1。

【药理作用】

1. 糖代谢　胰岛素通过增加葡萄糖的转运,加速葡萄糖的氧化和酵解,促进糖原的合成和储存,抑制糖原分解和糖异生,从而降低血糖。

2. 脂肪代谢　胰岛素能增加脂肪酸的转运,促进脂肪合成并抑制其分解,减少游离脂肪酸和酮体的生成。

3. 蛋白质代谢　胰岛素可增加氨基酸的转运和蛋白质的合成,抑制蛋白质的分解。

4. 促进 K^+ 转运　促进 K 进入细胞内,增加细胞内 K 浓度。

【临床应用】

1. 各型糖尿病　①1 型糖尿病:胰岛素是最重要的药物,而且需终生用药;②经饮食控制或用口服降血糖药未能控制的 2 型糖尿病;③合并重度感染、消耗性疾病、高热、妊娠、创伤以及手术的各型糖尿病;④糖尿病发生各种急性或严重并发症者,如酮症酸中毒及非酮症高血糖、高渗性昏迷。

2. 纠正细胞内缺钾　临床采用葡萄糖、胰岛素与氯化钾组成极化液(GIK)，促进 K⁺ 内流，纠正细胞内缺钾，以防治早期心肌梗死或其他心脏病变时的心律失常。

表 30-1　常用胰岛素制剂药动学特点

药　物	给药途径	起效时间	达峰时间	持续时间	使用方法
超短效胰岛素					
门冬胰岛素	皮下	10～20 min	1～3 h	3～5 h	餐前 15 min
赖脯胰岛素	皮下	15～20 min	0.5～1 h	4～5 h	餐前 15 min
短效胰岛素					
普通胰岛素	皮下	0.5～1 h	2～4 h	6～8 h	餐前 30 min
	静脉	10～30 min	10～30 min	0.5～1 h	急救
中效胰岛素					
低精蛋白锌胰岛素	皮下	1.5 h	4～12 h	18～24 h	早餐/晚餐前 0.5～1 h,1～2 次/日
长效胰岛素					
精蛋白锌胰岛素	皮下	3～4 h	12～20 h	24～36 h	早餐或晚餐前 1 h
超长效胰岛素					
甘精胰岛素	皮下	1.5 h	无峰值	22 h	一般睡前皮下注射
地特胰岛素	皮下	—	6～8 h	24 h	一般睡前皮下注射

知识链接

胰岛素泵

胰岛素泵是一种由计算机控制的胰岛素输入装置，通过持续皮下注射胰岛素，模拟人体胰岛素生理分泌模式给患者补充胰岛素，同时根据患者的血糖控制情况来调节胰岛素的输入量，最大可能地减少血糖波动。胰岛素泵体积小，携带方便，可提高生活质量，减少并发症的发生。

【不良反应】

1. 低血糖　多数是胰岛素过量或未按时按量进食或运动过多等诱因引起，是最常见也是最严重的不良反应。早期表现为饥饿感、出汗、心悸、焦虑、震颤等症状，严重者可出现昏迷、休克及脑损伤，甚至死亡。为预防低血糖的严重后果，应严格控制胰岛素用量，并教会患者熟知此反应，轻者可饮用糖水或摄食，严重者应立即静脉注射 50% 葡萄糖。必须注意鉴别低血糖昏迷、酮症酸中毒性昏迷和非酮症性糖尿病昏迷。

2. 过敏反应　过敏反应较多见，多为皮疹等皮肤过敏，少数发生荨麻疹、血管神经性水肿，偶可引起过敏性休克，可用抗组胺药和糖皮质激素治疗。主要因动物来源的胰岛素制剂具有抗原性，或由胰岛素制剂纯度较低所致。可改用抗原性较弱的高纯度胰岛素。

3. 胰岛素抵抗　胰岛素抵抗又称胰岛素耐受性，分为急性和慢性两类。

（1）急性：并发感染、创伤、手术、情绪激动等所致应激状态时，血中抗胰岛素物质增多而致胰岛素抵抗。如酮症酸中毒时，血中大量游离脂肪酸和酮体妨碍葡萄糖的摄取和利用，pH降低可减少胰岛素与受体结合，从而使胰岛素作用锐减。治疗方法是消除诱因，并在短时间内给予大量胰岛素，待诱因消除后，恢复胰岛素常规用量。

（2）慢性：体内产生了胰岛素抗体、胰岛素受体数目减少、胰岛素受体基因异常等，处理方法是用免疫抑制剂控制症状，使患者对胰岛素的敏感性恢复正常，换用低抗原性、高纯度胰岛素或人胰岛素制剂，同时适当调整剂量或加用口服降血糖药。

4. 脂肪萎缩或肥厚　长期使用非纯化胰岛素或长期在一个部位注射时可出现。见于注射部位，女性多于男性，应用高纯度胰岛素制剂后已少见。

5. 其他　注射胰岛素后引起腹部肥胖，体重增加，为高胰岛素血症的表现，尤以老年糖尿病患者多见。胰岛素治疗后，个别患者会出现屈光不正、胰岛素水肿等表现，一般可自愈。

【注意事项】

1. 胰岛素的储藏：未开瓶使用的胰岛素应在2~8℃条件下冷藏密闭避光保存；不可冰冻。已开瓶使用的胰岛素注射液可在室温（最高25℃）保存4~6周（生物合成人胰岛素及预混胰岛素注射液为6周，其他注射液为4周），避免光照和受热。使用中的胰岛素笔芯不要放在冰箱里，可以与胰岛素笔一起随身携带，在室温最长保存4周。冷冻后的胰岛素不可使用。

2. 混悬性胰岛素注射液禁用于静脉注射，只有可溶性胰岛素如短效胰岛素（包括人和动物来源）可以静脉给药。

【相互作用】　胰岛素与口服降血糖药、水杨酸盐、单胺氧化酶抑制剂、奥曲肽、血管紧张素转化酶抑制剂、同化激素以及磺胺类药物合用时，应适当减少剂量。与口服避孕药、甲状腺激素、噻嗪类等药物合用时，宜适当增加剂量。此外，β受体阻断药会掩盖低血糖的症状，乙醇能加强并延长胰岛素的降糖作用，应避免合用。

知识链接

胰岛素剂型选择和使用的原则

（1）急需胰岛素治疗者：用短效类（普通胰岛素及结晶锌胰岛素），如糖尿病酮症酸中毒、非酮症高渗昏迷、乳酸性酸中毒、急性严重感染、急性心肌梗死、大手术前后。2型糖尿病及2型中重型糖尿病初治阶段，于餐前30 min皮下注射，每日3~4次，剂量可根据病情轻重及疗效反应情况而定。病情危重者，则须采用普通胰岛素静脉内给药。

（2）2型糖尿病患者：如饮食及口服降血糖药治疗失败，需改用胰岛素治疗，应先用短效胰岛素试明其剂量，然后改用长效或混合胰岛素。如每天剂量在30 U以下，可给长效胰岛素一次，如超过此量可用短效加长效混合制剂，或于早餐及午餐前加短效制剂。有时可与口服降血糖药联合治疗。

（3）重型糖尿病：2型及1型糖尿病患者，一般选用中效混合剂。当剂量试好后，可选用长效胰岛素（如鱼精蛋白锌胰岛素）加短效胰岛素（普通胰岛素或结晶锌胰岛素），其比例为 1∶(2～3)。如剂量较大,每日超过 40～50 U 时,可分两次于早晚餐前 0.5～1 h 注射。为控制清晨高血糖(黎明现象),一般主张于早餐前给一天量的 2/3。

(4) 1 型糖尿病中病情波动较大的糖尿病患者(多属幼年型):除用中效胰岛素外(每日 2 次注射),可加用小剂量口服降血糖药治疗,如血糖波动过大,病情不易控制者,可用短效类,每日注射 4 次。

第二节　口服降糖药

目前常用口服降血糖药包括磺酰脲类药、双胍类药、α-葡萄糖苷酶抑制药、胰岛素增敏药、餐时血糖调节药,还有一些其他口服降血糖药。

一、磺酰脲类药

磺酰脲类药主要通过刺激胰岛 B 细胞释放胰岛素达到降血糖的作用,因此仅对 B 细胞尚有功能的糖尿病患者有效,对 1 型糖尿病及胰腺完全切除者无效。第一代药物有甲苯磺丁脲(tolbutamid,甲糖宁)、氯磺丙脲(chlorpropamide);第二代药物有格列本脲(glibenclamide,优降糖)、格列吡嗪(glipizide,吡磺环己脲)等,降血糖作用可增加数十倍至数百倍;第三代药物有格列齐特(gliclazide,达美康)等,不仅能降血糖,还能改变血小板功能,对糖尿病易凝血和有血管栓塞的患者有益。

格列本脲(glibenclamide,优降糖)

【体内过程】　口服后 30 min 发挥作用,半衰期为 10 h,持续 16～24 h,蛋白结合率达 95%。

【药理作用】　主要通过刺激胰岛 B 细胞分泌胰岛素,使血中胰岛素增多,达到降血糖的作用。还可以纠正 2 型糖尿病患者外周组织的胰岛素抵抗。其降糖作用强。

【临床应用】　用于饮食不能控制的轻、中度 2 型糖尿病。

【主要制剂】　片剂:每片 2.5 mg。

【用法用量】　开始时每日 2.5～5 mg;早餐前一次服,或一日 2 次,早餐、晚餐前各 1 次;然后根据情况每周增加 2.5 mg,一般每日量为 5～10 mg,最大不超过 15 mg。

【不良反应】　本药为长效药物,更易发生严重低血糖反应,应从小剂量开始使用本药。

【注意事项】　复方降血糖药"消渴丸"中含有格列本脲成分,使用过程中需注意格列本脲的不良反应。

【相互作用】

1. 格列本脲有较高的血浆蛋白结合率,能与如保泰松、水杨酸钠、吲哚美辛、青霉素、双香豆素等药物发生竞争性置换,使游离药物浓度上升而引起低血糖反应。

2. 氯丙嗪、糖皮质激素、噻嗪类利尿药、口服避孕药等因抑制胰岛素的释放,均会降低格列本脲的降血糖作用。

3. 大量饮酒能增加磺酰脲类药的低血糖反应。

二、双胍类药

双胍类药通过促进组织对葡萄糖的摄取和利用,减少肠道对葡萄糖的吸收,减少糖异生,增加胰岛素与其受体结合,降低血中胰高血糖素水平发挥降血糖作用。对胰岛功能正常或丧失的糖尿病患者均有效,但对正常人血糖几乎无作用。常用药物有二甲双胍(metformin,甲福明)、苯乙双胍(phenformine,苯乙福明)。

知识链接

二甲双胍与减肥

二甲双胍可以改善胰岛素抵抗,同时还有调脂作用,是 2 型糖尿病用药,但是目前却有人将二甲双胍用作减肥药。二甲双胍在长期的临床使用中降血糖疗效和安全性很好,价格也便宜,一般不会引起低血糖,但肥胖者滥用二甲双胍是不可取的。二甲双胍的药理作用是减少肝糖原输出,增加糖原合成,但降低体重的效果并不明显,所以不能将其视为减肥药,尤其是高龄、肾功能不全、心肺功能不全者更应慎用。

二甲双胍(metformin,甲福明)

【体内过程】 口服均易吸收,作用时间短,$t_{1/2}$约 1.5 h,在体内不与血浆蛋白结合,不被肝脏代谢;大部分以原形从尿中排出。

【药理作用】

1. 促进外周组织对葡萄糖的摄取和利用,有利于糖尿病的长期控制。

2. 本药抑制肠道吸收葡萄糖,并抑制肝糖原异生,可使糖尿病患者血糖及糖化血红蛋白降低。

【临床应用】

1. 首选用于单纯饮食控制及体育锻炼治疗无效的 2 型糖尿病,特别是肥胖的 2 型糖尿病。

2. 对于 1 型糖尿病或 2 型糖尿病,本药与胰岛素合用,可增加胰岛素的降血糖作用,减少胰岛素用量,防止低血糖发生。

【主要制剂】 片剂:每片 0.25 g、0.5 g 或 0.85 g。缓释片:每片 0.5 g。

【用法用量】 小剂量开始,逐渐加量;随餐服用;当一日剂量超过 2 g 时,药物应随三餐分次服用。

【不良反应】

1. 胃肠反应 包括食欲减退、恶心、呕吐及腹泻等。双胍类药物在影响葡萄糖吸收的同时,对维生素 B_{12}、叶酸等的吸收也有影响,长期应用需注意适当补充。

2. 过敏反应 表现为皮肤红斑、荨麻疹等。

3. 乳酸性酸中毒 双胍类药物最严重的不良反应,表现为呕吐、腹痛、过度换气、意识障碍。

【相互作用】 二甲双胍不刺激胰岛素分泌,甚少引起低血糖,与磺酰脲类药合用时可起到协同作用,可提高降血糖的疗效。

三、α-葡萄糖苷酶抑制药

α-葡萄糖苷酶抑制药是一类新型口服降血糖药,可与碳水化合物竞争小肠黏膜上皮细胞上的 α-葡萄糖苷酶,阻止淀粉类食物在肠道的分解,延缓葡萄糖吸收,降低餐后血糖作用较强。主要包括阿卡波糖(acarbose)、伏格列波糖(voglibose)。临床用于 2 型糖尿病。尤其适用于空腹血糖正常而餐后血糖明显升高者,常与其他降血糖药合用以治疗各型糖尿病。长期服用可降低空腹血糖,对易发生低血糖的患者尤为有益。不良反应轻微,主要为腹胀、腹泻、肠道多气及便秘等。

四、胰岛素增敏药

胰岛素增敏药通过增强胰岛素靶细胞对胰岛素的敏感性,改善胰岛素抵抗及相关代谢紊乱。对 2 型糖尿病及心血管并发症均有明显疗效。常用药物为噻唑烷二酮类化合物,有罗格列酮(rosiglitazone)、吡格列酮(pioglitazone)、恩格列酮(englitazone)等。临床主要用于产生胰岛素抵抗的糖尿病和 2 型糖尿病患者。不良反应较少,低血糖发生率低,常见不良反应是体重增加和水肿,与胰岛素合用表现明显。其他不良反应包括嗜睡、肌肉和骨骼痛、头痛、消化道症状等。

五、餐时血糖调节药

主要药物为瑞格列奈(repaglinide),作用机制是与胰岛 B 细胞膜上的特异性受体结合,刺激胰岛 B 细胞,根据进餐时的血糖变化而生理性释放胰岛素使血糖迅速降低,从而有效地控制餐后血糖,故称餐时血糖调节药。最大的优点是促进糖尿病患者胰岛素生理性分泌曲线的恢复。口服给药后迅速吸收,起效快,持续时间短。主要用于 2 型糖尿病,尤其是对磺酰脲类药过敏或不耐受的患者,常见不良反应为低血糖、胃肠道反应等。

六、其他口服降血糖药

其他口服降血糖药见表 30-2。

表 30-2　其他口服降血糖药

分　类	代表药物	作用机制	临床应用
二肽基肽酶-4(DPP-4)抑制药	沙格列汀、维格列汀	通过选择性抑制 DPP-4 活性,可以升高内源性胰高血糖素样肽 1(GLP1)浓度和活性,从而调节血糖	2 型糖尿病患者
钠葡萄糖共转运体-2(SGLT-2)抑制药	恩格列净	通过抑制 SGLT-2,减少肾脏对葡萄糖的重吸收,降低肾糖阈,促进葡萄糖从尿液排出	2 型糖尿病患者
醛糖还原酶抑制药	依帕司他	改善机体聚醇代谢通路异常,达到预防和延缓糖尿病并发症的目的	有效预防并改善糖尿病并发的末梢神经障碍、震动感觉异常等症状

目标检测 →→→

1. 胰岛素可用于治疗(　　)。

A. 胰岛素依赖型(1 型)糖尿病　　　　　　B. 酮症酸中毒

C. 身体肥胖　　　　　　　　　　　　　　D. 反应性高血糖

E. 血管神经性水肿

2. 可以静脉注射的胰岛素制剂是(　　)。

A. 正规胰岛素　　　　B. 低精蛋白锌胰岛素　　　C. 珠蛋白锌胰岛素

D. 精蛋白锌胰岛素　　E. 以上都不是

3. 可以用下列氨基酸代替猪胰岛素 β 链第 30 位丙氨酸可获得人胰岛素的是(　　)。

A. 精氨酸　　　　　　B. 苏氨酸　　　　　　　C. 谷氨酸

D. 甘氨酸　　　　　　E. 赖氨酸

4. 糖尿病酮症酸中毒时宜选用(　　)。

A. 精蛋白锌胰岛素　　B. 低精蛋白锌胰岛素　　　C. 珠蛋白锌胰岛素

D. 氯磺丙脲　　　　　E. 大剂量胰岛素

5. 格列本脲降血糖的主要作用机制是(　　)。

A. 增强肌肉组织糖的无氧酵解　　　　　　B. 促进葡萄糖降解

C. 拮抗胰高血糖素的作用　　　　　　　　D. 妨碍葡萄糖的肠道吸收

E. 刺激胰岛 B 细胞释放胰岛素

6. 双胍类药治疗糖尿病的机制是(　　)。

A. 增强胰岛素的作用　　　　　　　　　　B. 促进组织摄取葡萄糖等

C. 刺激内源性胰岛素的分泌　　　　　　　D. 阻滞 ATP 敏感的钾通道

E. 增加靶细胞膜上胰岛素受体的数目

7. 可降低磺酰脲类药降血糖作用的药物是(　　)。

A. 保泰松　　　　　　B. 水杨酸钠　　　　　　C. 氯丙嗪

D. 青霉素　　　　　　E. 双香豆素

8. 合并重度感染的糖尿病患者应选用(　　)。

A. 氯磺丙脲　　　　　B. 格列本脲　　　　　　C. 格列吡嗪

D. 正规胰岛素　　　　E. 精蛋白锌胰岛素脲

9. 糖尿病酮症酸中毒患者宜选用大剂量胰岛素的原因是(　　)。

A. 慢性耐受性

B. 产生抗胰岛素受体抗体

C. 靶细胞膜上葡萄糖转运系统失常

D. 胰岛素受体数量减少

E. 血中大量游离脂肪酸和酮体的存在妨碍了对葡萄糖的摄取和利用

10. 可使磺酰脲类游离药物浓度升高的药物是(　　)。

A. 氯丙嗪　　　　　　B. 糖皮质激素　　　　　C. 噻嗪类利尿药

D. 口服避孕药　　　　E. 青霉素

第三十一章 性激素类药与避孕药

1. 熟悉：常用雌激素类药、孕激素类药、雄激素类药的药理作用及临床应用。
2. 了解：常用避孕药的分类、药理作用及用法。

性激素(sex hormones)为性腺分泌的甾体类激素的总称，包括雌激素、孕激素和雄激素。性激素类药包括天然性激素和人工合成性激素，临床多用人工合成品及其衍生物。

第一节 雌激素类药及雌激素拮抗药

一、雌激素类药

卵巢分泌的天然雌激素(estrogen)主要有雌二醇(estradiol)。常用药物是人工合成的高效和长效甾体类衍生物，如炔雌醇(ethinylestradiol)、炔雌醚(quinestrol)。此外也有一些雌激素活性的非甾体化合物，如己烯雌酚(diethylstilbestrol)。

【药理作用】

1. 促进女性性器官的发育和成熟 维持女性第二性征及性器官的发育成熟，如子宫发育、乳腺管增生，在黄体酮的协助下促进排卵，使子宫内膜转变为分泌期，形成月经周期。

2. 抑制排卵和泌乳 小剂量可促进排卵，刺激乳腺导管及腺泡的生长发育；较大剂量可作用于下丘脑-垂体系统，发挥抗排卵作用；并能抑制乳汁分泌，但对催乳素分泌并不减少。此外，还具有对抗雄激素的作用。

3. 影响代谢 雌激素有轻度的水钠潴留和升高血压作用；能增加骨骼的钙盐沉积，加速骨骺闭合；大剂量能升高血清三酰甘油和磷脂，降低血清胆固醇，降低胆酸的分泌，也可使糖耐量降低。

4. 其他 雌激素可增加凝血因子Ⅱ、Ⅶ、Ⅸ、Ⅹ的活性，促进血液凝固；促进神经细胞的生长、分化、存活与再生。

【临床应用】

1. 围绝经期综合征 雌激素可抑制垂体促性腺激素的分泌，从而减轻症状，对绝经期及老年性骨质疏松者，可与雄激素合用治疗，以防止骨折发生。

2. 卵巢功能不全和闭经 雌激素可促进和维持性器官功能，用于原发性和继发性卵巢功能障碍；治疗闭经，可与孕激素类合用，产生人工月经周期。

3. 功能性子宫出血 雌激素可促进子宫内膜增生，修复出血创面，与孕激素合用可调整月经周期，用于功能性子宫出血。

4. **乳房胀痛及退乳** 妇女在停止哺乳后可发生乳房胀痛,可用大剂量雌激素抑制乳汁分泌缓解胀痛。

5. **癌症** 可用于晚期乳腺癌及前列腺癌,绝经五年以上的乳腺癌患者用雌激素治疗能得到缓解,也能使前列腺癌患者的症状改善。

6. **其他** 治疗痤疮、骨质疏松及避孕等。

【不良反应】

1. **胃肠道反应** 常见厌食、恶心、呕吐等,给药时应从小剂量开始,逐渐增加剂量可减轻。

2. **子宫出血** 长期大量应用可使子宫内膜过度增生,引起子宫出血。有子宫内膜炎、子宫出血倾向者慎用。

3. **水钠潴留** 长期应用可引起水钠潴留,引起高血压、水肿,加重心力衰竭等。

4. **肝损害** 本药主要在肝灭活,并可能引起胆汁淤积性黄疸,故肝功能不良者慎用。

二、抗雌激素类药

该类药可分为纯雌激素拮抗药如氯米芬(clomiphene)、他莫昔芬(tamoxifen)等,选择性雌激素受体调节药如雷洛昔芬(raloxifene)及芳香化酶抑制药。

氯米芬(clomiphene)

该药有较弱的雌激素活性和中等程度的抗雌激素作用,能促进垂体前叶分泌促性腺激素,从而诱使排卵。临床用于月经紊乱及长期服用避孕药后发生的闭经;对无排卵型及精子缺失性不育症,以及乳房纤维囊性疾病和晚期乳腺癌也有一定疗效。长期大剂量连续服用可引起卵巢肥大,因此卵巢囊肿患者禁用。

他莫昔芬(tamoxifen)

该药能与乳腺癌细胞的雌激素受体结合,抑制雌激素依赖性的肿瘤细胞。因此多用于已绝经的晚期乳腺癌患者的姑息治疗,且能预防对侧乳腺癌发病。此外,也可用于治疗骨质疏松。不良反应有子宫内膜增生、红斑、静脉血栓等。

第二节 孕激素类药及孕激素拮抗药

一、孕激素类药

天然孕激素(progestogen)主要是黄体分泌的黄体酮(progesterone,孕酮)。临床应用的孕激素均为人工合成品及其衍生物。常用的有黄体酮,17-α 羟孕酮类如甲羟孕酮(medroxyprogesterone)、甲地孕酮(megestrol),19-去甲睾丸酮类如炔诺酮(norethisterone)、炔诺孕酮(norgestrel)等。

【体内过程】 黄体酮首过效应明显,口服无效,需采用注射给药。大部分与血浆蛋白结合,主要在肝脏代谢,经肾脏排泄,半衰期极短。人工合成的炔诺酮、甲地孕酮等作用强,代谢较慢,可以口服,是避孕药的主要成分。

【药理作用】

1. 促进受精卵的着床和胚胎发育　促进子宫内膜由增殖期转为分泌期,有利于受精卵的着床和胚胎发育。

2. 抑制子宫收缩　降低子宫对缩宫素的敏感性,抑制子宫收缩,具有保胎作用。

3. 促进排乳　协同雌激素,可促进乳腺腺泡发育,促进排乳,为哺乳做好准备。

4. 抑制排卵　抑制垂体前叶黄体生成素分泌,抑制排卵,有避孕作用。

【临床应用】

1. 功能性子宫出血　孕激素可使子宫内膜转为分泌期,从而维持正常月经周期。

2. 痛经及子宫内膜异位症　孕激素可通过抑制排卵并减轻子宫痉挛性收缩而止痛,采用长周期、大剂量孕激素也可使异位的子宫内膜退化。

3. 流产　对黄体功能不足所致的先兆性流产和习惯性流产有一定的安胎作用。

4. 其他　用于子宫内膜腺癌、前列腺肥大及前列腺癌、避孕等。

【不良反应】　不良反应较少,常见的不良反应为子宫出血、经量减少,甚至停经。偶见恶心、呕吐及头痛、乳房胀痛、腹胀等。大剂量使用19-去甲睾丸酮类可致肝功能障碍,使女性胎儿男性化。大剂量黄体酮可引起胎儿生殖器畸形。

二、抗孕激素类药

抗孕激素类药主要包括:①孕酮受体阻断药,如孕三烯酮(gestrinone)、米非司酮(mifepristone);②3β-羟甾脱氢酶(3β-SDH)抑制剂,如曲洛司坦(trilostane)、环氧司坦(epostane)和阿扎斯丁(azastene)。

米非司酮(mifepristone)

该药本身无孕激素活性,可与黄体酮竞争受体,拮抗孕激素的作用,有终止早孕、抗着床、诱导月经及促进宫颈成熟等作用,也可与孕酮竞争受体而达到拮抗孕酮的作用,与糖皮质激素受体亦有一定的结合力。可明显增高妊娠子宫对前列腺素的敏感性。小剂量米非司酮序贯联合前列腺素类药物如米索前列醇,可用于终止停经49天内的妊娠。需注意的是,使用米非司酮1周内,避免服用阿司匹林和其他非甾体抗炎药。

第三节　雄激素类药和同化激素类药

一、雄激素类药

天然雄激素(androgen)主要由睾丸间质细胞分泌,睾酮(testosterone)是其主要成分。临床上多用人工合成的睾酮衍生物,如甲睾酮(methyltestosterone)、丙酸睾丸素(testosterone propionate)和苯乙酸睾酮(testosterone phenylacetate)等。

【药理作用】

1. 生殖系统　促进男性性器官及副性器官的发育和成熟,促进男性生殖功能,维持第一性征。大剂量可反馈性抑制垂体前叶分泌促性腺激素,有抗雌激素作用。

2. 同化作用　促进蛋白质合成,减少氨基酸分解,使肌肉增长、体重增加,促使钙、磷沉积,从而促进肌肉和骨骼生长。

3. 提高骨髓造血功能　大剂量雄激素可促进骨髓造血功能,特别是促进红细胞生成。

【临床应用】

1. 睾丸功能不全　用于无睾症或类无睾症的替代治疗。

2. 功能性子宫出血　利用其抗雌激素作用可使子宫平滑肌及其血管收缩、内膜萎缩而止血。对严重出血病例,可用己烯雌酚、黄体酮和丙酸睾酮三种混合物注射,但停药后易引起撤退性出血。

3. 晚期乳腺癌　对晚期乳腺癌或乳腺癌转移者,采用雄激素治疗可使部分病例的病情得到缓解。其治疗效果与癌细胞中雌激素受体含量有关,一般受体浓度高者疗效较好。

4. 再生障碍性贫血及其他贫血　用丙酸睾酮或甲睾酮可改善骨髓造血功能。

【不良反应】

1. 女性患者男性化　如长期应用于女性患者可能引起痤疮、多毛、声音变粗、闭经、乳腺退化、性欲改变等男性化现象,一旦发生应立即停药。

2. 肝损伤　多数雄激素均能干扰肝内毛细胆管的排泄功能,引起胆汁淤积性黄疸,应用时若发现黄疸或肝功能障碍则应停药。

3. 水钠潴留　长期应用可致水肿。肾炎、肾病综合征、高血压及心力衰竭患者慎用。

4. 其他　前列腺癌、前列腺肥大、冠心病患者及孕妇、哺乳期妇女禁用。

二、抗雄激素类药

能对抗雄激素生理效应的药物称为抗雄激素类药,包括雄激素合成抑制剂、5α-还原酶抑制剂和雄激素受体阻断剂。

环丙孕酮(cyproterone,色普龙)具有较强的孕激素类作用,还可阻断雄激素受体,产生抗内源性雄激素的作用,用于抑制严重男性性功能亢进。在前列腺癌治疗中,当其他药物无效或患者无法耐受时,可服用环丙孕酮治疗,与雌激素合用治疗女性严重痤疮和特发性多毛。本药抑制性功能和性发育,禁用于未成年人。本药影响肝功能、糖代谢、肾上腺皮质功能。

第四节　避孕药

生殖是个很复杂的生理过程,包括精子及卵子的形成、成熟,排卵,受精,着床,以及胚胎发育等多个环节,阻断其中任何一个环节均可以达到避孕及终止妊娠的目的。避孕药是一类能阻止受孕或终止妊娠的药物,使用避孕药是计划生育的一项重要手段。

一、主要抑制排卵的避孕药

本类药物多为不同类型的雌激素和孕激素配伍组成的复方制剂,主要通过抑制排卵发挥避孕作用,是目前最常用的甾体激素类避孕药。抑制排卵的避孕药见表31-1。

表 31-1　抑制排卵的避孕药

制剂名称	别　名	成　分
复方炔诺酮片	口服避孕片 I 号	炔诺酮 炔雌醇
复方甲地孕酮片	口服避孕片 II 号	甲地孕酮 炔雌醇
复方甲基炔诺酮片	口服避孕片	甲基炔诺酮 炔雌醇
复方己酸孕酮注射剂	避孕针 1 号	己酸孕酮 戊酸雌二醇

【药理作用】

1. 抑制排卵　本类药物通过负反馈机制抑制排卵。雌激素通过负反馈机制抑制下丘脑-垂体系统,减少卵泡刺激素和黄体生成素的分泌,抑制卵泡的生长、成熟过程,抑制排卵。停药后排卵可恢复正常。

2. 干扰生殖过程的其他环节　增加宫颈黏液黏稠度,使精子不易进入宫腔,抑制子宫内膜正常增殖而抗着床。影响子宫和输卵管的正常活动,使受精卵不能适时到达子宫。

【临床应用】　常用的有短效口服避孕药、长效口服避孕药、长效注射避孕药,以及埋植剂和多相片剂等,用于短期或长期避孕。

【不良反应】

1. 类早孕反应　少数妇女在用药初期可出现轻微的类早孕反应,如恶心、呕吐、乳房胀痛、头晕、倦怠等,坚持用药后症状可减轻。

2. 子宫不规则出血　常发生在用药后最初几个周期,如有发生,可用炔雌醇或己烯雌酚控制。

3. 月经减少或闭经　如闭经持续 2 个月应停药。

4. 乳汁减少　少数哺乳期妇女可出现乳汁减少。

5. 凝血功能亢进　可诱发血栓性静脉炎、脑栓塞或脑血管栓塞等。有血栓倾向者应慎用。

6. 其他　可引起血压升高、轻度损害肝功能、痤疮等。

【相互作用】　肝药酶诱导剂如苯巴比妥、苯妥英钠、利福平等可加速本类避孕药在肝内的代谢,影响避孕效果,甚至导致突破性出血;维生素 C 可增强口服避孕药的作用。

二、主要阻碍受精的避孕药

本类药物多具有较强的杀精子作用,常用药物如孟苯醇醚(menfegol)制成的半透明薄膜,放入阴道后迅速溶解,释放出药物杀灭精子,还可以利用溶解后的黏稠性状阻碍精子运动,使其不易进入宫腔。具有使用方便、副作用小、不影响月经周期的优点。

三、主要干扰着床的避孕药

本类药物能使子宫内膜发生各种功能和形态变化,从而妨碍受精卵着床而达到避孕目的。主要为大剂量孕激素,如炔诺酮、甲地孕酮、双炔失碳酯(53号抗孕片)等。本类药物的优点是不受月经周期的限制,使用灵活方便,任何一天开始服药均可影响受精卵着床。不良反应有类早孕反应、停药后阴道出血等,但可自愈。

四、主要影响精子的避孕药

棉酚(gossypol)

棉酚是棉花根、茎和种子中所含的一种黄色酚类物质,可作用于睾丸细精管的生精上皮,使精子数量减少,直至无精子,但停药后精子发生过程可逐渐恢复。不良反应有恶心、呕吐、乏力、食欲减退、心悸及肝功能改变等。

目标检测 ➡➡➡

1. 下列属于非甾体类雌激素类药的是( )。
A. 己烯雌酚　　　　　　B. 炔雌醇　　　　　　C. 雌二醇
D. 戊酸雌二醇　　　　　E. 雌酮

2. 人工合成的雌二醇衍生物是( )。
A. 雌酮　　　　　　　　B. 炔雌醇　　　　　　C. 炔诺酮
D. 司坦唑醇　　　　　　E. 雌三醇

3. 下列不属于孕激素的是( )。
A. 炔诺酮　　　　　　　B. 甲睾酮　　　　　　C. 黄体酮
D. 氯地孕酮　　　　　　E. 甲地孕酮

4. 退乳可选用( )。
A. 黄体酮　　　　　　　B. 炔诺酮　　　　　　C. 小剂量己烯雌酚
D. 大剂量己烯雌酚　　　E. 甲睾酮

5. 黄体酮必须注射给药的主要原因是( )。
A. 注射用药能维持较高体内浓度　　B. 注射用药吸收快
C. 口服用药吸收缓慢　　　　　　　D. 口服后在胃肠道和肝脏迅速破坏
E. 口服用药排泄快

6. 孕激素类药物临床用于( )。
A. 绝经期综合征　　　　B. 先兆流产　　　　　C. 卵巢功能不全
D. 睾丸功能不全　　　　E. 骨质疏松

7. ( )患者禁用雄激素。
A. 前列腺癌　　　　　　B. 晚期乳腺癌　　　　C. 贫血
D. 睾丸功能不全　　　　E. 功能性子宫出血

8. 下列是抗着床避孕药的是( )。
A. 甲地孕酮片　　　　　B. 复方炔诺酮片　　　C. 复方甲地孕酮
D. 复方氯地孕酮片　　　E. 氯米芬

9. ( )能增强甾体激素类药物的避孕作用。
A. 苯巴比妥　　　　　　B. 苯妥英钠　　　　　C. 利福平

D. 维生素 C　　　　　　E. 维生素 D

10. 抗着床避孕药服用时间正确的是(　　)。

A. 必须在月经周期第 5 天　　　　　　B. 排卵前

C. 排卵期　　　　　　　　　　　　D. 排卵后

E. 不受月经周期的限制

11. 大剂量炔诺酮主要避孕机制是(　　)。

A. 通过负反馈机制抑制下丘脑 GnRH 的释放;抑制排卵

B. 抑制子宫内膜正常增殖,阻碍受精卵着床

C. 破坏生精上皮细胞,减少精子生成

D. 抑制卵巢分泌激素

E. 阻碍精子运动

12. 肝功能不良者服用性激素类药最易发生(　　)。

A. 消化不良　　　　　B. 胆汁淤积性黄疸　　　　　C. 肝良性腺瘤

D. 病毒性肝炎　　　　　E. 肝硬化

第七篇　化学治疗药物

第三十二章　化学治疗药物概述

1. **掌握**：抗生素、抗菌谱、化疗指数、耐药性等常用术语。
2. **熟悉**：抗病原微生物药物的作用机制及耐药性产生的机制。

化学治疗（chemotherapy），简称化疗，是对病原微生物（包括细菌、真菌、病毒等）、寄生虫所致感染性疾病及恶性肿瘤的药物治疗的统称。临床上用于治疗上述疾病的药物称为化学治疗药物，简称化疗药，包括抗菌药、抗真菌药、抗病毒药、抗寄生虫药和抗恶性肿瘤药。

在应用抗病原微生物药物进行治疗疾病的过程中，必须充分重视机体、药物和病原体之间的关系（图32-1）。病原微生物是致病的关键因素，对疾病的发生起着重要的作用，但并不能决定疾病的全过程。机体的防御功能和免疫状态对疾病的发生和发展也至关重要。药物对病原体有抑制或杀灭作用，是控制或制止疾病发展的重要手段。因此，重视三者间的辩证关系，一方面，应合理应用药物，充分发挥其抗病原体作用，同时调动机体抗病能力以战胜病原体；另一方面，应避免和减少药物对机体产生的不良反应，或病原体对药物产生的耐药性。

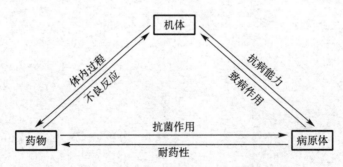

图32-1　机体、药物与病原体三者之间的关系

第一节　抗菌药基本概念

抗菌药（antibiotics）：对细菌具有抑制或杀灭作用的药物，包括抗生素和人工合成抗菌药。

抗生素(antibiotics):某些微生物(如细菌、真菌、放线菌等)产生的具有抗病原体作用和其他活性的一类物质。

抗菌谱(antibacterial spectrum):每种抗菌药都有一定的抗菌范围,称为抗菌谱。某些抗菌药仅作用于单一菌种或局限于一属细菌,其抗菌谱窄,称为窄谱抗菌药,如异烟肼只对结核分枝杆菌有效。另一些抗菌药抗菌范围广泛,称为广谱抗菌药,如四环素和氯霉素,它们不仅对革兰阳性细菌和革兰阴性细菌有抗菌作用,且对衣原体、支原体、立克次体及某些原虫等有抑制作用。近年新发展的青霉素类和头孢菌素类抗生素也有广谱抗菌作用。

抗菌活性(antibacterial activity):药物抑制或杀灭微生物的能力。一般可用体外与体内(化学实验治疗)两种方法来测定。体外抗菌实验对临床用药具有重要意义。能够抑制培养基内细菌生长的最低浓度,称为最低抑菌浓度(MIC);能够杀灭培养基内细菌的最低浓度,称为最低杀菌浓度(MBC)。

抑菌药(bacteriostatic):仅有抑制微生物生长繁殖而无杀灭作用的药物,如四环素等。

杀菌药(bactericide):这类药不仅能抑制微生物生长繁殖,而且能杀灭微生物,如青霉素类、氨基糖苷类等。

化疗指数(chemotherapeutic index,CI):理想的化疗药物一般必须具有对宿主体内病原微生物有高度选择性的毒性,而对宿主无毒性或毒性很低,最好还能促进机体的防御功能并能与其他抗菌药联合应用消灭病原体。化疗药物的价值一般以动物半数致死量(LD_{50})和治疗感染动物的半数有效量(ED_{50})之比(LD_{50}/ED_{50}),或5%致死量(LD_5)与95%有效量(ED_{95})之比(LD_5/ED_{95})来衡量,这一比例关系称为化疗指数。化疗指数愈大,药物的毒性愈小,疗效愈大,临床应用的价值也可能愈高。但化疗指数高者并不是绝对安全的,如几乎无毒性的青霉素仍有引起过敏性休克的可能。

抗菌后效应(post-antibiotic effects,PAE):抗菌药作用于细菌并产生抑制作用后,抗菌药浓度降至最低抑菌浓度以下或消失,对细菌的抑制作用依然存在一段时间,这种现象称为抗菌后效应或抗生素后效应。一般而言,PAE时间越长,其抗菌活性越强,PAE是评价抗菌药活性的重要指标之一。PAE可应用于临床给药方案的设计及合理用药等方面。如氨基糖苷类一天给药一次的疗法与每天分次给药效果相当,不良反应发生率下降。现已发现几乎所有的抗菌药都有不同程度的PAE。

第二节 抗菌药的作用机制

抗菌药主要通过干扰细菌的生化代谢过程,影响其结构和功能,使其失去正常生长繁殖能力,进而产生抑制或杀灭细菌的作用。抗菌药作用机制见图32-2。

一、抑制细菌细胞壁合成

细菌细胞膜外是一层坚韧的细胞壁,能抵抗菌体内强大的渗透压,具有保护和维持细菌正常形态的功能。青霉素等β-内酰胺类抗生素的作用靶位是胞质膜上的青霉素结合蛋白(PBPs),表现为抑制转肽酶的转肽作用,从而阻碍细胞壁连接,导致细菌细胞壁缺损。菌体内为高渗透压,在等渗环境中水分不断渗入致使细菌膨胀、变形,在细菌自溶酶影响下,细菌破裂溶解而死亡。

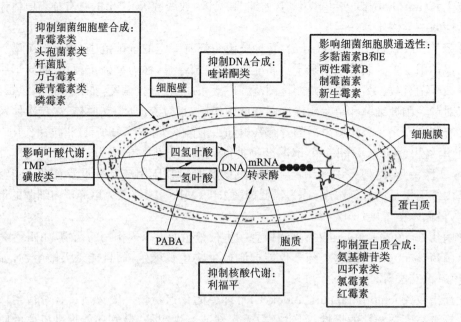

图 32-2 抗菌药作用机制

二、影响细菌细胞膜的通透性

细菌细胞膜主要是由类脂质和蛋白质分子构成的一种半透膜,具有渗透屏障和运输物质的功能。多黏菌素类抗生素具有表面活性物质,能选择性地与细菌细胞膜中的磷脂结合;制霉菌素和两性霉素 B 等多烯类抗生素则能与真菌细胞膜中固醇类物质结合。它们均能使细菌细胞膜通透性增加,导致菌体内的蛋白质、核苷酸、氨基酸、糖和盐类等外漏,从而使细菌死亡。

三、抑制蛋白质合成

核糖体是蛋白质合成的主要场所,细菌的核糖体为 70S,由 30S 和 50S 亚基组成。哺乳动物是真核细胞,其核糖体为 80S,因而它们的生理、生化功能不同。氯霉素、林可霉素类和大环内酯类抗生素能可逆性地与核糖体 50S 亚基结合,抑制蛋白质合成。四环素类与核糖体 30S 亚基结合,抑制蛋白质合成。氨基糖苷类对细菌蛋白质合成的三个阶段多个环节均有抑制作用。抗菌药对细菌的核糖体有高度的选择性毒性,不影响哺乳动物的核糖体和蛋白质合成。

四、抑制核酸代谢

喹诺酮类药物通过抑制 DNA 回旋酶,从而抑制 DNA 的合成,产生杀菌作用。利福平能抑制以 DNA 为模板的 RNA 多聚酶,阻碍 mRNA 的合成而产生杀菌作用。

五、影响叶酸代谢

磺胺类与甲氧苄啶(TMP)可分别抑制二氢叶酸合成酶与二氢叶酸还原酶,妨碍叶酸代谢,最终影响核酸合成,从而抑制细菌的生长繁殖。

第三节　细菌耐药性及其产生机制

一、细菌耐药性

细菌耐药性(resistance,抗药性)分为固有耐药性与获得耐药性两种。前者是由染色体介导的代代相传的天然耐药性,是基于药物作用机制的一种内在的耐药性,如肠道革兰阴性杆菌天然对青霉素耐药;后者多由质粒介导,也可由染色体介导,当细菌与药物多次接触后,细菌通过改变自身的代谢途径,对药物的敏感性下降甚至消失。获得耐药性是最主要、最多见的耐药方式,是抗菌药临床应用中遇到的一个相当严重的问题。

对药物产生耐药的病原菌称为耐药菌(或菌株)。有些耐药菌可同时对几种作用机制不同的抗菌药产生耐药,称为多药耐药性。有些耐药菌对一种抗菌药产生耐药以后,对其他作用机制类似的抗菌药也产生耐药,称为交叉耐药性。

二、耐药性产生的机制

1. 产生灭活酶　灭活酶有两种:一是水解酶,如 β-内酰胺酶可水解青霉素或头孢菌素;二是钝化酶,又称合成酶,可催化某些基团结合到抗生素的—OH 或—NH$_2$ 上,使抗生素失活,如氯霉素乙酰转移酶,能使氯霉素转化为无抗菌活性的代谢物。

2. 降低细菌细胞膜通透性　细菌可通过各种途径使抗菌药不易进入菌体,如革兰阴性杆菌的细胞外膜对青霉素等有天然屏障作用;铜绿假单胞菌和其他革兰阴性杆菌细胞外膜孔道蛋白构型改变或缺失可引起一些广谱青霉素类、头孢菌素类,甚至某些第三代头孢菌素不易渗透至菌体内,导致耐药。

3. 细菌体内靶位结构的改变　细菌通过靶位结构的改变,使抗生素失去作用点,从而不易发挥作用。例如,某些肺炎球菌、淋病奈瑟球菌对青霉素耐药,以及金黄色葡萄球菌对甲氧西林耐药,是因为经过突变引起青霉素结合蛋白(PBPs)改变,使药物不易与之结合。

4. 药物主动外排系统活性增强　某些细菌能将进入菌体的药物排出体外,称为主动外排系统,该系统的作用,使菌体内抗菌药浓度降低而产生耐药性。通常受主动外排系统影响的药物有 β-内酰胺类、喹诺酮类和大环内酯类等。

5. 改变代谢途径　细菌通过增加代谢拮抗物而使抗菌药失效。例如,对磺胺耐药的细菌可通过产生较多的对氨基苯甲酸(PABA),或者从机体中直接利用二氢叶酸,导致其失效。

知识链接

超级细菌

超级细菌指对多种抗生素具有耐药性的细菌,它的准确称呼应该是"多重耐药性细菌"。这类细菌对抗生素有强大的抵抗作用,能逃避被杀灭的危险。目前引起特别关注的超级细菌主要有耐甲氧西林金黄色葡萄球菌(MRSA)、耐多药肺炎链球菌(MDRSP)、耐万古霉素肠球菌(VRE)、多重耐药结核分枝杆菌(MDR-TB)、多重耐药鲍曼不动杆菌(MRAB)以及最新发现的携带有 NDM－1 基因的大肠埃希菌(大肠杆菌)和肺炎克雷伯菌等。滥用抗菌药是导致超级细菌出现的最主要方式。由于大部分抗生素对其不起作用,超级细菌对人类健康已造成极大的危害,若继续滥用,新的超级细菌还会陆续出现。

第四节　抗菌药的合理应用

抗菌药临床应用半个多世纪以来,对感染性疾病的防治具有重要的作用。但随着抗菌药的广泛使用,抗菌药滥用或不合理应用现象日益严重,给治疗带来许多严重问题,如过敏反应、二重感染、细菌耐药性的产生等。为了充分发挥抗菌药的抗菌作用,减少不良反应及延缓细菌耐药性的产生,必须合理用药。

一、抗菌药临床应用的基本原则

1. 明确病原学诊断,针对性用药　有针对性地选用抗菌药是合理用药的首要原则,而正确的临床诊断和细菌学诊断是选用药物的基础。首先应尽早明确病原菌,根据病原菌种类及药敏试验结果选药。在病原菌及敏感情况不明时,如果患者感染症状很重,可先根据临床诊断判断可能的病原菌,并凭经验选用适当抗菌药进行治疗,药敏试验有结果后,再根据药敏试验结果选用抗菌药。

2. 按照抗菌药的适应证选药　每种抗菌药有各自不同的抗菌谱和抗菌活性,以及各自的体内过程特点,因此具有各自不同的临床适应证,只有充分了解各种抗菌药的药效学和药动学特点,才能有针对性地选择最有效的药物,以取得满意的疗效。同时,还应注意药物的不良反应及防治措施。

3. 根据患者生理病理情况合理用药　应根据患者的年龄、性别、生理和病理状态、肝肾功能、免疫功能及经济承受能力等不同情况制订给药方案。

(1) 肝功能减退:应避免使用或慎用主要在肝内代谢及对肝有损害的药物,如红霉素酯化物、四环素类、氯霉素、磺胺类、利福平、异烟肼、两性霉素 B、酮康唑和咪康唑等。

(2) 肾功能减退:应避免使用主要经肾排泄而且对肾有毒性的药物,如两性霉素 B、万古霉素、氨基糖苷类、多黏菌素类和磺胺类等。必须使用时,应根据肾功能减退的程度,适当减少用量或延长给药间隔时间。

(3) 特殊患者的用药:孕妇及哺乳期妇女应避免使用可能致畸或影响婴儿健康的药物,孕妇应禁用如四环素类、氯霉素、依托红霉素、氨基糖苷类、氟喹诺酮类和磺胺类等。新生儿禁用氯霉素、呋喃类和磺胺类药物,以免引起灰婴综合征、溶血和核黄疸;儿童应避免使用对生长发育有影响的药物,如四环素、氟喹诺酮类。

4. 防止抗菌药的不合理应用　①抗菌药对病毒感染无效,单纯性病毒感染一般不使用抗菌药;②发热原因不明,除病情严重或高度怀疑为细菌感染者外,不宜使用抗菌药,以免掩盖典型的临床症状或难于检出病原体而延误诊断和治疗;③局部应用抗菌药易诱发过敏反应和细菌耐药,故除少数局部应用的抗菌药,如磺胺米隆、磺胺嘧啶银,应尽量避免皮肤黏膜局部用药;④应用适宜的剂量、给药途径和疗程,以求提高疗效、降低不良反应及减少或延缓细菌耐药性的发生。

5. **严格控制抗菌药的预防应用** 不合理的预防用药会引起病原菌高度耐药,从而导致继发性感染并难以控制。因此,预防用药应具有明确的指征,仅限于少数经临床证明确实有效的情况,如手术后预防感染,防止闭塞性脉管炎患者因截肢或外伤导致的气性坏疽,预防结核病、疟疾或破伤风等。

二、抗菌药的联合应用

防止抗菌药不合理的联合应用,联合用药的目的在于提高疗效、减少不良反应、延缓或减少细菌耐药性的发生,因此联合用药必须把握明确指征,权衡利弊。

1. **联合用药的指征** ①单一抗菌药不能控制的严重感染或混合感染,如肠穿孔后腹膜炎、感染性心内膜炎、消化性溃疡、败血症等;②病因未明的严重感染,为扩大抗菌范围可选择联合用药,待细菌诊断明确后即调整用药;③抗菌药不易渗入部位的感染,如结核性脑膜炎;④长期用药易产生耐药者,如结核病、慢性骨髓炎等;⑤对毒性较强的药物,可联合用药,以减少用量而使毒性减轻。

2. **联合用药的效果** 抗菌药按其作用性质可分为四大类:Ⅰ类为繁殖期杀菌剂,如β-内酰胺类、万古霉素类;Ⅱ类为静止期杀菌剂,如氨基糖苷、喹诺酮类、多黏菌素类;Ⅲ类为快效抑菌剂,如四环素类、氯霉素类、大环内酯类;Ⅳ类为慢效抑菌剂,如磺胺类。

联合应用上述抗菌药时,可获得协同(Ⅰ类＋Ⅱ类)、拮抗(Ⅰ类＋Ⅲ类)、相加(Ⅲ类＋Ⅳ类)、无关或相加(Ⅰ类＋Ⅳ类)四种效果。例如,青霉素与链霉素或庆大霉素合用,可产生协同抗菌作用。但是,青霉素类与氯霉素或四环素类合用时,由于快效抑菌剂使细菌迅速处于静止状态,青霉素类药物难以充分发挥其繁殖期杀菌作用而降低其疗效。还应注意,作用机制相同的同一类药物合用时,疗效不增强,反而有可能增加毒性,如氨基糖苷类药物彼此间不能合用;大环内酯类、林可霉素、氯霉素类药物,因其作用机制相似,合用时药物相互竞争相近的靶位,也会出现拮抗作用。不同种类抗菌药联用也可致某些毒性增加,如氨基糖苷类与头孢菌素联用可致肾毒性增强,不宜联用。

3. **药物配伍注意事项** 临床用药时,除考虑到联合用药的协同和累加作用外,还应注意药物的配伍禁忌。①青霉素与庆大霉素联用时,如在体外混合,青霉素的β-内酰胺环可使庆大霉素部分失活而降低疗效。临床上氨基糖苷与β-内酰胺类联用时应分别溶解,分瓶输注。②头孢菌素类和青霉素类在溶液中稳定性较低且易受 pH 的影响,其在酸性或碱性溶液中会加速分解,应严禁与酸性药物(如维生素 C、氨基酸等)或碱性药物(如氨茶碱、碳酸氢钠等)配伍。③青霉素类与头孢菌素类最好采用注射用水或等渗氯化钠注射液作溶媒,若溶解在葡萄糖溶液中,往往使主药分解增快而导致疗效降低;罗红霉素、卡那霉素也不宜加在葡萄糖溶液中,两性霉素 B 不能溶解在生理盐水中。

目标检测 ➡➡➡

1. 抗菌药是指( )。

A. 对病原菌有杀灭作用的药物

B. 对病原菌有抑制作用的药物

C. 对病原菌有杀灭或抑制作用的药物

D. 能用于预防细菌性感染的药物

E. 能治疗细菌性感染的药物

2. 抗菌谱是指( )。

A. 药物的治疗指数　　　　B. 药物的抗菌范围　　　　C. 药物的抗菌能力

D. 抗菌药的治疗效果　　　E. 抗菌药的适应证

3. 抗菌药作用机制不包括( )。

A. 抑制细菌细胞壁合成　　　　　　　B. 抑制细胞膜功能

C. 抑制或干扰蛋白质合成　　　　　　D. 影响核酸代谢

E. 抑制受体介导的信息传递

4. 细菌对磺胺类药物产生耐药性的主要原因是( )。

A. 细菌产生了水解酶

B. 细菌代谢途径发生了改变

C. 细菌产生了钝化酶

D. 细菌体内的抗菌药原始靶位结构改变

E. 细菌产生了大量的对氨基苯甲酸(PABA)

5. 青霉素对大多数革兰阴性杆菌无效,此现象是( )。

A. 天然耐药性　　　　　B. 获得耐药性　　　　　C. 交叉耐药性

D. 多药耐药性　　　　　E. 多重耐药性

6. 抑制DNA回旋酶,使DNA复制受阻,导致DNA降解而细菌死亡的药物是( )。

A. 青霉素　　　　　　　B. 左氧氟沙星　　　　　C. 氯霉素

D. 红霉素　　　　　　　E. 异烟肼

7. 与核蛋白30S亚基结合,阻止氨基酰tRNA进入A位的抗菌药是( )。

A. 四环素　　　　　　　B. 红霉素　　　　　　　C. 青霉素

D. 氯霉素　　　　　　　E. 利福平

8. 下列有关抗菌药作用机制叙述错误的是( )。

A. β-内酰胺类抑制细胞壁合成　　　　B. 喹诺酮类抑制DNA合成

C. 氨基糖苷类抑制蛋白质合成　　　　D. 磺胺类抑制RNA多聚酶

E. 多黏菌素类增加细胞壁通透性

第三十三章　β-内酰胺类抗生素

1. 掌握：天然青霉素的抗菌作用、临床应用、不良反应。
2. 熟悉：半合成青霉素及四代头孢菌素的作用特点及临床用途。

β-内酰胺类抗生素(β-lactams)系指化学结构中具有β-内酰胺环的一大类抗生素,具有类似的抗菌机制。本类药化学结构,特别是侧链的改变形成了许多不同的抗菌谱和抗菌作用以及各种临床药理学特性的抗生素。此类抗生素具有杀菌活性强、毒性低、适应证广及临床疗效好的优点。

典型的β-内酰胺类抗生素:青霉素类;头孢菌素类非典型的β-内酰胺类抗生素:头孢霉素类;硫霉素类:单环β-内酰胺类等。

第一节　β-内酰胺类抗生素作用机制及耐药性

一、β-内酰胺类作用机制

1. 抑制转肽酶活性　青霉素等β-内酰胺类抗生素能与细菌细胞膜上青霉素结合蛋白(PBPs、转肽酶、粘肽合成酶)共价结合,并抑制其活性,使细菌细胞壁的成分黏肽合成受阻,导致细菌细胞壁缺损。PBPs可分为若干亚型。PBPs数目、种类、分子大小(高分子、低分子量)及与抗生素的亲和力均因细菌菌种的不同而有较大的差异。大肠杆菌有7种PBPs,PBP1、PBP2、PBP3是细菌存活、生长繁殖所必需的;PBP4、PBP5、PBP6与转肽酶活性有关,对细菌生存繁殖无重要性,抗生素与之结合后,对细菌无影响。多数青霉素类或头孢菌素类抗生素主要与PBP1和PBP3(或PBP2)结合,形成丝状体和球形体,使细菌发生变形萎缩,逐渐溶解死亡。

不同的β-内酰胺类抗生素通过与不同的PBPs结合而表现出抗菌活性的差异,相互可以产生协同作用。

2. 增加细菌细胞壁自溶酶活性　β-内酰胺类与PBPs结合后激活自溶酶,导致胞壁质水解、菌体自溶或死亡。

二、β-内酰胺类耐药性机制

1. 生成β-内酰胺酶　金葡菌产生青霉素酶导致青霉素耐药。超广谱β-内酰胺酶(ESBLs)引起青霉素及三代头孢类耐药。产生含金属的β-内酰胺酶,甚至导致碳青霉烯耐药。由于β-内酰胺酶在耐药性中的重要性,故抑制此酶类可克服细菌的耐药性并提高本类药物的疗效。羟氨苄青霉素酶(AmpC)可以导致酶抑制剂耐药(不被克拉维酸抑制的"丝氨酸"头孢菌素酶)。

2. PBPs 的数量增加或亲和力降低　耐甲氧西林金黄色葡萄球菌(MRSA)：产生一种新的 PBP2'。耐青霉素肺炎链球菌，耐第三代头孢菌素的菌株产生大量的 β-内酰胺酶，与抗生素迅速、牢固地结合，使其停留于脑膜外间隙中，不能进入靶位(PBPs)发生抗菌作用。此种 β-内酰胺酶的非水解机制又称为"牵制机制"(trappingmechanism)。

3. 药物不能在作用部位达到有效浓度

(1) 外膜孔道蛋白数量和质量的改变，药物进入受阻。

(2) 主动外排系统加强，把细菌内药物排出体外。

第二节　青霉素类抗生素

青霉素类抗生素的基本结构是 6-氨基青霉烷酸(6-APA，图 33-1)，包括天然青霉素和半合成青霉素。

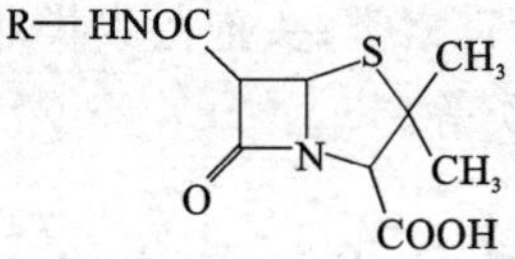

$$\text{R—HNOC} \quad \begin{array}{c} S \quad CH_3 \\ \\ N \quad CH_3 \\ O \quad COOH \end{array}$$

图 33-1　青霉素类抗生素的基本结构

一、天然青霉素

青霉素 G(penicillinG，benzylpenicillin，苄青霉素)

最早应用于临床的抗生素，具有杀菌力强、毒性低、价格低廉、使用方便等优点，迄今仍是治疗敏感菌所致各种感染的首选药物。常用其钠盐或钾盐。

知识链接

青霉素的发现

20 世纪 40 年代以前，人类一直未能掌握一种能高效治疗细菌性感染且副作用小的药物。当时若某人患了肺结核，那么就意味着此人不久于人世。为了改变这种局面，科研人员进行了长期探索，然而在这方面所取得的突破性进展却源自一个意外发现。

1928 年，英国细菌学家亚历山大·弗莱明(Alexander Fleming)因一次幸运的过失而发现了世界上第一种抗生素——青霉素。1928 年 7 月下旬，弗莱明将众多培养基未经清洗就摞在一起，放在试验台阳光照不到的位置后就去休假了。度假归来的弗莱明发现培养基边缘有一块因溶菌而显示的惨白色，因此发现了青霉素。然而遗憾的是，弗莱明一直未能找到提取高纯度青霉素的方法，于是他将青霉菌菌株一代代培养，并于 1939 年将菌种提供给准备系统研究青霉素的英国病理学家弗洛里(Howard Walter Florey)和生物化学家钱恩

(Ernst Boris Chain)。通过一段时间的实验,弗洛里、钱恩终于用冷冻干燥法提取了青霉素晶体。1945 年,弗莱明、弗洛里和钱恩因发现青霉素及其临床效用而共同荣获了诺贝尔生理学或医学奖。

【体内过程】 本药晶粉在室温下稳定,易溶于水,水溶液在室温中不稳定,易被酸、碱、醇、氧化剂、金属离子等分解破坏,且不耐热,口服易被胃酸及消化酶破坏,吸收少且不规则,因此不宜口服给药。20℃放置 24 h 抗菌活性迅速下降,且可生成有抗原性的降解产物青霉烯酸和青霉噻唑,易引起过敏反应,故青霉素应在临用前配制。为了延长青霉素的作用时间,还可采用难溶性制剂普鲁卡因青霉素和苄星青霉素,它们的水悬剂或油制剂可在肌内注射部位缓慢溶解吸收。

【抗菌作用】 青霉素为繁殖期杀菌剂,抗菌谱较窄。

1. 革兰阳性球菌 如溶血性链球菌、草绿色链球菌、肺炎球菌和厌氧的阳性球菌、不产青霉素酶的金黄色葡萄球菌及多数表皮葡萄球菌对青霉素敏感,但产生青霉素酶的金黄色葡萄球菌对其高度耐药。

2. 革兰阳性杆菌 如白喉棒状杆菌、炭疽杆菌及革兰阳性厌氧杆菌如产气荚膜梭菌、破伤风杆菌、难辨梭状杆菌、短棒菌苗、乳酸杆菌等皆对青霉素敏感。

3. 革兰阴性球菌 如脑膜炎奈瑟菌对青霉素高度敏感,耐药者罕见。对青霉素敏感的淋球菌日益少见。

4. 致病螺旋体、放线菌 如梅毒螺旋体、钩端螺旋体、回归热螺旋体对其高度敏感。

【临床应用】 各类敏感菌所致感染的首选药。

1. 革兰阳性球菌 如溶血性链球菌感染引起的咽炎、扁桃体炎、中耳炎、猩红热、化脓性关节炎等;肺炎球菌引起的大叶性肺炎、急慢性支气管炎、脓胸等;草绿色链球菌引起的心内膜炎等。

2. 革兰阳性杆菌 如破伤风、白喉、气性坏疽等,因青霉素对革兰阳性杆菌产生的外毒素无效,故应与抗毒素合用。

3. 革兰阴性球菌 如脑膜炎奈瑟菌引起的流行性脑脊髓膜炎(流脑)等。

4. 其他感染 螺旋体感染如钩端螺旋体病、梅毒、回归热等,放线菌引起的放线菌病,需大剂量、长疗程用药。

【主要制剂】 注射用青霉素钠(粉针剂,以 $C_{16}H_1N_2NaO_4S$ 计):0.48 g(80 万 IU),0.6 g(100 万 IU),0.96 g(160 万 IU),2.4 g(400 万 IU)。

【用法用量】 临用前配成溶液,一般每次 40 万~80 万 IU,每日 2 次,肌内注射;小儿一日按体重 2.5 万~5 万 IU/kg,分 2~4 次肌内注射。严重感染:一日 4 次肌内注射或静脉给药,静脉滴注时,一日 160 万~400 万 IU;小儿一日按体重 5 万~20 万 IU/kg。

【不良反应】

1. 过敏反应 青霉素过敏反应较常见,包括荨麻疹等各类皮疹、白细胞减少、间质性肾炎、哮喘发作等和血清病型反应。过敏性休克偶见,一旦发生,必须就地抢救,予以保持气道畅通、吸氧及使用肾上腺素、糖皮质激素等治疗措施。

2. 毒性反应 少见,但静脉滴注大剂量本药或鞘内给药时,可因脑脊液药物浓度过高导致抽搐、肌肉阵挛、昏迷及严重精神症状等(青霉素脑病)。此种反应多见于婴儿、老年人和肾功能不全患者。

3. 赫氏反应和治疗矛盾　用青霉素治疗梅毒、钩端螺旋体病等疾病时,由于病原体死亡致症状加剧,称为赫氏反应;治疗矛盾也见于梅毒患者,因治疗后梅毒病灶消失过快,而组织修补相对较慢或病灶部位纤维组织收缩,妨碍器官功能所致。

4. 二重感染　可出现耐青霉素金黄色葡萄球菌、革兰阴性杆菌或念珠菌等二重感染。

5. 心力衰竭　应用大剂量青霉素钠可因摄入大量钠盐而导致心力衰竭。

【禁忌证】　有青霉素类抗生素过敏史或青霉素皮肤试验阳性患者禁用。

【注意事项】　青霉素类抗生素是各种药物中过敏反应发生率最高的药物(5%～10%),最为严重的是过敏性休克,发生率为万分之一左右,其症状有呼吸困难、胸闷、面色苍白、发绀、出冷汗、血压下降、抽搐和昏迷等,若不及时抢救可危及生命。因此,使用青霉素时,应采取以下防治措施:

1. 详细询问患者的过敏史和用药史是最可行的措施,对青霉素过敏者禁用。

2. 第一次使用、用药间隔 3 天以上或更换不同批号药物,必须做皮肤过敏试验(简称皮试)。皮试液每 1 mL 含 500 IU 青霉素,皮内注射 0.05～0.1 mL,经 20 min 后,观察皮试结果,呈阳性反应者禁用。必须使用者脱敏后应用,并应随时做好过敏反应的急救准备。皮试结果阴性者注射青霉素后仍有可能发生过敏性休克,故注射后须观察 30 min 方可离去。

3. 避免在饥饿时用药,并避免局部应用青霉素。

4. 备好急救药品(如肾上腺素)和抢救设备。

5. 一旦发生过敏性休克,立即皮下或肌内注射 0.1% 肾上腺素 0.5～1.0 mg;必要时加入糖皮质激素和抗组胺药物等,同时使用呼吸机等其他急救措施。

6. 对一种青霉素过敏者可能也对其他青霉素类药物、青霉胺过敏,有哮喘、湿疹、荨麻疹等过敏性疾病患者应慎用本药。

7. 青霉素水溶液在室温下不稳定,20 IU/mL 青霉素溶液 30℃ 放置 24 h 效价下降56%,青霉烯酸含量增加 200 倍,因此应用本药须新鲜配制。

8. 注射用葡萄糖溶液呈酸性,青霉素在酸性或碱性溶液中均可使之加速分解而失效并产生过敏性物质,故本药只宜用注射用生理盐水或注射用水配制。

【相互作用】

1. 氯霉素、红霉素、四环素类、磺胺类药物可干扰本药的活性,故本药不宜与这些药物合用。

2. 丙磺舒、阿司匹林、吲哚美辛、保泰松和磺胺类药物可减少青霉素的肾小管分泌而延长本药的血清半衰期。青霉素可增强华法林的抗凝作用。

3. 与重金属,特别是铜、锌、汞配伍禁忌。

4. 青霉素静脉输液中加入头孢噻吩、林可霉素、四环素、万古霉素、琥乙红霉素、两性霉素 B、去甲肾上腺素、间羟胺、苯妥英钠、盐酸羟嗪、丙氯拉嗪、异丙嗪、B 族维生素、维生素 C 等将出现混浊。

5. 与氨基糖苷类抗生素同瓶滴注时可导致两者抗菌活性降低,因此不能置于同一容器内给药。

二、半合成青霉素

青霉素虽有高效、低毒等优点,但有不耐酸、不耐酶、抗菌谱窄和容易引起过敏反应等缺点,临床应用受到一定限制。1959 年以来,人们对青霉素的基本结构 6-APA 进行化学改造,接上不同侧链合成了几百种半合成青霉素,有许多已用于临床。半合成青霉素杀菌机制及不良反应与青霉素相同,与青霉素有交叉过敏反应。半合成青霉素的分类、主要药物与作用特点见表 33-1。

表 33-1 半合成青霉素的分类、主要药物与作用特点

分 类	主要药物	作用特点
耐酸青霉素类	青霉素 V 非奈西林	抗菌谱与青霉素相同,抗菌活性不及青霉素,耐酸、口服吸收好,但不耐酶,不宜用于严重感染
耐酶青霉素类	甲氧西林 苯唑西林 氯唑西林 双氯西林	通过酰基侧链的空间位障作用保护 β-内酰胺环,使其不易被酶水解,耐酸、耐酶、可口服,主要用于耐青霉素的金黄色葡萄球菌感染,对 MRSA 无效
广谱青霉素类	氨苄西林	对青霉素敏感的金黄色葡萄球菌等的效力不及青霉素,但对肠球菌作用优于青霉素。对革兰阴性菌有较强的作用,与氯霉素、四环素等相似或略强,但不如庆大霉素与多黏菌素,对铜绿假单胞菌无效。本药主要用于伤寒、副伤寒、革兰阴性杆菌所致的败血症,肺部、尿路及胆管感染等,严重者应与氨基糖苷类抗生素合用
	阿莫西林	抗菌谱和抗菌活性与氨苄西林相似,但对肺炎双球菌与变形杆菌的杀菌作用比氨苄西林强,主要用于敏感菌所致的呼吸道、尿路、胆管等感染及伤寒治疗。对幽门螺杆菌作用较强,联合其他药物用于慢性胃炎、消化性溃疡的治疗
	羧苄西林	其抗菌谱与氨苄西林相似,特点是对铜绿假单胞菌及变形杆菌作用较强。本药口服吸收差,需注射给药,肾功能损害时作用延长,主要用于铜绿假单胞菌及大肠埃希菌所引起的各种感染。单用时细菌易产生耐药性,常与庆大霉素合用,但不能混合静脉注射。毒性低,偶发粒细胞缺乏及出血
抗铜绿假单胞菌广谱青霉素类	哌拉西林	抗菌谱与羧苄西林相似,而抗菌作用较强,对各种厌氧菌均有一定作用。本药与氨基糖苷类合用,对铜绿假单胞菌和某些脆弱拟杆菌及肠杆菌科细菌有协同作用。除产青霉素酶的金黄色葡萄球菌外,对其他革兰阴性球菌和炭疽杆菌等均很敏感。不良反应较少,可肌内注射(肌注)及静脉给药
	阿洛西林	抗菌谱和羧苄西林相似,抗菌活性与哌拉西林相近,强于羧苄西林。对多数肠杆菌科细菌和肠球菌及铜绿假单胞菌均有较强作用。其对耐羧苄西林和庆大霉素的铜绿假单胞菌也有较好的作用。本药主要用于治疗铜绿假单胞菌、大肠埃希菌及其他肠杆菌科细菌所致的感染
抗革兰阴性杆菌青霉素类	美西林	口服吸收差,需注射给药。对革兰阴性杆菌作用强,对阳性菌作用弱,对铜绿假单胞菌无效。主要用于大肠埃希菌和某些敏感菌所致的感染
	匹美西林	口服吸收完全,主要对部分肠道革兰阴性菌有效,对大肠埃希菌的作用是氨苄西林的数十倍
	替莫西林	口服吸收差,需注射给药。对耐 β-内酰胺酶类抗生素等多种肠杆菌仍有效,对革兰阳性菌作用弱,对铜绿假单胞菌无效

第三节 头孢菌素类抗生素

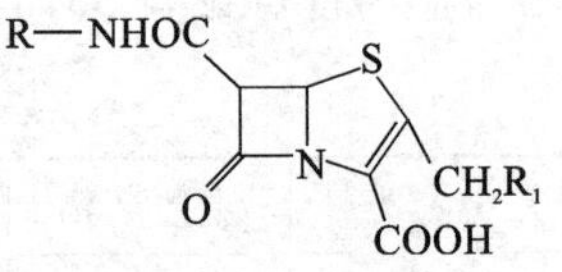

头孢菌素类抗生素是在头孢菌素的基本结构 7 -氨基头孢烷酸(7 - ACA,图 33-2)接上不同侧链而制成的半合成抗生素。因与青霉素一样有 β-内酰胺环,故头孢菌素类抗生素与青霉素类抗生素有相似的理化性质、作用机制和临床应用。本类抗生素具有抗菌谱广、杀菌力强、耐酸、耐酶、过敏反应少(与青霉素类抗生素仅有部分交叉过敏现象)等优点。根据其抗菌作用特点及临床应用的不同,可分为五代头孢菌素(表 33-2)。

图 33-2 头孢菌素类抗生素基本结构

表 33-2 头孢菌素类抗生素的分类、主要药物、抗菌作用特点及临床应用

分 类	主要药物	抗菌作用特点及临床应用
第一代头孢菌素	头孢噻吩(先锋Ⅰ) 头孢噻啶(先锋Ⅱ) 头孢氨苄(先锋Ⅲ) 头孢唑啉(先锋Ⅳ) 头孢拉定(先锋Ⅴ) 头孢羟氨苄(先锋Ⅵ)	(1) 革兰阳性菌,较第二代头孢菌素略强,显著超过第三代; (2) 革兰阴性杆菌,较第二、三代头孢菌素弱; (3) 对青霉素酶稳定,但对 β-内酰胺酶稳定性较差; (4) 有肾毒性,与氨基糖苷类抗菌药或强利尿剂合用毒性增加; (5) 血清半衰期短,脑脊液中浓度低; (6) 用于耐青霉素等金黄色葡萄球菌感染及敏感菌引起的呼吸道及尿道感染、败血症等
第二代头孢菌素	头孢呋辛 头孢替安 头孢克洛 头孢呋辛脂 头孢丙烯	(1) 革兰阳性菌,较第一代头孢菌素略差或相仿; (2) 革兰阴性杆菌,较第一代头孢菌素强,对多数肠杆菌有相当活性,对厌氧菌有一定作用,但对铜绿假单胞菌无效; (3) 对多种 B-内酰胺酶较稳定; (4) 肾毒性较小; (5) 用于革兰阴性菌所致的呼吸道、胆道、皮肤组织感染、败血症、腹膜炎、泌尿道及盆腔感染等
第三代头孢菌素	头孢噻肟 头孢曲松(菌必治) 头孢他啶(复达欣) 头孢哌酮(先锋必) 头孢克肟 头孢泊肟	(1) 革兰阳性菌,较第一、二代头孢菌素弱; (2) 革兰阴性杆菌,对铜绿假单胞菌及厌氧菌均有较强抑菌作用; (3) 对多种 β-内酰胺酶高度稳定; (4) 血浆半衰期长,体内分布广; (5) 基本无肾毒性; (6) 用于敏感菌引起的尿路感染和危及生命的败血症、脑膜炎、肺炎等严重感染
第四代头孢菌素	头孢匹罗 头孢吡肟 头孢利啶	(1) 革兰阳性菌、革兰阴性菌、厌氧菌,广谱,增强了抗革兰阳性菌活性; (2) 对铜绿假单胞菌、肠杆菌属的作用明显; (3) 对多种 β-内酰胺酶稳定; (4) 血浆半衰期长; (5) 无肾毒性; (6) 适用于对第三代头孢菌素耐药的革兰阴性杆菌引起的重症感染
第五代头孢菌素	头孢洛林酯 头孢托罗 头孢吡普	(1) 超广谱,对大多数耐药革兰阳性、革兰阴性、厌氧菌有效; (2) 对 β-内酰胺酶尤其是超广谱 β-内酰胺酶(ESBLS)稳定; (3) 无肾毒性; (4) 用于敏感菌引起的重症感染

【不良反应】 头孢菌素类抗生素毒性低,不良反应较少。

1. 过敏反应 为常见不良反应,多为皮疹和药物热,偶见过敏性休克。对青霉素过敏者,5%～10%对头孢菌素有交叉过敏反应,故对有头孢菌素类药物过敏史和有青霉素过敏性休克史或即刻反应史者禁用。

2. 肾毒性 第一代头孢菌素有肾毒性,表现为蛋白尿、血尿、血中尿素氮升高等。氨基糖苷类、强利尿药、磺酰脲类降糖药、非甾体抗炎药等和第一代头孢菌素合用可加重肾毒性,应注意监测肾功能。第二代头孢菌素肾毒性较轻,第三、四代头孢菌素对肾基本无毒性。

3. 双硫仑样反应 服药期间饮酒可出现此反应,表现为面部潮红发热、恶心、呕吐、口中有大蒜样气味等,甚至休克,严重者可致呼吸抑制、心肌梗死、急性心力衰竭、惊厥及死亡,一般在用药与饮酒后 15～30 min 发生。故本类药物在治疗期间或停药 7 天内,均应避免饮酒或进食含乙醇制品。

4. 胃肠反应 口服可引起恶心、呕吐、腹痛、腹泻、食欲不振等。

5. 二重感染 第三、四代头孢菌素久用偶见。

6. 凝血障碍 头孢哌酮高剂量可引起低凝血酶原血症或血小板减少而导致严重出血。

知识链接

双硫仑样反应

双硫仑为一种戒酒药。服用该药的人即使喝少量的酒也会出现严重不适,使好酒者对酒产生厌恶而达到戒酒的目的。其作用机制是抑制肝中的乙醛脱氢、酶,导致乙醇的中间代谢物乙醛的代谢受阻,乙醛在体内蓄积引起一系列中毒反应,双硫仑样反应由此得名。

应用某些抗菌药后若饮酒,同样会导致双硫仑样反应。这些药物包括:①头孢菌素类药物中的头孢哌酮、头孢美唑、头孢孟多、头孢曲松、头孢氨苄、头孢唑啉、头孢拉定、头孢克洛等,其中头孢哌酮致双硫仑样反应最多、最敏感,如患者服用该药后吃酒心巧克力或服用藿香正气水、十滴水、正骨水等含乙醇的药物,甚至仅用酒精处理皮肤,也会发生双硫仑样反应;②其他抗菌药,如甲硝唑、替硝唑、呋喃唑酮、氯霉素等;③抗真菌药,如酮康唑、灰黄霉素等。

【主要制剂、规格及用法用量】 头孢菌素类抗生素的主要制剂、规格及用法用量见表33-3。

表33-3 头孢菌素类抗生素的主要制剂、规格及用法用量

药 物	主要制剂	规 格	用法用量
头孢噻吩钠	注射剂	0.5 g、1.0 g、1.5 g、2.0 g	一次 0.5～1 g,一日 4 次,肌内注射或静脉注射。严重感染时,一日 2～6 g,分 2～3 次稀释后静脉滴注
头孢氨苄	片剂、胶囊剂、缓释片	0.25 g	一日 1～2 g,分 3～4 次服;小儿一日按体重 25～50 mg/kg,分 3～4 次服

续表 33-3

药　物	主要制剂	规　格	用法用量
头孢拉定	胶囊剂、注射剂	胶囊剂:0.25 g、0.5 g 注射剂:0.5 g、1.0 g	胶囊剂:一日 1~2 g,分 4 次服;小儿一日按体重 25~50 mg/kg,分 3~4 次服 注射剂:一日 2~4 g,分 4 次肌内注射、静脉注射或静脉滴注;小儿一日按体重 50~100 mg/kg,分 4 次注射
头孢羟氨苄	片剂	0.25 g	一次 1 g,一日 2 次;小儿一日按体重 30~60 mg/kg,分 2~3 次服
头孢呋辛	注射剂	0.25 g	一次 0.75 g,一日 3 次,肌内注射;小儿一日按体重 30~60 mg/kg,分 3~4 次肌内注射。严重感染时一日 4.5~6 g;小儿一日按体重 50~100 mg/kg,分 2~4 次静脉注射
头孢哌酮	注射剂	0.5 g、1 g、2 g	一日 2~4 g,小儿一日按体重 50~150 mg/kg,肌内注射、静脉注射或静脉滴注。严重感染时,一日 6~8 g,分 2~3 次肌内注射或静脉注射

第四节　其他 β-内酰胺类抗生素

本类药物主要包括头孢霉素类、碳青霉烯类、氧头孢烯类、单环 β-内酰胺类和 β-内酰胺酶抑制剂。

一、头孢霉素类

头孢霉素类抗菌谱抗菌活性与头孢菌素相似,但对厌氧菌特别是脆弱拟杆菌的抗菌活性较头孢菌素强,对 β-内酰胺酶的稳定性强于头孢菌素。临床用于治疗由革兰阴性菌和厌氧菌引起的盆腔、腹腔、妇科等混合感染。代表药有头孢西丁(cefoxitin)、头孢美唑(cefmetazole)、头孢替坦(cefotetan)、头孢米诺(cefminox)等。

二、碳青霉烯类

碳青霉烯类是目前抗菌谱最广、抗菌活性最强、对 β-内酰胺酶高度稳定的非典型 3-内酰胺类抗生素。代表药物有亚胺培南(imipenem)、法罗培南(faropenem)等。临床用于多重耐药菌引起的严重感染、严重需氧菌和厌氧菌混合感染。

三、氧头孢烯类

化学结构主要是 7-ACA 上的 S 原子被 O 原子取代,抗菌谱、抗菌作用类似于第三代头孢菌素,但本类药物对厌氧菌有较强的作用,对 β-内酰胺酶稳定,临床用于尿路、呼吸道、妇科、胆管感染及脑膜炎、败血症。代表药物有拉氧头孢(latamoxef)、氟氧头孢(flomoxef)。

四、单环 β-内酰胺类

单环 β-内酰胺类由土壤中多种寄生细菌产生,但不能用于临床。氨曲南(aztreonam)

是通过对化学结构进行修饰得到的第一个成功应用于临床的药物,对需氧革兰阴性菌具有强大的抗菌作用,并且具有低毒、耐酶、与青霉素没有交叉过敏反应等优点。临床替代第三代头孢菌素和氨基糖苷类抗生素对革兰阴性菌所致的感染进行治疗。

五、β-内酰胺酶抑制剂

克拉维酸(clavulanicacid,棒酸)

克拉维酸由链霉菌产生,为广谱β-内酰胺酶抑制剂,抗菌活性很弱,与多种β-内酰胺类抗生素合用可增强抗菌作用。已上市的复方制剂有克拉维酸、阿莫西林、替门汀。临床主要用于耐药金黄色葡萄球菌引起的感染。

舒巴坦(sulbactam,青霉烷砜)

舒巴坦为半合成β-内酰胺酶抑制剂,已上市的复方注射制剂有舒巴坦/氨苄西林,口服有舒巴坦/氨苄西林,另外还有舒巴坦/头孢哌酮复方制剂(1∶1)。这些制剂已被有效地用于治疗混合性腹内和盆腔感染。

目标检测 ➡➡➡

1. 青霉素的抗菌作用机制是( )。

A. 与细菌的胞质膜结合,破坏胞质膜结构

B. 破坏细胞壁使水分内渗

C. 抑制 DNA 多聚酶,影响 DNA 合成

D. 与转肽酶结合,阻止细胞壁黏肽合成

E. 抑制菌体蛋白的合成

2. 下列用青霉素治疗可引起赫氏反应的疾病是( )。

A. 流行性脑脊髓膜炎　　　B. 草绿色链球菌心内膜炎　C. 大叶性肺炎

D. 气性坏疽　　　　　　　E. 梅毒

3. 青霉素对下列病原体无效的是( )。

A. 脑膜炎奈瑟菌　　　　　B. 螺旋体　　　　　　　　C. 流感嗜血杆菌

D. 放线菌　　　　　　　　E. 白喉棒状杆菌

4. 青霉素 G 最严重的不良反应是( )。

A. 肝肾损害　　　　　　　B. 耳毒性　　　　　　　　C. 二重感染

D. 过敏性休克　　　　　　E. 胃肠道反应

5. 出现青霉素所致的速发型过敏反应时应首选的抢救药物是( )。

A. 肾上腺素　　　　　　　B. 糖皮质激素　　　　　　C. 青霉素

D. 红霉素　　　　　　　　E. 苯巴比妥

6. 头孢菌素的特异性不良反应是( )。

A. 皮疹、荨麻疹　　　　　B. 过敏性休克　　　　　　C. 双硫仑样反应

D. 恶心、呕吐、食欲不振　E. 肾功能损害

7. 关于第三代头孢菌素的特点,下列叙述错误的是( )。

A. 对肾脏基本无毒性

B. 对革兰阳性菌的作用比第一、二代头孢菌素强

C. 对革兰阴性菌的作用比第一、二代头孢菌素强

D. 对铜绿假单胞菌的作用强

E. 对 β-内酰胺酶具有高度稳定性

8. 青霉素可应用于(　　　)感染。

A. 钩端螺旋体病　　　　　B. 流脑　　　　　　　　　　C. 梅毒

D. 溶血性链球菌　　　　　E. 以上均正确

9. 下列不是第三代头孢菌素的特点的选项是(　　　)。

A. 适用于敏感肠杆菌科等革兰阴性杆菌所致的严重感染

B. 肾毒性大

C. 对 β-内酰胺酶高度稳定

D. 对超广谱 β-内酰胺酶(ESBLs)不稳定

E. 部分品种可通过血脑屏障

10. 青霉素水溶液久置(　　　)。

A. 可以使药效增强　　　　B. 更易发生过敏反应　　　C. 出现中枢不良反应

D. 结构不会变化　　　　　E. 肾毒性明显增加

第三十四章　人工合成抗菌药

1. 掌握：常用喹诺酮类抗菌药和磺胺类抗菌药的作用机制、作用特点和临床用途。
2. 熟悉：喹诺酮类抗菌药的共性及其他人工合成抗菌药。

第一节　喹诺酮类抗菌药

喹诺酮类抗菌药是人工合成的含有 4-喹诺基本结构（图 34-1）的一类抗菌药，引入不同基团后产生各具特色的喹诺酮类药物。本类药物对细菌 DNA 回旋酶（DNA gyrase）具有选择性抑制作用，其抗菌谱广、抗菌力强。

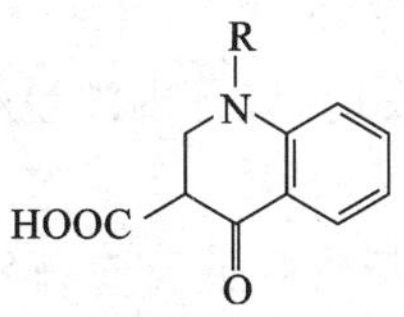

图 34-1　喹诺酮类药物基本结构

知识链接

喹诺酮类抗菌药

喹诺酮类抗菌药按发明先后及抗菌性能的不同，分为四代。

第一代（1962—1969 年）以萘啶酸为代表，仅对大肠埃希菌、痢疾杆菌、克雷白杆菌及少部分变形杆菌有抗菌作用，因疗效不佳，现已很少使用。

第二代（1970—1979 年）以哌吡酸为代表，抗菌谱较第一代有所扩大，对革兰阴性杆菌有抗菌作用，且对铜绿假单胞菌有一定的抗菌活性。

第三代（1980—1990 年），药物分子中引入了氟原子，称氟喹诺酮类，抗菌谱进一步扩大，对革兰阴性菌和革兰阳性菌均有明显的抑制作用，对支原体、衣原体、军团菌以及分枝杆菌也有效，耐药性低，毒副作用小，是目前最常用的人工合成抗菌药。常用的药物有诺氟沙星、依诺沙星、氧氟沙星、左氧氟沙星、环丙沙星、洛美沙星、氟罗沙星、司氟沙星等。

第四代（1990 年以后），与其他氟喹诺酮类抗菌药相比，保持了原有的抗革兰阴性菌活性，增强了抗革兰阳性菌、支原体、衣原体、军团菌以及分枝杆菌的活性。常用的药物有莫西沙星、加替沙星和司帕沙星。

一、喹诺酮类抗菌药的共性

【体内过程】 口服易吸收,药物吸收不受食物影响,但与含有 Fe^{2+}、Ca^{2+}、Mg^{2+} 的食物同服可降低其生物利用度。组织穿透力强,体内分布广,在前列腺组织、骨组织、肺、肾、尿液、胆汁、巨噬细胞和中性粒细胞的药物浓度均高于血浆。少数经肝脏代谢,大部分以原形从肾排泄。

【抗菌作用】

1. 抗菌谱 第三代喹诺酮类抗菌药属于广谱抗菌药,对革兰阴性菌有强大的杀菌作用,包括大肠埃希菌、变形杆菌、流感嗜血杆菌、克雷白杆菌、志贺杆菌、伤寒沙门菌、淋病奈瑟菌等;对革兰阳性菌,包括产酶金黄色葡萄球菌、链球菌、肺炎链球菌、炭疽杆菌等,也有较好的抗菌作用。莫西沙星、吉米沙星、加替沙星等,除保留了原有氟喹诺酮类的抗菌活性外,进一步增强了对革兰阳性菌的作用,对结核分枝杆菌、军团菌、支原体及衣原体的杀灭作用也进一步增强,特别是提高了对厌氧菌如脆弱拟杆菌、梭杆菌属、消化链球菌属和厌氧芽胞杆菌属等的抗菌活性。

2. 耐药性 常见耐药菌有金黄色葡萄球菌、肠球菌、大肠埃希菌和铜绿假单胞菌等。喹诺酮类抗菌药之间有交叉耐药性。

【不良反应】 不良反应少,耐受良好。

1. 胃肠道反应 最常见的不良反应,以环丙沙星和培氟沙星多见,主要表现为恶心、呕吐、腹泻、食欲减退、胃部不适等。

2. 神经系统反应 发生率仅次于胃肠道反应,轻者表现为失眠、头晕、头痛,停药后可缓解;重者表现为精神异常、抽搐、惊厥等。患者用药剂量过大有精神病或癫痫病史或与氨茶碱合用时更易出现。

3. 皮肤反应及光敏反应 表现为光照部位皮肤出现瘙痒性红斑,严重者出现皮肤糜烂、脱落,停药可恢复,剂量较大时发生率高达 28%;还可见血管神经性水肿、皮肤瘙痒等症状。

4. 软骨损害 动物实验发现本类药物对多种幼龄动物负重关节的软骨有损伤,儿童用药后可出现关节痛和关节水肿,故 18 岁以下儿童和青少年、妊娠期妇女、哺乳期妇女禁用。

5. 其他不良反应 包括肝、肾功能异常,跟腱炎,心脏毒性和眼毒性等,停药可恢复。

【相互作用及注意事项】

1. 本类药物可引起中枢神经系统不良反应,不宜用于有中枢神经系统病史者,尤其是有癫痫病史的患者。

2. 本类药物与非甾体抗炎药合用,可增加中枢的毒性反应。

3. 本类药物可抑制茶碱类、咖啡因和口服抗凝血药在肝中的代谢,使上述药物浓度升高引起不良反应。因此,应避免与有相互作用的药物合用,如有指征需合用时,应对有关药物进行必要的监测。

4. 本类药物与抗酸药同时应用,可形成络合物而减少其自肠道吸收,应避免合用。肾功能减退者应用主要经肾排泄的药物如氧氟沙星和依诺沙星时应减量。

5. 本类药物用药期间应避免暴露在日光或人工紫外光下,以免引发皮肤光过敏反应。

二、常用喹诺酮类抗菌药

诺氟沙星（norfloxacin，氟哌酸）

诺氟沙星为临床应用的第一个含氟的喹诺酮类抗菌药，抗菌谱广，抗菌活性强。对多数革兰阴性菌，包括铜绿假单胞菌抗菌活性较强；对革兰阳性菌如金黄色葡萄球菌、肺炎球菌、溶血性链球菌也有效。主要用于敏感菌所致的泌尿生殖道、胃肠道感染和淋病。不良反应主要有胃肠道反应、过敏反应，偶见转氨酶升高。肾功能不良者慎用。

【主要制剂】

1. 片剂　0.1 g。

2. 胶囊剂　0.1 g。

3. 注射剂　100 mL：0.2 g；2mL：0.2 g；5 mL：0.4 g。

【用法用量】

1. 片剂　成人每次 0.4 g，2 次/日。

2. 注射剂　每次 200 mg，2～3 次/日。

【注意事项】

1. 本药宜空腹服用，并同时饮水 250 mL。

2. 本药大剂量应用或尿 pH 在 7 以上时可发生结晶尿。为避免结晶尿的发生，宜多饮水，保证 24 h 排尿量在 1 200 mL 以上。

3. 肾功能减退者，需根据肾功能调整给药剂量。

4. 应用氟喹诺酮类抗菌药可发生中、重度光敏反应。应用本药时应避免过度暴露于阳光下，如发生光敏反应需停药。

5. 葡萄糖-6-磷酸脱氢酶缺乏患者服用本药时，极个别可能发生溶血反应。

【相互作用】

1. 尿碱化剂可减少本药在尿中的溶解度，导致结晶尿和肾毒性。

2. 本药与茶碱类药合用可能由于与细胞色素 P450 结合部位的竞争性抑制，导致茶碱类药的肝清除明显减少，血半衰期延长，血药浓度升高，出现茶碱中毒症状，故合用时应测定茶碱类药血药浓度和调整剂量。

3. 环胞素与本药合用，可使前者的血药浓度升高，必须监测环胞素血药浓度，并调整剂量。

4. 本药与抗凝药华法林合用可增强后者的抗凝作用，合用时应严密监测患者的凝血酶原时间。

5. 丙磺舒可减少本药自肾小管分泌约 50%，合用时可因本药血浓度增高而产生毒性。

6. 多种维生素，或其他含铁、锌离子的制剂及含铝或镁的制酸药可减少本药吸收，建议避免合用，不能避免时在本药服药前 2 h 或服药后 6 h 服用。

氧氟沙星和左氧氟沙星

氧氟沙星（ofloxacin），又称氟嗪酸，抗菌活性强，为高效广谱抗菌药，对革兰阳性菌（包括耐甲氧西林金黄色葡萄球菌，MRSA）、革兰阴性菌（包括铜绿假单胞菌）均有较强作用，对肺炎支原体、奈瑟菌病、厌氧菌及结核分枝杆菌也有一定活性。口服吸收快而完全,血药浓度高而持久;药物体内分布广,尤以痰中浓度较高;70%～90%药物经肾排泄,48 h 尿中药物浓度仍可对敏感菌达到杀菌水平,胆汁中药物浓度约为血药浓度的 7 倍。

左氧氟沙星(levofloxacin),是氧氟沙星的左旋光学异构体,口服生物利用度接近100%,抗菌活性是氧氟沙星的 2 倍。左氧氟沙星主要适用于敏感菌引起的泌尿生殖系统感染、呼吸道感染、胃肠道感染,亦可治疗伤寒、骨和关节感染、皮肤软组织感染和败血症等。其不良反应发生率低,主要为胃肠道反应。

环丙沙星(ciprofloxacin)

环丙沙星为抗菌谱最广的喹诺酮类药物,对铜绿假单胞菌淋病、奈瑟菌、流感嗜血杆菌、金黄色葡萄球菌、肠球菌、肺炎链球菌、军团菌的抗菌活性明显高于其他同类药物以及头孢菌素类、氨基糖苷类等,对耐 β-内酰胺类或耐庆大霉素的致病菌也常有效。

常用于敏感菌所致的呼吸道、泌尿生殖道、胃肠道感染;也用于治疗口腔、皮肤、软组织、骨与关节等部位的感染。

常见胃肠道反应,也可出现神经系统反应,偶见变态反应、关节痛。静脉滴注时对局部血管有刺激反应。

司帕沙星(sparfloxacin)

本药口服吸收良好,肝肠循环明显。50%随粪便排泄,25%在肝脏代谢失活,$t_{1/2}$ 为16 h,为长效喹诺酮类药物。对革兰阳性厌氧菌、结核分枝杆菌、衣原体和支原体的抗菌活性显著高于环丙沙星,对军团菌和革兰阴性菌的抗菌活性与环丙沙星相同,且高于诺氟沙星和氧氟沙星。主要用于敏感菌所致的呼吸系统、泌尿生殖系统和皮肤软组织感染的治疗,也可用于骨髓炎和关节炎等的治疗。不良反应有光敏反应、胃肠道反应,还可引起Q-T 间期延长等不良反应。

莫西沙星(moxifloxacin)

本药既保留了抗革兰阴性菌的高活性,又明显增强了抗革兰阳性菌的活性,并对厌氧菌、结核分枝杆菌、衣原体和支原体具有较强的抗菌活性。临床可用于上述敏感菌所致的急、慢性支气管炎和上呼吸道感染,也可用于泌尿生殖系统和皮肤软组织感染等。不良反应发生率低,光敏反应较轻。

第二节　磺胺类与甲氧苄啶类抗菌药

一、磺胺类抗菌药的共性

磺胺类抗菌药(sulfonamides)属广谱抑菌药,曾广泛用于临床,现已大部分被抗生素及喹诺酮类药取代,但由于磺胺类抗菌药对某些感染性疾病(如流行性脑脊髓膜炎、鼠疫)具有良好疗效,特别是与磺胺增效剂甲氧苄啶合用,疗效明显增强,抗菌范围也增大,且有使用方便、性质稳定、价格低廉等优点,故在抗感染的药物中仍占有一定地位。

磺胺类抗菌药的基本结构是对氨基苯磺酰胺(图34-2)。根据口服吸收的难易和应用部位,磺胺类抗菌药可分为抗全身性感染药(肠道易吸收)、抗肠道感染药(肠道难吸收)以及外用药三大类。其中抗全身性感染药又根据药物 $t_{1/2}$ 的长短,分为短效类($t_{1/2}<10\ h$)、中效类($t_{1/2}$ 为 $10\sim24\ h$)以及长效类($t_{1/2}>24\ h$)。

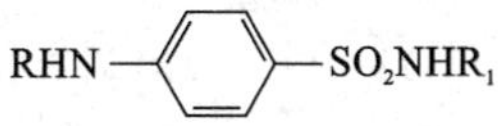

$$RHN\text{—}\bigcirc\text{—}SO_2NHR_1$$

图34-2 磺胺类抗菌药基本结构

知识链接

磺胺类抗菌药的发现

磺胺类抗菌药的发现,最早出自一种名为"百浪多息"的红色染料。该染料具有一定的消毒作用,但在实验中却无杀菌作用,一开始并未引起医学界的重视。1932年,德国生物化学家多马克(Domagk)在实验过程中,发现百浪多息(prontosil)对感染溶血性链球菌的小白鼠具有很高的疗效。后来,他又用兔、犬进行实验均获得成功。这时,他的女儿得了链球菌败血病,奄奄一息,他在焦急不安中决定使用百浪多息,结果女儿得救。

令人奇怪的是,百浪多息只有在体内才能杀死链球菌,而在试管内则不能。研究人员认为百浪多息一定是在体内变成了对细菌有效的另一种成分,于是他们着手对"百浪多息"的有效成分进行分析,分解出"氨苯磺胺"。磺胺的名字也很快在医疗学广泛传播开来。1937年研制出磺胺吡啶,1939年又研制出磺胺噻唑。1939年,多马克被授予诺贝尔生理学或医学奖。

【体内过程】 该类药物可分布于全身组织及体液,易透过胎盘屏障进入胎儿体内,血浆蛋白结合率差异大,为$25\%\sim95\%$。血浆蛋白结合率低的药物,如磺胺嘧啶较易通过血脑脊液屏障,可作为治疗流行性脑脊髓膜炎的首选药。药物原形及其乙酰化代谢物经肾排出,尿药浓度高,有利于治疗尿路感染。磺胺类药物及其乙酰化代谢物在碱性尿液中溶解度高,在酸性尿液中易析出结晶。

【抗菌作用】

1. 抗菌谱 磺胺类药物抗菌谱广,对金黄色葡萄球菌、溶血性链球菌、脑膜炎球菌、大肠埃希菌、伤寒杆菌、产气杆菌及变形杆菌等有良好的抗菌活性,此外对少数真菌、衣原体、原虫(疟原虫和弓形虫)也有效。

2. 耐药性 细菌对磺胺类抗菌药极易产生耐药性,细菌对各种磺胺类抗菌药有交叉耐药性,但磺胺类抗菌药与其他抗菌药之间没有交叉耐药性,与甲氧苄啶合用可减少和延缓耐药性的产生。

【作用机制】 对磺胺类抗菌药敏感的细菌,生长过程中不能利用周围环境中的叶酸,只能利用对氨基苯甲酸(PABA)和二氢蝶啶,在细菌体内二氢叶酸合成酶的作用下合成二氢叶酸,再经二氢叶酸还原酶的作用形成四氢叶酸。四氢叶酸活化后可作为一碳单位的转运体,在嘌呤和嘧啶核苷酸形成过程中起重要的传递作用。磺胺类药物的结构和PABA相似,因而可与PABA竞争二氢叶酸合成酶,阻碍二氢叶酸的合成,从而影响核酸的生成,抑制细菌生长繁殖(图34-3)。

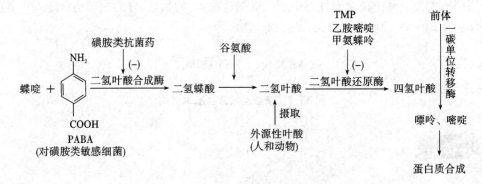

图34-3 磺胺类抗菌药作用机制

【不良反应】

1. 肾损害 磺胺类抗菌药主要在肝内乙酰化失活,乙酰化磺胺在酸性尿中溶解度低,易析出结晶而损伤肾;可产生结晶尿、血尿、尿痛、尿路阻塞和尿闭等症状。可采取以下措施防治:①同服等量碳酸氢钠,碱化尿液,增加磺胺类药物及乙酰化代谢物的溶解度;②多喝水,降低药物浓度,加速排泄;③定期检查尿液,发现结晶尿应及时停药。

2. 抑制骨髓 可引起白细胞减少、再生障碍性贫血及血小板减少症。

3. 过敏反应 较多见,有皮疹、药物热等,严重者可出现剥脱性皮炎、多形性红斑。

4. 肝损害 出现黄疸等,甚至引起急性重型肝炎。

5. 其他 恶心、呕吐、眩晕、头痛、精神不振、全身乏力等。

二、常用磺胺类抗菌药

磺胺类抗菌药根据其肠道吸收和临床应用情况可分为三大类。

1. 全身感染用药 口服易吸收。分为三类:①短效类,如磺胺异噁唑;②中效类,如磺胺嘧啶、磺胺甲噁唑;③长效类,如磺胺多辛、磺胺甲氧嘧啶。

2. 肠道感染用药 口服吸收少,如柳氮磺吡啶。

3. 局部外用药 如磺胺米隆、磺胺嘧啶银。

磺胺嘧啶(sulfadiazine,SD)

磺胺嘧啶属于中效类磺胺类抗菌药,口服易吸收,血浆蛋白结合率较低(约为45%),易透过血脑屏障,脑脊液中的浓度达血药浓度的50%～80%,能达到治疗流行性脑脊髓膜炎的有效浓度,可作为脑膜炎、奈瑟菌脑膜炎的预防用药。也用于治疗诺卡菌病,与乙胺嘧啶联合用于马形虫病的治疗。与甲氧苄啶(双嘧啶片)合用可产生协同抗菌作用。有15%～34%以乙酰化形式从尿排泄,易在肾脏析出结晶损害肾脏,应碱化尿液,多饮水加以预防。

【主要制剂及用法用量】 治疗流行性脑脊髓膜炎(简称流脑):小儿每日按体重0.2～0.3 g/kg,成人每次2 g,4次/日。钠盐可深部肌内注射或用生理盐水稀释,使浓度低于5%,缓慢静脉滴注或静脉注射。

【禁忌证】　磺胺类药物过敏者,孕妇,哺乳期妇女,2个月以下婴儿,肝、肾功能不良者禁用。

【注意事项】

1. 下列情况应慎用:缺乏葡萄糖-6-磷酸脱氢酶、卟啉病、失水、休克患者和老年患者。

2. 交叉过敏反应,对一种磺胺类抗菌药呈现过敏的患者对其他磺胺类抗菌药可能过敏。

3. 对呋塞米、砜类、噻嗪类利尿药、碳酸酐酶抑制药过敏的患者,对磺胺类抗菌药亦可过敏。

4. 每次服用本药时应饮用足量水分,服用期间也应保持充足进水量,使成人每日尿量维持在1 200 mL以上。如应用本药疗程长、剂量大时,除多饮水外宜同服碳酸氢钠。

5. 本药在尿中溶解度低,出现结晶尿机会多,故一般不推荐用于尿路感染的治疗。

【相互作用】

1. 合用尿碱化药可增加本药在碱性尿中的溶解度,使排泄增多。

2. 不能与对氨基苯甲酸同用,对氨基苯甲酸可代替本药被细菌摄取,两者相互拮抗。也不宜与含对氨苯甲酰基的局麻药如普鲁卡因、苯佐卡因、丁卡因等合用。

3. 与口服抗凝药、口服降血糖药、甲氨蝶呤、苯妥英钠和硫喷妥钠合用时,上述药物需调整剂量,因本药可取代这些药物的蛋白结合部位,或抑制其代谢,以致药物作用时间延长或毒性发生。

4. 与避孕药(口服含雌激素者)长时间合用可导致避孕的可靠性减小,并增加经期外出血的机会。

5. 与肝毒性药物合用可能引起肝毒性发生率的增高,对此类患者尤其是用药时间较长及以往有肝病史者应进行严密的监测。

6. 与光敏感药物合用可能发生光敏感的相加作用。

磺胺甲噁唑(sulfamethoxazole,SMZ,新诺明)

磺胺甲噁唑为中效类磺胺类抗菌药,血浆蛋白结合率较高,为60%～80%。脑脊液中浓度低于SD,可用于流行性脑脊髓膜炎的预防。尿中浓度与SD相似,适用于大肠埃希菌等敏感菌引起的泌尿道感染。主要与甲氧苄啶合用,产生协同抗菌作用,扩大临床适应证范围。服药期间,应注意泌尿系统损害。

柳氮磺吡啶(sulfasalazine,SASP)

口服几乎不吸收,本身并无抗菌作用,给药后在肠道细菌和碱性条件下分解成磺胺吡啶和5-氨基水杨酸。磺胺吡啶有抗菌活性,5-氨基水杨酸具有一定的抗炎和免疫调节作用。SASP对肠组织具有较高的亲和性,口服或灌肠可用于治疗急、慢性溃疡性结肠炎,节段性回肠炎;栓剂用于治疗溃疡性直肠炎。不良反应较少,如长期服用可产生恶心、呕吐、皮疹、药物热和白细胞减少等不良反应,还可影响精子活力而引起不育症。

磺胺米隆(sulfamylon,SML,甲磺灭脓)

抗菌谱广,尤其是对铜绿假单胞菌作用强,对金黄色葡萄球菌及破伤风梭菌有效。穿透力强,其抗菌活性不受脓液、坏死组织以及 PABA 的影响。适用于烧伤或大面积创伤感染。不良反应有局部疼痛及烧灼感,大面积使用其盐酸盐可能导致酸中毒,应选用其醋酸盐。偶见过敏反应。

磺胺嘧啶银(sulfadiazine silver,SD-Ag,烧伤宁)

SD-Ag 抗菌谱广,对多数革兰阳性菌和阴性菌有良好的抗菌活性,对铜绿假单胞菌的作用强于磺胺米隆。能发挥 SD 及硝酸银的抗菌、收敛、促进创面结痂愈合作用。临床用于预防和治疗Ⅱ度、Ⅲ度烧伤或烫伤的创面感染,局部应用除有一过性疼痛外,一般无其他不良反应。

磺胺醋酰钠(sulfacetamide sodium,SA-Na)

SA-Na 溶液呈中性,水溶性高,几乎不具有刺激性,穿透力强,滴眼用于治疗沙眼、角膜炎和结膜炎等,不良反应少。

三、甲氧苄啶(trimethoprim,TMP)

甲氧苄啶又称甲氧苄氨嘧啶或磺胺增效剂,抗菌谱与 SMZ 相似,属于抑菌药,其抗菌活性比 SMZ 强数十倍。作用机制是抑制细菌二氢叶酸还原酶,使二氢叶酸不能还原成四氢叶酸,最终阻碍了核酸的合成。TMP 口服吸收迅速且完全,$t_{1/2}$ 约为 11 h。给药后分布广泛,脑脊液中药物浓度较高,炎症时脑脊液中药物浓度可接近血药浓度。单独用药易引起细菌耐药,常与 SMZ,SD 合用或制成复方制剂,用于呼吸道、泌尿道、皮肤软组织及肠道感染。

可引起轻微的胃肠道反应,偶见过敏反应。大剂量或长期应用可导致粒细胞减少、血小板减少及巨幼细胞贫血,应及时停药并给予四氢叶酸治疗。

第三节 其他合成抗菌药

一、硝基咪唑类药物

硝基咪唑类药物是一类具有硝基咪唑环结构的药物,包括甲硝唑(MNZ)、二甲硝咪唑(DMZ)、异丙硝唑(IPZ)、塞可硝唑(SCZ)、奥硝唑(ONZ)、替硝唑(TNZ)和洛硝哒唑(RNZ)等。

甲硝唑(metronidazole,灭滴灵)

甲硝唑为人工合成的 5-硝基咪唑类药物。

【抗菌作用】 对革兰阴性厌氧杆菌、革兰阳性厌氧芽胞杆菌及所有厌氧球菌均有较强的抗菌作用,脆弱拟杆菌对其较敏感。长期应用不易导致二重感染。主要用于防治口腔、盆腔、腹腔内厌氧菌感染及败血症、气性坏疽等,是治疗厌氧菌感染的首选药。

【主要制剂及用法用量】 片剂。

成人用量:口服,每日 0.6~1.2 g,分 3 次服,7~10 日为一个疗程。

小儿用量:口服,每日按体重 20~50 mg/kg。

【不良反应】　一般较轻微。常见不良反应有恶心、呕吐、食欲减退、上腹部不适、腹痛、腹泻等胃肠道反应。极少数患者出现眩晕、惊厥、共济失调和肢体感觉异常等神经系统症状，一旦出现，应立即停药。可干扰乙醇代谢，导致急性乙醛中毒。此外，还可能引起过敏、白细胞减少、口腔金属味、致畸致癌等，癫痫患者、血液病患者、孕妇、哺乳期妇女禁用，用药期间应忌酒。

【相互作用】　本药能增强华法林等抗凝药物的作用。与土霉素合用可干扰甲硝唑清除阴道滴虫的作用。

二、硝基呋喃类药物

硝基呋喃类药物是一类干扰微生物糖代谢的抑菌药物，抗菌谱广，且不易产生耐药性，主要用于治疗尿路感染。

呋喃妥因（nitrofurantoin）

呋喃妥因又称呋喃坦啶，口服吸收迅速且完全。其对大多数革兰阳性菌及阴性菌均有抗菌作用，但对变形杆菌属、沙雷菌属和铜绿假单胞菌无效。临床上用于敏感菌所致的泌尿系统感染，如肾盂肾炎、尿路感染、膀胱炎及前列腺炎等。消化道反应较常见。剂量过大或肾功能不全者可引起严重的周围神经炎。偶见过敏反应。葡萄糖-6-磷酸脱氢酶缺乏患者、新生儿禁用。

呋喃唑酮（furazolidone）

呋喃唑酮又称痢特灵，体外对沙门菌属、志贺菌属、大肠埃希菌、肠杆菌属、幽门螺杆菌、金黄色葡萄球菌、粪肠球菌、霍乱弧菌和弯曲菌属均有抗菌作用。口服吸收少，肠内浓度高，主要用于肠炎和菌痢，也可用于尿路感染、伤寒、副伤寒和霍乱，还可用于治疗幽门螺杆菌所致的胃、十二指肠溃疡。不良反应同呋喃妥因。

目标检测

1. 喹诺酮类抗菌药抑制（　　）。

A. 细菌二氢叶酸合成酶　　　　　　　　B. 细菌二氢叶酸还原酶

C. 细菌 DNA 聚合酶　　　　　　　　　　D. 细菌依赖于 DNA 的 RNA 多聚酶

E. 细菌 DNA 螺旋酶

2. 磺胺药抗菌机制是（　　）。

A. 抑制细胞壁合成　　　B. 抑制 DNA 螺旋酶　　　C. 抑制二氢叶酸合成酶

D. 抑制分枝菌酸合成　　E. 改变膜通透性

3. 磺胺甲噁唑口服用于全身感染时需加服碳酸氢钠的原因是（　　）。

A. 增强抗菌作用　　　B. 减少口服时的刺激　　　C. 减少尿中磺胺结晶析出

D. 减少磺胺药代谢　　E. 双重阻断细菌叶酸代谢

4. 下列不属于氟喹诺酮类药物的共同特点的是（　　）。

A. 口服吸收好　　　　B. 细菌对其不产生耐药性　C. 抗菌谱广

D. 抗菌作用强　　　　E. 不良反应少

5. 甲氧苄啶与磺胺甲噁唑合用的原因是（　　）。

A. 促进分布　　　　　　　　　　　　B. 促进吸收

C. 抗菌谱相似　　　　　　　　　　　D. 双重阻断细菌蛋白质合成

E. 双重阻断细菌的叶酸代谢

6. 对磺胺类抗菌药耐药的耐药机制是（　　）。

A. 改变代谢途径，细菌产生更多的 PABA

B. 产生灭活酶

C. 改变靶位结构

D. 增加细胞膜通透性

E. 增强主动外排活性

7. 喹诺酮类药物不宜应用于（　　）。

A. 溃疡病患者　　　　　B. 肝病患者　　　　　C. 儿童

D. 老年人　　　　　　　E. 妇女

8. 下列不属于氟喹诺酮的是（　　）。

A. 环丙沙星　　　　　　B. 吡哌酸　　　　　　C. 依诺沙星

D. 洛美沙星　　　　　　E. 氧氟沙星

9. 磺胺类抗菌药的抗菌机制是（　　）。

A. 抑制二氢叶酸合成酶　B. 抑制四氢叶酸还原酶　C. 改变细菌细胞膜通透性

D. 抑制二氢叶酸还原酶　E. 改变细菌胞质膜通透性

10. 可对抗磺胺药抗菌作用的物质是（　　）。

A. TMP　　　　　　　　B. 叶酸　　　　　　　C. PABA

D. GABA　　　　　　　E. 单胺氧化酶

11. 喹诺酮类抗菌药的抗菌谱不包括（　　）。

A. 大肠埃希菌和痢疾杆菌　　　　　　B. 支原体和衣原体

C. 伤寒杆菌和流感杆菌　　　　　　　D. 结核分枝杆菌和厌氧杆菌

E. 真菌和病毒

12. 为减轻磺胺药肾损害，应（　　）。

A. 饭后服用　　　　　　B. 睡前服用　　　　　C. 碱化尿液

D. 酸化尿液　　　　　　E. 饭前服用

第三十五章　抗结核病药和抗麻风病药

1. 掌握:异烟肼、利福平的抗菌作用、临床应用、主要制剂、用法用量、不良反应等。
2. 熟悉:吡嗪酰胺、乙胺丁醇、链霉素的作用特点和临床应用;抗结核病药的用药原则。
3. 了解:抗麻风病药的抗菌作用及应用。

结核病是由结核分枝杆菌感染引起的慢性传染病。结核分枝杆菌可侵入人体全身各种器官,但主要侵犯肺脏,称为肺结核病。结核病是青年人容易发生的一种慢性和缓发的传染病。潜伏期为 4～8 周。其中 80% 发生在肺部,其他部位(颈淋巴、脑膜、腹膜、肠、皮肤、骨骼)也可继发感染。人与人之间呼吸道传播是本病传染的主要方式,传染源是接触排菌的肺结核患者。随着环境污染和艾滋病的传播,结核病发病率越发强烈。除少数发病急促外,临床上多呈慢性过程。常有低热、乏力等全身症状和咳嗽、咯血等呼吸系统表现。

麻风是由麻风杆菌引起的一种慢性传染病,主要病变在皮肤和周围神经。临床表现为麻木性皮肤损害,神经粗大,严重者甚至肢端残废。本病在世界上流行甚广,我国则流行于广东、广西、四川、云南以及青海等省、自治区。1949 年后由于积极防治,本病已得到有效控制,发病率显著下降。

第一节　抗结核病药

目前,临床应用的抗结核病药的种类很多,根据疗效、毒副作用和患者耐受情况主要分为两类:一线抗结核病药:异烟肼、利福平、乙胺丁醇、链霉素、吡嗪酰胺,其特点为疗效好、不良反应较少、患者容易接受。二线抗结核病药:对氨基水杨酸钠、乙硫异烟胺、卷曲霉素、环丝氨酸、氨硫脲、卡那霉素、阿米卡星等,其特点为疗效较差、毒性较大,主要用于对一线抗结核病药产生耐药性的患者或与其他抗结核病药配伍使用。近年又开发了一些疗效较好、毒副作用相对较小的新一代抗结核病药,包括利福定、利福喷汀、莫西沙星、新大环内酯类等,它们在耐多药结核病的治疗中发挥重要作用。

一、常用抗结核病药

异烟肼(isoniazid,雷米封)

【药理作用】　口服、注射均易吸收,口服生物利用度为 90%,常规剂量用药后 1～2 h 血药浓度达到峰值。异烟肼对结核分枝杆菌具有高度的选择性,对活动期的结核分枝杆菌具有杀灭作用,对静止期的结核分枝杆菌具有抑制作用而不具杀灭作用。异烟肼的作用强度还与其渗入病灶的浓度有关,浓度高时具有杀灭作用,浓度低时具有抑制作用。

【临床应用】 异烟肼是预防和治疗各种类型结核病的首选药之一,应用于各种类型结核病的治疗和预防。

【主要制剂】

1. 异烟肼片 50 mg,100 mg。

2. 异烟肼注射液 2 mL:100 mg。

【用法用量】

1. 片剂 口服。预防:成人一日 0.3 g,顿服;小儿每日按体重 10 mg/kg,一日总量不超过 0.3 g(3 片),顿服。治疗:成人与其他抗结核病药合用,按体重每日口服 5 mg/kg,最多 0.3 g(3 片);或每日按体重 15 mg/kg,最多 900 mg(9 片),每周 2~3 次;小儿按体重每日 10~20 mg/kg,每日不超过 0.3 g(3 片),顿服。某些严重结核病患儿(如结核性脑膜炎),每日按体重可高达 30 mg/kg(一日最高量为 500 mg),但要注意肝功能损害和周围神经炎的发生。

2. 注射液 肌内注射、静脉滴注或气管内滴注,一日 0.1~0.3 g。

【不良反应】 发生率较多者有步态不稳或麻木针刺感、烧灼感或手指疼痛(周围神经炎);深色尿,眼或皮肤黄染(肝毒性:35 岁以上患者肝毒性发生率增高);食欲不佳,异常乏力或软弱,恶心或呕吐,肝毒性的前驱症状,极少数患者有视物模糊或视力减退,合并或不合并眼痛(视神经炎);发热、皮疹、血细胞减少及男性乳房发育等。本药偶可因神经毒性引起抽搐。也有发生皮疹、发热、胃肠道反应、粒细胞减少、血小板减少等不良反应。

【注意事项】

1. 服药前告知患者可能会出现兴奋、头痛、失眠、四肢麻木、肌肉震颤等神经系统症状,若及时补充维生素 B₆,可预防上述不良反应的发生。

2. 告知患者异烟肼为肝药酶抑制剂,可使双香豆素类抗凝血药、苯妥英钠及氨茶碱等的代谢减慢,血药浓度升高,合用时应注意调整剂量。

3. 告知患者服药期间饮酒或与利福平合用均可增加肝毒性,应注意避免。

4. 抗酸药尤其是氢氧化铝可抑制异烟肼的吸收,不宜同服。

5. 孕妇、肝功能不全者、有精神病或癫痫病史者慎用。

【相互作用】

1. 服用异烟肼时每日饮酒,易引起由本药诱发的肝毒性反应,并加速本药的代谢,因此须调整本药的剂量,并密切观察肝毒性征象。应劝告患者服药期间避免饮含酒精的饮料。

2. 与肾上腺皮质激素(尤其泼尼松龙)合用时,可增加本药在肝内的代谢及排泄,导致本药血药浓度减低而影响疗效,在异烟肼快乙酰化者更为显著,应适当调整剂量。

3. 抗凝血药(如香豆素或茚满双酮衍生物)与本药合用时,由于抑制了抗凝药的酶代谢,使抗凝作用增强。

4. 异烟肼为维生素 B 的拮抗剂,可增加维生素 B 经肾的排出量,易致周围神经炎的发生。同时服用维生素 B₆者,需酌情增加用量。

5. 与乙硫异烟胺、吡嗪酰胺、利福平等其他有肝毒性的抗结核病药合用时可增加本药的肝毒性,尤其是已有肝功能损害者或为异烟肼快乙酰化者,因此应尽量避免合用或在疗程的头 3 个月密切随访有无肝毒性征象出现。

6. 本药可抑制卡马西平的代谢,使其血药浓度增高,引起毒性反应;卡马西平则可诱导异烟肼的微粒体代谢,使具有肝毒性的中间代谢物增加。与对乙酰氨基酚合用时,由于异烟肼可诱导肝细胞色素 P450,使前者形成毒性代谢物的量增加,可增加肝毒性及肾毒性。

利福平(rifampicin)

【药理作用】 利福平口服吸收完全,吸收易受食物、对氨基水杨酸等的影响,分布于全身各个组织,穿透力强,可进入细胞、结核空洞、痰液及胎儿体内。$t_{1/2}$ 为 1.5～5 h,利福平为肝药酶诱导剂,能加快自身及其他药物的代谢,连续服用可通过增强肝药酶活性而缩短自身的半衰期;从胆汁排泄,形成肝肠循环。

【临床应用】 可用于治疗各种类型的结核病、麻风病、耐药金黄色葡萄球菌及其他敏感菌所致的感染、严重的胆道感染、眼部感染。

【主要制剂】

1. 利福平胶囊 0.15 g。

2. 利福平片 0.15 g。

3. 利福平注射液 5 mL(300 mg,450 mg,600 mg)。

4. 滴眼用利福平 10 mg:10 mL。

【用法用量】

1. 胶囊 抗结核治疗:成人,口服,一日 0.45～0.60 g(3～4 粒),空腹顿服,每日不超过 1.2 g(8 粒);1 个月以上小儿每日按体重 10～20 mg/kg,空腹顿服,每日量不超过 0.6 g(4 粒)。脑膜炎奈瑟菌带菌者:成人按体重 5 mg/kg,每 12 h 1 次,连续 2 日;1 个月以上小儿每日按体重 10 mg/kg,每 12 h 1 次,连服 4 次。老年患者:口服,每日按体重 10 mg/kg,空腹顿服。

2. 片剂 剂量、用法同上。

3. 注射液 本药仅供静脉滴注,须即配即用。输液配制方法:将 10 mL 注射用水加入利福平管制注射剂瓶中振摇,待利福平完全溶解之后,加至 500 mL 5% 葡萄糖溶液或生理盐水中,输液应在 2～3 h 内完成。结核病:成人一次按体重 10 mg/kg,一日 1 次,一日剂量不超过 0.6 g;儿童一次按体重 10～20 mg/kg,一日 1 次,一日剂量不超过 0.6 g。其他感染:军团病或重症葡萄球菌感染,成人建议一日剂量为 0.6～1.2 g,分 2～4 次给药。

4. 滴眼 一次 1～2 滴,一日 4～6 次。将滴丸放入缓冲液中,轻摇,完全溶解后滴眼。

【不良反应】

1. 胃肠道反应 常见恶心、呕吐、腹痛、腹泻,一般不严重。

2. 肝损害 为主要不良反应,表现为黄疸、转氨酶升高、肝大等。与异烟肼合用可加重肝损害,应注意监测肝功能。

3. 过敏反应 少数患者可出现药物热、皮疹,偶见白细胞和血小板减少等。

4. 神经系统反应 可见头痛、眩晕、嗜睡、乏力、视物模糊和运动失调等症状。

5. 动物实验 证明本药有致畸作用,妊娠早期禁用。

【注意事项】

1. 使用利福平期间,指导患者空腹用药,宜晨起顿服,以避免食物影响其吸收;提前告知患者,利福平的排泄物可将汗液、唾液、泪液、尿液、粪便等染成橘红色,对健康无影响,避免出现恐慌情绪。

2. 单独使用会迅速产生耐药性,因此必须和其他抗结核病药联合使用。

3. 用药期间定期检查肝功能,严重肝病、胆道阻塞患者禁用。

4. 用药期间定期进行血常规检查,避免拔牙,注意口腔卫生。

5. 利福平应餐前 1 h 或餐后 2 h 服用,清晨空腹一次服用更好。

【相互作用】

1. 使用本药时每日饮酒可导致本药的肝毒性反应发生率增加。

2. 肾上腺皮质激素、抗凝药、氨茶碱、茶碱、氯霉素、氯贝丁酯、环胞素、维拉帕米、妥卡尼普罗帕酮、甲氧苄啶、香豆素或茚满二酮衍生物、口服降糖药、促皮质素、氨苯砜、洋地黄苷类、丙吡胺、奎尼丁与本药合用时,由于本药可诱导肝微粒体酶活性,可使上述药物的药效减低,因此在用本药前和疗程中需调整上述药物剂量。本药与香豆素或茚满二酮类合用时应每日或定期测定凝血酶原时间,据以调整剂量。

链霉素(streptomycin)

链霉素是第一个有效的抗结核病药,对大多数结核分枝杆菌有抑制作用,其作用强度不及异烟肼和利福平。本药穿透力弱,不易透过细胞膜和血脑屏障,也不易渗入纤维化、干酪样及厚壁空洞病灶内,故对细胞内、脑内及上述病灶内的结核分枝杆菌疗效差。结核分枝杆菌对本药易产生耐药性,且长期使用耳毒性发生率高,故本药只能与其他药物联合使用来治疗结核病。

吡嗪酰胺(pyrazinamide)

吡嗪酰胺口服易吸收,在体内分布广泛,细胞内和脑脊液中浓度较高;大部分在肝脏代谢,少部分原形药经肾脏排出。本药仅对结核分枝杆菌有效,抗菌作用弱于异烟肼和利福平,在酸性环境中作用可增强。本药单独使用易产生耐药性,与其他抗结核病药之间无交叉耐药性,与异烟肼和利福平合用具有协同作用,是结核病联合用药的重要成分。长期大剂量使用可发生严重的肝损害,故用药期间应定期检查肝功能,肝功能不良者慎用。本药还能引起胃肠道反应、光敏反应、抑制尿酸排泄而诱发痛风。用药应避免日光照射。

乙胺丁醇(ethambutol)

乙胺丁醇的抗结核分枝杆菌作用较异烟肼、利福平弱,对繁殖期的结核分枝杆菌有较强的抑制作用,耐药性形成较缓慢,且无交叉耐药性。临床主要与异烟肼、利福平等联用治疗各型结核病。不良反应多为视物模糊、眼痛、红绿色盲或视力减退、视野缩小、视神经炎(每日按体重 25 mg/kg 以上使用药物时易发生),视力变化为单侧或双侧。较少为畏寒、关节肿痛(尤其大趾髁、膝关节)、病变关节表面皮肤发热有拉紧感(急性痛风、高尿酸血症偶有皮疹、发热、关节痛等过敏反应)或麻木,有针刺感、烧灼痛或手足软弱无力(周围神经炎)。

对氨基水杨酸钠(sodium aminosalicylate,PAS)

对氨基水杨酸钠抗菌谱窄,仅对结核分枝杆菌有较弱的抑制作用,耐药性形成缓慢,常与其他抗结核病药合用以增强疗效,延缓产生耐药性。主要不良反应为胃肠道反应及肾损害;偶见过敏反应,如皮疹、药物热、关节痛等。用药期间应嘱咐患者多饮水,以防出现结晶尿或血尿;静脉滴注时应现用现配制,并在避光条件下使用,注意避热。

卷曲霉素(capreomycin)

卷曲霉素是多肽类抗生素,其抗菌机制为抑制细菌蛋白质的合成。单独应用易产生耐药性。临床用于复治的结核病患者,与其他抗结核病药联合使用。不良反应较链霉素轻。

乙硫异烟胺(ethionamide)

乙硫异烟胺为异烟肼的衍生物,主要抑制结核分枝杆菌的合成而发挥抗结核作用。

尽管结构与异烟肼相似,但与异烟肼无交叉耐药性。不良反应为胃肠道反应及神经系统症状。

氟喹诺酮类药

氟喹诺酮类药如氧氟沙星、环丙沙星、莫西沙星等,具有良好的抗结核病的作用,杀菌作用强,不易产生耐药性,与其他抗结核病药之间无交叉耐药性,口服生物利用度高,组织分布广,尤其在巨噬细胞、呼吸道内浓度高,主要与其他抗结核病药联合应用,用于治疗多药耐药性结核病。

二、抗结核病药的临床应用原则

抗结核病药是目前治疗结核病的重要手段,应遵循早期、适量、联合、规律、全程督导用药原则,才能提高药物疗效,降低不良反应,有效控制结核病。

1. 早期用药　早期活动性病灶内结核分枝杆菌处于增殖期,对抗结核病药比较敏感,易被药物抑制或杀灭。患病初期机体抵抗力较强,局部血流量大,药物更易进入病灶发挥作用,疗效较好。而患病晚期由于病灶内形成纤维化、干酪样或空洞,局部血流量减少,药物不易进入病灶发挥作用,疗效较差。

2. 适量用药　药物剂量不足,病灶内药物难以达到有效治疗浓度,且易诱导细菌产生耐药性,使治疗失败;药物剂量过大,则易产生严重不良反应而使治疗中断。

3. 联合用药　根据患者病情严重程度和抗结核病药的作用特点联合两种或两种以上药物,可增强疗效,减少不良反应,延缓耐药性的产生。临床可采取二联、三联甚至四联的用药方案,通常轻症肺结核联合应用异烟肼和利福平,重症则应用四联或更多抗结核病药。

4. 规律用药　治疗结核病必须坚持规律用药,不能随意改变药物种类或剂量,甚至过早停药,以防已被抑制的细菌再度繁殖或迁延,导致治疗失败。

5. 全程督导用药　患者必须坚持全程督导用药,每次用药应在督导员的监视下进行,因故未用药时必须采取补救措施,不可过早停药,否则难以治疗成功。全程督导用药可提高治疗依从性和治愈率,减少多耐药病例的发生。轻症肺结核应持续治疗9~12个月,中度及重度肺结核持续治疗18~24个月。

第二节　抗麻风病药

抗麻风病药是指用于治疗麻风病的一类药物,目前防治麻风病的药物主要为氨苯砜、利福平和氯法齐明等。目前多采用联合疗法。

氨苯砜(dapsone)

【药理作用】　氨苯砜口服后吸收迅速而完全,血浆蛋白结合率为 $50\%\sim90\%$。吸收后广泛分布于全身组织和体液中,以肝、肾的浓度为高;病损皮肤的浓度比正常皮肤高 10 倍。本药在肝内经 N-乙酰转移酶代谢。患者可分为氨苯砜慢乙酰化型和氨苯砜快乙酰化型:前者服药后其血药峰浓度较高,易产生不良反应,尤其是血液系统的不良反应,但临床疗效未见增加;后者用药时可能需要调整剂量。口服后数分钟即可在血液中测得本药,达峰时间为 $2\sim6$ h,有时为 $4\sim8$ h。本药存在肝胆循环,氨苯砜片剂排泄缓慢,消除半衰期为 $10\sim50$ h(平均为 28 h)。停药后本药在血液中仍可持续存在数周之久。$70\%\sim85\%$ 的给药量以原形和代谢物自尿中排出;少量经粪便、汗液、唾液、痰液和乳汁排泄。本药为砜类抑菌剂,对麻风杆菌有较强的抑制作用,大剂量应用时有杀菌作用。其作用机制与磺胺类抗菌药相似,作用于细菌的二氢叶酸合成酶,干扰叶酸的合成。两者的抗菌谱相似,均可为氨基苯甲酸所拮抗。本药亦可作为二氢叶酸还原酶抑制剂。此外,本药尚具免疫抑制作用,可能与抑制疱疹样皮炎的作用有关。如长期单用,麻风杆菌易对本药产生耐药性。

【临床应用】　主要用于各型麻风病的治疗。

【不良反应】　不良反应多为背痛、腿痛、胃痛,食欲减退;皮肤苍白、发热、溶血性贫血;皮疹;乏力或软弱;变性血红蛋白血症。少为皮肤瘙痒、剥脱性皮炎、神经紊乱、周围神经炎;咽痛、粒细胞减低;砜类综合征或肝脏损害等。眩晕、恶心、呕吐等症状如持续存在需引起注意。

【注意事项】　对本药及磺胺类抗菌药过敏者、严重肝功能损害和精神障碍者禁用。

【相互作用】

1. 与丙磺舒合用可减少肾小管分泌,使砜类药物血药浓度高而持久,易发生毒性反应,因此在应用丙磺舒的同时或以后需调整砜类的剂量。利福平可刺激肝微粒体酶的活性,使本药血药浓度降低 $1/10\sim1/7$,故服用利福平的同时或以后应用氨苯砜时需调整后者的剂量。

2. 本药不宜与骨髓抑制药合用,因可加重白细胞和血小板减少的程度,必须合用时应密切观察其对骨髓的毒性。

3. 本药与其他溶血药物合用时可加剧溶血反应。

4. 与甲氧苄啶合用时,两者的血药浓度均可增高。其机制可能为抑制氨苯砜在肝脏的代谢,两者竞争在肾脏中的排泄,本药血药浓度增高可加重其不良反应。

氯法齐明(clofazimine,氯苯吩嗪)

氯法齐明对麻风分枝杆菌、结核分枝杆菌和其他多种分枝杆菌有强大的抑制活性,其抑制结核分枝杆菌和牛型结核分枝杆菌的 MIC 为 $0.1\sim3.3$ $\mu g/mL$,对鸟分枝杆菌的 MIC 为 $0.5\sim2.0$ $\mu g/mL$,其杀菌速度与氨苯砜相仿,$30\sim60$ 天可杀灭 $96\%\sim99\%$ 的麻风分枝杆菌。氯法齐明为治疗瘤型麻风病的首选药物。本药为吩嗪类染料,可抑制 DNA 依赖的

RNA 聚合酶,阻止 RNA 的合成,抑制细菌蛋白质的合成,抑制或杀灭分枝杆菌的生长。本药在大剂量时才显示有抗炎作用,可能与稳定溶酶体膜有关。本药可抑制麻风的结节红斑反应,但作用仅在用药后 2～4 周才缓慢出现。

知识链接

新中国抗击麻风病的历史回眸

新中国成立初期的疾病普查统计显示,我国麻风病患者有 50 多万人,而 60% 以上患者来自云南、贵州、四川、湖南和西藏五省区。

麻风病患者是本病的唯一传染源。新中国成立初期,党和政府即以建立麻风病院、麻风病村的方式,对麻风病患者进行隔离、治疗。当时,我国建立了 1 000 多个麻风病院、麻风病村。2019 年初,新华社记者朱旭东采访了中国麻风防治协会副会长潘春枝,他介绍说,中国现有麻风病院、麻风病村 593 所,比新中国成立初期已经减少了近一半;而实际麻风病院、麻风病村的患者减少得更多,每个麻风病院、麻风病村由最初的几百人下降到几十人。麻风病院、麻风病村的麻风病患者的治疗费用、住房、生活保障全部由国家负担。

新中国彻底改变了曾经将麻风病患者驱赶到深山当野人的残酷做法,麻风病患者从"鬼"变成了人,不再受到社会歧视。数十年来,全国麻风病院、麻风病村由兴到衰,麻风病院、麻风病村患者由多到少,反映的正是新中国党和政府对防治麻风病和救治麻风病患者做出的巨大努力和取得的瞩目成效。

目标检测 ➡➡

1. 治疗活动性结核病的首选药是( )。

A. 吡嗪酰胺　　　　　　B. 链霉素　　　　　　C. 异烟肼

D. 乙胺丁醇　　　　　　E. 利福平

2. 下列属于广谱抗生素,兼有抗结核病和抗麻风病作用的药物是( )。

A. 利福平　　　　　　　B. 异烟肼　　　　　　C. 乙胺丁醇

D. 吡嗪酰胺　　　　　　E. 对氨基水杨酸

3. 连续大剂量使用可导致球后视神经炎的药物是( )。

A. 利福平　　　　　　　B. 乙胺丁醇　　　　　　C. 吡嗪酰胺

D. 异烟肼　　　　　　　E. 链霉素

4. 应用异烟肼时常合用维生素 B 的目的是( )。

A. 延缓耐药性　　　　　B. 减轻肝损害　　　　　C. 增强疗效

D. 防治周围神经炎　　　E. 以上都不是

5. 患者,男,64 岁。患脑梗死多年,长期口服华法林每日 6 mg。近日由于接触过开放性肺结核患者,为预防感染,口服异烟肼每日 300 mg,结果出现口腔、皮肤黏膜多处出血点,其原因是( )。

A. 异烟肼引起出血　　　　　　　　B. 结核分枝杆菌感染

C. 异烟肼抑制肝药酶,使华法林代谢减慢　　D. 异烟肼损伤肝脏引起凝血障碍

E. 异烟肼造成维生素 B 缺乏

第三十六章 抗真菌药和抗病毒药

1. 熟悉:临床常用的抗真菌药、抗病毒药的药理作用、临床应用、不良反应。
2. 了解:抗真菌药、抗病毒药的分类。

真菌感染和病毒感染是临床上比较常见的疾病,临床上常用抗真菌药和抗病毒药治疗。能杀灭真菌或抑制真菌生长繁殖的药物称为抗真菌药。临床上治疗病毒感染的药物称为抗病毒药。

第一节 抗真菌药

真菌感染一般可分为深部真菌感染和浅部真菌感染两种。深部真菌感染多由白色念球菌、新型隐球菌、荚膜组织胞浆菌等引起,主要侵犯人体黏膜、内脏、深部组织及全身,病情常较为严重,随着广谱抗生素等药物的长期不合理使用,深部真菌感染的发病率也随之增加。浅部真菌感染常侵犯人体皮肤、毛发、指(趾)甲等,由各种癣菌引起,发病率高于深部真菌感染。

抗真菌药根据其化学结构的不同可分为抗生素类抗真菌药、唑类抗真菌药、丙烯胺类抗真菌药、嘧啶类抗真菌药,根据其感染类型可分为抗浅部真菌药,抗深部真菌药,抗浅部、深部真菌药三大类。

一、抗浅部真菌药

制霉素(nystatin,制霉菌素)

【药理作用】 制霉素为抗浅部真菌药,为多烯类抗真菌药,抗真菌药作用及机制与两性霉素 B 相似。制霉素毒性比两性霉素 B 更大,因此不能注射给药,口服难吸收。

【临床应用】 可用于防治消化道念珠菌病,局部可用于治疗口腔、皮肤及阴道念珠菌感染,也可用于儿童治疗鹅口疮。

【主要制剂】

1. 制霉素片 0.5 g。
2. 制霉素阴道栓 每粒含制霉素 20 万 U。
3. 三维制霉素栓 每枚含制霉素 20 万 U、维生素 E 10 mg、维生素 A 3 000 U、维生素 D 300 U。
4. 制霉素阴道软胶囊 每粒含制霉素 20 万 U。

5. 制霉素阴道泡腾片 每片含制霉素 10 万 U。

【用法用量】

1. 片剂 消化道念珠菌病,口服,成人一次 50 万～100 万 U(1～2 片),一日 3 次;小儿每日按体重每千克体重 5 万～10 万 U,分 3～4 次服。

2. 栓剂 每晚 1 粒,患者洗净手及外阴部,采取平卧体位,戴上配套的医用手套,将栓剂放入阴道深部。7 天为一个疗程,慢性病例可延长使用 1～3 个疗程。

3. 阴道软胶囊 阴道给药,一日 1 次,于晚上临睡前清洗外阴后将 1 粒药放入阴道深处。

4. 阴道泡腾片 外用,一次 1 片,一日 1～2 次,疗程一般为 2 周。洗净双手及外阴后将药片送进阴道深部,月经期治疗不受影响。

【不良反应】 阴道泡腾片偶有过敏反应、灼烧感及发痒。片剂口服较大剂量时可发生腹泻、恶心、呕吐和腹部疼痛等消化道反应,减量或停药后迅速消失。使用阴道软胶囊后可能出现轻度外阴灼热、阴道干涩和恶心等。

灰黄霉素(griseofulvin)

灰黄霉素为非多烯类抗浅表真菌药,其化学结构类似鸟嘌呤,故能竞争性抑制鸟嘌呤进入 DNA 分子中,从而干扰真菌核酸合成,抑制其生长。临床主要用于治疗各种皮肤癣菌引起的疾病。治疗头癣的效果好,但对指(趾)甲癣疗效较差。因其毒性较大,现已少用。

酮康唑(ketoconazole)

酮康唑是第一个咪唑类广谱口服抗真菌药。口服生物利用度个体差异较大,其吸收需要足够的胃酸,故与食物、抗酸药或抑制胃酸分泌的药物同服可降低生物利用度。血浆蛋白结合率在 80% 以上,不易透过血脑屏障。用于治疗深部、皮下及浅表真菌感染。口服不良反应较多,常见胃肠道反应及过敏性皮疹,极少数人引起男性乳房发育、女性月经紊乱等内分泌异常。动物实验证明有致畸作用。偶见肝毒性,可导致患者死亡。

特比萘芬(terbinafine)

特比萘芬是第二代广谱抗真菌药,口服吸收好,分布广,扩散快,用药后可快速弥散和聚集于皮肤、指甲和毛发等处。对各种浅部真菌具有杀菌作用,对深部真菌感染时与唑类或两性霉素 B 联用有较好效果。临床常用于治疗体癣、手足癣、甲癣等浅部真菌感染。不良反应较轻,主要是胃肠道反应,偶见皮疹、肝毒性。

二、抗深部真菌药

两性霉素 B(amphotericin B,庐山霉素)

【药理作用】 两性霉素 B 能选择性地与真菌细胞膜中麦角固醇结合,改变菌膜通透性,使真菌细胞内物质外渗,从而导致真菌生长受限或死亡。两性霉素 B 口服和肌内注射均难吸收,一般采用缓慢静脉滴注。静脉滴注后药物缓慢释放,血浆蛋白结合率为 10%。不易透过血脑屏障,脑膜炎时需鞘内注射。$t_{1/2}$ 为 24 h,缓慢经肾脏排出,大部分在 72～90 h

排出,但 1 年后仍可于尿中检出,即停药 1 年内仍可有肾毒性。

【临床应用】　主要用于防治深部真菌感染、预防艾滋病患者隐球菌病复发,局部应用于眼科以及皮肤科等真菌感染的治疗。两性霉素 B 是治疗深部真菌感染的首选药。

【主要制剂】

1. 注射用两性霉素 B 脂质体　无菌冻干粉,每瓶 50 mg。

2. 注射用两性霉素 B　5 mg;25 mg;30 mg。

3. 两性霉素 B 阴道泡腾片　5 mg。

【用法用量】

1. 注射用两性霉素 B 脂质体　用无菌注射器和 20 号针头将无菌冻干粉用无菌注射用水溶解,配成 5 mg/mL 的溶液,用手轻轻摇动使其完全溶解,液体呈乳白色或透明。如用于输注,进一步稀释上述溶解好的液体至终浓度,约为 0.6 mg/mL(0.16～0.83 mg/mL),稀释时只能用 5% 葡萄糖注射液。

2. 注射用两性霉素 B　静脉用药,开始静脉滴注时先试以 1～5 mg 或按体重 0.02～0.1 mg/kg 单次给药,以后根据患者耐受情况每日或隔日增加 5 mg,当增至 0.6～0.7 mg/kg 时即可暂停增加剂量,此为一般治疗。成人最高每日剂量不超过 1 mg/kg,每日或隔 1～2 日给药 1 次,累计总量 1.5～3.0 g,疗程为 1～3 个月,也可长至 6 个月,视病情及疾病种类而定。对于敏感真菌感染宜采用小剂量,即成人每次 20～30 mg,疗程宜长。

3. 两性霉素 B 阴道泡腾片　外用。一次 2 片,一日 1 次,必要时可增加至 3～4 片。每晚睡前使用,使用前阴道要用 4% 苏打水或低浓度的普通消毒液冲洗干净,然后佩戴指套将药片放入阴道深处。

【不良反应】　不良反应较多较重,治疗初期可见高热、寒战、头痛、呕吐、静脉炎等;静脉滴注过快可致心律失常;鞘内注射可引起惊厥、下肢疼痛甚至瘫痪;治疗过程中患者可出现不同程度的肾损害(表现为低钾血症、低镁血症、氮质血症等)及贫血。

【注意事项】

1. 如事先给予解热镇痛抗炎药、抗组胺药及糖皮质激素,可减少治疗初期寒战、发热反应的发生。

2. 用药期间可出现心率加快,甚至心室颤动,多与静脉滴注药物浓度过高、滴注速度过快及患者低血钾有关,应高度重视,定期检查心电图以便及时调整剂量和及时补钾。

3. 应定期进行血、尿常规及肝、肾功能等检查,以便及时调整剂量。

4. 静脉滴注时若药物漏出血管外,引起局部炎症,可用 5% 葡萄糖注射液抽吸冲洗,也可加少量肝素钠注射液于冲洗液中。

【相互作用】

1. 骨髓抑制剂、放射治疗等可加重患者贫血,与两性霉素 B 合用时宜减小其剂量。

2. 氟胞嘧啶与两性霉素 B 具协同作用,但本药可增加细胞对前者的摄取并损害其经肾脏排泄,从而增强氟胞嘧啶的毒性反应。

3. 合用洋地黄苷时,本药所致的低钾血症可增强潜在的洋地黄毒性,两者合用应严密监测血钾浓度和心脏功能。

氟康唑（fluconazole）

口服易吸收,在人体内分布较广。可透过血脑屏障,主要以原形经肾脏排泄。具有广谱抗真菌作用,对浅部、深部真菌均有抗菌作用,尤其对白色念珠菌、新型隐球菌具有较高的抗菌活性。用于治疗口咽、食管、泌尿道等部位的念珠菌感染。对白色念珠菌所致的肺部感染、腹腔感染、肝脓肿、败血症均有良效。艾滋病患者的隐球菌性脑膜炎首选氟康唑。

不良反应常见恶心、头痛、皮疹、腹泻、呕吐等,少数患者有一过性血清转氨酶升高等肝功能损害。可导致畸胎,故不能用于妊娠期妇女。氟康唑与甲苯磺丁脲、格列吡嗪合用时,能使降血糖药血药浓度升高,可发生低血糖反应。

氟胞嘧啶（flucytosine）

氟胞嘧啶属于人工合成的抗真菌药物,生物利用度为82%,口服吸收好。主要用于治疗念球菌病、隐球菌病以及其他敏感菌引起的感染。单独使用易产生耐药性,常与两性霉素B联合使用。因其可导致骨髓抑制,因此慎用于骨髓移植、再生障碍性贫血等患者。

三、抗浅部、深部真菌药

伊曲康唑（itraconazole）

伊曲康唑是三唑类广谱抗真菌药,抗菌谱和抗菌作用与氟康唑类似,口服吸收好,抗菌谱比酮康唑广。体内、外抗真菌活性较酮康唑强5~100倍,可用于治疗深部、皮下及浅表真菌感染,是治疗罕见真菌感染的首选药。不良反应较轻,常为胃肠道反应,偶有头痛、头晕、红斑、瘙痒、血管神经性水肿。

第二节　抗病毒药

病毒是一类由储存遗传物质核酸和蛋白质外壳组成的细胞内寄生微生物。病毒感染性疾病发病率快、传播快,成为威胁人类生命健康的主要因素。抗病毒药根据临床应用途径可分为抗一般病毒药、抗HIV病毒药和抗肝炎病毒药。

一、抗一般病毒药

利巴韦林（ribavirin,病毒唑）

【药理作用】　利巴韦林为人工合成的鸟苷类衍生物,是一种广谱抗病毒药,可抑制多种RNA和DNA病毒。对呼吸道合胞病毒、疱疹病毒、痘病毒、流感病毒、副流感病毒、鼻病毒、肠病毒等均具有抑制作用。

【临床应用】　主要用于防治流感,腺病毒性肺炎,疱疹病毒引起的角膜炎、结膜炎,疱疹性口腔炎,带状疱疹等;对甲型肝炎、乙型肝炎及麻疹也有效。

【主要制剂】

1. 利巴韦林注射液　2 mL：250 mg。

2. 利巴韦林颗粒剂 50 mg,100 mg。

3. 利巴韦林分散片 0.1 g,50 mg。

【用法用量】

1. 利巴韦林注射液 用氯化钠注射液或 5% 葡萄糖注射液将其稀释成 1 mg/mL 的溶液后静脉缓慢滴注。成人一次 0.5 g,一日 2 次;小儿按照体重一日 10～15 mg/kg,分 2 次给药。每次滴注 20 min 以上,疗程 2～7 日。

2. 利巴韦林颗粒剂 用温开水完全溶解后口服。用于病毒性呼吸道感染:成人一次 0.15 g,一日 3 次,连用 7 日。用于皮肤疱疹病毒感染:成人一次 0.3 g,一日 2～4 次,连用 7 日。

3. 利巴韦林分散片 口服,用水分散后服用,或直接服用。用于病毒性呼吸道感染:成人一次 0.15 g,一日 3 次,连用 7 日。用于皮肤疱疹病毒感染:成人一次 0.3 g,一日 3 次,连用 7 日。小儿每日按体重 10 mg/kg,分 4 次服用,一个疗程为 7 日。

【不良反应】 疲倦、头痛、虚弱、乏力、胸痛、发热、寒战、流感等症状。口服治疗后最初 1～2 周内出现血红蛋白、红细胞计数、白细胞计数下降,治疗前后及治疗中应频繁监测血红蛋白。有地中海贫血、镰状细胞贫血患者不推荐使用本药。有较强的致畸作用,妊娠期妇女禁用。

【相互作用】 本药与齐多夫定合用时有拮抗作用,因此本药可抑制齐多夫定转变成活性型的磷酸齐多夫定。

干扰素(interferon,IFN)

干扰素是机体细胞在病毒感染或其他诱导剂刺激下产生的一类生物活性糖蛋白,临床常用的是重组干扰素。干扰素具有广谱抗病毒作用,通过使未受感染的细胞产生抗病毒蛋白而干扰病毒的复制和增殖,对 RNA 和 DNA 病毒均有效。此外,还有免疫调节和抗恶性肿瘤作用。主要用于治疗急性病毒感染性疾病,如流感及其他呼吸道病毒感染、病毒性心肌炎、流行性腮腺炎、乙型脑炎以及慢性病毒性感染如慢性活动性肝炎、巨细胞病毒感染等。主要不良反应有倦怠、头痛、肌痛、全身不适,少见白细胞和血小板减少,停药后可恢复。大剂量应用可出现共济失调、精神失常等。对本药过敏者、肾功能不全及妊娠期妇女禁用。

阿昔洛韦(acyclovir,无环鸟苷)

阿昔洛韦为人工合成的嘌呤核苷类衍生物。

【药理作用】 抗病毒谱较窄,为抗 DNA 病毒药,对 RNA 病毒无效,是目前最有效的抗Ⅰ型和Ⅱ型单纯疱疹病毒药物,对带状疱疹病毒作用较弱,对正常细胞几乎无影响,而在被感染的细胞内在病毒腺苷激酶和细胞激酶的催化下,转化为三磷酸无环鸟苷,对病毒 DNA 多聚酶有强大的抑制作用,阻止病毒 DNA 的合成。单纯疱疹病毒和带状疱疹病毒对本药易产生耐药性,一旦出现应及时更换药物。

【临床应用】 阿昔洛韦为治疗单纯疱疹病毒感染的首选药,局部用于治疗疱疹性角膜炎、单纯疱疹和带状疱疹;口服或静脉注射可治疗单纯疱疹脑炎、生殖器疱疹、免疫缺陷患者单纯疱疹感染等。

【主要制剂】

1. 阿昔洛韦注射液　0.25 g。

2. 阿昔洛韦片　0.1 g,0.2 g。

【用法用量】

1. 注射液　静脉滴注,滴注时间在 1 h 以上。

2. 片剂　口服,一次 0.2 g,一日 5 次。一个疗程为 5~10 日。

【不良反应】　不良反应较少,可见皮疹、恶心、食欲缺乏等。静脉给药可见静脉炎。静脉给药时,须选择较粗的血管,定期更换给药部位,以免引起静脉炎。药物在尿中溶解度较低,易在肾小管内析出结晶,因此可引起暂时性的肾功能不全,可通过减慢注射速度、控制剂量及增加饮水等方法减轻肾损害。不宜与氨基糖苷类等有肾毒性的药物配伍。肾功能不全、小儿及哺乳期妇女慎用,妊娠期妇女禁用。

伐昔洛韦(valacyclovir)

伐昔洛韦为阿昔洛韦二异戊酰胺酯,口服吸收迅速,并在体内转化为阿昔洛韦而发挥抗病毒作用。血药浓度为口服阿昔洛韦的 5 倍。其抗病毒活性、作用机制及耐药性与阿昔洛韦相同。临床用于治疗原发性或复发性生殖器疱疹、带状疱疹及频发性生殖器疱疹。肾功能不全患者应减少剂量,其优点仅在于可减少服药次数。偶见恶心、腹泻和头痛。

更昔洛韦(ganciclovir,丙氧鸟苷)

对单纯疱疹病毒和水痘-带状疱疹病毒的抑制作用与阿昔洛韦相似,但对巨细胞病毒的抑制作用较强,约为阿昔洛韦的 100 倍。临床仅用于艾滋病、器官移植、恶性肿瘤时严重巨细胞病毒感染性肺炎、肠炎及视网膜炎等。骨髓抑制等不良反应发生率较高。

阿糖腺苷(vidarabine)

阿糖腺苷为人工合成的嘌呤核苷类衍生物。在细胞内转变为具有活性的三磷酸阿糖腺苷而抑制病毒 DNA 多聚酶,抗病毒谱较广。临床局部外用于疱疹性角膜炎。常见不良反应为胃肠道反应,剂量过大易引起骨髓抑制、神经毒性、肝肾功能损害,亦有致畸作用。

碘苷(idoxuridine,疱疹净)

碘苷是一种脱氧碘化尿嘧啶核苷,可竞争性抑制胸苷酸合成酶,干扰 DNA 复制,故能抑制 DNA 病毒,而对 RNA 病毒无效。全身应用毒性大,故仅限于短期局部用药,治疗单纯疱疹病毒引起的急性疱疹性角膜炎,对急性上皮型疱疹性角膜炎疗效最好,对疱疹性虹膜炎无效。可引起局部瘙痒、疼痛、水肿,睫毛脱落和角膜损伤等,长期用药可影响角膜正常代谢。孕妇、肝病或造血功能不良者禁用或慎用。

奥司他韦(oseltamivir,达菲)

奥司他韦可在体内转化为对流感病毒的神经氨酸酶具有抑制作用的代谢物,有效抑制病毒颗粒释放,阻止 A 型和 B 型流感病毒的传播,是目前治疗流行性感冒最常用的药物,也是公认的抗禽流感、甲型 H1N1 流感最有效的药物。常见的不良反应是一过性恶心和呕吐,常在首次服药时发生,其他不良反应还有腹泻、头晕、疲劳、鼻塞、咽痛和咳嗽等。

扎那米韦(zanamivir)

扎那米韦是抗 A 型和 B 型流感病毒的新药,通过竞争性抑制流感病毒的神经氨酸酶,阻止病毒从感染细胞释放,从而抑制病毒在呼吸道扩散。对金刚烷胺和金刚乙胺耐药的病毒仍有抑制作用。临床用于 12 岁以上的患者,治疗 A 型和 B 型流感病毒引起的流感。

对哮喘或慢性阻塞性肺疾病患者无效,甚至可能出现肺功能状态恶化。不良反应发生率低,包括头痛、腹泻、恶心、呕吐、眩晕等轻度反应。

二、抗 HIV 病毒药和抗肝炎病毒药

(一) 抗 HIV 病毒药

齐多夫定(zidovudine)

【药理作用】 齐多夫定口服生物利用度为 52%～75%,血浆蛋白结合率为 34%～38%,主要在肝脏代谢,$t_{1/2}$ 为 1 h。对多种反转录病毒有抑制作用,齐多夫定在活化细胞内的抗 HIV 作用比在静止细胞内强。对 HIV-1、HIV-2 有抑制作用,对人骨髓细胞和人淋巴细胞生长的抑制作用较弱,对人体其他细胞几乎无作用。

【临床应用】 齐多夫定是治疗 HIV 的首选药,用于治疗艾滋病及重症艾滋病相关综合征。单独使用易产生耐药性,常与核苷类逆转录酶抑制剂和蛋白酶抑制剂联合应用,产生协同作用。

【主要制剂】

1. 齐多夫定口服液 100 mL:1 g。
2. 齐多夫定胶囊 0.1 g,0.3 g。
3. 齐多夫定片 0.3 g。
4. 齐多夫定注射液 10 mL:100 mg。

【用法用量】

1. 口服液 成人口服本药若与其他抗逆转录病毒药物合用,推荐剂量为每日 500 mg 或 600 mg,分 2～3 次给药。新生儿应按体重 2 mg/kg 的剂量给予齐多夫定口服液,每 6 h 一次。出生后 12 h 内开始给药并持续服至 6 周。不能口服的婴儿应按体重静脉给予齐多夫定 1.5 mg/kg,每 6 h 给药一次,每次给药时间超过 30 min。其他血液系统不良患者、肾功能损伤患者、肝功能损伤患者等均应调整剂量。

2. 片剂 同口服液的用法用量。
3. 胶囊 同口服液的用法用量。
4. 注射液 同口服液的用法用量。

【不良反应】 主要为骨髓抑制,可出现贫血、中性粒细胞和血小板减少症,治疗初期可出现胃肠道不适、头痛、味觉改变、肌痛等,继续用药可自行消退。

【注意事项】 使用本药时定期检查血常规和心电图。

拉米夫定(lamivudine)

拉米夫定为胞嘧啶衍生物。抗病毒作用与齐多夫定相似,与其他核苷类反转录酶抑制药有协同作用。临床主要与齐多夫定等合用治疗艾滋病。亦常用于乙肝的治疗,能减轻或阻止肝纤维化。常见不良反应有头痛、失眠、疲劳和腹泻等。

奈韦拉平(nevirapine)

奈韦拉平为非核苷类逆转录酶抑制药,与 HIV 反转录酶的活性中心结合,阻断逆转录酶活性,从而抑制 HIV 的复制。临床常与核苷类逆转录酶抑制药合用治疗 HIV 感染。本药可致严重皮肤损害(如中毒性表皮坏死)、过敏反应、肝坏死、抑郁甚至器官衰竭。

利托那韦(ritonavir)

利托那韦为 HIV 蛋白酶抑制药,通过抑制蛋白酶活性,使 HIV 在被感染细胞中产生成熟的、不具有感染性的蛋白颗粒,从而阻止 HIV 传播。临床需与其他抗艾滋病药联合应用。不良反应常见过敏反应、癫痫、支气管痉挛、脂肪重新分布等。

(二)抗肝炎病毒药

肝炎病毒感染是当今国际公认的治疗学难题。肝炎病毒分为甲、乙、丙、丁、戊五型,其中甲型、戊型肝炎病毒由消化道传播,可引起急性肝炎;乙型、丙型、丁型肝炎病毒主要经血液传播,在急性感染后有 80% 以上会转为慢性,并与肝硬化、肝细胞癌的发生相关。西方国家以丙型肝炎最多见,我国主要流行乙型肝炎(简称乙肝)。目前尚无治疗病毒性肝炎的特效药,抗病毒治疗的主要对象仅为慢性病毒性肝炎和急性丙型肝炎,只能达到抑制病毒增殖的目的,绝大多数无根治作用。临床常用的有干扰素、拉米夫定、阿德福韦、利巴韦林等。

干扰素(interferon)

干扰素是美国 FDA 批准的第一个抗肝炎病毒药物,与利巴韦林联合应用效果更好,目前临床上主要用重组人干扰素作为乙肝和丙肝治疗的基础药物。

拉米夫定(lamivudine)

拉米夫定对人类免疫缺陷病毒(HIV)和乙型肝炎病毒(HBV)均具有抑制作用,可有效治疗慢性 HBV 感染,已成为目前治疗 HBV 感染最有效的药物。

阿德福韦(adefovir)

阿德福韦是一种无环腺嘌呤核苷同系物,在细胞内被磷酸激酶转化,具有抗病毒活性。

知识链接

新型冠状病毒的药物治疗

在抗病毒药应急性临床试用过程中,相继开展了多项临床试验,虽然仍未发现经严格

"随机、双盲、安慰剂对照研究"证明有效的抗病毒药,但某些药物经临床观察研究显示可能具有一定的治疗作用。目前较为一致的意见认为,具有潜在抗病毒作用的药物应在病程早期使用,建议重点应用于有重症高危因素及有重症倾向的患者。不推荐单独使用洛匹那韦/利托那韦和利巴韦林,不推荐使用羟氯喹或联合使用阿奇霉素。以下药物可继续试用,在临床应用中进一步评价疗效。

(1) α-干扰素:成人每次 500 万 U 或相当剂量,加入灭菌注射用水 2 mL,每日 2 次,雾化吸入,疗程不超过 10 日。

(2) 利巴韦林:建议与干扰素(剂量同上)或洛匹那韦/利托那韦(成人每粒 200 mg 或 50 mg,每次 2 粒,每日 2 次)联合应用,成人每次 500 mg,每日 2~3 次静脉输注,疗程不超过 10 日。

(3) 磷酸氯喹:用于 18~65 岁成人。体重大于 50 kg 者,每次 500 mg,每日 2 次,一个疗程为 7 日;体重小于 50 kg 者,第 1、2 日每次 500 mg,每日 2 次,第 3~7 日每次 500 mg,每日 1 次。

(4) 阿比多尔:成人 200 mg,每日 3 次,疗程不超过 10 日。

要注意上述药物的不良反应、禁忌证以及与其他药物的相互作用等问题。不建议同时应用 3 种以上抗病毒药,出现不可耐受的毒副作用时应停止使用相关药物。对孕产妇的治疗应考虑妊娠周数,尽可能选择对胎儿影响较小的药物,以及考虑是否终止妊娠后再进行治疗,并知情告知。

——《新型冠状病毒肺炎诊疗方案》(试行第八版)

目标检测 ➡➡➡

1. 治疗深部真菌感染的首选药是( )。

A. 酮康唑 B. 咪康唑 C. 克霉唑

D. 益康唑 E. 伊曲康唑

2. 治疗艾滋病患者隐球菌性脑膜炎的首选药是( )。

A. 酮康唑 B. 益康唑 C. 克霉唑

D. 氟康唑 E. 伊曲康唑

3. 治疗单纯疱疹病毒感染的首选药是( )。

A. 伐昔洛韦 B. 阿糖腺苷 C. 阿昔洛韦

D. 干扰素 E. 齐多夫定

4. 对 DNA 和 RNA 病毒感染均有效的广谱抗真菌药是( )。

A. 碘苷 B. 金刚烷胺 C. 阿昔洛韦

D. 干扰素 E. 齐多夫定

5. 患者,男,40 岁,双脚趾间瘙痒,经常起水疱,脱皮多年,细菌学检查有癣菌感染,患者不宜用( )。

A. 酮康唑 B. 咪康唑 C. 两性霉素 B

D. 氟康唑 E. 灰黄霉素

6. 对 DNA 病毒感染有效但对 RNA 病毒感染无效的人工合成类抗真菌药是( )。

A. 碘苷 B. 金刚烷胺 C. 阿昔洛韦

D. 利巴韦林 E. 阿糖腺苷

第三十七章 抗寄生虫药

1. 掌握：氯喹、伯氨喹、乙胺嘧啶、甲硝唑、甲苯达唑、阿苯达唑的药理作用、临床应用、不良反应和注意事项。

2. 熟悉：抗肠道线虫的常用药及其临床应用。

3. 了解：其他抗寄生虫药的药理作用及临床应用。

第一节 抗疟药

疟疾是疟原虫经由雌性按蚊叮咬传播的寄生虫性传染病。寄生于人体的疟原虫共有间日疟原虫、三日疟原虫、恶性疟原虫和卵形疟原虫四种。我国当前主要是由间日疟原虫和恶性疾原虫两种传播，其他较为少见。疟疾的主要表现为周期性发作，间歇性寒战、高热、大汗后热退为疟疾周期性发作的重要特点，疟疾长期多次发作后，可引起机体贫血和脾大。抗疟药（antimalarial）是防治疟疾的重要手段。疟原虫的生活史可分为两个部分，第一部分是在蚊体内的有性生殖阶段，第二部分是在人体内的无性生殖阶段。常用抗疟药包括以下几类：用于控制症状的药物，如氯喹、奎宁、甲氟喹、青蒿素等；用于控制复发和传播的药物，如伯氨喹等；用于病因性预防的药物，如乙胺嘧啶等。

一、用于控制症状的药物

氯喹（chloroquine）

【药理作用】 口服吸收快而完全，血药浓度达峰时间为 $1\sim2$ h，抗酸药可影响其吸收。广泛分布于血管外组织，以脾、肾、肺、心和肝的药物含量较高，被疟原虫寄生的红细胞内的浓度则较正常红细胞高 25 倍。主要从肾缓慢排泄，酸化尿液可促进其排泄。氯喹对各种疟原虫红细胞内期裂殖体均有较强的杀灭作用，对间日疟原虫、卵形疟原虫和三日疟原虫的配子体和未成熟的恶性疟原虫配子体亦有杀灭作用，但对肝细胞内的休眠子和红细胞外期疟原虫无效。氯喹的特点是起效快、疗效高、作用持久，而且能在红细胞内尤其是被疟原虫入侵的红细胞内浓集，有利于杀灭疟原虫。通常用药后 $24\sim48$ h 症状消退，$48\sim72$ h 血中疟原虫消失，对红细胞外期的疟原虫无作用。此外，氯喹在肝脏中的浓度高，对阿米巴滋养体具有杀灭作用，大剂量的氯喹也能抑制机体免疫反应，可用于类风湿关节炎、系统性红斑狼疮等病的治疗。

【临床应用】 主要用于防治各种疟原虫引起的疟疾、阿米巴肝脓肿、自身免疫性疾病。

【主要制剂】

1. 磷酸氯喹片　0.1 g,250 mg。

2. 磷酸氯喹注射液　50 mL:3 222 mg。

3. 普罗雌烯阴道片　10 mg;200 mg。

【用法用量】

1. 磷酸氯喹注射液　仅供静脉注射,每次滴注时间在 1 h 以上。脑型疟患者第 1 日按体重静脉滴注 18～24 mg/kg(体重超过 60 kg 者按 60 kg 计算),第 2 日 12 mg/kg,第 3 日 10 mg/kg。将每0.5 g磷酸氯喹加入 10%葡萄糖溶液或 5%葡萄糖氯化钠注射液 500 mL 中,静脉滴注,速度为每分钟 12～20 滴。

2. 口服　成人常用量:间日疟,口服首剂 1 g(4 片),第 2、3 日各 0.75 g(3 片)。抑制性预防疟疾:口服每周 1 次,每次 0.5 g(2 片)。肠外阿米巴病:口服每日 1 g(4 片),连服 2 日后改为每日 0.5 g(2 片),总疗程为 3 周。类风湿关节炎:每日 0.25～0.5 g(1～2 片),待症状控制后,改为 0.125 g,一日 2～3 次,需服用 6 周至 6 个月才能达到最大疗效,可作为水杨酸制剂及递减肾上腺皮质激素时的辅助药物。小儿常用量:间日疟,口服首次剂量按体重 10 mg/kg(以氯喹计算,以下同),最大量不超过 600 mg,6 h 后按体重 5 mg/kg 再服 1 次;第 2、3 日每日按体重 5 mg/kg。肠外阿米巴病:每日按体重口服 10 mg/kg(最大量不超过 600 mg),分 2～3 次服,连服 2 周,休息 1 周后,可重复一个疗程。

3. 阴道给药　将药片湿润后送至阴道深部,每晚 1 片,连续用 18 日,在月经期也连续用药。剂量可根据医嘱调整。

【不良反应】　用于治疗疟疾的剂量不良反应较少且轻微,偶有轻度头晕、胃肠道反应和皮肤瘙痒、皮疹等,一般能耐受,饭后服药可减轻胃肠道反应。大剂量应用时可导致视网膜病,应定期进行眼科检查,以免发生严重的不良反应。大剂量(10 mg/kg)肌内注射或快速静脉滴注可导致严重低血压和呼吸心跳停止,故需严密注意患者血压,必要时应进行心电监护。

【注意事项】

1. 服药后会出现食欲减退、恶心、呕吐、腹泻、皮肤瘙痒、皮疹、头痛、头昏等不良反应,需提前告知患者。

2. 给药剂量过大时会引起心律失常,严重时可导致阿-斯综合征,若救治不及时可导致患者死亡。

3. 本药长期大剂量使用会损坏患者角膜、视网膜,用药前和用药期间应进行眼科检查。

【相互作用】

1. 本药与保泰松同用,易引起过敏性皮炎;与氯丙嗪等合用,易加重肝脏负担。

2. 本药对神经肌肉接头有直接抑制作用,链霉素可加重此不良反应。

奎宁(quinine,金鸡纳霜,金鸡纳碱,规宁,鸡纳碱)

【药理作用】　奎宁俗称金鸡纳霜,为茜草科植物金鸡纳树及其同属植物树皮中的主要生物碱,化学名称为金鸡纳碱,是快速血液裂殖体杀灭剂。对各种疟原虫的红细胞内期裂殖体均有较强的杀灭作用,杀灭作用比氯喹弱;对红细胞外期无效;不能根治良性疟,长疗程可根治恶性疟,但对恶性疟的配子体亦无直接作用,故不能中断传播。奎宁毒性较大。

【临床应用】　可用于治疗耐氯喹或耐多种药物的恶性疟、严重的脑型疟。

【不良反应】

1. 金鸡纳反应　每日用量超过1g或连用较久会导致金鸡纳反应,金鸡纳反应类似水杨酸反应,出现耳鸣、头痛、恶心、呕吐及视力、听力减退等不良反应,严重时会出现暂时性耳聋,一般停药后症状即消失。

2. 心血管系统　静脉给药滴速过快会导致患者严重低血压和致死性心律失常。

3. 特异性反应　个别体质特殊的患者,小剂量药物将导致严重的急性溶血,因此葡萄糖-6-磷酸脱氢酶缺乏者应慎用。

4. 其他　奎宁对妊娠子宫有兴奋作用,会引起头晕、精神不振等症状。

甲氟喹（mefloquine）

甲氟喹是人工合成的奎宁衍生物,有长效抗疟作用,起效较慢,能有效杀灭红细胞内期裂殖体,特别是对成熟滋养体和裂殖体有强效杀灭作用。对红细胞外期疟原虫和配子体无效。主要用于耐氯喹或多药耐药的恶性疟,与磺胺多辛和乙胺嘧啶合用可增强疗效,延缓耐药性的发生。用于症状抑制性预防,每2周用药一次。

青蒿素（artemisinin）

青蒿素是治疗疟疾耐药性效果最好的药物,以青蒿素类药物为主的联合疗法,也是当下治疗疟疾最有效、最重要的手段。口服吸收迅速,30～60 min血药浓度能达到高峰,广泛分布于各组织。杀灭红细胞内期裂殖体的作用效果好且作用迅速,对耐氯喹有效,是当前抗疟治疗的首选药。主要用于恶性疟的症状控制,有效控制率高达100%。青蒿素和伯氨喹联用可降低疟疾复发率,且可用来根治间日疟。随着研究的深入,近年来青蒿素的其他作用也越来越多地被发现和应用研究,如抗肿瘤、治疗肺动脉高压、抗糖尿病、抗胚胎毒性、抗真菌、免疫调节、抗病毒、抗炎、抗肺纤维化、抗菌等多种药理作用。

知识链接

屠呦呦

科学家屠呦呦获2015年诺贝尔生理学或医学奖,成为第一个获得诺贝尔自然科学奖的中国人。多年从事中药和中西药结合研究的屠呦呦,创造性地研制出抗疟药——青蒿素和双氢青蒿素,获得对疟原虫100%的抑制率。

疟疾是人类最古老的疾病,至今依然还是一个全球广泛关注且亟待解决的重要公共卫生问题。20世纪60年代,疟原虫对奎宁类药物已经产生了抗药性,严重影响了治疗效果。青蒿素及其衍生物能迅速消灭人体内疟原虫,对恶性疟有很好的治疗效果。屠呦呦受中国典籍《肘后备急方》启发,成功提取出的青蒿素,被誉为"拯救2亿人口"的发现。

二、用于控制复发和传播的药物

伯氨喹(primaquine)

伯氨喹可杀灭间日疟、三日疟、恶性疟和卵形疟组织期的虫株,尤以间日疟为著,也可杀灭各种疟原虫的配子体,对恶性疟的作用尤强,使之不能在蚊体内发育,以阻断传播。但对红细胞内期虫体的作用很弱,临床用来根治各型疟疾的复发和传播,和红细胞内期抗疟药联合应用于根治良性疟,降低耐药性。葡萄糖-6-磷酸脱氢酶缺乏、系统性红斑狼疮及类风湿关节炎患者禁用。在用药前应仔细询问有无蚕豆病及其他溶血性贫血的病史及家族史、葡萄糖-6-磷酸脱氢酶缺乏及烟酰胺腺嘌呤二核苷酸还原酶(NADH)缺乏等病史。肝、肾、血液系统疾病、急性细菌和病毒感染及糖尿病患者慎用,用药期间应定期检查红细胞计数及血红蛋白量。哺乳期妇女慎用。

三、用于病因性预防的药物

乙胺嘧啶(pyrimethamine)

乙胺嘧啶对某些恶性疟及间日疟原虫的红细胞外期有抑制作用,对红细胞内期的抑制作用仅限于未成熟的裂殖体阶段,能抑制滋养体的分裂。因其控制症状效果较差,临床多用于疟疾的病因性预防,是临床病因性预防的首选药。乙胺嘧啶的不良反应较轻,但因其是二氢叶酸还原酶抑制剂,因此长期大剂量使用会干扰人体的叶酸代谢,引起巨幼红细胞性贫血、粒细胞减少等。

第二节　抗阿米巴药与抗滴虫药

一、抗阿米巴病药

由溶组织阿米巴原虫感染所导致的疾病称为阿米巴虫病。阿米巴原虫的发育有小滋养体、大滋养体、包囊三大类型,小滋养体可以转变成包囊和大滋养体,包囊也可形成滋养体,滋养体为致病因子。阿米巴虫病分为肠外阿米巴虫病和肠内阿米巴虫病两种。大滋养体破坏肠壁而引起的疾病称为肠内阿米巴虫病,由血液进入肝、肺等组织而形成脓肿,称为肠外阿米巴虫病。目前临床应用的抗阿米巴病药主要是杀灭滋养体,如甲硝唑、替硝唑、二氯尼特、依米丁和去氢依米丁、巴龙霉素、氯喹等。

甲硝唑(metronidazole,灭滴灵)

甲硝唑为硝基咪唑衍生物,能抑制阿米巴原虫的氧化还原反应,从而让原虫氮链断裂。体外实验表明,甲硝唑能在 72 h 内杀死溶组织阿米巴原虫。甲硝唑对肠内、肠外的滋养体均具有强大的杀灭作用,是治疗肠内、外阿米巴虫病的首选药。

依米丁（emetine）和去氢依米丁（dehydroemetine）

依米丁来源于茜草科植物吐根中的一种异喹啉类生物碱，又被称为吐根碱。去氢依米丁则为其衍生物。依米丁可直接杀灭滋养体，但一般对包囊无明显作用。临床适用于治疗急性阿米巴痢疾和肠外阿米巴虫病。依米丁在体内排泄缓慢，有蓄积作用。不良反应常有恶心、呕吐、腹痛、腹泻，一般药物减量或停药后可缓解，偶有严重的不良反应如血压下降、心前区疼痛、脉细弱、心律失常等，甚至突发心力衰竭而发生生命危险。

二氯尼特（diloxanide）

二氯尼特主要为治疗无症状的包囊携带者的首选药，多用在甲硝唑控制病情后，用二氯尼特来清除包囊，防止复发。二氯尼特对急性阿米巴痢疾疗效较差，很少单独应用治疗。

巴龙霉素（paromomycin）

本药为氨基糖苷类广谱抗生素，抗菌谱与新霉素相似。其特点是对阿米巴原虫有强大的杀灭作用，对革兰阴性杆菌、抗酸杆菌均有良好抑菌作用，此外，本药还对绦虫有效。临床上主要用于阿米巴肠病、细菌性痢疾及细菌性肠道感染，也可治疗绦虫病。

二、抗滴虫病药

抗滴虫病药主要应用于阴道毛滴虫感染引起的阴道炎、尿道炎、前列腺炎。甲硝唑是治疗滴虫病的首选药。

乙酰胂胺（acetarsol）

乙酰胂胺对阴道毛滴虫和阿米巴原虫都具有直接杀灭作用，有轻度的刺激作用，会导致阴道分泌物增多。本药有剧毒，应妥善保管。

第三节 抗血吸虫药与抗丝虫药

一、抗血吸虫病药

血吸虫病是目前世界上流行最广、严重危害人类健康的疾病，主要是接触被血吸虫污染的水而引起。血吸虫主要有曼氏血吸虫、埃及血吸虫及日本血吸虫三种，我国当前流行的是日本血吸虫。目前，血吸虫病已经得到了很好的防治，仅在部分偏远农村还存在，血吸虫病的科学防治还需要进一步加强。

吡喹酮（praziquantel）

【药理作用】 吡喹酮与血吸虫等虫体可以直接接触，使虫体迅速发生强制性收缩和瘫痪，从而使虫体破碎。同时，吡喹酮还可抑制虫体的葡萄糖摄取。

【临床应用】 临床应用主要为广谱抗吸虫和绦虫药物。适用于各种血吸虫病、华支睾吸虫病、肺吸虫病、姜片虫病以及绦虫病和囊虫病。

【不良反应】　常见的不良反应有头昏、头痛、恶心、腹痛、腹泻、乏力、四肢酸痛等,一般程度较轻,持续时间较短,不影响治疗,不需处理。少数病例出现心悸、胸闷等症状,心电图显示 T 波改变和期外收缩,偶见室上性心动过速、心房纤颤。少数病例可出现一过性转氨酶升高。

二、抗丝虫病药

丝虫病是由丝虫寄生在人体的淋巴系统而引起的疾病,我国主要是班氏丝虫、马来丝虫两种。目前抗丝虫病的首选药物是乙胺嗪。

乙胺嗪(diethylcarbamazine,海群生)

乙胺嗪口服易吸收,服单剂 0.2～0.4 g 后 1～2 h 血药浓度达峰值,代谢快。除脂肪组织外,药物在体内分布均匀。多次反复给药后,很少有蓄积现象。口服 0.2 g 单剂后,药物的 $t_{1/2}$ 为 8 h,服药后 48 h 内以原形或代谢物(70％以上)形式由肾脏排泄。本药对丝虫成虫(除盘尾丝虫外)及微丝蚴均有杀灭作用,对易感微丝蚴有两种作用:一是抑制肌肉活动,使虫体固定不动,此可能为本药哌嗪部分的过度极化作用,促进虫体由其寄居处脱开所致;二是改变微丝蚴体表膜,使之更易遭受宿主防御功能的攻击和破坏。对成虫杀灭作用的机制不详。

第四节　抗肠蠕虫药

一、抗线虫药

甲苯达唑(mebendazole)

【药理作用】　甲苯达唑是高效、广谱的驱肠虫药,在临床上具有显著的杀灭幼虫、抑制虫卵发育的作用。大量的体内或体外试验均可证明甲苯达唑能直接抑制线虫对葡萄糖的摄入,导致线虫的糖原耗竭,使虫体三磷酸腺苷形成减少,导致虫体死亡,而甲苯达唑对人体的血糖水平没有影响。

【临床应用】　用于各种肠蠕虫单独感染、混合感染的临床治疗。

【不良反应】　不良反应较少,偶见短暂腹泻、腹痛。大剂量应用可导致氨基酸转移酶升高、血尿等。

阿苯达唑(albendazole)

阿苯达唑主要应用于蛔虫病、蛲虫病,是甲苯达唑的同类物,是高效、低毒、广谱的驱肠虫药。不良反应可见恶心、呕吐、腹泻、口干、乏力、发热、皮疹或头痛,停药后可自行消失。治疗蛔虫病时,偶见口吐蛔虫的现象。孕妇、哺乳期妇女及 2 岁以下小儿禁用,严重肝、肾、心功能不全及活动性溃疡病患者禁用。

哌嗪(piperazine)

其磷酸盐和枸橼酸盐是驱除蛔虫、蛲虫的有效药物,故又名驱蛔灵。不良反应轻,大剂量应用时会出现恶心、呕吐等,严重时会引起神经症状。肝、肾功能不全,神经系统疾病,癫痫病史者禁用。

左旋咪唑(levamisole)

左旋咪唑对蛔虫、钩虫、蛲虫和粪类圆线虫病有较好疗效。本药单剂量有效率较高,对班氏丝虫、马来丝虫和盘尾丝虫成虫及微丝蚴的活性较乙胺嗪高,但远期疗效较差。一般不良反应轻微,有恶心、呕吐、腹痛等,少数可出现味觉障碍、疲惫、头晕、头痛、关节酸痛、神志混乱、失眠、发热、流感样症状、血压降低、脉管炎、皮疹、光敏性皮炎等,偶见蛋白尿,个别可见粒细胞减少、血小板减少,少数甚至发生粒细胞缺乏症(常为可逆性),常发生于风湿病或肿瘤患者。

二、驱绦虫药

氯硝柳胺(niclosamide)

氯硝柳胺为水杨酰胺类衍生物,其抗虫机制为抑制虫体细胞内线粒体氧化磷酸化过程,能量物质 ATP 生成减少,使绦虫的头节和邻近节片变质,虫体从肠壁脱落随粪便排出体外。对虫卵无效,对各种绦虫均有杀灭作用。但本药不易吸收,因而不良反应较少,少见有胃肠道反应。

吡喹酮(praziquantel)

吡喹酮是治疗绦虫的首选药物,治愈率高达 90% 以上,不仅对绦虫具有良好的驱虫作用,而且对多种吸虫都有强大的杀灭作用。

目标检测

1. 既能控制疟疾复发又能阻止疟疾传播的药物是(　　)。
A. 氯喹　　　　　　　　B. 青蒿素　　　　　　　　C. 奎宁
D. 伯氨喹　　　　　　　E. 乙胺嘧啶

2. 用于控制疟疾症状的首选药是(　　)。
A. 伯氨喹　　　　　　　B. 氯喹　　　　　　　　　C. 奎宁
D. 乙胺嘧啶　　　　　　E. 青蒿素

3. 治疗急性阿米巴痢疾和阿米巴肝脓肿应首选(　　)。
A. 二氯尼特　　　　　　B. 左旋咪唑　　　　　　　C. 甲苯达唑
D. 甲硝唑　　　　　　　E. 乙酰胂胺

4. 目前临床治疗各种血吸虫病的首选药是(　　)。
A. 硝硫氰胺　　　　　　B. 吡喹酮　　　　　　　　C. 乙胺嗪
D. 伊维菌素　　　　　　E. 酒石酸锑钾

5. 患者,女,36岁。近来自觉外阴瘙痒,分泌物增多有异味,医生取其阴道分泌物检查,诊断为滴虫性阴道炎,此时应首选(　　)进行治疗。

A. 甲硝唑 　　　　　　　B. 奎宁 　　　　　　　C. 乙酰胂胺

D. 乙胺嘧啶 　　　　　　E. 伯氨喹

6. 金鸡纳反应是(　　)的不良反应。

A. 乙胺嘧啶 　　　　　　B. 蒿甲醚 　　　　　　C. 青蒿素

D. 奎宁 　　　　　　　　E. 以上都不是

第三十八章　抗恶性肿瘤药

1. 掌握：抗恶性肿瘤药的作用机制、分类及常见毒性作用。
2. 熟悉：常用抗恶性肿瘤药的作用与用途。
3. 了解：抗恶性肿瘤药的临床应用原则及肿瘤细胞的增殖周期。

肿瘤分恶性肿瘤和良性肿瘤。恶性肿瘤通常称癌症，产生的原因为体内的正常细胞产生某种基因变异，从而失去自我控制而不受机体约束地无限增殖，变异的肿瘤细胞会侵蚀周围的组织，甚至危及生命。而良性肿瘤是一种有限的生长，可能受周围组织的限制，生长缓慢，不会侵犯周围组织，且不会转移。恶性肿瘤是严重威胁人类生命的常见病、多发病，目前主要的治疗手段为化疗、放疗、手术三大疗法，取得了一定疗效，但仍然缺乏有效的可以治愈的药物。随着近年来肿瘤基础研究的不断进步和对恶性肿瘤疾病认识的不断深入，新的作用机制、作用靶点的抗肿瘤药不断涌现，呈现出不同于以往传统治疗药物的安全性和有效性。

第一节　常用抗恶性肿瘤药

常用抗恶性肿瘤药可通过干扰核酸生物合成、直接影响 DNA 结构与功能、干扰转录过程和阻止 RNA 合成以及调解体内激素平衡等途径抑制肿瘤细胞的增殖。

知识链接

伊马替尼

在《我不是药神》电影中出现的印度仿制药"印度格列宁"是指药物伊马替尼，这是世界上第一个分子靶向治疗药物，也是治疗慢性髓性白血病的一线用药。约 95% 的慢性粒细胞白血病（CML）患者均有 phl 染色体阳性，产生融合蛋白 p-210，具有较高的酪氨酸激酶活性，可刺激白细胞增殖，导致白血病。伊马替尼作为酪氨酸激酶抑制剂即主要通过抑制 BCR-ABL 融合蛋白，从而发挥抗白血病作用。伊马替尼成功地将慢性粒细胞白血病，变成了一种像糖尿病或高血压的慢性病，只需规范服药即可控制病情，这也使原来该病 30% 的幸存率，一下子提升升到了近 90%。但发明之路坎坷曲折，从摸清慢性粒细胞白血病染色体变异的病因，到药物的研制成功，耗时近半个世纪之久。

一、干扰核酸生物合成药

干扰核酸生物合成药即影响核酸生物合成的药物，是模拟正常代谢物质，如叶酸、嘌呤碱、嘧啶碱等的化学结构所合成的类似物,与有关代谢物质发生特异性的拮抗作用,从而干扰核酸尤其是 DNA 的生物合成,阻止瘤细胞的分裂繁殖。它们是细胞周期特异性药物,主要作用于 S 期。

甲氨蝶呤(methotrexate,MTX,氨甲蝶呤)

【体内过程】 该药口服吸收良好。1 h 内血中浓度达峰值,3～7 h 后已不能测到。血浆蛋白质结合率为 50%,$t_{1/2}$ 约 2 h。由尿中排出的原形约 50%;少量通过胆道排出。MTX 不易透过血脑屏障。

【药理作用】 甲氨蝶呤为抗叶酸类抗肿瘤药,对二氢叶酸还原酶有强大且持久的抑制作用。主要通过对一氢叶酸还原酶的抑制而阻碍肿瘤细胞 DNA 的合成,从而抑制肿瘤细胞的生长与繁殖。本药选择性地作用于 S 期。

【临床应用】 用于儿童急性白血病和绒毛膜上皮癌。甲酰四氢叶酸能拮抗 MTX 治疗中的毒性反应,现主张先用很大剂量 MTX,以后再用甲酰四氢叶酸作为救援剂,以保护骨髓正常细胞,对成骨肉瘤等有良效。

【主要制剂及用法用量】 甲氨蝶呤主要有以下剂型:

1. 甲氨蝶呤注射液(10 mL:1 000 mg) 用法:抗肿瘤化疗使用甲氨蝶呤可采用肌内、静脉或鞘内注射给药。10 mL:1 000 mg 规格的甲氨蝶呤注射液为高渗溶液,禁用于鞘内注射。当用于鞘内注射时,甲氨蝶呤注射液应该用适当的不含防腐剂的溶剂如 0.9%氯化钠注射液稀释至 1 mg/mL 的浓度。

2. 注射用甲氨蝶呤(每瓶 5 mg) 使用时每瓶 5 mg 的冻干粉针用大约 2 mL 注射用水重溶为 2.5 mg/mL 的浓度,每瓶 0.1 g 的冻干粉针用大约 4 mL 注射用水重溶为 25 mg/mL 的浓度,每瓶 1 g 的冻干粉针用大约 20 mL 注射用水重溶为 50 mg/mL 的浓度。

3. 甲氨蝶呤片剂(每片 5 mg) 口服,成人一次 5～10 mg(2～4 片),一日 1 次,每周 1～2 次,一个疗程安全量为 50～100 mg(20～40 片)。

【不良反应】 不良反应较多。可致口腔及胃肠道黏膜损害,如口腔炎、胃炎、腹泻、便血甚至死亡。骨髓抑制可致白细胞、血小板减少以至全血象下降;也有脱发、皮炎等。孕妇可致畸胎、死胎。大剂量长期用药可致肝、肾损害。

【注意事项】

1. 本药的致突变性、致畸性和致癌性较烷化剂为轻,但长期服用后,有潜在的导致继发性肿瘤的危险。

2. 对生殖功能的影响,虽也较烷化剂类抗癌药为小,但亦可导致闭经和精子减少或缺乏,尤其是在长期应用较大剂量后,但一般多不严重,有时呈不可逆性。

3. 全身极度衰竭、恶病质或并发感染及心、肺、肝、肾功能不全时,禁用本药。周围血象如白细胞低于 3.5×10^9/人或血小板低于 500×10^9/人时不宜用。

【相互作用】

1. 乙醇和其他对肝脏有损害的药物,如与本药同用,可增加肝脏的毒性。

2. 用本药后可引起血液中尿酸水平升高,对于痛风或高尿酸血症患者应相应增加别嘌呤醇等药剂量。

3. 本药可增加抗凝血作用,甚至引起肝脏凝血因子的缺少和(或)血小板减少症,因此慎与其他抗凝药同用。

4. 与保泰松和磺胺类药物同用后,因与蛋白质结合的竞争,可能会引起本药血清浓度增高而导致毒性反应的出现。

5-氟尿嘧啶(5-fluorouracil,5-FU)

【体内过程】　口服吸收不规则,常静脉给药,分布于全身体液,肿瘤组织中的浓度较高,易进入脑脊液内。由肝代谢灭活,变为 CO 和尿素分别由肺和尿排出。

【药理作用】　在细胞内转变为5-氟尿嘧啶脱氧核苷酸而抑制脱氧胸苷酸合成酶,阻止脱氧尿苷酸甲基化为脱氧胸苷酸,从而影响 DNA 的合成。另外,5-FU 在体内转化为5-氟尿嘧啶核苷后,也能掺入 RNA 中干扰蛋白质合成,故对其他各期细胞也有作用。

【临床应用】　对多种肿瘤有效,特别是对消化道癌症和乳腺癌疗效较好,对卵巢癌、宫颈癌、绒毛膜上皮癌、膀胱癌等也有效。

【主要制剂】

1. 注射液　10 mL:0.25 g。

2. 口服液　每 10 mL 内含 5-FU 0.17 g。

3. 片剂　每片 50 mg。

【用法用量】　5-氟尿嘧啶作静脉注射或静脉滴注所用剂量相差甚大。单药静脉注射剂量一般为按体重一日 10~20 mg/kg,连用 5~10 日,每疗程 5~7 g(甚至 10 g)。若为静脉滴注,通常按体表面积一日 300~500 mg/m²,连用 3~5 日,每次静脉滴注时间不得少于 6 h;静脉滴注时可用输液泵连续给药维持 24 h。用于原发性或转移性肝癌,多采用动脉插管注药。腹腔内注射按体表面积一次 500~600 mg/m²。用于口服时,每周 1 次,2~4 次为 1 个疗程。成人常用量:一日 0.15~0.3 g,分 3~4 次服。一个疗程总量为 10~15 g。

【不良反应】　主要为胃肠道反应,骨髓抑制、脱发、共济失调等。因刺激性,可致静脉炎或动脉内膜炎。偶见肝、肾功能损害。

【注意事项】

1. 本药在动物实验中有致畸和致癌性,但在人类,其致突、致畸和致癌性均明显低于氮芥类或其他细胞毒性药物,除单用本药较小剂量作放射增敏剂外,一般不宜和放射治疗同用。当伴发水痘或带状疱疹时禁用本药。

2. 有下列情况者慎用本药:肝功能明显异常;周围血白细胞计数低于 $3.5×10^9$/人、血小板低于 $500×10^9$/人者;感染、出血或发热超过 38℃者;明显胃肠道梗阻;脱水和(或)酸碱、电解质平衡失调者。

3. 开始治疗前及疗程中应定期检查周围血常规。

4. 老年患者慎用氟尿嘧啶,年龄在 70 岁以上及女性患者,曾报告对以氟尿嘧啶为基础的化疗存在个别的严重毒性危险因素。密切监测和保护脏器功能是必要的。

5. 用本药时不宜饮酒或同用阿司匹林类药物,以减少消化道出血的可能。

【相互作用】　曾报告多种药物可在生物化学上影响氟尿嘧啶的抗癌作用或毒性,常见的药物包括甲氨蝶呤、甲硝唑及四氢叶酸。与甲氨蝶呤合用,应先给予甲氨蝶呤 4~6 h 后再给予氟尿嘧啶,否则会减效。

先给予四氢叶酸,再用氟尿嘧啶可增加其疗效。本药能生成神经毒性代谢物——氟代柠檬酸而致脑瘫,故不能作鞘内注射。别嘌呤醇可以减低氟尿嘧啶所引起的骨髓抑制。

阿糖胞苷(cytarabine,AraC,赛德萨)

【体内过程】 不稳定,口服易被破坏。静脉注射(5～10 mg/kg)20 min 后多数患者血中已测不到,因此必须静脉滴注或分次静脉注射才能维持有效血液浓度。主要在肝中被胞苷酸脱氨酶催化为无活性的阿糖尿苷,迅速由尿排出。

【药理作用】 阿糖胞苷在体内经脱氧胞苷激酶催化成二磷酸胞苷或三磷酸胞苷,进而抑制 DNA 多聚酶的活性而影响 DNA 合成;也可掺入 DNA 中干扰其复制,使细胞死亡。S 期细胞对之最敏感,属周期特异性药物。

【临床应用】 主要适用于成人和儿童急性非淋巴细胞白血病的诱导缓解和维持治疗。对其他类型的白血病也有治疗作用,如急性淋巴细胞白血病、慢性髓细胞白血病(急变期)。对实体瘤单独应用疗效不理想。

【不良反应】 对骨髓的抑制可引起白细胞及血小板减少。久用后胃肠道反应明显。对肝功能有一定影响,出现转氨酶升高。还可见阿糖胞苷综合征,主要表现为发热、肌痛、骨痛,偶尔胸痛,斑丘疹、结膜炎和不适,通常发生于用药后 6～12 h。皮质类固醇能预防和治疗此不良反应。

6-巯基嘌呤(6-mercaptopurine,6-MP,乐疾宁)

【体内过程】 口服吸收良好。分布到各组织,部分在肝内经黄嘌呤氧化酶催化为无效的硫尿酸与原形药一起由尿排泄。抗痛风药别嘌醇可干扰 6-MP 变为硫尿酸,故能增强 6-MP 的抗肿瘤作用及毒性,合用时应注意减量。

【药理作用】 6-巯基嘌呤为抗嘌呤药,在体内先经酶催化变成硫代肌苷酸,它阻止肌苷酸转变为腺苷酸和鸟苷酸,干扰嘌呤代谢,阻碍核酸合成,对 S 期细胞及其他期细胞有效。肿瘤细胞对 6-MP 可产生耐药性,因耐药性细胞中 6-MP 不易转变成硫代肌苷酸或产生后迅速降解之故。

【临床应用】 对儿童急性淋巴细胞白血病疗效好,因起效慢,多作维持药用。大剂量用于治疗绒毛上皮癌有一定疗效。

【不良反应】 多见胃肠道反应和骨髓抑制;少数患者可出现黄疸和肝功能障碍。偶见高尿酸血症。

二、影响 DNA 结构和功能药

此类药物通过共价键直接与核酸结合,使 DNA 链交联或断裂,破坏 DNA 功能,分为四类:①烷化剂类:氮芥、环磷酰胺、噻替派、白消安、卡莫司汀。②破坏 DNA 的铂类配合物:顺铂、卡铂。③破坏 DNA 的抗生素类:丝裂霉素、博来霉素(靠产生自由基破坏 DNA 结构)。④拓扑异构酶抑制剂:喜树碱类。

(一)烷化剂类

烷化剂(alkylatingagents)又称烃化剂,是一类化学性质很活泼的化合物。它们具有活泼的烷化基团,能与细胞中 DNA 或蛋白质中的氨基、巯基、羟基和磷酸基等起作用,常可形成交叉联结或引起脱嘌呤作用,使 DNA 链断裂,在下一次复制时,又可使碱基配对错码,造成 DNA 结构和功能的损害,重者可致细胞死亡。

环磷酰胺(cyclophosvnamide,CTX)

【体内过程】　口服吸收良好,1 h 后血中药物达峰浓度,17%～31%的药物以原形由粪排出,30%以活性型由尿排出,对肾和膀胱有刺激性。按体重静脉注射 6～8 mg/kg 后,血浆 $t_{1/2}$ 约为 6.5 h。在肝及肝癌组织中分布较多。

【药理作用】　环磷酰胺为氮芥与磷酰胺基结合而成的化合物,在体外无活性,在体内经肝细胞色素 P450 氧化、裂环生成中间产物醛磷酰胺,它在肿瘤细胞内,分解出有强效的磷酰胺氮芥,才与 DNA 发生烷化,形成交叉联结,抑制肿瘤细胞的生长繁殖。

【临床应用】　本药为目前广泛应用的抗癌药物,对恶性淋巴瘤、急性或慢性淋巴细胞白血病、多发性骨髓瘤有较好的疗效,对乳腺癌、睾丸癌、卵巢癌、肺癌、头颈部鳞癌、鼻咽癌、神经母细胞瘤、横纹肌肉瘤及骨肉瘤均有一定的疗效。

【主要制剂】

1. 注射用环磷酰胺　0.1 g,0.2 g,0.5 g。

2. 复方环磷酰胺片　每片含环磷酰胺 50 mg 和人参茎叶总皂苷 50 mg。

3. 环磷酰胺片　50 mg。

【用法用量】

1. 静脉注射　成人常用量:单药静脉注射按体表面积每次 500～1 000 mg/m²,加生理盐水 20～30 mL,静脉注射,每周 1 次,连用 2 次,休息 1～2 周重复。联合用药时剂量为按体表面积 500～600 mg/m²。儿童常用量:静脉注射每次按体重 10～15 mg/kg,加生理盐水 20 mL 稀释后缓慢注射,每周 1 次,连用 2 次,休息 1～2 周重复。也可肌内注射。

2. 口服给药　成人常用量为每日按体重 2～4 mg/kg,连用 10～14 日,休息 1～2 周重复。儿童常用量为每日按体重 2～6 mg/kg,连用 10～14 日,休息 1～2 周重复。

【不良反应】　呕吐、恶心反应较轻,静脉注射大剂量时仍多见;脱发发生率较其他烷化剂高 30%～60%,多发生于服药 3～4 周后;抑制骨髓,对粒细胞的影响更明显;对膀胱黏膜刺激可致血尿、蛋白尿;偶可影响肝功能,导致黄疸;还致凝血酶原减少;久用可致闭经或精子减少。

【注意事项】　本药的代谢物对尿路有刺激性,应用时应鼓励患者多饮水,大剂量应用时应水化、利尿,同时给予尿路保护剂美司钠。近年研究显示,提高药物剂量强度能明显增加疗效,当大剂量用药时,除应密切观察骨髓功能外,尤其要注意非血液学毒性如心肌炎、中毒性肝炎及肺纤维化等。当肝肾功能损害、骨髓转移或既往曾接受多程放化疗时,环磷酰胺的剂量应减少至治疗量的 1/3～1/2。本药需在肝内活化,因此腔内给药无直接作用。

【相互作用】　环磷酰胺可使血清中假胆碱酯酶减少,使血清尿酸水平增高,因此,与抗痛风药如别嘌呤醇、秋水仙碱、丙磺舒等同用时,应调整抗痛风药物的剂量。环磷酰胺可抑制胆碱酯酶活性,因而合用能延长可卡因的作用并增加毒性。大剂量巴比妥类、皮质激素类药物可影响环磷酰胺的代谢,同时应用可增加环磷酰胺的急性毒性。

白消安(busulfan,马利兰)

【体内过程】 口服吸收良好。静脉注射后 2～3 min 内 90％药物自血中消失,绝大部分代谢成甲烷磺酸由尿排出。

【药理作用和临床应用】 白消安属磺酸酯类,在体内解离后起烷化作用。小剂量即可明显抑制粒细胞生成,对慢性粒细胞白血病疗效显著(缓解率为 80％～90％)。剂量提高可抑制全血象。对慢性粒细胞白血病急性病变及急性白血病无效,对其他肿瘤疗效不明显。

【主要制剂】

1. 片剂 3 mg。

2. 注射剂 10 mL：60 mg。

【用法用量】 注射液应通过中心静脉导管给药,每次给药需输注 2 h,每 6 h 一次,连续 4 天,共 16 次。所有患者均应预防性给予苯妥因,因为已知白消安可通过血脑屏障并诱发癫痫。止吐药应在第一次用药之前给予,并按一定计划在整个用药期间持续给药。

慢性粒细胞白血病,口服给药每日总量为按体表面积 4～6 mg/m^2,每日 1 次。每日或隔日给予维持量 1～2 mg,以维持白细胞计数在 10×10^9/L 左右。

【不良反应】 本药的胃肠道反应少,对骨髓有抑制作用。久用可致闭经或睾丸萎缩,偶见出血、再生障碍性贫血及肺纤维化等严重反应。

【注意事项】

1. 慢性粒细胞白血病患者治疗时有大量细胞被破坏,血及尿中尿酸水平可明显升高,严重时可产生尿酸肾病。

2. 对有骨髓抑制、感染、有细胞毒药物或放疗史的患者应慎用。

3. 治疗前及治疗中应严密观察血象及肝肾功能的变化,及时调整剂量,特别注意检查血尿素氮、内生肌酐清除率、胆红素、谷丙转氨酶(ALT)及血清尿酸。

【相互作用】 因为服用本药可增加血及尿中尿酸水平,故对有痛风病史的患者或服用本药后尿酸增高的患者可用抗痛风药物。

卡莫司汀(carmustine)

卡莫司汀因能够通过血脑屏障,对脑瘤(恶性胶质细胞瘤、脑干胶质瘤、成神经管细胞瘤、星形胶质细胞瘤、室管膜瘤)、脑转移瘤和脑膜白血病有效,对恶性淋巴瘤、多发性骨髓瘤有效,与其他药物合用对恶性黑色素瘤有效。

(二) 破坏 DNA 的铂类配合物

顺铂(cisplatin,顺氯氨铂)

顺铂能与 DNA 形成双链交叉联结,抑制肿瘤细胞 DNA 合成作用较强而持久。对睾丸肿瘤疗效显著,对淋巴瘤类、鼻咽癌、卵巢癌、膀胱癌、乳腺癌、宫颈癌、肺癌等均有效,但对胃肠道肿瘤疗效不佳。因缓解期较短,宜与其他药合用或序贯治疗。

（三）抗肿瘤抗生素类

盐酸米托蒽醌（mitoxantrone hydrochloride）

有吸湿性，水中可溶解，固体非常稳定，在碱性水溶液中可能降解。特点：细胞周期非特异性药物，能抑制 DNA 和 RNA 合成。抗肿瘤作用强于阿霉素，心脏毒性小。用于治疗晚期乳腺癌、恶性淋巴肿瘤和成人急性非淋巴细胞白血病复发。

丝裂霉素 C（mitomycin C，MMC）

丝裂霉素 C 化学结构中有乙撑亚胺及氨甲酰酯基团，具有烷化作用。能与 DNA 的双链交叉联结。可抑制 DNA 复制，也能使部分 DNA 断裂。属细胞周期非特异性药物。注射后迅速由血浆消失，经肾排泄。抗瘤谱广，可用于胃癌、肺癌、乳腺癌、慢性粒细胞白血病、恶性淋巴瘤等。丝裂霉素 C 与阿霉素同时应用可增加心脏毒性，建议阿霉素的总量限制在按体表面积 $450\ mg/m^2$ 以下。

（四）拓扑异构酶抑制剂

拓扑异构酶的作用是打开 DNA 超螺旋，参与 DNA 复制、重组、修复和转录过程。因此拓扑异构酶抑制剂可阻断 DNA 的复制、修复，导致 DNA 断裂破坏等。拓扑异构酶抑制剂主要为喜树碱类化合物，包括喜树碱、羟喜树碱、拓扑特肯以及依林诺特肯。

喜树碱类（camptothecin，CPT）

喜树碱是一种植物抗癌药物，从中国中南、西南分布的喜树中提取得到。1976 年，中国化学家高怡生等合成消旋喜树碱成功。喜树碱对胃肠道和头颈部癌等有较好的近期疗效，但缓解期短。其作用机制为破坏并抑制 DNA 合成，属细胞周期非特异性药物，但对 S 期较敏感。本类药与其他常用抗癌药无交叉耐药性。临床主要用于胃癌、肠癌、直肠癌、肝癌、头颈部癌、膀胱癌、卵巢癌、肺癌以及急、慢性粒细胞白血病的治疗。不良反应主要为泌尿系统反应，如尿频、尿急、血尿等，往往影响治疗。胃肠道反应重者可出现肠麻痹和电解质紊乱。药物抑制骨髓，可引起白细胞计数减少。

三、干扰转录过程和阻止 RNA 合成药

此类药物可嵌入 DNA 碱基对中，阻碍 RNA 转录，有多种抗癌抗生素，如放线菌素 D、盐酸多柔比星、柔红霉素。

放线菌素 D（actinomycin，更生霉素）

【药理作用与临床应用】　放线菌素 D 与 DNA 结合的能力较强，但结合的方式是可逆的，主要是通过抑制以 DNA 为模板的 RNA 多聚酶，从而抑制 RNA 的合成。对霍奇金病（HD）及神经母细胞瘤疗效突出，尤其是控制发热；对无转移的绒癌初治时单用本药，治愈率达 90%～100%；对睾丸癌亦有效，一般均与其他药物联合应用；与放疗联合治疗。

【主要制剂】　注射用放线菌素 D：0.2 mg。

【用法用量】　静脉注射：一般成人每日 300～400 μg（按体重 6～8 $\mu g/kg$），溶于 0.9%

氯化钠注射液20～40 mL中,每日1次,10日为一个疗程,间歇期2周,一个疗程总量为4～6 mg。本药也可作腔内注射。在联合化疗中,剂量及时间尚不统一。

【不良反应】

1. 骨髓抑制为剂量限制性毒性,血小板及粒细胞减少,最低值见于给药后10～21日,尤以血小板下降为著。

2. 胃肠道反应多见于每次剂量超过500 μg时,表现为恶心、呕吐、腹泻,少数有口腔溃疡,始于用药数小时后,有时严重,为急性剂量限制性毒性。

3. 脱发始于给药后7～10日,可逆。

4. 少数出现胃炎、肠炎或皮肤红斑、脱屑、色素沉着、肝肾功能损害等,均可逆。

5. 本药滴注时漏出血管外对软组织损害显著。

【注意事项】

1. 本药遇光极不稳定,注意避光保存。

2. 当本药漏出血管外时,应立即用1%普鲁卡因局部封闭,或用50～100 mg氢化可的松局部注射及冷湿敷。

3. 骨髓功能低下、有痛风病史、肝功能损害、感染、有尿酸盐性肾结石病史、近期接受过放疗或抗癌药物者慎用本药。

4. 有出血倾向者慎用本药。

【相互作用】 维生素K可降低其效价,故用本药时慎用维生素K类药物;本药有放疗增敏作用,但有可能在放疗部位出现新的炎症而产生"放疗再现"的皮肤改变,应予注意。

盐酸多柔比星(doxorubicin hydrochloride,阿霉素)

盐酸多柔比星易溶于水且水溶液稳定,在碱性条件下不稳定,会迅速分解。作用机理主要是嵌入DNA而抑制RNA和DNA的合成,对RNA的抑制作用最强,抗瘤谱较广,对多种肿瘤均有作用,属细胞周期非特异性药物,对各种生长周期的肿瘤细胞都有杀灭作用。对急性淋巴细胞和急性髓细胞白血病效果良好,与阿糖胞苷合用是治疗成人急性髓细胞白血病的优选方案之一,但心脏毒性大;常出现骨髓抑制和口腔溃疡。

四、干扰蛋白质合成药

干扰蛋白质合成药作用机制:干扰氨基酸供应,干扰细胞内蛋白质的合成和装配。主要分为以下几类:①微管蛋白活性抑制剂:长春碱类、紫杉醇类;②干扰核蛋白体功能的药物,如三尖杉生物碱类;③影响氨基酸供应的药物,如L-门冬酰胺。

紫杉醇(paclitaxel)

【药理作用与临床应用】 紫杉醇是一种新型抗癌药,能诱导与促进微管蛋白聚合、微管装配与微管稳定,从而阻止肿瘤细胞的生长,是治疗卵巢癌和乳腺癌的一线药物。也用于治疗头颈癌、食管癌、精原细胞瘤、复发霍奇金淋巴瘤等。

【主要制剂】

1. 注射用 紫杉醇(白蛋白结合型)100 mg(每瓶含紫杉醇100 mg及人血白蛋白约900 mg)。

2. 紫杉醇注射液　5 mL：30 mg，10 mL：60 mg 等。

【用法用量】　对联合化疗失败的转移性乳腺癌或辅助化疗后复发的乳腺癌患者，建议使用剂量为按体表面积 260 mg/m²，静脉滴注 30 min，每 3 周给药一次。

【不良反应】　不良反应为骨髓抑制、神经毒性和心脏毒性及过敏反应。

【注意事项】

1. 紫杉醇必须在有化疗经验的内科医生监督下使用。只有在配备足够的诊断和治疗设备时，才有可能有效地控制并发症。

2. 在紫杉醇治疗前预防用药（如肌内注射苯海拉明）时，应监测患者的注射部位反应（如血肿）。无论是否预先用药都可能发生致命的过敏反应。凡有过对紫杉醇严重过敏反应者禁用此药。

3. 建议在紫杉醇治疗中监测生命体征，尤其是紫杉醇输注的最初 1 h。

4. 紫杉醇是一种细胞毒类抗癌药物，为了尽量降低皮肤暴露的风险，操作含有紫杉醇注射液的药瓶时一定要戴上防渗手套。如果皮肤接触紫杉醇溶液，应立即用肥皂和水彻底地清洗皮肤，一旦紫杉醇接触黏膜，立即用水彻底冲洗。

【相互作用】

1. 在用顺铂之后再给予紫杉醇时，紫杉醇的清除率会降低 20%。

2. 与肝药酶诱导剂（如利福平、卡马西平、苯妥英、依法韦仑、奈韦拉平）或抑制剂（如红霉素、氟西汀、吉非罗齐）合用时，紫杉醇的药代动力学也会发生改变，应当慎重。

长春新碱（vincristine，VCR）

【药理作用】　可使细胞有丝分裂停止于中期，长春碱（VLB）对有丝分裂的抑制作用较 VCR 强，但后者的作用不可逆。作用机制在于药物与纺锤丝微管蛋白结合，使其变性，从而影响微管装配和纺锤丝的形成，作用于 M 期。

【临床应用】　VCR 对小儿急性淋巴细胞白血病疗效较好，起效较快，常与泼尼松合用作诱导缓解药。对淋巴瘤类也有效，并常与其他类型抗癌药合用于多种癌瘤的治疗。

【不良反应】　VCR 对骨髓抑制不明显，主要引起神经症状，表现为指、趾麻木，腱反射迟钝或消失，外周神经炎等。

三尖杉酯碱（harringtonine）

从三尖杉属植物的枝、叶和树皮中提取而得。其作用机制是抑制蛋白质合成的起步阶段，并使核蛋白体分解，释放出新生肽链，但对 mRNA 或 tRNA 与核蛋白体的结合并无阻抑作用。

三尖杉酯碱对各型急性非淋巴细胞白血病疗效较好，对急性单核细胞白血病也有效。只作缓慢静脉滴注用。不良反应有骨髓抑制及胃肠道反应，也有心率加快、心肌缺血等。

五、调节激素平衡药

因某些肿瘤的生长依赖于体内激素水平，本类药物通过改变激素平衡而发挥作用，如肾上腺皮质激素、雄激素、雌激素等。

乳腺癌、前列腺癌、甲状腺癌、宫颈癌、卵巢肿瘤及睾丸肿瘤等均与相应的激素失调有关,因此应用某些激素或其拮抗药,改变失调状态,可以抑制这些肿瘤生长,且无骨髓抑制等不良反应。但激素作用广泛,使用不当也有害。

(一) 肾上腺皮质激素

临床常用的有泼尼松(强的松)、氢化泼尼松(强的松龙)、氢化可的松或地塞米松等。本类药对淋巴细胞有直接溶解和抑制 DNA 合成、抑制有丝分裂作用。属细胞周期非特异性药,用于急性淋巴细胞白血病和恶性淋巴瘤,特别是儿童疗效明显;也可利用其对垂体的负反馈调节作用,引起肾上腺皮质萎缩,减少雌激素来源,用于卵巢切除术后复发的乳腺癌,可改善症状;也可兴奋骨髓,与长春新碱等合用,既可提高疗效,又可降低毒性,尤其是减轻骨髓抑制毒性;因抑制免疫功能,有助于癌瘤扩展,只限于恶性肿瘤引起的发热不退、毒血症状明显时,且须合用抗癌药和抗生素。

(二) 雄激素类药物

雄激素如丙酸睾酮、甲睾酮等抑制垂体分泌促卵泡激素,使卵巢释放的雌激素减少,对晚期乳腺癌,尤其是骨转移者效果佳;可抑制促卵泡激素的分泌,促进肿瘤细胞对抗乳腺促进激素(或催乳素),不利于乳癌生长。

(三) 抗雄激素药

氟他胺、尼鲁米特、比卡鲁胺等,为非甾体类抗雄激素药。本类药物能阻断前列腺细胞上的二氢睾酮受体,比卡鲁胺已在全球 80 多个国家上市销售,是前期应用最广泛的前列腺癌治疗药物。因出色的安全性和有效性,比卡鲁胺被列入 WHO 基本药物目录。

(四) 抗雌激素药

氯米芬、他莫西芬等为人工合成的雌激素受体的部分激动剂,它可在靶组织上拮抗雌激素的作用,可用于治疗晚期乳腺癌,与雄激素的疗效相同,但无后者的男性化副作用。

(五) 孕激素类药

甲羟孕酮、甲地孕酮等为黄体酮衍生物,作用与黄体酮相似,主要用于子宫内膜癌、乳腺癌、肾癌的治疗,增强患者食欲,改善全身状况。

(六) 芳香化酶抑制药

氨鲁米特等能特异性地抑制雄激素转化为雌激素,减少雌激素的生成,并且能诱导肝微粒体酶系,加快雌激素的代谢。主要用于绝经期、晚期乳腺癌等的治疗,还可抑制肾上腺皮质激素的生物合成,可用于库欣综合征,手术无效者尤佳。

第二节　抗恶性肿瘤药的不良反应及应用原则

一、不良反应

绝大多数化疗药在抑制或杀伤肿瘤细胞的同时,对体内处于增殖期的正常细胞群同样有毒害作用,这是限制化疗剂量和影响疗效的关键因素。化疗期间须监护的药物毒性可分为共有毒性和特有毒性。

抗恶性肿瘤药物的毒性反应可分为近期毒性和远期毒性,又可分为共有的毒性反应和特有的毒性反应。

（一）近期毒性

近期毒性出现较早，大多发生于增殖迅速的组织，如骨髓（骨髓抑制）、消化道（恶心、呕吐最常见）和毛囊（脱发）等。

1. 共有的毒性反应

（1）骨髓抑制：骨髓抑制是肿瘤化疗的最大障碍，除了激素类、博来霉素和L-天冬酰胺酶外，大多数抗恶性肿瘤药均有不同程度的骨髓抑制。通常先出现白细胞减少，然后出现血小板减少，一般不会引起严重的贫血。除了采用各种集落刺激因子等升高白细胞外，护理中必须采取各种措施来预防各种感染和防治出血等。

（2）消化道反应：恶心和呕吐是抗恶性肿瘤药物的最常见毒性反应。另外，化疗也可以损害增殖活跃的消化道黏膜组织，容易引起口腔炎、口腔溃疡、舌炎、食管炎等，注意口腔清洁卫生，防治感染。

（3）脱发：大部分的生发细胞处于活跃生长状态，因此多数抗恶性肿瘤药能引起不同程度的脱发。在化疗时给患者戴上冰帽，使头皮冷却、局部血管痉挛，或止血钳结扎于发际，减少药物到达毛囊而减轻脱发。停止化疗后头发仍可以再生。

2. 特有的毒性反应　如多柔比星可引起心脏毒性，大量长期使用博来霉素可引起肺纤维化，放线菌素D、环磷酰胺等引起肝脏损害，大剂量的环磷酰胺可引起出血性膀胱炎，长春新碱最容易引起外周神经病变，紫杉醇、多肽类和蛋白质类抗恶性肿瘤药物容易导致过敏反应，刺激性较强的丝裂霉素和多柔比星可导致注射部位的血栓性静脉炎。

（二）远期毒性

远期毒性发生较晚，常发生于长期大量用药后，如心脏毒性、肾毒性、肝脏毒性。远期毒性主要见于长期生存的患者，包括第二原发恶性肿瘤、不育和致畸。

二、应用原则

目前临床常用的抗恶性肿瘤药对肿瘤细胞的选择性差，对人体毒性大，而肿瘤细胞容易产生耐药性，应根据患者的机体状况、肿瘤的病理类型、侵犯范围（分期）和发展趋向，制订合理的用药方案，以提高疗效、降低毒性、延缓耐药性的发生。临床化疗一般主张2～3种药物联合应用，从细胞增殖周期、药物作用机制、抗瘤谱、药物毒性等方面综合考虑，有针对性地选择用药。

目标检测▶▶

1. 抗癌药最常见的不良反应是（　　）。

A. 胃肠道反应　　　　B. 心脏毒性　　　　C. 肺纤维化

D. 出血性膀胱炎　　　E. 过敏性休克

2. 影响核酸生物合成的抗恶性肿瘤药不包括（　　）。

A. 羟基脲　　　　　　B. 噻替哌　　　　　C. 阿糖胞苷

D. 甲氨蝶呤　　　　　E. 6-巯基嘌呤

3. 大多数抗癌药常见的严重不良反应为（　　）。

A. 肝脏损害　　　　　B. 神经毒性　　　　　C. 心肌损害

D. 骨髓抑制　　　　　E. 肾脏损害

4. 可作为救援剂拮抗甲氨蝶呤毒性的药物是（　　）。

A. 叶酸　　　　　　　B. 二氢叶酸　　　　　C. 维生素 B

D. 甲酰四氢叶酸　　　E. 维生素 C

5. 对骨髓造血功能无抑制作用的抗癌药是（　　）。

A. 糖皮质激素　　　　B. 烷化剂　　　　　　C. 植物生物碱类

D. 抗代谢药　　　　　E. 抗癌抗生素

第八篇 其他药物

第三十九章 影响免疫功能药

1. 掌握：环孢素、他克莫司、吗替麦考酚酯、咪唑立宾、来氟米特、西罗莫司、巴利昔单抗、胸腺五肽的药理作用、临床应用、不良反应。

2. 熟悉：免疫抑制药及免疫增强药的概念，硫唑嘌呤、左旋咪唑、糖皮质激素的临床应用、不良反应。

3. 了解：其他免疫抑制药及免疫增强药的作用特点及临床应用。

免疫系统包括参与免疫反应的各种细胞、组织和器官，如胸腺、淋巴结、脾、扁桃体以及分布在全身体液和组织中的淋巴细胞和浆细胞，这些组分及其正常功能是机体免疫功能的基本保证，任何一方面的缺陷都将导致免疫功能障碍，丧失抵抗感染能力或形成免疫性疾病。

免疫功能包括免疫防御、免疫稳定、免疫监视三个方面。正常情况下，分别表现为防御病原微生物等的侵害和中和毒素、清除损伤或衰老的自身细胞、发现并处理（杀伤、摧毁）体内经常出现的少量异常细胞。异常情况下可引起变态反应，导致自身免疫病以及肿瘤等。

机体免疫系统在抗原刺激下所发生的一系列变化称为免疫应答反应，免疫应答过程比较复杂，大致分为以下几个时期。

1. 诱导期/感应期 为处理和识别抗原的阶段。外来抗原经巨噬细胞吞噬和处理后，以有效抗原决定簇形式结合在巨噬细胞膜表面，这种巨噬细胞可称为抗原激活的巨噬细胞。T 细胞、B 细胞与活化的巨噬细胞相互接触，从而对结合在巨噬细胞膜上的抗原决定簇加以识别。

2. 增殖分化期 抗原识别后，在其他细胞因子的作用下，抗原-mRNA 复合体刺激 B 细胞或 T 细胞活化，使其转化为免疫母细胞并进行增殖。B 细胞增殖分化为浆细胞，可合成多种免疫球蛋白 IgG、IgM、IgA、IgD、IgE 等抗体。T 细胞增殖分化为致敏小淋巴细胞，分别对相应抗原起特异作用。

3. 效应期 致敏小淋巴细胞或抗体再次与抗原反应，产生细胞免疫或体液免疫效应。致敏小淋巴细胞再受抗原刺激时，可有直接杀伤作用或释放淋巴毒素、炎症因子等免疫活性物质，使抗原所在细胞破坏或发生异体器官移植的排异反应等，这称为细胞免疫。抗原与抗体结合，直接或在补体协同下破坏抗原的过程称为体液免疫。不论细胞免疫或体液免疫，其最终效果都是消除抗原，保护机体。

在调节免疫和炎症方面,淋巴因子或单核因子等细胞调节蛋白也起到重要的作用。它们可以由淋巴细胞、单核细胞及巨噬细胞产生,如干扰素、白细胞介素、肿瘤坏死因子、克隆刺激因子、巨噬细胞激活和抑制因子等,其中已有多种作为免疫调节剂应用。

影响免疫功能的药物通过影响免疫应答和免疫病理反应而调节机体的免疫功能,防治免疫功能异常所致疾病。影响免疫功能的药物可分为两类:一类为免疫抑制药,抑制免疫活性过强者的免疫反应,降低免疫反应的程度;另一类为免疫增强药,能提高免疫功能低下者的免疫功能。

第一节 免疫应答与免疫病理

一、免疫应答

机体的免疫应答有两种类型:

1. 天然免疫应答(innate immune response) 是机体遇到病原体之后,迅速产生的一种初级的、不需接触抗原的、特异性低而广泛的免疫反应。天然免疫的主要效应器包括补体、粒细胞、单核/巨噬细胞、自然杀伤细胞、肥大细胞和嗜碱性粒细胞。

2. 获得性免疫应答(adaptive immune response) 是抗原特异性的、依赖于抗原暴露或接触的、高度特异性的反应。获得性免疫的主要效应细胞是 B 淋巴细胞、T 淋巴细胞和抗原递呈细胞。

二、免疫病理反应

1. 超敏反应(hypersensitivity) 由抗原性质及机体免疫反应异常引起,免疫应答反应异常的结果是引起异常增高的免疫反应,导致机体生理功能障碍或组织损伤。

2. 自身免疫疾病(autoimmune diseases) 是指机体对自身组织成分产生抗体或致敏淋巴细胞而引起的自身组织损伤。例如系统性红斑狼疮(systemic lupus erythematosus)、1 型糖尿病(type1 diabetes mellitus)等。

3. 免疫增殖病(immunoproliferative disease) 是指由于免疫球蛋白产生细胞的异常增殖,导致免疫球蛋白异常增多所致的一些疾病,如多发性骨髓瘤(multiplemyeloma)等。

4. 免疫缺陷病(immunodeficiency disease) 是指机体先天性和获得性免疫系统结构或功能障碍所致的疾病,包括先天性和获得性免疫缺陷病,主要表现为免疫功能低下。前者如免疫系统遗传基因异常,后者如人类免疫缺陷病毒(HIV)感染引起的获得性免疫缺陷综合征。免疫功能低下者容易罹患实体瘤(solid tumors)、血液肿瘤(hematological malignancies)或感染性疾病(infectious diseases)。

5. 移植器官排异反应(graftrejection) 由免疫系统所介导的排斥反应,是目前开展器官移植的重要障碍。

6. 肿瘤(tumor) 发生机制十分复杂,免疫监视功能低下是其重要机制之一。

第二节 免疫抑制药

免疫抑制药是一类对机体的免疫反应具有抑制作用的药物,能抑制与免疫反应相关细胞(主要是T细胞和B细胞)的增殖和功能,降低免疫应答。目前临床常用的免疫抑制药有6类:①CNI(钙调磷酸酶抑制剂),包括环胞素(CsA)和他克莫司(FK506);②抗细胞增殖与抗代谢类药物,包括硫唑嘌呤(AZA)、环磷酰胺、吗替麦考酚酯(MMF)、麦考酚钠肠溶片(EC-MPS)、咪唑立宾(MZR)和来氟米特(LEF);③哺乳动物雷帕霉素靶蛋白抑制剂,包括西罗莫司(SRL)、胍立莫司;④糖皮质激素类药物,如泼尼松、甲泼尼松等;⑤植物药,主要有雷公藤和白芍等;⑥生物性免疫抑制药,如抗胸腺细胞球蛋白、莫罗单抗-CD3、达利珠单抗、巴利昔单抗、依法珠单抗和那他珠单抗等。常用的免疫抑制药及其作用环节见图39-1。

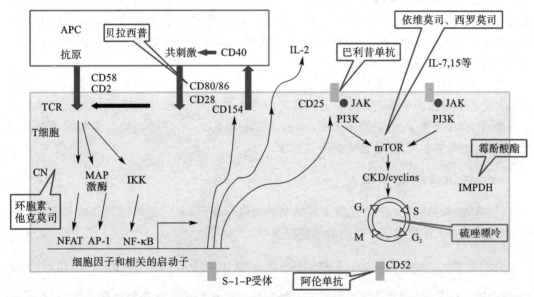

APC为抗原提呈细胞;IL为白细胞介素;TCR为T细胞受体;JAK为Janus激酶;PI3K为磷脂酰肌醇-3-激酶;mTOR为哺乳动物雷帕霉素靶蛋白;CN为钙调磷酸酶;MAP激酶为有丝分裂原活化蛋白激酶;IKK为核因子-κB激酶抑制剂;NFAT为活化T细胞核因子;AP-1为激活蛋白因子;CKD/cyclins为周期蛋白依赖激酶;IMPDH为次黄嘌呤核苷酸脱氢酶

图39-1 常用免疫抑制药及其作用环节示意图

免疫抑制药都缺乏选择性和特异性,对正常和异常的免疫反应均呈抑制作用,故长期应用后,除了各药的特有毒性外,易出现降低机体抵抗力而诱发感染、肿瘤发生率增加及影响生殖系统功能等不良反应。用于器官移植抗排斥反应和自身免疫病如类风湿关节炎、红斑狼疮、皮肤真菌病、膜性肾小球肾炎、炎性肠病和自身免疫性溶血性贫血等

免疫抑制药在器官移植术中的应用

各种免疫抑制药的作用机制不同，且其不良反应的程度多与使用剂量有关，因此，针对移植排斥反应发生的不同靶点和关键步骤常采用多种免疫抑制药联合的方案，既可协同增强免疫抑制效果，又可降低免疫抑制药的剂量和不良反应的发生率。合理的免疫抑制方案最大限度发挥其抗排斥反应作用的同时可减少其不良反应，是保障移植受者长期高质量生存的重要基础。目前临床应用的免疫抑制药分为免疫诱导药物和维持治疗药物两类。

临床药理学上将免疫诱导药物分为多克隆抗体和单克隆抗体两类。

排斥反应是影响同种异体器官移植术后移植器官长期存活的独立危险因素，移植后早期发生急性排斥反应的风险较高，而免疫诱导治疗的目的就是针对这一关键时期提供高强度的免疫抑制，从而有效减少急性排斥反应的发生，提高移植手术成功率。诱导的开始时间通常是在术前或术中，术后数日内结束。免疫诱导治疗并非受者免疫抑制治疗必不可少的部分，依据器官移植的种类而有所不同。

器官移植维持期免疫抑制药的应用是预防急性排斥反应，应逐步减少剂量，获取平衡，以获得受者和移植物的长期存活。目前常用的药物有4类：①CNI；②抗细胞增殖与抗代谢类药物，包括硫唑嘌呤、吗替麦考酚酯、咪唑立宾和来氟米特；③哺乳动物雷帕霉素靶蛋白抑制剂，包括西罗莫司；④糖皮质激素类药物。

一、钙调磷酸酶抑制剂

钙调磷酸酶抑制剂（CNI）是最重要的基础免疫抑制药，其问世对器官移植具有划时代的重要意义，极大地提高了移植物的短期存活率。

环胞素（cyclosporin，cyspin，CsA，环胞素 A，新山地明，山地明，新赛斯平，田可）

【药理作用】　环胞素是第一种 CNI 制剂，是一种从霉菌酵解产物里提取的只含 11 个氨基酸的环形多肽，选择性地抑制 T 辅助细胞和毒性 T 细胞的激活，选择性阻断依赖 TH 细胞的免疫应答，而对 T 抑制细胞无明显抑制作用；抑制淋巴细胞生成干扰素；抑制白细胞介素、IFN、TNF 的合成与释放。

CsA 是作用很强、毒性小的细胞免疫抑制药，优点是抑制免疫反应的同时不产生明显的骨髓抑制作用，较其他免疫抑制药所致感染的发生率低。

环胞素可口服或静脉注射给药。口服吸收不规则、不完全、个体差异大，其生物利用度仅为 $20\%\sim50\%$。口服后 $2\sim4$ h 血浆浓度达峰值。有 40% 的药物存在于血浆，50% 在红细胞，10% 在白细胞。与血浆蛋白的结合率为 95%。有明显的肝肠循环，它在体内几乎全部被代谢，从尿中排出的原形药不足服用量的 0.1%。其 $t_{1/2}$ 约 16 h。

【临床应用】　环胞素是目前使用最多的免疫抑制药，也是预防器官移植排斥反应的主要药物。主要用于肾、肝、心、肺、角膜和骨髓等组织器官移植患者，常与其他免疫抑制药如肾上腺皮质激素类药物等联合应用；非移植性适应证有内源性葡萄膜炎、银屑病、异位性皮炎、类风湿关节炎、红斑狼疮等。

【主要制剂】

1. 环胞素软胶囊　25 mg,50 mg。

2. 环胞素注射液　5 mL:0.25 g。

3. 环胞素口服溶液　50 mL:5 g。

4. 环胞素滴眼液　3 mL:30 mg;0.4 mL:0.2 mg(0.05%)。

【用法用量】

1. 口服软胶囊　应整体吞服。除了某些情况需静脉滴注环胞素浓缩液外,对大部分患者,推荐口服治疗,同时常规监测环胞素血浓度以决定使用剂量。

2. 口服溶液　成人口服开始剂量常按体重每日 12～15 mg/kg,1～2 周后逐渐减量,一般每周减少开始用药量的 5%,维持量为按体重每日 5～10 mg/kg。对移植术的患者,在移植前 4～12 h 给药。

小儿常用量:器官移植初始剂量按体重每日 6～11 mg/kg,维持量按体重每日 2～6 mg/kg。

知识链接

环胞素的新发现

1. 环胞素单药治疗证实对银屑病有效,且对银屑病关节炎同样有效,可减少脊柱及外周关节的症状和体征。

2. 已作为眼科药物上市,用于治疗干眼症。

【不良反应】　不良反应发生率较高,其严重程度、持续时间均与剂量、血药浓度相关,多为可逆性。其最大缺点在于有效治疗剂量与肾毒性剂量很接近。

1. 肾毒性:是最常见和最严重的不良反应,在治疗的最初几周内可以出现血浆肌酐和尿素氮水平的增高,呈剂量依赖性,并且是可逆的,当剂量降低时可恢复。因存在肾脏衰竭的危险,故在使用本药时需密切检测肾脏功能。

2. 肝毒性:常见于用药早期,多为一过性肝损害;继发性感染(病毒、细菌、真菌、寄生虫)也较为常见,多为病毒感染,可发生全身和局部两种感染。

3. 继发肿瘤也较为常见,如皮肤癌、淋巴瘤或淋巴细胞增生性疾病等。可见震颤、无力、头痛、下身感觉消失,特别是手足的烧灼感(通常在治疗的第一周出现)。

4. 牙龈增生、胃肠功能紊乱(食欲减退、恶心、呕吐、腹痛、胃炎、胃肠炎)、轻度可逆的血脂升高、多毛也较为常见。

5. 浓缩输注液中含有聚氧乙烯化蓖麻油,会导致类过敏性反应,如面红、胸廓上移、非心因性肺水肿、急性呼吸窘迫、呼吸困难和喘息、血压改变和心动过速等。

【注意事项】　由本药转换至其他环胞素口服制剂前,必须进行适当的环胞素血药浓度、血清肌酐以及血压测定。但若由环胞素微乳化胶囊转换至环胞素微乳化口服液,则不必进行此类测定。除皮质激素外,本药不应与其他免疫抑制药合用。对肾功能的影响:在长期用药过程中,有可能发生肾结构的改变(如肾间质纤维化),倘若发生在肾脏移植受者中,必须与慢性排斥反应引起的变化相区别。对肝功能的影响:可引起与剂量相关的可逆性的血清胆素升高,偶尔也可见转氨酶升高,故应定期测定肝、肾功能,必要时降低本药用量。若发现癌变或癌前病变情况,则应停用本药。正接受本药治疗的银屑病和异位性皮炎的患者,不应在无足够防护措施的情况下过度暴露于阳光下。

他克莫司(tacrolimus,FK506,普乐可复)

【药理作用】 他克莫司是从链霉菌属中分离出的发酵产物,属于23元大环内酯类抗生素,为一种强力的新型免疫抑制药,主要通过抑制白细胞介素-2的释放,全面抑制T细胞的作用,较环胞素(CsA)强100倍,已成为肝、肾脏移植的一线用药。在治疗特应性皮炎(AD)、系统性红斑狼疮(SLE)、自身免疫性眼病等自身免疫性疾病中也发挥着积极的作用。

【临床应用】 预防肝或肾脏移植术后的移植物排斥反应。治疗肝脏或肾脏移植术后应用其他免疫抑制药无法控制的移植物排斥反应。

与环胞素相比,FK506的免疫抑制作用更强且不良反应相对更低,因而成为现阶段肾脏移植术后首选的核心基础免疫抑制药。美国FDA及改善全球肾脏病预后组织(KDIGO)指南均建议FK506+MPA+糖皮质激素为肾脏移植术后标准免疫抑制方案。但是FK506属于狭窄治疗指数药物,即药物的疗效、毒性与血药浓度密切相关。

【不良反应】 由于患者的基础疾病且同时服用多种药物,因此与免疫抑制药相关的不良反应通常很难确立。药物不良反应均为可逆性的或降低剂量后可减轻或消失。与静脉给药相比,口服给药的不良反应发生率更低.患者感染的风险增加(病毒、细菌、真菌和原虫),患者发生恶性肿瘤的风险增加,血液和淋巴系统异常(贫血、白细胞减少、血小板减少、白细胞增多)常见,过敏和过敏样反应,高血糖、糖尿病、高钾血症、震颤、头痛、腹泻、恶心等。

【注意事项】

1. 移植术后早期应对下列参数进行常规监测以调整治疗方案 血压、心电图、神经和视力状态、空腹血糖、电解质(特别是血钾)、肝肾功能检查、血液学参数、凝血值、血浆蛋白测定。

2. 不相容性 稀释时,不能与其他药物混合,除了处置和其他操作注意事项中提及的。他克莫司可被聚氯乙烯(PVC)吸收,在碱性条件下不稳定。与本药稀释后的溶液混合可产生明显碱性的溶液(如阿昔洛韦和更昔洛韦),应避免合用。

3. 处置和操作 必须稀释后进行注射。用5%葡萄糖注射液或生理盐水在聚乙烯、聚丙烯或玻璃瓶中稀释,不能在PVC容器中稀释本药。用于给药的溶液应无色透明。稀释后溶液的浓度应在0.004～0.100 mg/mL范围内。24 h总输液量应在20～250 mL范围内。稀释后溶液不能用于静脉推注。已开封安瓿中未用完的本药或未用完的稀释后溶液应根据要求立即处理,并避免污染。

4. 储藏注意事项 将安瓿存放于原包装内避光保存,储存温度不得超过25℃。药物稀释后应立即使用,如不立即使用,已证实在25℃条件下稀释后使用时的化学和物理稳定性可维持24 h。

二、抗细胞增殖与抗代谢类药物

包括硫唑嘌呤、环磷酰胺、吗替麦考酚酯、麦考酚钠肠溶片、咪唑立宾和来氟米特。

吗替麦考酚酯（mycophenolatemofetil，MMF，赛可平，骁悉）

吗替麦考酚酯是一种抗代谢药物，临床上已应用于器官移植和自身免疫性疾病，且副作用少，具有良好的应用前景。1995 年，MMF 被美国 FDA 批准用于肾脏移植排斥反应的预防治疗。在与 CsA 和糖皮质激素联合使用时，MMF 能有效地预防排斥反应的发生。

【药理作用】　吗替麦考酚酯是几种青霉菌的发酵作用产物，其活性成分为麦考酚酸（mycophenolic acid，MPA），是 MMF 在体内形成的具有免疫抑制活性的代谢物，MPA 通过抑制鸟嘌呤的合成，选择性阻断 T 细胞和 B 细胞的增殖，对移植排异和自身免疫性疾病均有显著疗效。

【临床应用】　与皮质类固醇以及环孢素或他克莫司同时应用，用于治疗接受同种异体肾脏移植的患者预防器官移植的排斥反应；用于治疗接受同种异体肝脏移植的患者预防器官移植的排斥反应；还可用于肾病综合征、狼疮性肾炎的诱导缓解及维持治疗原发性肾小球疾病。

【主要制剂】

1. 吗替麦考酚酯片　0.25 g。

2. 吗替麦考酚酯胶囊　0.25 g。

3. 吗替麦考酚酯分散片　0.25 g。

4. 吗替麦考酚酯干混悬剂　0.5 g（按 $C_{23}H_{31}NO_7$ 计算）。

5. 注射用吗替麦考酚酯　0.5 g。

【用法用量】

1. 口服制剂

（1）肾脏移植：成人肾脏移植受者，推荐口服剂量为每次 1 g，每日 2 次（每日剂量为 2 g）。于移植术前 12 h 或移植术后 24 h 内开始口服。维持治疗根据临床表现或 MPA 血药浓度曲线下面积（AUC）调整剂量。

（2）肝脏移植：成人肝脏移植受者，推荐口服剂量为每次 0.5～1 g，每日 2 次（每日剂量为 1～2 g）。在肾脏、心脏或肝脏移植后应尽早开始口服吗替麦考酚酯治疗。

食物对 MPA 的 AUC 无影响，但使 MPA 的血药浓度下降 40%，因此吗替麦考酚酯应空腹服用。但是对稳定的肾脏移植受者，吗替麦考酚酯可以和食物同服。肝功能异常伴有严重肝实质病变的肾脏移植受者不需要做剂量调整。

2. 注射剂推荐　剂量为 1 g，每日 2 次，间隔 12 h，首次剂量应在肾脏移植后 24 h 内使用，持续 14 日。

必须使用 5% 的葡萄糖溶液配制，1 g 剂量，浓度为 6 mg/mL，宜采用两步稀释法。静脉缓慢滴注应超过 2 h，速度为 84 mL/h 左右。禁忌静脉快速滴注，静脉滴注 MMF 的疗程一般为 7～14 日，主要适用于胃肠道功能异常或不能进食的患者，如无禁忌证应改为口服。

注射用吗替麦考酚酯的静脉输液配制方法见表 39-1。

表 39-1　注射用吗替麦考酚酯的静脉输液配制方法

步　骤	两步稀释法
第一步	(1) 每一个小瓶中注入 20 mL 5% 的葡萄糖溶液并摇匀,注意无菌操作; (2) 轻轻摇动小瓶使药品溶解(若室温低,可微热); (3) 溶解后溶液应为淡黄色液体,无杂质和沉淀物,否则应弃去不用
第二步	用 125 mL 5% 的葡萄糖溶液将溶液进一步溶解,最终药物浓度约为 6 mg/mL。观察溶液是否透明、无杂质,否则应弃去不用,溶液应在配制后立即或 4 h 内使用

【不良反应】　MMF 无肝毒性、肾毒性和神经毒性,较适用于肾功能不全的患者。对有严重慢性肾功能损害的患者,除移植麻醉恢复后使用以外,应避免每日剂量超过 2 g。

常见的不良反应包括以下内容:

1. 机会性感染　尿路感染、巨细胞病毒及疱疹病毒感染等,会增加巨细胞病毒性肺炎的发生率。

2. 骨髓抑制　如外周血白细胞减少,服药期间应当密切复查血常规,尤其是刚开始服药阶段。

3. 消化道症状　恶心、呕吐、腹泻、便秘、胃肠道出血等,胃肠道不良反应多为剂量依赖性,降低剂量多能缓解。

4. 与其他免疫抑制药联合应用时,可能会增加淋巴瘤和其他恶性肿瘤(特别是皮肤癌)发生的风险。育龄妇女应避孕。妊娠期妇女使用本药可能增加流产和胎儿先天畸形的风险。

【注意事项】

1. 禁止静脉快速注射或推注给药　禁止用于未使用高效避孕方法的育龄期妇女;在开始接受本药前 4 周内及停止治疗后 6 周内,育龄妇女必须采取高效避孕措施(同时采取两种措施)。

2. 特殊人群用药　严重慢性肾功能损伤的肾脏移植受者应避免每次使用剂量超过 1 g,服药次数每日不超过 2 次,且需严密观察。与年轻人相比,老年患者发生不良事件的风险更高,如某些感染(包括巨细胞病毒组织侵袭性疾病)、胃肠道出血和肺水肿。禁用于孕妇和哺乳期妇女。在驾驶或操作机器时慎用。口服混悬液含有阿司帕坦,可产生苯基丙氨酸,苯丙酮尿症患者应慎用本药的口服混悬液。男性患者在治疗期间以及停用本药后 90 天内不得捐精。

咪唑立宾(mizoribine,MZR,布累迪宁)

1971 年,日本参天制药株式会社开发出咪唑立宾。1984 年 MZR 获日本厚生省批准用于肾脏移植术后排斥反应的预防治疗,1999 年在我国上市,可替代 AZA 与其他免疫抑制药构成不同的组合方案。

【药理作用】　咪唑立宾是真菌培养液中的咪唑类核酸物质,在腺苷激酶的作用下成为一磷酸化咪唑立宾,后者通过抑制 IMP 脱氢酶和 GMP 合成酶而影响 GMP 合成,从而抑制免疫细胞的淋巴细胞增殖和抗体产生,适用于器官移植及自身免疫性疾病,肝毒性和骨髓抑制作用较小。

【临床应用】　用于预防肾脏移植术后的器官排斥反应。

【不良反应】

1. 高尿酸血症为常见不良反应。

2. 与 AZA 或 MPA 类药物相比,骨髓抑制作用较轻,也可出现血小板减少、红细胞减少等,必要时可减量、停药,加服升白细胞药物等对症治疗。

3. 偶可出现食欲不振、恶心、呕吐、腹痛、腹泻。

硫唑嘌呤(azathioprine,AZA,依木兰)

硫唑嘌呤是一种应用较早的抗排斥药物,尽管它有一定的毒副作用,但由于它价格便宜且具有较好的免疫抑制效果,部分患者因经济受限仍在使用此药。

【药理作用】　AZA 为嘌呤类抗代谢剂,干扰细胞分裂,抑制核酸生物合成,进而抑制活化的 T 细胞、B 细胞的增殖,以及其他细胞类型如红细胞前体的增殖,并可引起 DNA 损害。

【临床应用】　AZA 与皮质类固醇和(或)其他免疫抑制剂及治疗措施联用,可防止器官移植(肾脏移植、心脏移植及肝脏移植)患者发生的排斥反应,并可减少肾脏移植患者对皮质类固醇的需求。还可用于严重的类风湿关节炎、系统性红斑狼疮、皮肌炎、自身免疫性慢性活动性肝炎、自发性血小板减少性紫癜等。

【主要制剂】　片剂:每片 50 mg。

【用法用量】　器官移植的剂量如下:

首日剂量:用药剂量取决于所采用的免疫治疗方案,通常第一天的最大剂量为一日按体重 5 mg/kg。

维持剂量:维持剂量则要根据临床需要和血液系统的耐受情况而调整,一般为一日按体重 1～4 mg/kg。AZA 对初次免疫反应具有很强的抑制作用,但对再次免疫反应几乎无任何作用,故其仅适用于器官移植术后排斥反应的预防性治疗。近 20 年来,临床上 AZA 已被 MPA 类衍生物替代。较多见于早期(MPA 类药物在我国未上市时)的肾脏移植受者小剂量应用。对不耐受 MPA 或多瘤病毒(BK 病毒)感染等的受者仍可考虑选择性应用。

【不良反应】　①骨髓抑制,白细胞、血小板减少和贫血;②胆汁淤积和肝功能损伤;③可发生皮疹,偶见肌萎缩。

来氟米特(leflunomide,LEF,爱若华)

【药理作用】　LEF 为人工合成的异唑衍生物类抗炎及免疫抑制药,与目前使用的免疫抑制药在化学结构上无任何相似性,具有抗增殖活性,能高效、特异、非竞争性抑制线粒体内二氢乳酸脱氢酶的活性,通过抑制嘧啶的全程生物合成,影响活化的淋巴细胞嘧啶合成,使 T 细胞和 B 细胞的增殖停止在 G1 期,从而抑制淋巴细胞介导的细胞性和体液性免疫应答。

【临床应用】

1. 适用于成人类风湿关节炎,有改善病情的作用。

2. 狼疮性肾炎:近年来,有学者尝试将其用于肾脏移植,预防排斥反应的发生。

【用法用量】

1. 来氟米特片　每片 10 mg。半衰期较长,每 24 h 给药 1 次。

2. **成人类风湿关节炎** 前 3 日每日 50 mg 的负荷剂量,之后每日 10 mg 或 20 mg 维持。

3. **狼疮性肾炎** 口服。根据病情选择适当剂量,一次 20～40 mg,病情缓解后适当减量。可与糖皮质激素联用。

【不良反应】 较常见的有腹泻、瘙痒、可逆性丙氨酸转氨酶和天冬氨酸转氨酶升高、脱发、皮疹、白细胞下降等。孕妇和哺乳期妇女禁用。

环磷酰胺(cyclophosphamide,安道生,和乐生,匹服平)

环磷酰胺是最开始的肿瘤化疗药物苯丁酸氮芥的改良产物。在治疗风湿性疾病领域,由于不良反应更少而取代了苯丁酸氮芥。尽管 50 多年过去且新药层出不穷,但环磷酰胺还是系统性红斑狼疮、血管炎等重症风湿病的关键药物,免疫抑制作用强而持久。临床上常用于糖皮质激素不能缓解的自身免疫性疾病及器官移植时的抗排斥反应。治疗时,可采用小剂量短疗程疗法或小剂量多种免疫抑制药并用疗法,可避免或减轻不良反应。

三、哺乳动物雷帕霉素靶蛋白抑制剂

雷帕霉素/西罗莫司(rapamycin,SRL,赛莫司,雷帕鸣,宜欣可)

雷帕霉素 1999 年由美国 FDA 批准上市,用于肾脏移植受者预防器官排斥反应,2000 年 SRL 口服液在我国上市,2008 年 SRL 片剂在我国上市。与口服液相比,片剂的保存和服用更为方便。

【药理作用】 雷帕霉素是一种新型大环内酯类免疫抑制药,通过不同的细胞因子受体阻断信号传导,阻断 T 细胞及其他细胞由 G1 期至 S 期的进程,从而发挥免疫抑制效应。SRL 与 CNI 免疫抑制的重要区别在于 SRL 只影响 IL-2R 的信号传递,并不像 CNI 那样干扰 IL-2 的转录与合成。因此 SRL 虽可抑制由 IL-2 介导的 T 细胞增殖,但并不抑制由 IL-2 介导的 T 细胞凋亡过程,而后者对免疫耐受或免疫低反应性的诱导和维持起着重要作用。

【临床应用】 西罗莫司适用于 13 岁或 13 岁以上接受肾脏移植的患者,以预防器官排斥反应。建议西罗莫司与环孢素和皮质类固醇联合使用。推荐对所有接受西罗莫司治疗的患者进行治疗药物血药浓度监测。

【不良反应】

1. 最常见的不良反应为高脂血症,机制尚不清楚,现已证明 SRL 血药浓度与血清总胆固醇和三酰甘油水平显著相关。

2. SRL 与蛋白尿的发生密切相关,合并糖尿病的受者较易在转换后出现蛋白尿。

3. 可能会引发 SRL 相关间质性肺炎,导致骨髓抑制及切口愈合不良。

四、糖皮质激素类药物

常用的有泼尼松、甲泼尼松和地塞米松等。本类药物对免疫反应的多个环节均有明显抑制作用,广泛用于器官移植时排斥反应的防治。此类药物作为免疫抑制药应用时剂量较大,疗程较长,易产生严重不良反应和并发症。常与其他类型的免疫抑制药合用。

五、植物药

目前常用来提取免疫抑制药的中药材有雷公藤、白芍、红花(有效成分为红花黄素)、山茱萸(有效成分为山茱萸总苷)、青藤等。

六、生物性免疫抑制药

多克隆抗体是将不同来源的人类淋巴细胞作为免疫原,致敏鼠、兔、猪或马等动物,激活其B细胞分泌特异性抗体(免疫球蛋白)后,采集并纯化这些抗体而制成。目前临床应用的多克隆抗体有两类:抗胸腺细胞球蛋白(ATG)和抗人T细胞免疫球蛋白(ALG)。前者有兔抗人胸腺细胞免疫球蛋白(rATG,即复宁),后者有兔抗人T细胞免疫球蛋白(ALG-F),国内产品有猪抗人T细胞免疫球蛋白。

单克隆抗体是由单一B细胞克隆产生的,高度均一,仅针对某一特定抗原表位具有高度特异性的抗体。目前临床应用的白细胞介素-2受体拮抗剂(IL-2RA)是T细胞活化第3信号的阻滞剂,国内常用药物为巴利昔单抗。

巴利昔单抗(basiliximab,舒莱)

【临床应用】　用于预防肾脏移植术后的早期急性器官排斥反应。通常与环孢素和皮质类固醇激素为基础的二联免疫抑制药治疗方案(成人和童),或长期的环孢素、皮质类固醇激素和硫唑嘌呤,或吗替麦考酚酯为基础的三联免疫抑制药治疗方案(仅成人)联合使用。用于肝脏移植抗排斥反应的预防时,术前2 h及术后第4日,静脉滴注20 mg。

【用法用量】　成人剂量:标准总剂量为40 mg,分2次给予,每次20 mg,首次应于移植术前2 h内给予,第2次于术后第4日给予。经配制后的巴利昔单抗可一次性静脉推注,亦可在20～30 min内静脉滴注。如果术后出现对巴利昔单抗严重的过敏反应或移植物丢失等,则应停止第2次给药。

【不良反应】　不良反应较少。少见的不良反应包括发热、乏力、头痛、胸痛、咳嗽、呼吸急促、心率加快、血压升高、血糖升高、恶心、呕吐、便秘、腹泻、皮肤切口愈合缓慢等。用药前和用药期间需监测血糖,血常规,肝、肾功能和生命体征。未见细胞因子释放综合征,故不必使用糖皮质激素预防。妊娠期、哺乳期妇女慎用。对巴利昔单抗或处方中其他任何成分过敏者均禁用。

第三节　免疫增强药

免疫增强药是影响免疫功能药的一大分支(本书的免疫增强药指不含疫苗产品在内的可增强机体免疫功能的药物),因大多数免疫增强药可使过低的免疫功能调节到正常水平,故临床主要用其免疫增强作用,治疗免疫缺陷疾病、慢性感染和作为肿瘤的辅助治疗。

临床上常用的药物依其来源分为五类:

1. 微生物来源的药物　如卡介苗、短小棒状杆菌苗、溶血性链球菌制剂、辅酶Q10等。

2. 人或动物免疫系统产物　如胸腺肽、转移因子、免疫核糖核酸、干扰素(万复洛、赛若金等)、白细胞介素、人免疫球蛋白等。

3. 化学合成药物　如匹多莫德、左旋咪唑、异丙肌苷、聚肌胞苷酸、聚肌尿苷酸等。

4. 真菌多糖类药物　如香菇多糖(能治难、天地欣、瘤停能等)、灵梦多糖、银耳多糖、猪苓多糖、云芝多糖等。

5. 中药及其他　如人参、黄芪、枸杞、白芍等中药有效成分、植物血凝素(PHA)、刀豆蛋白 A 及胎盘多糖等。

一、微生物来源的药物

甘露聚糖肽注射液(PAA,多抗甲素)

多抗甲素为我国首创的一种免疫增强药,属于糖蛋白,是由 α-溶血性链球菌 33 号菌株经培养和提纯后得到的多糖类物质 α-甘露聚糖肽。进入消化道后,多抗甲素可被消化酶分解为低聚甘露糖和碱性多肽两部分,而低聚甘露糖经相应酶不完全水解后可产生甘露寡糖(MOS),再通过这几种生物活性物质发生作用。其作用机制:激活并促进单核巨噬细胞系统的吞噬功能;增强和改善机体的应激机能和免疫活性;提高淋巴细胞的转化率。用于免疫功能低下、反复呼吸道感染、白细胞减少症和再生障碍性贫血及肿瘤的辅助治疗。减轻化疗、放疗对造血系统的副作用。不良反应较少,少数患者有一过性发热,偶见皮疹。风湿性心脏病患者禁用。自身免疫病患者慎用。

二、人或动物免疫系统产物

胸腺肽

胸腺肽注射剂因严重过敏反应,已经被胸腺五肽大量替代。临床应用表明:胸腺五肽有明确的分子式、更先进的工艺、更好的疗效以及良好的安全性。

胸腺五肽(thymopentin,欧宁,和信,瑞力能)

【药理作用】　目前临床上使用的胸腺素主要为从小牛胸腺中纯化而得的胸腺五肽,或被称为胸腺素 F5,含有 40 余种肽类,具有免疫调节活性,且作用无种属特异性。具有诱导 T 细胞成熟和调节成熟 T 细胞的功能。胸腺素 α 原是胸腺素 F5 的活性成分之一,具有免疫调节活性,可用于先天性或获得性 T 细胞免疫缺陷病、自身免疫病和肿瘤等疾病的治疗。

【临床应用】

1. 用于 18 岁以上的慢性乙型肝炎患者。

2. 各种原发性或继发性 T 细胞缺陷病(如儿童先天性免疫缺陷病)。

3. 某些自身免疫性疾病(如类风湿关节炎、系统性红斑狼疮)。

4. 各种细胞免疫功能低下的疾病。

5. 肿瘤的辅助治疗。

【主要制剂】　注射用胸腺五肽,每支 10 mg。

【用法用量】　肌内注射,用前加灭菌注射用水 1 mL 溶解。或溶于 250 mL 0.9%氯化钠注射液静脉慢速单独滴注。一次 1 支(10 mg),一日 1～2 次,15～30 日为一个疗程。

【不良反应】　个别可见恶心、发热、头晕、胸闷、无力等不良反应,少数患者偶有嗜睡感。

【注意事项】 通过增强患者的免疫功能而发挥治疗作用，故而正在接受免疫抑制治疗的患者（例如器官移植受者）应慎重使用本药，除非治疗带来的好处明显大于危险性。慢性乙型肝炎患者治疗期间应定期检查肝功能。18 岁以下患者慎用。

胸腺肽 α_1（thymosinα_1，日达仙，泰普生，迪赛）

胸腺肽 α_1 耐受性良好。主要不良反应是注射部位疼痛，极少数情况下有红肿、短暂性肌肉萎缩、多关节痛伴有水肿和皮疹。慢性乙型肝炎患者可能 ALT 水平有一过性上升到基础值的 2 倍（ALT 波动）以上，当 AIT 波动发生时本药通常应继续使用，除非有肝衰竭的症状和预兆出现。

白细胞介素（interleukin）

白细胞介素-2（IL-2）又名 T 细胞生长因子，由 TH 细胞产生，为 Ts 和 TC（杀伤）细胞分化增殖所需的调控因子，它均可促进 B 细胞、自然杀伤（NK）细胞、抗体依赖性杀伤细胞和淋巴因子激活的杀伤（LAK）细胞等的分化增殖。它在抗恶性肿瘤、免疫缺陷病和自身免疫性疾病的治疗和诊断方面有潜在的重要意义。

白细胞介素-3（IL-3）由激活的 T 细胞产生，可刺激某些细胞分化为成熟的 T 细胞，还能刺激骨髓造血干细胞和各系统细胞分化、增殖，可促进自然细胞毒细胞的杀瘤活性。

近年来，已从激活的 T 细胞的产物中分离出 IL-4、IL-5、IL-6，对于它们的作用和应用前景正在研究中。

干扰素（interferon，IFN，干复津，利比，万复洛、赛若金，派罗欣）

干扰素是一类糖蛋白，它具有高度的种属特异性，故动物的 IFN 对人无效。干扰素具有抗病毒、抑制细胞增殖、调节免疫及抗肿瘤作用。

在抗病毒方面，它是一个广谱抗病毒药，其机制可能是作用于蛋白质合成阶段，临床可用于病毒感染性疾病，如乳头瘤病毒引起的尖锐湿疣、疱疹性角膜炎、病毒性眼病、带状疱疹等皮肤疾病、慢性乙型肝炎等。

其免疫调节作用在小剂量时对细胞免疫和体液免疫都有增强作用，大剂量则产生抑制作用。IFN 的抗肿瘤作用在于它既可直接抑制肿瘤细胞的生长，又可通过免疫调节发挥作用。对多种肿瘤如肾细胞癌、某些淋巴瘤、黑色素瘤、乳腺癌、慢性白血病等有效，尤其对毛细胞白血病有很好的疗效。此外，对艾滋病并发的卡波西肉瘤有一定的抑制作用，并可抑制 HIV；与其他化疗药物合用可作为放疗、化疗和手术治疗的辅助药物，可提高机体的免疫功能。

常见的不良反应为发热、疲乏、头痛和肌痛。

转移因子（transfer factor，TF）

转移因子是从正常人的淋巴细胞或淋巴组织、脾、扁桃体等中提取的一种核酸肽，它可将供体细胞免疫信息转移给受者的淋巴细胞，使之转化、增殖、分化为致敏淋巴细胞，从而获得供体一样的免疫力。由此获得的免疫力较持久。其作用机制可能是 TF 的 RNA 通过逆转录酶的作用掺入受者的淋巴细胞中,形成含 TF 密码的特异 DNA。主要用于原发性或继发性细胞免疫缺陷的补充治疗,还用于治疗慢性感染、麻风病及恶性肿瘤等。

三、化学合成药物

左旋咪唑(levamisole,LMS)

左旋咪唑为四咪唑的左旋体,是一种广谱驱虫药,后发现其有免疫调节作用,能使受抑制的巨噬细胞和 T 细胞功能恢复正常。这可能与激活环核苷酸磷酸二酯酶,从而降低淋巴细胞和巨噬细胞内 cAMP 含量有关。其不良反应不严重,可有胃肠道症状、头痛、出汗、全身不适等。少数患者有白细胞及血小板减少,停药后可恢复。主要用于免疫功能低下者。恢复免疫功能后,可增强机体的抗病能力。肺癌手术合用左旋咪唑可延长无瘤期,降低复发率及肿瘤死亡率。对鳞癌效果较好,可减少远处转移。多种自身免疫性疾病,如类风湿关节炎、红斑狼疮等用药后均可得到改善,可能与提高 T 细胞功能、恢复其调节 B 细胞的功能有关。

匹多莫德(普利莫)

匹多莫德的临床应用争议较大,疗效和安全性均不确定。在我国大量应用于儿科,作为慢性或反复发作的呼吸道感染和尿路感染的辅助治疗。2018 年,国家市场监督管理总局决定对匹多莫德制剂(包括匹多莫德片、匹多莫德散、匹多莫德分散片、匹多莫德口服溶液、匹多莫德口服液、匹多莫德胶囊、匹多莫德颗粒)说明书进行了修订,其中明确 3 岁以下儿童、妊娠 3 个月内妇女禁用。

四、真菌多糖类药物

真菌多糖类药物常用的香菇多糖、灵芝多糖、人参多糖等,具有抗肿瘤、免疫调节、抗凝血、抗病毒、降血脂等多方面的生物活性,用于抗衰老、抗肿瘤、抗感染、自身免疫性疾病、细胞免疫功能低下、艾滋病的辅助治疗。

五、中药及其他

黄芪多糖(astragaluspolysaccharide,APS)

黄芪多糖为黄芪中最重要的天然活性成分,是黄芪中起决定性作用的一类大分子化合物。黄芪多糖可显著提高机体的细胞免疫和体液免疫功能,对艾滋病等多种免疫缺陷症均有良好的防治作用。黄芪多糖可促进巨噬细胞产生 IL-1,同时抑制前列腺素 E_2(PGE$_2$)的合成;体内应用可明显提高 T 细胞转化,并促进已受抑的 IL-2 的产生及 IL-2 受体的表达,进而促进 T 细胞增殖等。但对于黄芪多糖更深入的作用机制仍需进一步研究。

姜黄素(curcumin)

姜黄素为从姜黄中提取得到的主要有效成分,具有免疫调节作用,且与剂量有关,可能的机制与抑制免疫细胞 NF-κB 的活化有关。

目标检测 ➡➡➡

1. 环胞素最常见的不良反应是（　　）。

A. 肾毒性　　　　　　　B. 肝损害　　　　　　C. 多毛

D. 继发感染　　　　　　E. 继发肿瘤

2. 免疫抑制药中有明显的肝肠循环的是（　　）。

A. 左旋咪唑　　　　　　B. 卡介苗　　　　　　C. IL - 2

D. 环磷酰胺　　　　　　E. 环胞素 A

3. 下列对干扰素描述错误的是（　　）。

A. 通过抑制病毒复制而发挥抗病毒作用

B. 可用于治疗单纯疱疹性结膜炎

C. 丙型肝炎的一线用药

D. 乙型肝炎的一线用药

E. 有明显的肝肠循环

4. 下列关于干扰素的药理作用特点描述错误的是（　　）。

A. 小剂量增强免疫

B. 大剂量抑制免疫

C. 属于广谱抗病毒药物

D. 只抑制细胞免疫,不抑制体液免疫

E. 小剂量可增强细胞免疫和体液免疫

5. 环胞素的药理作用是（　　）。

A. 抑制巨噬细胞功能　　B. 抑制 NK 细胞活性　　C. 抑制 T 细胞活化

D. 抑制 B 细胞活化　　　E. 抑制 T 细胞和 B 细胞活化

6. 患者,男,45 岁,诊断为酒精性肝硬化失代偿期。实验室检查:血浆白蛋白17 g/L,PT 45 s,血总胆红素 87 mg/L,HBsAg 阴性,拟实施肝脏移植术。关于肝脏移植术后免疫抑制剂的使用,不正确的是（　　）。

A. 环胞素是常用的免疫抑制药

B. 由于肝脏是"免疫特惠器官",因而只需短期使用免疫抑制药

C. 免疫抑制药主要是抑制 T 细胞的作用

D. 糖皮质激素的药理作用是诱导活化的 T 细胞凋亡

E. 糖皮质激素可用于器官移植排斥反应

第四十章　维生素类药物

1. 掌握：维生素A、维生素B、维生素C、维生素D、维生素E的药理作用、临床应用及主要不良反应。

2. 熟悉：维生素PP的药理作用及临床应用。

3. 了解：维生素的分类。

维生素是维持机体正常代谢的必需物质，为低分子有机化合物，在调节物质代谢、促进生长发育和维持生理功能等方面发挥着重要作用。可分为水溶性与脂溶性两大类，临床常用的水溶性维生素有维生素 B_1、维生素 B_2、维生素 B_6、烟酸、烟酰胺和维生素C等；脂溶性维生素有维生素A、维生素D、维生素K、维生素E。前者在体内饱和后即自尿中排出，体内储存量不大，需从食物中随时补充。后者一般多与酯类共存于食物中，在肠道内随脂肪而吸收，可在体内储存，胆道分泌受阻或肝脏病变会影响其吸收。维生素的主要用途是防治维生素缺乏症，也可用于某些疾病的辅助治疗。但应注意，大量滥用不仅浪费还会给机体带来危害。

第一节　水溶性维生素

水溶性维生素包括B族维生素和维生素C，常用的有维生素 B_1、维生素 B_2、维生素 B_6、烟酸、烟酰胺、维生素C、叶酸和维生素 B_{12} 等。与脂溶性维生素不同，水溶性维生素在人体内储存较少，从肠道吸收后进入人体的多余的水溶性维生素大多从尿中排出。水溶性维生素几乎无毒性，摄入量偏高一般不会引起中毒现象，若摄入量过少则较快出现缺乏症状。水溶性维生素易溶于水。

一、B族维生素

B族维生素至少包括十余种维生素，其共同特点如下：①在自然界常共同存在，丰富的来源是酵母和肝脏；②从低等的微生物到高等动物和人类都需要它们作为营养要素；③同其他维生素比较，B族维生素作为酶的辅基而发挥其调节物质代谢作用，人们对其的了解更为全面；④从化学结构上看，大多都含氮；⑤从性质上看，此类维生素大多易溶于水，对酸稳定，易被碱破坏。

维生素 B_1（vitamin B_1，硫胺素）

在米糠、麦麸、黄豆、酵母、瘦肉和花生米中含量丰富。目前药用为人工合成品。维生素 B₁ 在酸性溶液中稳定,在碱性溶液中易被破坏。

【药理作用】

维生素 B₁ 在体内形成焦磷酸硫胺素,参与碳水化合物的代谢。作为 α-酮酸氧化脱羧酶系的辅酶,参与糖代谢中酮酸的氧化脱羧反应。还能抑制胆碱酯酶活性,维持胆碱能神经系统、消化系统和心血管系统的功能。

【临床应用】

1. 预防或治疗维生素 B₁ 缺乏症,防治脚气病及 Wernicke 脑病。

2. 多种疾病的辅助治疗,如感染、发热、甲状腺功能亢进、心肌炎、神经炎、营养不良等。

【主要制剂与用法用量】

1. 维生素 B₁ 片剂　5 mg,10 mg。口服:一次 10mg,一日 3 次。维生素 B₁ 注射剂:2 mL:50 mg,2 mL:100 mg。肌内注射:成人重型脚气病,一次 50～100 mg,每日 3 次,症状改善后改口服;小儿重型脚气病,每日 10～25 mg,症状改善后改口服。

2. 盐酸硫胺片剂　5 mg,10 mg。口服一次 10～20 mg,一日 3 次。盐酸硫胺注射剂:10 mg、25 mg、50 mg、100 mg,一次 50～100 mg,一日 1 次,皮下或肌内注射,不宜静脉注射。

3. 丙硫硫胺片　5 mg,口服一次 5～10 mg,一日 3 次。注射剂:一支 10 mg,一次 5～10 mg,一日 1 次,肌内注射或静脉注射。

4. 呋喃硫胺片剂(长效维生素 B₁)　一片 25 mg、50 mg;口服一次 25～50 mg,一日 3 次。注射剂:一支 20 mg,一次 20mg,一日 1 次,肌内注射。

【不良反应】　静脉注射偶见过敏性休克,不宜静脉注射。

【注意事项】

1. 不可超量。对本药过敏者禁用,过敏体质者慎用。

2. 注射时偶见过敏反应,个别可发生过敏性休克。很少采用注射,且应在注射前,用其 10 倍稀释液 0.1 mL 作皮试,以防止过敏反应。不宜静脉注射。

3. 大剂量应用时,测定血清茶碱浓度可受干扰,测定尿酸浓度可呈假性增高,尿胆原试验可呈假阳性。

维生素 B₂(vitamin B₂,核黄素)

广泛存在于绿叶蔬菜、肝、蛋、肉类、酵母、黄豆中。在酸性环境中稳定,遇碱或光容易破坏。

【药理作用】　维生素 B₂ 作为黄素酶类的辅酶参与细胞的氧化还原反应,黄素酶在氧化还原反应中起递氢作用,参与糖、蛋白质、脂肪的代谢,维持正常视觉功能,参与血红蛋白的合成。亦可用于难治性低色素性贫血。

【临床应用】　预防和治疗维生素 B₂ 缺乏症,如口角炎、唇干裂、舌炎、阴囊炎、结膜炎、脂溢性皮炎等。

【主要制剂】　片剂:5 mg。注射剂:2 mL:5 mg;2 mL:10 mg。

【用法用量】　成人一次 5～10 mg,一日 3 次。肌内注射:一次 5～10 mg,一日 2 次。

【不良反应】　在正常肾功能状态下几乎不产生毒性,服用后尿呈黄色,但不影响继续用药。

【注意事项】 进餐或餐后服用吸收好,服后尿液呈黄绿色。

维生素 B₆(vitamin B₆)

维生素 B₆ 包括吡哆醇、吡哆醛、吡哆胺三类物质。广泛存在于动、植物中,人类肠道内细菌也可自行合成,故缺乏现象少见。

【药理作用】 在体内作为转氨酶、脱羧酶、脱硫酶的辅酶成分,参与中枢抑制性递质 γ-氨基丁酸的合成,参与 5-羟色胺的形成;参与脂肪的代谢。

【临床应用】

1. 维生素 B₆ 缺乏症:用于维生素 B₆ 缺乏症及防治异烟肼、肼屈嗪引起的中枢神经症状和周围神经炎。

2. 用于抗肿瘤药物、放射病、口服避孕药以及妊娠引起的多种呕吐、脂溢性皮炎等。

3. 其他:作为动脉粥样硬化、粒细胞减少及肝炎的辅助治疗药。

4. 用于新生儿遗传性维生素 B₆ 依赖综合征。

5. 作为全胃肠道外营养及因摄入不足所致营养不良、进行性体重下降时的补充。

【主要制剂】

1. 片剂 10 mg。

2. 注射剂 2 mL:50 mg;2 mL:100 mg。

【用法用量】

1. 口服 成人一次 10～20 mg,一日 3 次。儿童一日 5～10 mg。

2. 肌内或静脉注射 一次 50～100 mg,一日 1 次。

【不良反应】 维生素 B₆ 在肾功能正常时几乎不产生毒性,罕见过敏反应。若每日应用 200 mg,持续 30 日以上,可致维生素 B₆ 依赖综合征。每日服用 2～6 g,持续几个月,可引起严重神经感觉异常,进行性步态不稳甚至足麻木,手不灵活,停药后可缓解但仍软弱无力。

【注意事项】

1. 孕妇长期大量使用可致新生儿出现维生素 B₆ 依赖综合征。

2. 维生素 B₆ 对下列情况未能证实确实疗效:痤疮及其他皮肤病、酒精中毒、哮喘、肾结石、精神病、偏头痛、经前期紧张、食欲不振。

3. 对诊断的干扰:尿胆原试验呈假阳性。

4. 禁忌与碱性药物、铁盐、氧化剂直接配伍。

烟酸(nicotinic acid,诺之平)和烟酰胺(nicotinamide)

烟酸(尼克酸)和烟酰胺(尼克酰胺)两者均属吡啶类衍生物。结构相似,在体内可互相转化。两者统称为维生素 PP,多含于肝、肾、瘦肉、鱼、米糠、麦麸、谷类食物中。玉米中存在结合形式的维生素 PP 难以被吸收,因此在常食玉米地区易发生维生素 PP 缺乏症。

维生素 PP 缺乏时代谢障碍,发生糙皮病,表现为皮炎、口舌炎、肠炎、食欲不振及神经炎、神经衰弱、抑郁或痴呆等神经精神症状,临床称之为"3D"症,即皮炎(dermatitis)、腹泻(diarrhea)、痴呆(dementia)。

【药理作用】 维生素 PP 作为催化体内重要的氧化还原反应的多种酶系统中的辅酶发挥作用。烟酸具有扩张血管、降低血脂、减少胆固醇合成、溶解纤维蛋白和防止血栓形成的作用。烟酰胺是辅酶Ⅰ和辅酶Ⅱ的组成成分,在生物氧化中起递氢作用,参与糖和脂肪的代谢。烟酰胺还有防治心脏传导阻滞和提高窦房结功能的作用。

【临床应用】

1. 用于维生素 PP 缺乏症的预防和治疗,如糙皮病。

2. 扩张小血管　烟酸可缓解血管痉挛症状,改善局部供血。

3. 缺血性心脏病　采用烟酸治疗心肌梗死和心绞痛,多数患者的心绞痛症状得到缓解。

4. 降血脂　应用大剂量烟酸可降低血脂。

【主要制剂与用法用量】　烟酸和烟酰胺的主要制剂与用法用量详见表 40-1。

表 40-1　烟酸和烟酰胺的主要制剂与用法用量

名称	主要制剂	用法用量
烟酸片	片剂:50 mg 100 mg	1. 成人:①糙皮病,常用量:每次 1～2 片,每日 10 片,与牛奶同服或进餐时服可减轻胃部不适。②抗高血脂,开始口服 2 片,一日 3 次,4～7 日后可增加至每次 20～40 片,一日 3 次。 2. 儿童:糙皮病,常用量为每次 1/2～1 片,一日 2～3 次
烟酸缓释片	片剂:0.25 g, 0.5 g,0.75 g	口服,晚餐后睡前整片吞服,不得折断、碾碎或咀嚼。治疗从低剂量开始,随后逐渐增加剂量。较长时间中止本药的治疗或先前接受过其他烟酸制品治疗的患者也应如此。建议患者在开始的 7 周内按照剂量递增方案服用。 第 1 周:每日 1 片 375 mg,睡前服用。 第 2 周:每日 1 片 500 mg,睡前服用。 第 3 周:每日 1 片 750 mg,睡前服用。 第 4～7 周:每日 2 片 500 mg,睡前服用。 注意:不可互换规格(如不能用 1 片 1 000 mg 代替 2 片 500 mg 服用)。维持治疗 7 周后,由医生确定适合个体的用药剂量及用药持续时间
注射用烟酸	注射剂:25 mg, 50 mg,100 mg	成人肌内注射,一次 50～100 mg,一日 5 次; 静脉缓慢注射,一次 25～100 mg,一日 2 次或多次; 小儿静脉缓慢注射,一次 25～100 mg,一日 2 次
烟酸注射液	注射剂(小容量注射剂),2 mL:20 mg	

【不良反应】　在肾功能正常时几乎不产生毒性反应。一般的不良反应包括感觉温热、皮肤潮红、瘙痒,特别是脸面和颈部等血管扩张反应。大剂量用药可导致腹泻、头晕、乏力、皮肤干燥、瘙痒、眼干燥、恶心、呕吐、胃痛、高血糖、高尿酸、心律失常、肝毒性反应。一般服烟酸 2 周后,血管扩张及胃肠道不适可渐适应,逐渐增加用量可避免上述反应。如有严重皮肤潮红、瘙痒、胃肠道不适,应减少剂量。

【注意事项】　应单独使用,更换输液时应注意冲管。首次使用时宜低剂量开始,使用过程中应缓慢给药。青光眼、糖尿病、溃疡病及肝功能不全患者慎用。新生儿、婴幼儿、儿童、孕妇及哺乳期妇女慎用,老年人酌情减量使用。使用含烟酸制剂治疗可能发生尿酸升高,有痛风倾向的患者慎用。与他汀或贝特类药物联合应用时应谨慎。与口服降血糖药(格列本脲、胰岛素)合用,应注意观察血糖水平,可能存在减弱降血糖作用的风险。酒精或热饮料的摄入可能增加潮红和瘙痒等不良反应的发生,因而应避免饮酒和热饮料。与脑蛋白水解物、清开灵注射液两药在体外混合时可产生沉淀或药物理化性质发生改变,禁止配伍。

二、维生素C

维生素C(vitamin C,抗坏血酸,力度伸)

维生素C水溶液不稳定,具还原性,遇空气或加热易变质,适宜 pH 为5～6。广泛存在于绿叶蔬菜和新鲜水果中,人体内不能合成维生素C,须从食物中获取。食物中的维生素C在干燥、久存和磨碎过程中易被破坏,药用为人工合成品。

【药理作用】　在体内参与氧化还原、羟化反应等过程及胶原蛋白合成。缺乏时细胞间质合成障碍,毛细血管通透性增加,可致伤口不易愈合、出血等症状。此外,还有促进体液免疫和细胞免疫、增强巨噬细胞和白细胞的吞噬能力、增加机体的抵抗力及解毒能力等作用。

【临床应用】

1. 补充生理需要量,增加抗病能力,促进铁在肠内吸收　用于预防和治疗急、慢性传染病,病后恢复期、伤口愈合不良者、各种贫血、动脉粥样硬化及过敏性疾病等的辅助治疗。

2. 用于预防和治疗维生素C缺乏病(坏血病)　当机体维生素C缺乏时,羟化酶活性降低、胶原蛋白合成障碍、组织间质成分解聚、毛细血管通透性和脆性增加,使伤口、溃疡不易愈合,骨骼、牙齿易折或脱落,皮下、黏膜等处出血,俗称"坏血病"。

3. 心源性休克　大剂量用于克山病导致的心源性休克。

4. 注射剂用于慢性铁中毒的治疗　维生素C促进去铁胺对铁的螯合,使铁排出加速;特发性高铁血红蛋白血症的治疗。

【主要制剂】

1. 维生素C片　25 mg,50 mg,100 mg,250 mg。

2. 维生素C泡腾片　0.5 g,1 g。

3. 维生素C泡腾颗粒　0.2 g。

4. 维生素C颗粒　2 g(含维生素C 100 mg)。

5. 注射用维生素C　0.5 g,1 g,2 g,2.5 g。

6. 维生素C注射液　20 mL:2 g;20 mL:2.5 g;10 mL:1 g;10 mL:2 g;5 mL:1 g;5 mL:0.5 g;2.5 mL:1 g;2 mL:0.1 g;2 mL:0.25 g;2 mL:0.5 g;2 mL:1 g;1 mL:0.25 g。

【用法用量】

1. 片剂口服　用于补充维生素C:成人一日 50～100 mg,一日3次。用于治疗维生素C缺乏:成人一次 100～200 mg,一日3次;儿童一日 100～300 mg。至少服2周。

2. 泡腾片　用冷水或温开水溶解后服用。成人一日1片,儿童一日半片。

3. 肌内或静脉注射　成人每次 100～250 mg,每日 1～3次;必要时,成人每次 2～4 g,每日 1～2次,或遵医嘱。小儿每日 100～300 mg,分次注射。克山病可用大剂量。

【不良反应】　长期大量服用偶可引起尿酸盐、半胱氨酸盐或草酸盐结石。大量服用(每日用量1 g以上)可引起胃肠反应,如腹泻、皮肤红而亮、头痛、尿频(每日用量 600 mg以上时)、恶心、呕吐、胃痉挛。

【注意事项】

1. 长期过量服用本药,突然停药有可能出现坏血病症状,故宜逐渐减量停药。

2. 可通过胎盘并分泌入乳汁。孕妇服用过量时,可诱导新生儿产生坏血病。

3. 下列情况应慎用:①半胱氨酸尿症;②痛风;③高草酸盐尿症;④草酸盐沉积症;⑤尿酸性肾结石;⑥葡萄糖-6-磷酸脱氢酶缺乏症;⑦血色病;⑧铁粒幼细胞性贫血或地中海贫血;⑨镰状细胞贫血;⑩糖尿病(因维生素C干扰血糖定量)。

4. 大剂量静脉注射可致深部静脉血栓形成。

第二节 脂溶性维生素

脂溶性维生素易溶于大多数有机溶剂,不溶于水,常与脂类食物共存。脂类吸收不良时影响该类维生素的吸收,甚至发生缺乏症。常用的有维生素A、维生素D、维生素E、维生素K等。长期过量摄入可在机体内蓄积,出现中毒症状,因此不能过量服用。

维生素A(vitamin A)

维生素A又名视黄醇,在动物肝脏、蛋黄和乳汁中含量丰富。植物中胡萝卜含较多β-胡萝卜素,维生素A原进入人体内可转化为维生素A。

【药理作用】 具有促进生长发育,维持上皮黏膜组织结构的完整和防卫功能,参与构成视觉细胞内感光物质视紫红质的合成,增加视网膜的感光性能,也参与体内许多氧化过程。

【临床应用】

1. 维生素A缺乏症 防治眼干燥症、夜盲症、角膜炎、角膜软化、结膜炎及皮肤粗糙等。

2. 其他 婴儿、哺乳期妇女、孕妇、严重营养不良和肝功能受损时适当补充。也可用于恶性肿瘤的辅助治疗,外用还可促进伤口愈合。

【主要制剂】

1. 维生素A软胶囊 5 000 U,2.5万U。

2. 维生素AD软胶囊 每粒含维生素A 3 000 U与维生素D 300 U。

3. 维生素AD滴剂 每粒含维生素A 1 800 U与维生素D 600 U;每粒含维生素A 2 000 U与维生素D 700 U等。

4. 维生素A糖丸 1 000 U,2 500U。

5. 维生素AD糖丸 每丸含维生素A 2 000 U与维生素D 2 200 U。

6. 维生素AE胶丸 每丸含维生素A 5 000 U与维生素E 20 mg。

【用法用量】 严重维生素A缺乏症:口服,成人每日10万U,3日后改为每日5万U,给药2周,然后每日1万~2万U,再用药2个月。

轻度维生素A缺乏症:每日3万~5万U,分2~3次口服,症状改善后减量。

【不良反应】 推荐剂量未见不良反应。但摄入过量维生素A可致严重中毒,甚至死亡。大剂量长期应用可致维生素A过多症,甚至发生急性或慢性中毒。成人口服每次100万U,小儿每次超过30万U,可急性中毒;成人或小儿连续每日服10万U,超过6个月,可慢性中毒,测定血浆中维生素 A 的浓度可确定中毒与否。6 个月至 3 岁的小儿发生率最高,表现为异常激动、呕吐、头晕、头痛、颅内压增高、食欲不振。毛发干枯脱落、骨骼和关节疼痛,甚至引起流产等,停药 1~2 周后症状可消失。宜避光保存。

【注意事项】 必须按推荐剂量服用,不得超量服用。慢性肾功能减退时慎用。

维生素 D(vitamin D)

维生素 D 为类固醇的衍生物,是一类抗佝偻病维生素总称,目前至少有 10 种,以维生素 D_2 和维生素 D_3 较为重要。在鱼肝油、蛋黄、牛奶中含有维生素 D_3(胆骨化醇)。一般维生素 D 常与维生素 A 共存于鱼肝油中。药用维生素 D 为结晶性粉末,不溶于水,溶于油类及醇中,性质稳定,储存不易变质。人体皮肤内 7-脱氢胆固醇,经紫外线照射转化为维生素 D_3,故多晒太阳可预防维生素 D 缺乏症。

【药理作用和临床应用】 维生素 D_2 和维生素 D_3 均无生理活性,须经体内转化后才成为有活性的维生素 D。其主要作用是促进钙与磷酸盐在小肠的吸收,使血钙浓度升高;有利于钙磷在骨组织中沉着,促进骨组织化,是骨骼发育不可缺少的营养素。当机体维生素 D 缺乏时,钙磷吸收减少,血中钙磷水平下降,不能沉积于骨组织,成骨作用受阻,甚至骨盐再溶解。在小儿称为佝偻病,在成人称为骨软化症。血钙过低,亦可引起手足抽搐和惊厥等。临床用于防治佝偻病、骨软化症和婴儿手足抽搐,应与钙剂合用。

【主要制剂】

1. 维生素 D_2 软胶囊 0.25 mg(1 万 U);0.125 mg(5 000 U)。
2. 维生素 D_2 注射液 1 mL:10 mg(40 万 U);1 mL:5 mg(20 万 U)。
3. 维生素 D_3 注射液 1 mL:7.5 mg(30 万 U);1 mL:15 mg(60 万 U);0.5 mL:3.75 mg(15 万 U)。
4. 维生素 D 滴剂 每粒含维生素 D 400U。

【不良反应】 长期大剂量使用将引起高钙血症、软骨组织钙化、食欲不振等,停药可迅速改善。

维生素 E(vitamin E,生育酚)

维生素 E 对热稳定,易被紫外线和氧化剂破坏,属于抗氧化剂。宜避光密闭保存于阴凉处。广泛存在于肉类、蔬菜、植物油中,通常情况下人体一般不会缺乏。

【药理作用】 维持正常生育功能,能使促性腺激素分泌增加,促进精子生成和活动,增加卵泡生长及孕酮的作用。抗氧化作用,本药易被氧化,在体内可保护不饱和脂肪酸、维生素 A、维生素 C 及某些酶免受氧化,还能与氧自由基结合,避免组织自由基对生物膜的损伤,从而维持细胞膜的正常结构和功能。

【临床应用】

1. 用于治疗习惯性流产、先兆流产、不育症。
2. 作为防治动脉粥样硬化、高脂血症、心血管疾病及抗衰老等的辅助治疗药。
3. 用于进行性肌营养不良、早产儿溶血性贫血的治疗。
4. 用于进行性肌营养不良、神经系统、心血管系统、消化系统等疾病的辅助治疗,对多种皮肤病,如红斑狼疮、皮肤肌炎、环状红斑、多形浸出性红斑、湿疹、皮炎、闭经期皮炎、难治性溃疡等有一定疗效。

5. 可作为非特异性解毒剂,用于金属或药物中毒时的辅助治疗。

6. 维生素 E 非肠道用药(维生素 E 注射液),仅适用于棘红细胞增多症或吸收不良综合征。

【主要制剂与用法用量】　维生素 E 的主要制剂与用法用量详见表 40-2。

表 40-2　维生素 E 的主要制剂与用法用量

主要制剂	规　　格	用法用量
维生素 E 软胶囊	5 mg,10 mg, 50 mg,100 mg	口服,成人一次 10～100 mg,一日 2～3 次
维生素 E 片 （糖衣片）	5 mg,10 mg	
维生素 E 注射液	1 mL∶5 mg;1 mL∶50 mg	仅适用于棘红细胞增多症或吸收不良综合征 肌内注射:一日 1 次,每次 5～50 mg

【不良反应】　长期过量服用可引起恶心、呕吐、眩晕、头痛、视物模糊、皮肤皲裂、唇炎、口角炎、腹泻、乳腺肿大、乏力。

【注意事项】

1. 大量补充维生素 E 可导致血清胆固醇浓度及血清三酰甘油浓度升高,干扰诊断。

2. 对因维生素 K 缺乏引起的低凝血酶原症以及缺铁性贫血等患者应谨慎用药,以免病情加重。

目标检测

1. 下列关于维生素的叙述正确的是(　　)。

A. 维生素是一类高分子有机化合物

B. 维生素每天需要量约数克

C. B 族维生素的主要作用是构成辅酶或辅基

D. 维生素参与机体组织细胞的构成

E. 维生素主要在机体合成

2. 下列关于水溶性维生素的叙述错误的是(　　)。

A. 在人体内只有少量储存

B. 易随尿排出体外

C. 每日必须通过膳食提供足够的数量

D. 当膳食供给不足时,易导致人体出现相应的缺乏症

E. 在人体内主要储存于脂肪组织

3. 下列关于脂溶性维生素的叙述错误的是(　　)。

A. 溶于脂肪和脂溶剂

B. 不溶于水

C. 在肠道中与脂肪共同吸收

D. 长期摄入量过多可引起相应的中毒症

E. 可随尿排出体外

4. 下列有关维生素 A 的叙述错误的是（　　　）。

A. 维生素 A 缺乏可引起夜盲症

B. 维生素 A 是水溶性维生素

C. 维生素 A 可由 β-胡萝卜素转变而来

D. 维生素 A 有两种形式，即维生素 A_1 和维生素 A_2

E. 维生素 A 参与视紫红质的形成

5. 坏血病患者应该多吃的食物是（　　　）。

A. 水果和蔬菜　　　　　　　B. 鱼肉和猪肉　　　　　　　C. 鸡蛋和鸭蛋

D. 糙米和肝脏　　　　　　　E. 牛奶和酸奶

6. 下列关于维生素 D 的叙述错误的是（　　　）。

A. 在酵母和植物油中的麦角固醇可以转化为维生素 D

B. 皮肤的 7-脱氢胆固醇可转化为维生素 D

C. 维生素 D 的生理活性型是 2,5-二羟维生素 D

D. 化学性质稳定，光照下不被破坏

E. 儿童缺乏维生素 D 可引起佝偻病

第四十一章 消毒防腐药

1. 掌握:影响消毒防腐药作用的因素和临床应用的分类。
2. 熟悉:每类药物的药理作用、临床应用、不良反应及用药监护。
3. 了解:消毒防腐药的概念、各类药物的作用机制。

消毒防腐药包括消毒药及防腐药。理想的消毒防腐药应当具备高效、低毒、速效、持久等特征,但目前的消毒防腐药在各方面均存在局限性,需要结合具体情况加以选择。

知识链接

理想消毒防腐药的条件

①抗菌范围广、抗菌活性强,且在有体液、脓液、坏死组织及其他有机物存在时仍能保持抗菌活性,并可与去污剂配伍使用;②作用产生迅速,其溶液有效时限久;③具有较高的脂溶性,且分布均匀;④对机体组织安全无害;⑤药物无臭、无色、不着色、性质稳定、可溶于水;⑥无易燃或易爆性,对金属、橡胶、塑料制品及衣物等无腐蚀作用,价廉易得。

第一节 概述

一、消毒药及防腐药

消毒药是指能杀灭病原微生物的药物。部分刺激性较弱的药可外用于皮肤、黏膜、创面,称为外用消毒药;而刺激性强或对组织有剧烈毒性的消毒药,主要用于器械、用具、环境及排泄物的消毒,称为环境消毒药。防腐药则指能抑制病原微生物生长繁殖的药物,其对细菌的作用较缓慢,对机体组织细胞的伤害也较小,可用于食品、药品,大剂量也可用于动物标本制作及保存。

消毒药与防腐药并无严格的界限,消毒药低浓度时仅能抑菌,而防腐药高浓度时也可杀菌。消毒防腐药对各种病原微生物和机体组织无明显的选择性,用于抗病原微生物时经吸收可引起较严重的毒性反应,因此不作为全身用药。

二、消毒防腐药的分类

1. 根据化学结构分类

(1) 醇类消毒药:如70%乙醇等,能使菌体蛋白凝固和脱水,而且有溶脂的特点,能渗入菌体内发挥杀菌作用。

(2)醛类(挥发性溶剂):如甲醛等,能与菌体蛋白和核酸的氨基、烷基、巯基发生烷基化反应,使蛋白质变性或核酸功能改变,呈现杀菌作用。

(3)酚类消毒药:如石炭酸等,能使菌体蛋白变性、凝固而呈现杀菌作用。

(4)酸类消毒药:如硼酸、盐酸等,能抑制细菌细胞膜的通透性,影响细菌的物质代谢。乳酸可使菌体蛋白变性和水解。

(5)氧化剂:如过氧化氢、过氧乙酸等,一遇有机物即释放出初生态氧,破坏菌体蛋白和酶蛋白,呈现杀菌作用。

(6)卤素类消毒剂:如漂白粉等容易渗入细菌细胞内,对原浆蛋白产生卤化和氧化作用。

(7)表面活性剂类:如新洁尔灭、洗必泰等,可吸附于细胞表面,溶解脂质,改变细胞膜的通透性,使菌体内的酶和代谢中间产物流失。

(8)染料类:如甲紫、利凡诺等,能改变细菌的氧化还原电位,破坏正常的离子交换机能,抑制酶的活性。

(9)重金属类:如升汞等,能与菌体蛋白结合,使蛋白质变性、沉淀而产生杀菌作用。

2. 根据临床应用分类

(1)环境、用具及器械消毒药:包括酚类、醛类、酸类、卤素类及过氧化物类。

(2)皮肤黏膜消毒防腐药:包括醇类、表面活性剂、碘与碘化物、有机酸类、过氧化物类、染料类及重金属盐类。

三、消毒防腐药的主要作用机制

1. 使病原微生物蛋白质变性、凝固大部分的消毒药　如酚类、醇类、醛类、酸类及重金属盐类等都属于这一机制,此作用无选择性,可损害一切生活物质(即原浆毒),在杀菌的同时也可破坏宿主组织,因此只适合用于环境消毒。

2. 改变细菌细胞膜的通透性　阳离子表面活性剂如新洁尔灭,脂溶剂如乙醇、乙醚等,可增加菌体细胞膜的通透性,使细胞内重要的酶和营养物质流失,水向菌体内渗入,导致菌体溶解和破裂。

3. 干扰或损害病原微生物生命必需的重要酶系统　如重金属盐类、氧化剂及卤素类,或通过氧化、还原反应损害酶的活性基团,或因结构相似,与酶竞争或非竞争结合而抑制酶的活性,破坏细菌的正常代谢,导致菌体的抑制或死亡。

4. 综合作用　部分消毒药不是通过某一途径发挥消毒作用,可能具有多种作用机制。如苯酚在低浓度时可通过抑制酶或损害细胞膜来杀菌,而在高浓度时则使蛋白质发生变性。

四、影响消毒防腐药作用的因素

除药物本身作用机制及作用特点外,消毒防腐药的作用效果还会受到诸多因素的影响,具体归纳为以下几个方面:

1. 药液浓度　通常药物浓度越高,抗菌作用就越强(但乙醇例外)。治疗创伤时,除考虑抗拒作用外,还应注意药物对组织的刺激性和腐蚀性。一般创伤面消毒时选择低浓度,而环境、器械消毒时选择高浓度。

2. 作用时间 药物需与病原微生物的接触达到一定时间才可发挥抑杀作用,一般作用时间越长则作用越强。可针对不同消毒对象选择适宜的消毒时间。

3. 环境温度 药液与消毒环境温度每提高10℃消毒力可提高1倍,但提高药液及消毒环境的温度会增加经济成本,因此药液温度通常控制在正常室温(18~25℃)。

4. 环境中的有机物 多数药物可因消毒环境中存在脓、血及其他有机物而使抗菌能力减弱,因此用药前必须充分清洁被消毒对象,以便取得良好的消毒效果。

5. 微生物的种类及状态 不同种类及不同状态的微生物对药物的敏感性有显著差别。通常病毒对碱类敏感;处于生长繁殖期的病原微生物对消毒药耐受力差,常用消毒药都能取得较好效果;细菌芽胞耐受力极强,一般较难杀灭。

6. 配伍用药 消毒防腐药合用时应注意药物间配伍禁忌。药物因物理或化学配伍禁忌可导致相互拮抗,如将阳离子表面活性剂与阴离子表面活性剂共用,可使作用减弱甚至消失。

7. 其他因素 药液的解离度、表面张力和剂型、环境或组织的pH值、水质、空气相对湿度等均可影响消毒效果。

第二节　常用消毒防腐药

消毒防腐药的种类很多,按其化学性质不同,可分为醇类、醛类、酚类、酸类、碱类、卤素类、氧化剂、染料剂、重金属盐、表面活性剂等,各类防腐消毒药的特点以及常用药物简介如下。

一、醇类

通过溶脂作用渗入菌体内,并可使菌体蛋白质凝固和脱水,发挥抗菌作用。对繁殖型病原菌作用强,对芽胞、真菌无效,对多数病毒效果较差。常用的有乙醇、苯氧乙醇等。

乙醇(Alcohol,酒精)

乙醇为无色澄明液体,易挥发,易燃烧,可与水任意比例混合,是良好的有机溶媒。

【药理作用】 乙醇含量在70%以下时,含量越高,作用越强,在70%达到最强;超过75%以后,随浓度的增加,杀菌效力减弱。70%的乙醇凝固蛋白的速度较慢,在表层蛋白完全凝固之前,通过细菌细胞膜的乙醇量足可以使细菌死亡。能杀灭细菌繁殖体,对结核分枝杆菌也有杀灭作用,但对细菌芽胞无效;对组织有刺激性,具有溶解皮脂与清洁皮肤的作用;涂擦皮肤时能扩张局部血管,改善局部血液循环。

【临床应用】 主要用于皮肤局部(手术部位、注射部位)消毒(75%溶液),急性关节炎、腱鞘炎等患处涂擦和热敷,器械的浸泡消毒(70%~75%溶液,5~20 min),手术创面止血(无水乙醇纱布压迫,5 min),胃肠鼓胀的消化不良(40%以下溶液,内服);还可用于碘酊及中药酊剂等的配制。

【不良反应及用药监护】 对黏膜的刺激性较大,不能用于黏膜和创面的抗感染;内服40%以上浓度的乙醇,可损伤胃肠黏膜;橡胶制品和塑料制品长期与之接触会变硬。

苯氧乙醇（phenoxyethanol）

苯氧乙醇为无色稍带黏性的液体，微香，味涩，略溶于水，可与丙酮、乙醇和甘油任意比例混合。对绿脓杆菌有较强的杀灭作用，对其他革兰氏阴性细菌及革兰氏阳性细菌作用较弱。可用其2％的溶液或乳剂治疗绿脓杆菌感染的表面创伤、灼伤及脓疡；还可用作化妆品、疫苗及药品防腐剂，属安全防腐剂。

二、醛类

在室温下易挥发成气体，化学性质活泼，能使菌体蛋白质、核酸等发生烷基化反应而致蛋白质变性、沉淀。杀菌力强，除细菌繁殖体外，对芽胞、病毒、霉菌、昆虫及虫卵等均有杀灭作用。主要用作环境消毒，以及不能受热、受潮物品的消毒。

甲醛（formaldehyde）

甲醛为无色或几乎无色的澄明液体，有刺激性特臭。其含甲醛不得少于36％，40％溶液又称福尔马林，能与水或乙醇任意比例混合，常制成溶液。

【药理作用】 不仅能杀死细菌繁殖体，也可杀死芽胞、结核分枝杆菌、病毒及真菌等。穿透力差，无法透入物品深部发挥作用。

【临床应用】 主要用于环境熏蒸消毒（15～20 mL/m² 甲醛溶液，加等量水加热蒸发）、器械消毒（2％溶液浸泡）、固定标本（福尔马林溶液）。

【不良反应及用药监护】 对黏膜刺激性大，并有致癌作用。消毒时避免与眼睛、鼻腔、口腔等黏膜处接触。若药液沾染皮肤，应立即用肥皂水清洗。作用缓慢，消毒作用受温度和湿度的影响很大。环境消毒时，人员应迅速撤离。消毒场所事先密封，温度应控制在18℃以上，湿度应为70％～90％；消毒结束后应立即通风或用水冲洗。

戊二醛（glutaraldehyde）

戊二醛为淡黄色的澄清液体，有刺激性特臭。挥发性较低，能与水或乙醇任意比例混合，溶液呈弱酸性，在pH高于9时可迅速聚合。具有广谱、高效和速效杀菌作用，碱性溶液中（pH 7.5～8.5）杀菌作用最强，可杀灭细菌繁殖体及芽胞、真菌、病毒，作用强度为甲醛的2～10倍；有机物对其作用影响不大。用于橡胶、温度计和塑料等不宜加热的器械或制品消毒（2％溶液浸泡），环境消毒（20％溶液喷洒、擦洗）。其碱性溶液稳定性较差，2周后即失效。有刺激性，避免接触皮肤和黏膜。与新洁尔灭或双长链季铵盐阳离子表面活性剂等消毒剂有协同作用，如对金黄色葡萄球菌有良好的协同杀灭作用。

三、酚类

本类药物高浓度可使蛋白质变性、凝固，低浓度可损害细胞膜，使胞质物质漏失或菌体溶解。大多数对细菌繁殖体和真菌有较强的杀灭作用，对芽胞和病毒作用差；其抗菌活性不受环境中有机物和细菌数的影响，可消毒排泄物等；化学性质稳定，储藏或遇热等一般不会影响药效。

苯酚(phenol)

苯酚又称石炭酸,为无色或微红色针状结晶或结晶块,有特臭,吸湿,溶于水及有机溶剂,水溶液呈弱酸性。遇光或暴露于空气颜色渐深,碱性环境、脂类、皂类等可减弱其杀菌作用。

【药理作用】 苯酚可凝固蛋白,杀灭细菌繁殖体和某些亲脂病毒作用较强。0.1%～1%溶液即有抑菌作用;1%～2%溶液可杀灭细菌、真菌;5%溶液48 h内可杀死炭疽芽胞。

【临床应用】 用于器械消毒(2%～5%溶液,浸洗),环境消毒(复合酚:酚41.0%～49.0%、醋酸22.0%～26.0%及十二烷基苯磺酸等配成0.3%～1%水溶液,喷洒)。

【不良反应及用药监护】 浓度高于0.5%时有局部麻醉作用;5%溶液对组织产生强烈刺激性和腐蚀作用。本品可能有致癌作用。皮肤、黏膜沾染者,接触部位可用50%的乙醇、水、甘油或植物油清洗;眼部可先用温水冲洗,再用3%的硼酸液冲洗。本类消毒剂均为低效消毒剂,大量应用应注意会对环境造成污染。

甲酚(cresol)

甲酚又称煤酚、甲苯酚,为无色、淡紫红色或淡黄色的澄明液体,有类似苯酚的臭味(略带焦臭),从煤焦油中分馏而得,略溶于水,久置或在日光下颜色逐渐变深。常用钾肥皂乳化配成50%甲酚皂(又称来苏儿)溶液,因肥皂可使其易溶于水,并具有降低表面张力的作用。抗菌作用比苯酚强3～10倍,能杀灭细菌繁殖体,对结核杆菌、真菌有一定的杀灭作用;对细菌芽胞及亲水性病毒无效。用于器械及环境消毒(3%～5%甲酚溶液、甲酚皂5%～10%溶液),对皮肤有刺激性;如用其1%～2%溶液消毒手和皮肤,应精确配制。

四、酸类

本类药物可使菌体蛋白质变性、凝固,对细菌繁殖体和真菌具有杀灭和抑制作用,但作用不强。其溶液的杀菌力可随温度的升高而增强。包括无机酸类、有机酸类。

硼酸(boric acid)

硼酸为无色微带珍珠光泽的结晶或白色疏松的粉末,无臭。本品溶于水,常制成软膏剂或临用前配成溶液,属无机酸类。

【药理作用】 对细菌和真菌有微弱的抑制作用,刺激性极小。

【临床应用】 外用于洗眼或冲洗黏膜,治疗眼、鼻、口腔、阴道等黏膜炎症(2%～4%溶液,冲洗);用于治疗皮肤创伤和溃疡等(软膏,涂敷患处)。

【不良反应及用药监护】 外用一般毒性不大,但对大面积创伤和新生肉芽组织,可造成吸收后蓄积中毒,应禁用。

苯甲酸(benzoic acid)

苯甲酸属有机酸类,为鳞片状或针状结晶,具有苯或甲醛的气味,微溶于水,易溶于乙醇。抑制细菌、真菌,酸性环境下作用更强,常以6%～12%浓度与水杨酸配成酊剂或软膏,用于浅部真菌感染,如体癣、手癣及足癣等的治疗;也用作食品和药物制剂的防腐剂。一般浓度为 0.05%～0.3%。外涂可发生接触性皮炎。

山梨酸钾（potassium sorbate）

山梨酸钾属有机酸类,是无色至白色鳞片状结晶或结晶性粉末,无臭或稍有臭味。空气中可被氧化着色,有吸湿性,易溶于水、乙醇。能抑制真菌、酵母菌及非厌氧菌活性,还能抑制肉毒杆菌、葡萄球菌、沙门菌的生长和繁殖,在酸性条件下有效。主要用作药物制剂、食品、化妆品中的防腐剂,安全无毒,添加量一般为 0.5%。

知识链接

防　腐　剂

防腐剂应符合以下标准:①合理使用对人体无害;②不影响消化道菌群;③不影响食物的正常成分;④不影响抗菌药物的使用;⑤对食品热处理时不产生有害成分。目前我国已批准的食物防腐剂中最常用的有苯甲酸钠、山梨酸钾等。苯甲酸钠的毒性比山梨酸钾强,而且在相同的酸度值下抑菌效力仅为山梨酸钾的 1/3。山梨酸效力仅为山梨酸钾的 1/3。山梨酸钾抗菌力强,毒性小,可参与人体的正常代谢,转化为 CO_2 和 H_2O。未来,以生物发酵而成的生物防腐剂将得到广泛应用。

五、氧化剂

本类药物对细菌、病毒的杀灭作用均强且作用迅速,高浓度可杀死芽胞,但不稳定,易分解,部分具有漂白和腐蚀作用,对人体有一定的刺激性。

过氧化氢（hydrogen peroxide）

过氧化氢又称双氧水,为无色澄清液体,有类似臭氧样臭气,常制成浓度为 26%～28% 的水溶液。

【药理作用】　遇有机物或酶可释放出新生态氧而产生强氧化作用,可杀灭细菌繁殖体、芽胞、真菌以及病毒,但杀菌力较弱;作用时间短,穿透力弱,易受有机物影响;药物与创面接触时可产生大量气泡,使组织局部的血块、脓块、坏死组织或与组织粘连的敷料等发生松动,起到一定的清洁作用。

【临床应用】　用于清洗皮肤、黏膜(0.3%～1%溶液,冲洗口腔黏膜)、创面(1%～3%溶液,清洗化脓创面、痂皮)等。

【不良反应及用药监护】　过氧化氢对皮肤、黏膜有强刺激性,勿直接接触其高浓度溶液,以免发生灼伤;注入密闭体腔(胸腔、腹腔等)或深部脓疮,可因产气过速而导致栓塞或感染扩散。浓度大于 65% 时与有机物接触易发生爆炸;稀溶液(30%)较稳定,但见光、遇热、遇碱,或遇少量重金属离子,可加速分解。

高锰酸钾（potassium permanganate）

高锰酸钾呈黑紫色、带金属光泽,为细长的菱形结晶或颗粒状物,常制成粉末;无臭,可溶于水。

【药理作用】 遇有机物、遇酸碱或加热等释放出新生态氧而具有强氧化性,可杀菌、除臭,杀菌作用较过氧化氢强且持久。低浓度时,其产生的二氧化锰可与蛋白质结合成类复合物,对组织有收敛作用;高浓度时,对组织有刺激和腐蚀作用。对部分药物有氧化解毒作用。

【临床应用】 用于有机毒物中毒时的解救(0.05%～0.1%溶液,洗胃),皮肤创伤及腔道炎症的创面消毒(0.1%～0.2%溶液,冲洗);也可用于士的宁等生物碱、氯丙嗪、磷和氰化物等中毒解救。

【不良反应及用药监护】 口服可刺激胃肠道,严重时出现呼吸及吞咽困难等,应用温水或3%过氧化氢溶液洗胃,并口服豆浆、牛奶或氢氧化铝凝胶以延缓吸收。有机物易使其分解而使作用减弱;酸性环境杀菌作用增强;水溶液久置易失效,应现用现配;遇福尔马林或甘油可发生剧烈燃烧,与活性炭共研易爆炸。

过氧乙酸(peroxyacetic acid)

过氧乙酸为无色液体,有强烈刺激性气味,溶于水、醇,为强氧化剂,有极强的氧化性,遇有机物可释放新生态氧而起氧化作用;对细菌繁殖体、芽胞、真菌及病毒均有杀灭作用。因其在空气中有较强的挥发性,可对空气进行杀菌、消毒;可用于医务人员洗手(0.2%溶液,浸泡1 min),实验动物室及无菌室消毒(20%,即1～3 g/m²,熏蒸),餐具消毒(0.5%溶液,浸泡30～60 min),体温计消毒(0.5%溶液,浸泡15～30 min),便器消毒(0.5%溶液,浸泡5 h)等。其刺激性、腐蚀性较强,勿以手直接接触;可腐蚀金属,勿用于金属器械消毒;久置可分解。

六、卤素类

本类药物为氯、碘以及可释放氯、碘的化合物。含氯消毒药可释放活性氯原子和新生态氧,含碘消毒药可持续释放碘离子,渗入细胞内与原浆蛋白氨基或其他活性基团相结合,使其发生卤化或氧化而呈杀菌作用。其作用强,抗菌谱广,对细菌、芽胞及病毒等均有效。

含氯石灰(chlorinated lime)

本品又称漂白粉,为次氯酸钙、氯化钙及氢氧化钙的混合物,呈灰白色粉末状,有氯臭味。可吸收空气中的水分与二氧化碳而缓慢分解。部分溶于水,常制成含氯25%～30%的粉剂。

【药理作用】 本品加水后可释放出不稳定的次氯酸,其分解为活性氯和新生态氧而产生杀菌作用。对细菌繁殖体、芽胞、真菌以及病毒均有杀灭作用,可破坏肉毒杆菌毒素,但对结核杆菌效果较差。杀菌作用快而强,但不持久。

【临床应用】 本品用于饮水、便器、排泄物及生活污水消毒,通常配制为20%的澄清液,临用时加水稀释。

【不良反应及用药监护】 本品使用中可释放出氯气,对皮肤和黏膜有刺激性;吸入易中毒,导致鼻炎及支气管炎,中毒严重时出现呕吐、呼吸困难及躁动症状;消毒作用受有机物影响,作用慢,消毒时间至少需15～20 min;对金属有腐蚀作用,勿用于金属制品消毒;光照可分解。

次氯酸钠（sodium hypochlorite）

次氯酸钠又称漂白水，为微黄色溶液或白色固体粉末，有似氯气的气味。常用的84消毒液，即为有效氯含量5.5%～6.5%的次氯酸钠溶液。次氯酸钠水解生成次氯酸，即分解为活性氯和新生态氧，起到消毒的作用。可用于餐具、环境、便器等的消毒，有腐蚀性，可致人体灼伤；偶可致过敏；对金属有腐蚀作用，不可用于金属制品消毒。

聚维酮碘（povidone iodine）

聚维酮碘即聚乙烯吡咯烷酮-碘（PVP-I），又称碘络酮，是PVP与碘的络合物，为黄棕色至红棕色无定形粉末，在水中溶解，常制成溶液。

【药理作用】 本药高效低毒，对细菌、病毒及真菌均有良好的杀灭作用；对细菌繁殖体作用迅速，但对芽胞需要较高浓度和较长时间方可起效；黏膜刺激性及金属腐蚀性小，作用持久。

【临床应用】 本药主要用于皮肤、手术部位消毒（5%溶液），黏膜、创口的冲洗消毒（0.1%溶液）；也用于手术器械、医疗用品及环境的消毒。

【不良反应及用药监护】 碘过敏者慎用；有机物可影响杀毒效力，药物剂量要根据情况进行相应调整；溶液变为淡黄色或白色即失去杀菌力；对金属制品有腐蚀作用。

碘酊（iodine tincture）

碘酊由碘与碘化钾、乙醇及蒸馏水按一定比例制成，为棕褐色液体，常温下可挥发。

【药理作用】 本药可杀灭细菌芽胞、真菌、病毒及原虫，作用强大。杀菌作用及刺激性均呈剂量相关性；可引起局部组织充血，促进病变组织炎性产物的吸收。

【临床应用】 本药用于手术、输液部位及创口周围皮肤的消毒（2%～5%），也可作慢性肌腱炎、关节炎的局部涂敷（5%～10%）。

【不良反应及用药监护】 本药刺激性较强，不用于创伤面、黏膜面的消毒；皮肤消毒后以75%乙醇擦拭脱碘，以免引起脱皮及皮炎；碘过敏者禁用；酸性条件下杀菌作用增强。

碘伏（iodophor）

碘伏是由碘、碘化钾、硫酸、磷酸等配制而成的水溶液，含有效碘2.7%～3.3%。用于手术部位和手术器械消毒（0.5%～1%溶液），毒性低，无刺激性。稀溶液不稳定，要临用现配。对金属有腐蚀性，避免接触银、铝及二价合金。

七、表面活性剂

本类药物为一类可降低水溶液表面张力的物质，含有疏水基和亲水基，亲水基分为离子型及非离子型两类。离子型表面活性剂可改变细菌细胞膜通透性，使菌体蛋白变性并灭活多种酶系统而产生抗菌活性，其中阳离子型表面活性剂较阴离子型表面活性剂的抗菌作用强。

阳离子型表面活性剂能杀灭多种革兰氏阳性及阴性繁殖型细菌、霉菌，对病毒效果差，对芽胞、结核杆菌和绿脓杆菌无杀灭作用。对皮肤刺激性极小，毒性低，无腐蚀性。

苯扎溴铵（benzalkonium bromide，新洁尔灭）

苯扎溴铵常温下为黄色胶状体，低温时逐渐形成蜡状固体。在水中易溶，常制成5％的溶液，振摇时产生大量泡沫，影响使用。

【药理作用】 可杀灭一般细菌繁殖体，对革兰阳性菌效果更优；对细菌芽胞和分枝杆菌无效；可杀灭化脓性病原菌及肠道菌；对真菌效果差；对亲脂病毒（流感、牛痘、疱疹病毒等）有一定杀灭作用，对亲水病毒无效。

【临床应用】 主要用于手臂、手指消毒（0.1％溶液，浸泡5 min）；皮肤黏膜的消毒及深部感染伤口的冲洗（0.01％溶液）；也可用于手术器械消毒（0.1％溶液并加0.5％亚硝酸钠防锈，煮沸15 min，再浸泡30 min）。

【不良反应及用药监护】 偶有接触性皮炎、视力减退、变态反应性结膜炎，不宜用于眼科器械的消毒；可拮抗阴离子表面活性剂（如肥皂、十二烷基苯磺酸钠、吐温-80等）；并可对碘、碘化钾、硼酸、过氧化物、磺胺类药物以及钙、铁、镁、铝等金属离子产生拮抗作用；不适用于橡胶制品及铝制品消毒。

八、染料剂

本类药物以分子中的阳离子或阴离子分别结合细菌蛋白质的羧基或氨基，影响细菌代谢或抑制酶的活性而发挥抑菌作用。可分为碱性和酸性两类，其中酸性染料抗菌作用弱，应用少；碱性染料对革兰阳性细菌作用强，碱性环境使其作用增强。常用药物有乳酸依沙吖啶、甲紫等。

乳酸依沙吖啶（ethacridine lactate）

乳酸依沙吖啶又称利凡诺、雷佛奴尔，为黄色结晶性粉末，无臭，味苦，属吖啶类碱性染料，微溶于水，常制成溶液及膏剂。

【药理作用】 本药对革兰阳性菌抑菌作用较强，但作用较慢；对各种化脓菌作用较强，其中魏氏梭状芽胞杆菌和酿脓链球菌对本药最为敏感。其毒性低，无刺激性；穿透力强，有机物（如血液、蛋白质）对杀菌作用无影响。

【临床应用】 本药用于感染创口（0.1％溶液，冲洗或湿敷）、小面积化脓创口（1％软膏）。

【不良反应及用药监护】 长期使用可能延缓伤口愈合，不宜用于新鲜创口及创伤愈合期；其溶液中氯化钠浓度高于0.5％时可析出，有机物存在可使抑菌活性增强。其溶液经光照可分解生成褐绿色产物，有剧毒。

甲紫（methylrosaniline chloride）

甲紫为深绿紫色颗粒性粉末，或绿色有金属光泽碎片，微臭；微溶于水，常制成溶液。其选择性抑制革兰阳性菌，对真菌也有效；有收敛作用，无刺激性；主要用于皮肤、黏膜的烧伤、创伤和溃疡。其中，创面感染和溃疡，可用1％～2％水溶液或醇溶液；治疗烧伤应用0.1％～1％水溶液。本药对皮肤、黏膜有着色作用；密封避光保存。

九、重金属盐

重金属离子(如汞、银、锌、铜等)能结合蛋白质的巯基,影响巯基酶的活性,抑制细菌代谢;高浓度时还可使蛋白质沉淀而杀灭细菌。对组织具有收敛、刺激乃至腐蚀作用。杀菌力随温度升高而增强;有机物会影响其抗菌效力。常用药物有汞溴红、硫柳汞、硝酸银等。

汞溴红(mercurochrome)

汞溴红为绿色或蓝绿、赤褐色的小片或颗粒,无气味,有吸湿性,易溶于水,水溶液呈暗红色,稀释时显绿色荧光,在酸性液中可析出。其汞离子解离后与菌体蛋白质结合,从而起到杀菌作用;对细菌芽胞无效,不易穿透完整皮肤;防腐作用较弱,刺激性小。通常溶液含汞溴红2%,称红药水,用于浅表创面及皮肤外伤的消毒。本药可使皮肤红染,偶有局部过敏反应。长期大面积使用可因汞吸收导致中毒,部分患者可影响肾功能;汞过敏者禁用;与酸性物质及碘化物不可配伍使用。

硫柳汞(ethylmercurithiosalicylic acid)

硫柳汞又称硫汞柳酸钠,为白色或淡乳黄色结晶性粉末,稍有特殊臭,遇光易变质;易溶于水、乙醇,可制成水溶液及醇溶液,含汞约49%。本药有抑制细菌及真菌作用,组织刺激性小。主要用作生物制品的抑菌剂,0.01%硫柳汞溶液可起到良好的防腐作用,也可用于手术前皮肤消毒(0.1%酊剂),创面消毒(0.1%溶液),眼、鼻及尿道冲洗(0.01%~0.02%溶液)及真菌性皮肤感染(0.1%乳膏)。可引起接触性皮炎、变应性结膜炎、耳毒性。

硝酸银(silver nitrate)

硝酸银为无色透明斜方结晶或白色晶体,易溶于水,微溶于乙醇。因其溶液含有大量银离子,与细菌蛋白质结合,抑制其酶系统并破坏细胞核,可致菌体蛋白质凝固而死亡。稀溶液具有杀菌、收敛及促进创面愈合等作用,高浓度具有腐蚀性。其作用强度与作用时间及药物浓度呈正相关。可用于急性期结膜炎、沙眼(0.5%~1%溶液);Ⅱ度和清创后的Ⅲ度大面积烧伤(0.5%溶液制成的敷料);腐蚀生长过剩的肉芽组织、鸡眼和疣(10%~20%溶液或硝酸银棒,局部使用)。硝酸银可刺激皮肤局部产生红斑、充血及烧灼感,久用可致银质沉着症。用药后立即用生理盐水冲洗;用于腐蚀肉芽组织及坏死组织时,腐蚀液不可接触健康组织。对本品过敏者禁用。

目标检测 ➡➡➡

1. 试述消毒药、防腐药的概念及主要应用范围。
2. 影响消毒防腐药作用的主要因素有哪些?
3. 用于皮肤黏膜消毒的主要代表药物有哪些?简述其作用机制及用法。

附　　录

附录 A　药品一般知识

一、药品标准和药典

（一）药品标准

药品标准是国家对药品质量规格及检验方法所作出的技术规定，是药品生产、供应、使用、检验和管理部门共同遵循的法定依据，属于强制性标准。

（二）药典

药典是由政府编纂、颁布的记载药品标准和规格的法典，具有法律性约束力。它规定了比较常用而有一定防治效果的药品和制剂的标准规格和检验方法，是药品生产、供应、使用和管理的依据。

我国最早的一部药典是唐朝政府颁布的《新修本草》(659 年)，也是世界上最早的药典。1930 年，我国出版了《中华药典》。中华人民共和国成立后的 1953 年，出版了《中华人民共和国药典》(Pharmacopoeia of People's Republic of China)，简称《中国药典》。现行版《中华人民共和国药典》为 2015 年版。

二、药物的剂型

为了发挥药物最大疗效，减少副作用及毒性，将原料药加工制成适应于防治疾病需要的药物应用形式，称为药物剂型，简称剂型。常用的剂型有注射剂、汤剂、丸剂、冲剂、片剂、膜剂、软膏剂、栓剂、胶囊剂、气雾剂、滴鼻剂、乳剂等。

三、药物的有效期和失效期

（一）有效期

有效期指在规定的储存条件下能够保持药品质量的期限。如某药标明有效期为 2022 年 6 月，即表示该药可使用至 2022 年 6 月 30 日，7 月 1 日即失效。有的药物只标明有效期 2 年，则可以从药品的批号推算出其有效期限，如某药的批号为 200916，则表示该药在 2022 年 9 月 16 日以前有效。国内统一采用有效期。

（二）失效期

失效期指在规定的储存条件下，药品从生产制造之日或自检验合格之日到有效期满的时间。如某药品标明失效期为 2020 年 10 月,即表示该药只能用到 2020 年 9 月底,10 月 1 日已失效。进口药品多采用失效期表示,用 exp. date 或 use before 表示。

四、假药与劣药

(一)假药

按照《中华人民共和国药品管理法》规定,有下列情况之一的为假药:①药品所含成分与国家药品标准和药品规定的成分不符;②以非药品冒充药品或者以他种药品冒充此种药品的。

有下列情况之一的药品按假药处置:①国务院药品监督管理部门规定禁止使用的;②依法必须批准而未经批准生产、进口或依法必须检验而未经检验即销售的;③变质不能使用的;④被污染不能使用的;⑤使用依法必须取得批准文号而未取得批准文号的原料药生产的;⑥所标明的适应证或功能主治超出规定范围的。

(二)劣药

劣药是指药品成分的含量不符合国家药品标准的。有下列情况之一的药品按劣药处置:①未标明有效期或更改有效期的;②不注明或更改生产批号的;③超过有效期的;④直接接触药品的包装材料和容器未经批准的;⑤擅自添加着色剂、防腐剂、香料、矫味剂及辅料的;⑥其他不符合药品标准规定的。

五、特殊管理药品

根据《中华人民共和国药品管理法》规定,对于毒性药品、精神药品、麻醉药品和放射性药品实行严格的特殊管理。

(一)医疗用毒性药品的管理

国务院于 1988 年 12 月 27 日发布了《医疗用毒性药品管理办法》,该办法对毒性药品的制剂加工、配制、经营、供应及使用、保管均作出了详细的规定。

1. 概念　医疗用毒性药品是指毒性剧烈,治疗量与中毒量相近,使用不当可使人中毒或死亡的药品。

2. 医疗用毒性药品的品种　毒性西药仅指原料药,不包含制剂。按卫生行政部门规定,毒性西药管理的品种有 11 种,即去乙酰毛花苷、洋地黄毒苷、阿托品、氢溴酸后马托品、氢溴酸东莨菪碱、水杨酸毒扁豆碱、毛果芸香碱、士的宁、三氧化二砷、升汞、亚砷酸钠。

3. 医疗用毒性药品的储存保管方法

(1)毒性药品必须储存于专用仓库或专柜加锁并由专人保管。库内需有安全措施,如警报器、监控器,并严格实行双人、双锁管理制度。

(2)毒性药品的验收、收货、发货均应坚持双人开箱和双人收货、发货制度,并共同在单据上签名盖章。严防错收、错发,严禁与其他药品混杂。

(3)建立毒性药品收支账目,定期盘点,做到账物相符,发现问题应立即报告当地药品主管部门。

(4)对不可供用的毒性药品,经单位领导审核,报当地有关主管部门批准后方可销毁,并建立销毁档案,包括销毁日期、时间、地点、品名、数量、方法等。销毁批准人、销毁人员、监督人员均应签字盖章。

（二）精神药品管理

1. 概念　精神药品是指作用于中枢神经系统，使之兴奋或抑制，连续使用可产生精神依赖性的药品。

2. 分类　根据精神药品对人体产生依赖性和危害人体健康的程度，国务院于 2005 年 8 月 3 日公布《麻醉药品和精神药品管理条例》，2005 年 11 月 1 日正式施行，并于 2013 年 12 月 7 日进行了相关修改。修改后的《麻醉药品和精神药品管理条例》将精神药品分为两类：第一类和第二类。第一类比第二类药品更易产生依赖性，且毒性较强。我国目前已生产、供应、使用的第一类精神药品有 7 个品种：哌醋甲酯、司可巴比妥、丁丙诺啡、γ-羟丁酸、氯胺酮、马吲哚、三唑仑。第二类精神药品我国目前生产及使用的有 27 个品种：异戊巴比妥、格鲁米特、喷他佐辛、戊巴比妥、阿普唑仑、巴比妥、氯硝西泮、地西泮、艾司唑仑、氟西泮、劳拉西泮、甲丙氨酯、咪达唑仑、硝西泮、奥沙西泮、匹莫林、苯巴比妥、唑吡坦、丁丙诺啡透皮贴剂、布托啡诺及其注射剂、咖啡因、安钠咖、地佐辛及其注射剂、麦角胺咖啡因片、氨酚氢可酮片、曲马多、扎来普隆。上述品种包括其可能存在的盐和单方制剂（除非另有规定）。上述品种包括其可能存在的异构体、酯及醚（除非另有规定）。

3.《麻醉药品和精神药品管理条例》对精神药品的供应规定　精神药品和麻醉药品的标签应当印有国务院药品监督管理部门规定的标志。第一类精神药品与麻醉药品不得零售。经所在地设区的市级药品监督管理部门批准，实行统一进货、统一配送、统一管理的药品零售连锁企业可以从事第二类精神药品零售业务。第二类精神药品零售企业应当凭执业医师出具的处方，按规定剂量销售第二类精神药品，并将处方保存 2 年备查。禁止超剂量或者无处方销售第二类精神药品，不得向未成年人销售第二类精神药品。第一类与第二类精神药品常用量见附表 A-1。

医疗机构需要使用第一类精神药品的，应当经所在地设区的市级人民政府卫生主管部门批准，取得麻醉药品、第一类精神药品购用印鉴卡（以下称印鉴卡）。医疗机构应当凭印鉴卡向本省、自治区、直辖市行政区域内的定点批发企业购买麻醉药品和第一类精神药品。医疗机构应当按照国务院卫生主管部门的规定，对本单位执业医师进行有关麻醉药品和精神药品使用知识的培训、考核，经考核合格的，授予麻醉药品和第一类精神药品处方资格。执业医师取得麻醉药品和第一类精神药品的处方资格后，方可在本医疗机构开具麻醉药品和第一类精神药品处方，但不得为自己开具该种处方。对第一类精神药品与麻醉药品处方，处方的调配人、核对人应当仔细核对，签署姓名并予以登记，对不符合本条例规定的，处方的调配人、核对人应当拒绝发药。

（三）麻醉药品管理

1. 概念　麻醉药品是指连续使用后易产生生理依赖性，能成瘾癖的药品，被纳入国际禁毒公约管制的物质。

2. 品种　我国目前已生产（供应）使用的麻醉药品种有 22 种，分别为可卡因、罂粟浓缩物、二氢埃托啡、地芬诺酯、芬太尼、氢可酮、氢吗啡酮、美沙酮、吗啡、阿片、羟考酮、哌替啶、瑞芬太尼、舒芬太尼、蒂巴因、可待因、右丙氧芬、双氢可待因、乙基吗啡、福尔可定、布桂嗪、罂粟壳。上述品种包括其可能存在的盐和单方制剂（除非另有规定）。上述品种包括其可能存在的异构体、酯及醚(除非另有规定)。

3. 麻醉药品管理 麻醉药品和第一类精神药品的使用单位应当设立专库或者专柜储存麻醉药品和第一类精神药品。专库应当设有防盗设施并安装报警装置;专柜应当使用保险柜。专库和专柜应当实行双人双锁管理。药品入库双人验收,药品出库双人复核,做到账物相符。专用账册的保存期限应当自药品有效期满之日起不少于5年。

执业医师应当使用专用处方开具麻醉药品和精神药品,单张处方的最大用量应当符合国务院卫生主管部门的规定。普通药品、麻醉药品常用量见附表 A-1。

医疗机构应当对麻醉药品和精神药品处方进行专册登记,加强管理。麻醉药品处方至少保存3年。

附表 A-1 普通药品、麻醉药品处方用量

处方类别		每张处方用量	附 注
普通处方		一般不得超过7日用量	对于某些慢性病、老年病或特殊情况,处方用量可适当延长,但医师应当注明理由
急诊处方		一般不得超过3日用量	对于某些慢性病、老年病或特殊情况,处方用量可适当延长,但医师应当注明理由
第二类精神药品处方	全部剂型	处方一般不得超过7日常用量	对于慢性病或某些特殊情况的患者,处方用量可以适当延长,但医师应当注明理由
门(急)诊麻醉药品、第一类精神药品处方	注射剂	处方为一次常用量	哌醋甲酯用于治疗儿童多动症时,每张处方不得超过15日常用量
	控缓释制剂	处方不得超过7日常用量	
	其他剂型	处方不得超过3日常用量	
门(急)诊麻醉药品、第一类精神药品处方	注射剂	处方不得超过3日常用量	为门(急)诊癌症疼痛患者和中、重度慢性疼痛患者开具
	控缓释制剂	处方不得超过15日常用量	
	其他剂型	处方不得超过7日常用量	
住院患者麻醉药品和第一类精神药品处方	全部剂型	处方为1日常用量	处方应当逐日开具

注:1. 除需长期使用麻醉药品和第一类精神药品的门(急)诊癌症疼痛患者和中、重度慢性疼痛患者外,麻醉药品注射剂仅限于医疗机构内使用。
　　2. 对于需要特别加强管制的麻醉药品,盐酸二氢埃托啡处方为一次常用量,仅限于二级以上医院内使用;盐酸哌替啶处方为一次常用量,仅限于医疗机构内使用。

(四)放射性药品的管理

1. 概念 放射性药品是指用于临床诊断或治疗的放射性核素制剂或其标记化合物。

2. 品种 我国药品标准收载的36种放射性药品是由14种放射性核素制备的,因此,可按放射性核素的不同分为14类:^{32}P、^{51}Cr、^{67}Ga、^{123}I、^{125}I、^{131}I、^{132}I、^{131}Cs、^{133}Xe、^{169}Yb、^{198}Au、^{203}Hg、^{99m}Tc、^{133m}In。

3. 放射性药品的储存保管方法

(1) 放射性药品应严格实行专库(柜)、双人双锁保管,专账记录。仓库需有必要的安全

措施。

（2）放射性药品的储存应具有与放射剂量相适应的防护装置；放射性药品置放的铅容器应避免拖拉或撞击。

（3）严格出库手续，出库验发时要有专人对品种、数量进行复查。

（4）由于过期失效而不可供用的药品，应清点登记，列表上报，监督销毁，并由监销人员签字复查，不得随便处理。

附录 B　处　　方

一、处方的概念及意义

（一）概念

处方是医师根据患者病情需要所开具的用药单据，也是患者取药的凭证。

（二）意义

1. 法律意义　因开具处方或调配处方出现差错或造成医疗事故时，医师和药师都负有相应的法律责任，处方可作为法律凭证，追究相关责任。医师具有诊断权和开具处方权，但无调配处方权；药师具有审核、调配处方权，但无诊断和开具处方权。

2. 经济意义　处方是药品消耗及药品经济收入结账的凭据和原始依据，也是患者在治疗疾病全过程中用药的真实凭证，所以原始处方必须保存，以供备查。

3. 技术意义　开具或调配处方者都必须是经过资格认定的医药卫生技术人员。医师必须对患者进行明确诊断后，在安全、合理、有效、经济的原则下开具处方。药学技术人员按医师处方准确、快捷地调配，并将药品发给患者应用。

二、处方的结构

完整的处方由前记、上记、中记、下记、标记和后记六个部分组成。前记和后记两项用本民族文字记载，其他四项可用拉丁语书写。

1. 前记（处方前记）　记载医疗单位名称、科别、门诊或住院号，患者姓名、性别、年龄及开具处方的日期等。

2. 上记（处方头）　此项是拉丁语 Recipe 的缩写形式"Rp."或"R."，印在处方笺的左上角，表示"请取"的意思。

3. 中记（处方正文）　记载药物的名称、规格或剂量，是处方最重要的组成部分。按规定，药名记载在前，规格或剂量记载在后。

4. 下记（调配方法）　是医师对药物处理的原则性建议，记载药物的调配方法和要求的剂型。

5. 标记（用药方法）　记载药物的使用方法。通常包括每次服用剂量、每日用药次数、给药时间及给药途径等。常用 Signa 的缩写词"S."或"Sig."表示，可译成"标记"或"用法"，也可用"D. S."（给予，用法）表示。

6. 后记　医师和药剂人员签字或盖章，以示负责。

处方示例：

处方笺

姓名	李四	年龄	74	性别	女	科别	内科
门诊号		住院号				床位号	
诊断	高血压病			日期	2020-07-04		

Rp.

苯磺酸左旋氨氯地平片 2.5 mg×14

Sig. 2.5 mg　a. d.　p. c.

酒石酸美托洛尔片 25 mg×20

Sig. 25 mg　b. i. d.　p. c.

医师

药品金额　　　　　　　　调配　　　　　　　　审核

三、开写处方的规则和注意事项

1. **处方书写要求**　处方必须在专用的处方笺上用钢笔书写，字迹要清晰，不得任意涂改，如有涂改，医生必须在涂改处签字或盖章，以示负责。处方常用缩写词见附表 B-1。

2. **药品名称**　处方中每一药名应占一行，可用中文或拉丁语书写。拉丁语除前置词和连接词外，药名中每一个词的词首字母都要大写，并且拉丁语药名均用属格形式。若处方中药物较多时，应按主次药物顺序依次书写。

3. **药品用量**

（1）用量数字：药品用量一律用阿拉伯数字书写，小数点应上下行对齐，并在整数后添加小数点和一个"0"。

（2）用量单位：药品的用量单位一般以药典规定的衡量单位为准。固体或半固体以克（g）为单位，液体以毫升（mL）为单位，处方中克（g）和毫升（mL）可以省略不写。如以其他单位（如毫克、微克等）则不能省略。

（3）用量限度：处方中药品应使用常用量，一般不应超过药典所规定的极量。如因医疗需要必须超过极量时，医生必须在剂量旁标出惊叹号（!）并签字或盖章，以示对患者安全负责，否则药房人员有权拒绝发药。

每张处方所开具的药物总量，一般以 3 天为宜、7 天为限，慢性疾病或特殊情况下可适当增加。毒性药品及麻醉药品不得超过一日极量。

4. **急症处方**　急症处方应在处方笺左上角加盖"急"字图章或写上"Cito!"（急速地!）或"Stat.!"（立即!）字样，药剂人员见到此类处方应优先发药，不得延误。为便于识别和管理，急症处方笺是淡黄色，麻醉药品是淡红色，儿科是淡绿色，普通药品为白色；中、西药应分处方开具。

5. 处方保管与销毁规则　普通处方、急诊处方、儿科处方保留 1 年,毒性药品、精神药品及戒毒药品处方保留 2 年,麻醉药品处方保留 3 年。销毁处方需经院长书面批准方能执行。

6. 处方调配规则　处方调剂与审核、配发药品的药剂人员,必须取得药学专业技术职务任职资格后方可上岗。药品在发给患者前必须双人核对。为确保发出的药品准确无误,发药人员必须由药师以上专业技术人员担任。药学专业技术人员对处方所列药品不能擅自更改或使用代用品。

调配处方过程中必须做到"三查六对"。

"三查":接方时查处方是否书写正确完整;调配时查药名、用法、用量与处方内容是否相符;发药时查配方与处方各项内容是否正确。

"六对":对患者姓名、性别、年龄;对药名、用法、用量;对用量与患者年龄是否相符;对是否有配伍禁忌或药物相互作用;对临床诊断与药品使用是否合理;对药品包装、标签、药袋书写与处方医嘱是否相符。

附表 B-1　处方常用缩写词

缩写词	中　文	缩写词	中　文
a	各	a. o. d.	隔日 1 次
ad	加	a. d.	每日 1 次
add	加至	b. i. d.	每日 2 次
a. s.	适量	t. i. d.	每日 3 次
a. m.	上午,午前	a. i. d.	每日 4 次
p. m.	下午	a. h.	每小时
a. c.	饭前(服)	a. 6 h.	每 6 h 1 次
p. c.	饭后	a. 2 d.	每 2 日 1 次
p. o.	口服、经口	pr. dos.	顿服,一次量
p. r.	灌肠	p. r. n.	必要时(长期医嘱)
i. h.	皮下注射	s. o. s.	必要时(临时医嘱)
i. m.	肌内注射	Stat. !　(st.)	立即
i. v.	静脉注射	Cito!	急速地
i. v. gt	静脉滴注	co. 或 comp.	复方的
h. s.	睡时	Rp.	取
a. n.	每晚	Sig. 或 S.	标记(用法)
a. m.	每晨	Ini.	注射剂
pr. ocul.	眼用	Tab.	片剂
pr. aur.	耳用	Caps.	胶囊剂
pr. nar.	鼻用	Ung.	软膏剂
O. D.	右眼	Ocul.	眼膏剂
O. S. (或 O. L.)	左眼	Aur.	滴耳剂
O. U.	双眼	Nar.	滴鼻剂
Amp.	安瓿	Gt.	滴眼剂
u.	单位	Syr.	糖浆剂
I. U.	国际单位	Sol. 或 Lia.	溶液剂
A. S. T.	皮试后	Mist. 或 M.	合剂
Aa.	蒸馏水	Tinct. 或 Tr.	酊剂

四、处方种类

1. 医疗处方　指医生根据患者的医疗需要开写的处方,在医疗实践中此类处方居多。

2. 法定处方　指国家药典和部颁标准收载的处方,具有法律效力。它的应用范围很广,适用于全国。生产部门应严格按照法定处方规定的药品种类、剂量和剂型、规格、含量等进行配制生产。

3. 协定处方　由医师与药剂人员协商制定的处方。它只适用于制定该协定处方的医疗单位,多为应用量大或适合做成预备制剂的处方。一般在本单位内使用,也可由几个医院联合协商制定,在几个医院内部使用。

附录 C　处方药与非处方药

目前世界上大多数国家和地区通过立法或发布法规将药品划分为处方药和非处方药,对药品生产、销售和使用实行分类管理,以保证用药安全、有效及使用方便。我国也是实行药品分类管理的国家之一。药品的分类管理简介如下。

一、处方药

1. 概念　处方药是指凭执业医师或助理执业医师处方才可调配、购买和使用的药品。

2. 分类　根据处方药零售、使用上的限制不同,可将处方药分为:①患者不可自行用药,必须由医师使用或在医院由医师监控下使用的且社会药店不可零售的处方药,如一类精神药品、麻醉药品、放射性药品、堕胎药米非司酮等;②患者不可自行用药,必须由医师、医疗技术人员使用,社会药店可零售的处方药,如注射给药的处方药;③患者可按处方和医嘱自行用药,社会药店可零售的处方药,如口服抗生素等。

二、非处方药

1. 概念　非处方药是指不需执业医师或助理执业医师处方即可自行判断、购买和使用的药品。美国把非处方药又称为柜台发售药品(over the counter,OTC),所以世界各国都把非处方药简称为OTC。日本也称为"一般用医药品"或"大众药",指公众可直接从药房、药店等处购得,并在自我判断基础上使用的药物。

2. 分类　由于安全性、稳定性和使用复杂程度的不同,非处方药的零售渠道和管理规则也不同,可将非处方药分为以下两种:

(1) 甲类非处方药:只能在具有"药品经营许可证"、配备执业药师或药师以上药学技术人员的社会药店、医疗机构药房零售的非处方药。

(2) 乙类非处方药:是指除社会药店和医疗机构药房外,还可以在经过批准的普通零售商店零售的药品。

三、处方药与非处方药管理办法的主要内容

1. 国家药品监督管理局负责非处方药的遴选、审批、发布和调整工作。

2. 非处方药的包装必须印有国家指定的非处方药专有标识,每个销售基本单元包装必

须有标签与说明书。

3. 非处方药的标签和说明书,必须经国家药品监督管理局批准,除符合规定外,用语应当科学、易懂,便于消费者自行判断、选择和使用。

4. 医疗机构根据医疗需要,可以决定或推荐、使用非处方药。

5. 乙类非处方药可以在经省级药品监督管理部门或经授权的药品监督管理部门批准的药品专营企业以外的商店(如超市、宾馆、副食品店等)中零售。

6. 非处方药经批准可在大众传播媒体上进行广告宣传,处方药只准在专业性医药报刊上进行广告宣传。

7. 处方药可以继续在社会零售药店中销售,但必须凭医生处方才能购买使用。

处方药与非处方药的关系不是一成不变的,非处方药主要来自处方药,一般情况下,如果处方药经长期(通常是 6～10 年)临床实践被证明是安全有效、使用方便、价格低廉、即使是非医疗专业人员也能使用,经药政管理部门批准即可转为非处方药。当处方药转为非处方药后,在适应证及剂量上都有所改变,甚至同一药品由于剂型与剂量的不同也可分为处方药与非处方药。

参考文献

[1] 王志亮,隋玲娟.护理药理[M].武汉:华中科技大学出版社,2012.

[2] 杨宝峰.药理学[M].8版.北京:人民卫生出版社,2013.

[3] 朱依谆,殷明.药理学[M].7版.北京:人民卫生出版社,2012.

[4] 张丹参.药理学[M].5版.北京:人民卫生出版社,2006.

[5] 刘志华,王培忠.药理学[M].北京:中国医药科技出版社,2009.

[6] 王迎新,弥曼.药理学[M].北京:人民卫生出版社,2009.

[7] 王开贞,于肯明.药理学[M].6版.北京:人民卫生出版社,2009.

[8] 吴铁,冯冰虹.药理学[M].北京:科学出版社,2010.

[9] 彭丽红.药理学[M].上海:上海科学技术出版社,2006.

[10] 董志.药理学[M].3版.北京:人民卫生出版社,2012.

[11] 周际昌.实用肿瘤内科学[M].北京:人民卫生出版社,2003.

[12] 王俊芳.细菌的耐药机制及抗生素的合理使用探究[J].中国实用医药,2015,10(19):168-169.

[13] 侯俏珍,何丽雅,邓力,等.合理使用抗生素对减少儿童反复呼吸道感染的研究[J].现代医院,2015,15(6):86-91.

[14] 戴丽.喹诺酮类药物临床应用及不良反应[J].中华医院感染学杂志,2012,22(1):163-164.

[15] 徐慧敏,蔡宏文,李天元,等.磺胺类药物过敏和交叉过敏的研究进展[J].中国药理学与毒理学杂志,2012,26(6):897-902.

[16] 殷春阳,冷东雷,何仲贵.抗结核药物的研究进展[J].沈阳药科大学学报,2015,32(1):77-84.

[17] 时淑舫,刘金香,周晓鸽,等.麻风病临床及病理特点[J].临床和实验医学杂志,2011,10(24):1891-1893.